KB253984

심상의 예방대체의학 혈류손따기 下

건강한 융합생활과 혈류박사
난치 질환과 어적혈빼기의 실제_편

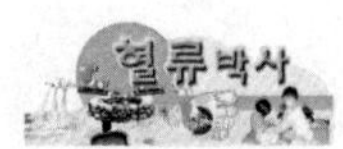

심상의 예방대체의학 혈류손따기_ ⊤

초판 1쇄 인쇄 2014년 04월 23일
초판 1쇄 발행 2014년 04월 30일

지은이   심 상 철
펴낸이   손 형 국
펴낸곳   (주)북랩
출판등록   2004. 12. 1(제2012-000051호)
주소   서울시 금천구 가산디지털 1로 168,
            우림라이온스밸리 B동 B113, 114호
홈페이지   www.book.co.kr
전화번호   (02)2026-5777
팩스   (02)2026-5747

ISBN   979-11-5585-140-1 14510(하)
           979-11-5585-141-8 14510(세트)

이 도서의 국립중앙도서관 출판시도서목록(CIP)은 서지정보유통지원시스템 홈페이지(http://seoji.nl.go.kr)와
국가자료공동목록시스템(http://www.nl.go.kr/kolisnet)에서 이용하실 수 있습니다.
(CIP제어번호 : 2014013053)

심상의 예방대체의학

혈류 손따기

下

심상철 지음

book Lab

자연치유 예방융합의학 혈류따기
- 난치질환을 열기 전에

아프고 병약한 사람들은 여기저기 기웃거리는 것조차 힘겨워한다. 그리고 잘 알지 못하여 무분별하게 매스컴의 홍보나 유행처럼 움직이는 사람들 틈에 휩싸여 병원에 가면 그저 그렇게 건강해질 수 있을 것이라는 기대로 살아가는 사람들이 많다.

무언가 부족하여 힘겨운 사람들을 위하여 자그마한 체험에 의한 이야기를 책으로 출간하는 과정이 너무 행복한 일상이여서 좋다. 상권에 "꽃은 아름다운 것이 아니라 보는 사람의 생각이 아름답기 때문이다"라고 얘기한 적이 있다. 제 눈에 안경이니, 아는 만큼 보일뿐이다, 라는 말을 하면서도 우린 스스로 부끄러운 자화자찬을 동정하며 살아간다.

생존경쟁에서 살아남는 수단은 각자의 몫이다. 그러나 건강만큼은 좀 더 겸허하고 진솔한 태도로 임했으면 좋겠다. 얄팍한 시간을 허비하여 정보를 얻거나 자격을 취득하였다고 세상을 내 것으로 만들며 갖가지 술책을 부리는 무리들에게 사로잡히지 않고 그저 내가 내 안에서 내가 만든 질병을 내가 아는 만큼의 정도는 내가 나를 다스려 갈 수 있는 시간이 되었으면 좋겠다.

하권에는 백혈병이나 공황장애, 간질 등 난치질환에 대한 치료방법과 건강한 생활과학을 중심으로 혈류따기와 어적혈빼기를 공부할 수 있는 장이다.

불치병이란 없다. 그저 고치기 힘든 난치병이 있을 뿐이다. 살다보면 몸서리치도록 나와 가족을 엄습하는 갖가지 난치질병을 치료하는 과정에서 속수무책으로 당하고 살아야하는 사람들에서 희망의 메시지가 되었으면 좋겠다. 가슴이 저며오는 눈물과 고통 속에서 좌절의 연속적인 일상을 보고도 모두들 함구하고 그저 맥없이 그렇게 끌려가는 병상의 일상을 생각하면 눈시울이 뜨거워진다.

　질병은 나만은 예외일거라는 생각보다는 나도 나일뿐, 지구의 70억 사람들과 다를 바 없다는 동물적 습성을 스스로 인정하는 것이 건강을 찾아 가는 바람직한 사고라고 생각해 본다. 우간다 내전으로 수많은 어린이들이 죽어가는 가는 모습이 바로 내 모습이여야 한다. 나만은 예외라는 우기는 이기적인 생각은 돈과 과학이라는 사대사상에 빠져 허우적거릴 수 있기 때문이다. 세계 제1의 건강하고 자연스러움을 최상의 정신적 가치로 여기며 살아 온 우리민족이 어찌 반세기도 지나지 않아 세계 제1의 장애우를 양산하고 국가와 민족의 정신까지 망각하고 사는 사람들이 늘어가는 현실에 분노하는 심정으로 하권을 이어 간다.

　가진 게 없으면 사는데 참으로 불편하다. 손이 없으면 불편하고, 눈이 없으면 더 불편할 것이다. 그런데 불편하다고 해서 불행한 삶이 되는 건 아니다. 석가모니나 예수는 가진 것이 없는 사람인 줄 익혀 잘 알면서도 나는 풍족함에 겨워야 한다고 생각하는 사람들이 갈수록 많아지는 것 같아 가슴 아프기도 하다. 본서는 가진 것이 없어도 행복한 사람들에게 건강한 이야기를 전하려 한다.

　피가 탁하면 질병이 생기고 그것이 오래 지속되면 갖가지 난치질환이나 암이 생겨나므로 난치질환과 어적혈빼기의 실제를 다루고 있다. 또 융합생활과 지압에 따른 혈류박사 내용도 담아보고, 그간 카페 회원들이 질병을 고친 스스로의 체험수기를 마지막에 올려 보았다.

　아무쪼록 이 책을 통하여 더욱 건강한 사람이 많아져 대한민국의 인구가 자꾸만 불어나는 계기가 되었으면 좋겠다. 끝으로 무지막지한 나로 하여금 실험대상이 되어준 차서현님, 딸 윤지, 아들 규린아 고마워… 오늘도 꽃은 여전히 아름답게 보이지….

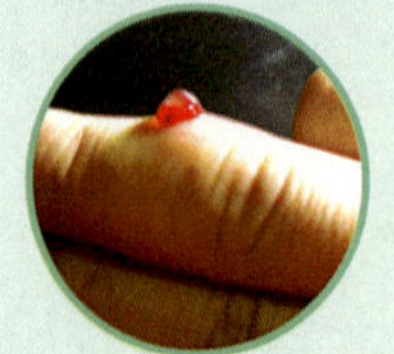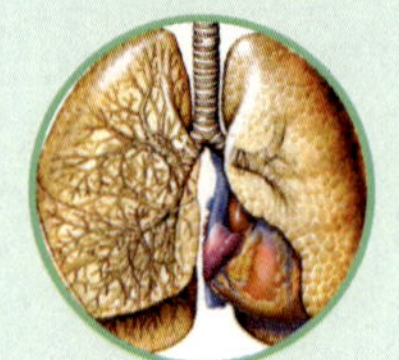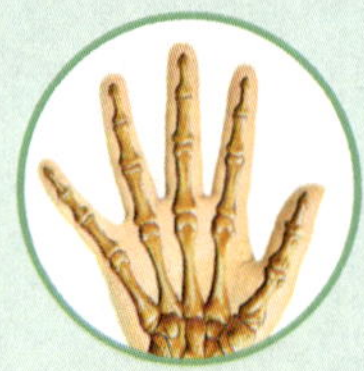

차례

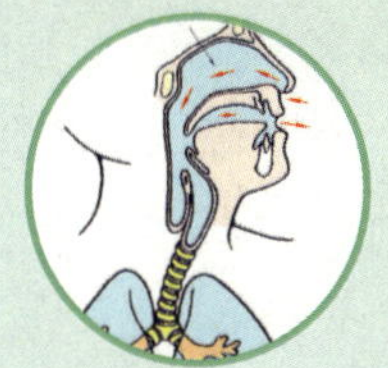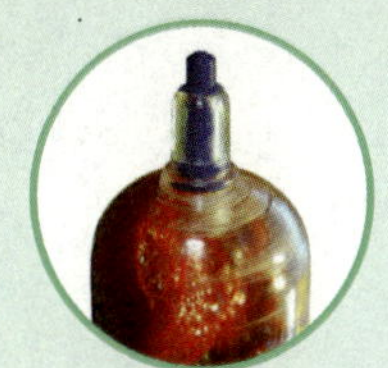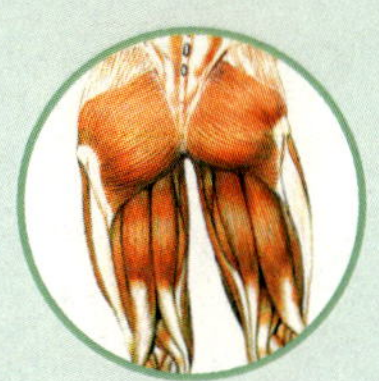

CHAPTER 7

CHAPTER 8

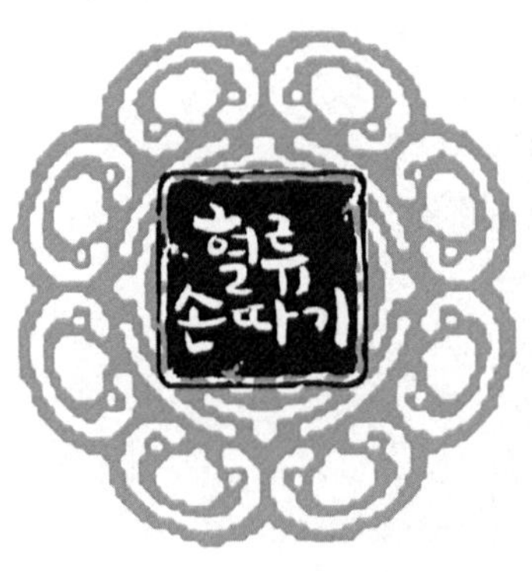
헐류
손따기

CHAPTER

6

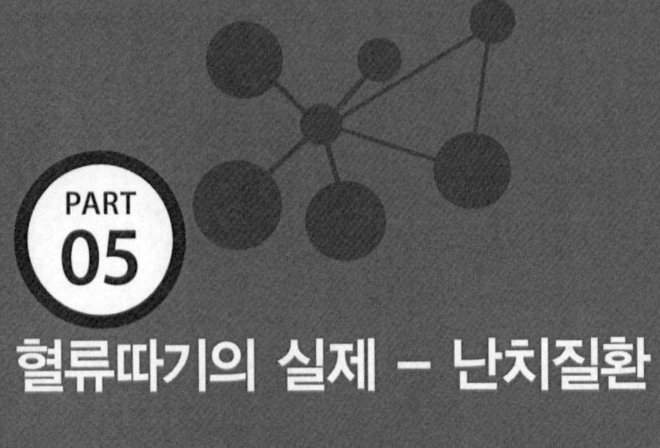

혈류따기의 실제 – 난치질환

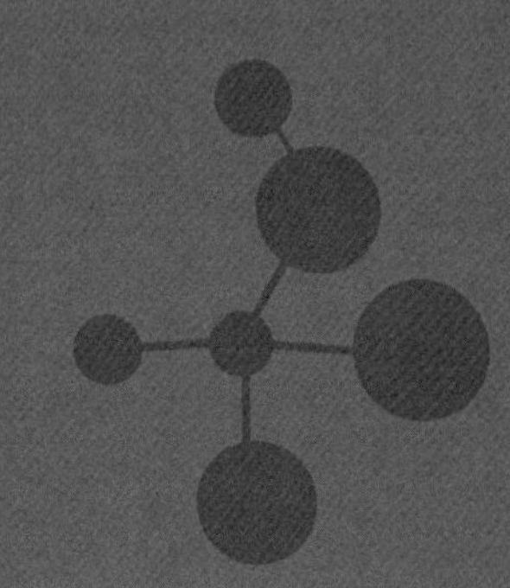

혈류 다스림 1. 비염, 축농증 다스리기

　비염과 축농증은 어린 시절 항생제나 해열제 등 약의 남용에 따른 후유증이다. 콧물이 많이 분비되는 이유는 공기 중 나쁜 오염원을 더 많이 달라붙게 만들려는 자연치유현상이다. 좀처럼 낫지 않는 비염과 축농증을 5차 혈류따기로 치료한다.

아하 그렇군!

　알레르기 비염과 축농증은 이마에서 코까지 혈류장애가 생긴 것이다. 따라서 이마 부위에 여드름과 같은 부종이 있거나 후두 및 안과 장애 및 청각 기능까지 연결된 혈액순환 장애에서 나타나는 증상이다. 이마의 부종은 알레르기가 아니고 엄밀히 말하자면 비강의 호흡기 장애에서 생겨난 노폐물이 피부로 빠지는 것이다.

　우리가 숨을 쉬면 공기 속의 수많은 바이러스와 세균이 콧속으로 들어오면서 비강의 점액질에 달라붙게 되는데 이때 정상적인 사람은 백혈구가 비강에 유입된 바이러스와 세균을 죽이는 데 반해 비강의 혈액순환이 느린 사람들은 그것을 퇴치할 수 없어 더 많은 점액질이 필요하게 되는 것이다. 그리하여 코를 훌쩍이거나 누런 콧물을 줄줄 흘리게 되는 것이다. 누런 콧물에 바이러스와 세균 또는 진균류를 붙여 몸 밖으로 빼내는 우리 인체의 자기치료 기능이다. 따라서 건강하면 점액질 분비가 적으나 비강과 호흡기가 약한 사람은 점액질의 분비가 많아지게 된다. 이렇게 콧물이 많아진 사람들을 비염이니 축농증이니 하면서 항생제나 약물에 의존하여 치료하려고 온갖 힘을 다하나 모두 소용없는 일이 되고 마는 것이다. 오히려 2~3주 후가 되면 더욱 더 증세가 더 심해지기도 한다.

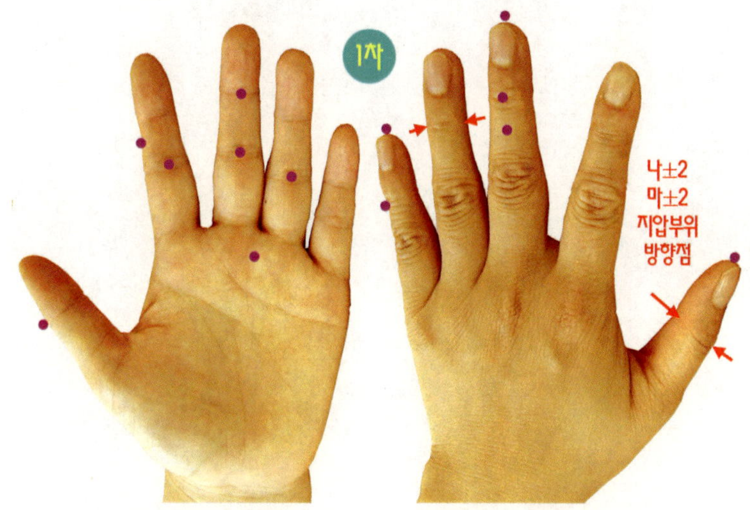

다4, 다2, 다, 나4, 라4, 가, A-3, 다-7, 라+3, C2, C3, E+2, 마

비염, 축농증 혈류따기

♥ ↩ 방법과 요령

비염이나 축농증 등 코에 관한 질병은 지압, 손따기, 발따기 순으로 다스려 가는 것이 좋다. 내 안에서 질병을 내가 만든 것이므로 그 원인은 이미 수십 년 전부터 호흡기가 문제되어 온 것이라 지속적으로 다스려 주는 것이 좋다.

❀ 혈류따기의 치유과정

• 1차 혈류따기 딸점을 따주고 난 후 문제된 부분은 3일차 따기를 한다.

- 지압점 엄지와 약지 첫 번째 마디 ±지점에 화살표 방향으로 지압을 계속 하여 3~4일 지나면 서서히 마디가 굵어지기 시작한다.

- 1차 따기 후 코가 뻥 뚫리거나 콧물이 줄줄 나오는 등 평소와 다른 변화 를 보이면 일주일 후 2차 딸점으로 다스려 준다.

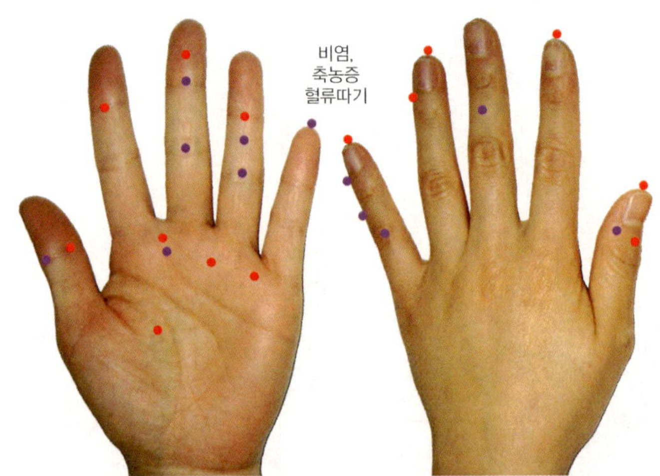

2차 : 나2, B-, 나, 다1, 라12, 라2, 라, 가, E1, 마, 마2, 가+7, 나+8, 다+7
3차 : 나4, 나3, 다4, 다2, C3, 마+2, A-3, 가, E-, A4, A-, 다+8

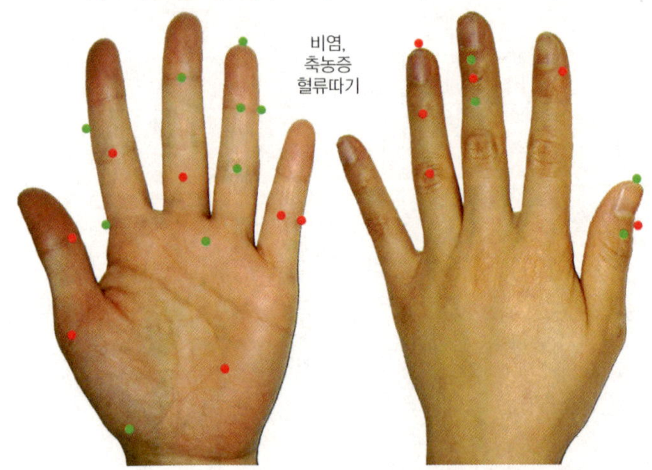

4차 : B4, B2, 나, 라4, 마+4, 마2, 다5, C2, D+, 가13, 가4, 가-4, E+
5차 : 라+3, 다2, 나4, 다-7, 마+10, C3, C1, 나-2, 나, 라+6, 마, 나2, E1

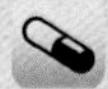 **참고사항**

3차 따기 과정을 한 후 여의치 않으면 4차, 5차 딸점으로 따준다.

콧물양이 많아질 경우 휴지로 코를 풀지 말고 코가 나올 때마다 깨끗한 물로 코의 비강까지 물을 넣었다 뺐다를 5~6차례 계속하여 준다. 비강에 습도를 휴지시켜 점액질 분비량이 낮아지는 효과를 준다. 휴지로 코를 풀면 비강의 압력이 높아지므로 유용한 방법이 아니다.

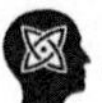 **자연치유 도우미** 비염이나 축농증 환자들의 증세를 완화하는 방법

- 공기의 오염이 심할수록 그 점액질 분비가 많아지게 되는 것이므로 백화점, 지하실, 사람이 운집한 곳을 피해야 한다.
- 오염된 공기가 허파에 유입되면 더 큰 증세가 생겨나므로 가급적 가슴을 펴고 어깨를 뒤로 젖혀 허파의 폐활량을 키워 주어야 한다.
- 비강과 기관지, 허파 등 호흡기관계 혈액순환 장애를 치료하기 위해 비흡구배 호흡을 자주 해 준다.
- 음식섭생을 산소가 풍부한 식물성 음식을 섭취한다. 허파의 산소 섭취 능력이 떨어져 있으므로 음식을 통해 위장이나 소화기관에 산소를 넣어 줌으로써 점진적으로 비염과 축농증의 증세가 호전 된다.

혈류 다스림 2. 창백한 안색, 백혈병 치료하기

손따기는 내 몸 안에서 만들어진 죽은 백혈구를 빼내고 다스리는 최초의 새로운 예방의학이다. 따라서 백혈병을 다스리는 최상의 과학인 것이다. 감기 끝에 병원을 찾았다가 백혈병 선고를 받는 경우가 많은데 평소 6개월에 한 번씩 만 따주기를 하여도 백혈병이나 난치 질병은 생기지 않는다.

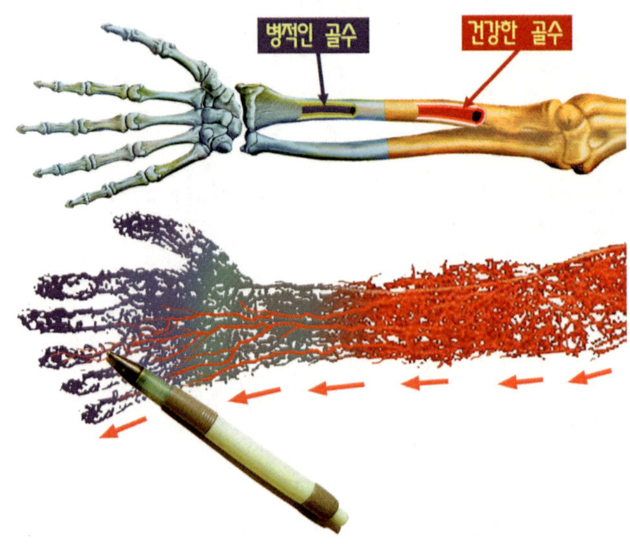

따주기를 하면 피가 손끝, 발끝으로 이동하기 시작한다. 이때 농백혈이 빠져 나온다.

그림에서 팔의 뼈는 수족냉증인 상태의 골수가 차가워진 부위이다. 이러한 상태가 오래 지속이 되면 정상인보다 골수에서 피를 만들어내는 량이 줄어든다. 이런 현상을 오랫동안 방치한 사람은 피를 만들어 내는 조혈모세포가 암세포로 바뀌고 그에 따라 백혈구암세포를 많이 만들 수도 있다.

또 핏속에 염증지수가 높기 때문에 정상 적혈구나 혈소판을 제대로 만들지 못하여 심하면 빈혈이나 잇몸 출혈, 체내 산소부족으로 이어진다. 백혈병은 몸속에 퍼져있는 농백혈을 제거하는 것이 무엇보다 중요하다. 이러한 상태에서 항생제나 항경련제, 해열제, 혈전용해제 등을 복용하면 인체의 자기시스템을 방해하여 손끝 발끝에 모였던 백혈구 농들이 체내 온몸에 퍼지게 만드는 작용을 하여 뇌와 오장육부를 무기력하게 만든다. 이때가 되면 허열로 인하여 손발이 따스한 기운이 감돌고 몸은 나아 보이는 것 같지만 점점 기력이 쇠하고 무기력해 진다. 왜냐하면 심장에서 먼 손끝과 발끝 쪽으로 농백혈을 내보낸 것이 다시 온몸으로 돌게 만드는 작용을 하기 때문에 오장육부의 기능과 신체조직 전반의 기능이 다 같이 저하되어 백혈병을 위시한 심각한 난치병이 생겨나게 되는 것이다.

♥ ↷ 방법과 요령

- 얼굴이 창백하거나 재생불량성 빈혈과 같이 혈액에 문제가 생긴 질병을 다스리는 딸점이다.
- 지압은 왼손 라12, 오른손 라12 부위를 세게 눌러 지압하면 압통이 있는데 아프지 않을 때까지 지압해 준다.
- 1차 따기를 한 후 일주일 후에 2차 따기를 하고 번갈아가면서 1, 2차를 계속하여 따준다.

✛ ❖ 자연치유 도우미

수족을 따스한 정혈로 바꾸면 백혈병은 빠르게 호전된다.

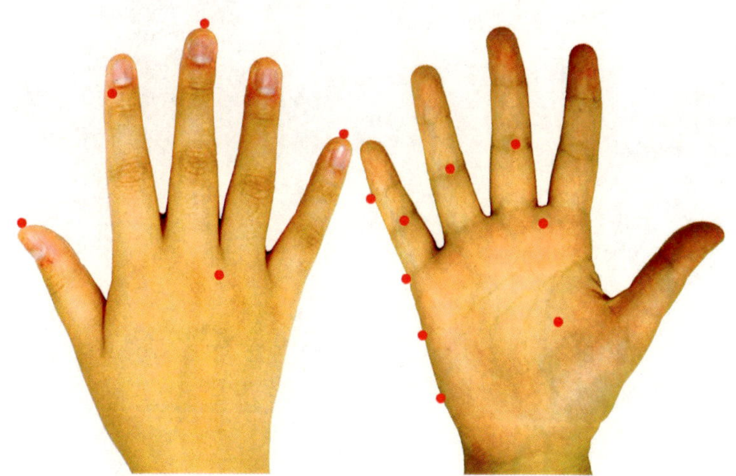

라12, 가4, 가-11, 가-8, 가-6, 가-2, 가, 다+7,
나4, 다4, 마, 다, B+8, D+

백혈병 1차 딸점

처음 혈류따기를 하는 사람들은 갑작스럽게 핏길이 열리면 몸살을 할 수 있으므로 딸점을 나누어서 따주면 명현반응을 줄여갈 수 있다.

백혈병이나 재생불량성 빈혈과 같은 혈액질병은 손따기를 하면 심한 몸살을 이겨내야 한다. 몸에 열이 나야 핏길이 살아나고 체내 노폐물과 염증을 빠르게 몸 밖으로 배출하기 위해 열이 나는 몸살과 같은 호전반응을 잘 견뎌야 한다.

더구나 병원에서 각종 검사를 받으면서 마취제를 주입한 경우에는 이를 극복하기 위해 갑자기 만들어진 백혈구로 하여금 적혈구 수치가 감소하여 체내 산소공급 부족 현상이 가중되어 더 위중한 백혈병으로 이어지는 경우도 많다. 치료과정에서 항암제가 체내로 들어가면서 백혈구 수치가 기하급수적으로 양산되어 손쓸 겨를조차 놓치게 되는 경우도 있음에 유의해야 한다.

혈류 다스림

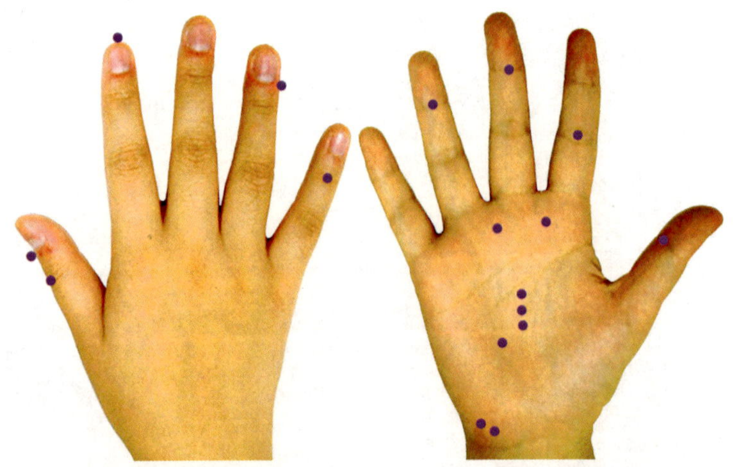

백혈병 2차 딸점

- 혈중 적혈구 수치가 낮거나 염증지수가 높은 사람은 먼저 수족냉증 3차 따기 과정을 거친다.

- 3차 따기 과정이 끝난 4주부터 백혈병 혈류딸점 1차와 2차를 일주차로 다스려 준다.
- 병원 피검사에서 백혈구 수치가 정상의 결과가 나와도 이제부터 시작이라 생각하고 꾸준하게 손가락에서 나오는 물 같은 수액이나 고름을 다 빼내 준다.
- 적혈저농의 피가 나오기 시작하면 일주차 따기를 3개월 정도 반복해 준다.

혈류 다스림 3. 잇몸이나 치아가 아플 때

입안의 질병은 오랫동안 혈류장애가 생겨 나타나는 현상으로 다스림 또한 지속적으로 해야 한다.

아하 그렇군!

치아가 어긋나게 낫거나 덧니 같은 치아의 문제는 얼굴 안면의 혈류가 느리거나 턱밑의 치아혈류가 느려서 생긴 결과이다. 잇몸이 붓거나 염증이 생기는 것은 수년 동안 잇몸의 혈류가 느려서 그간 적체된 노폐물과 죽은 백혈구가 모여서 생겨나는 염증으로 치아가 흔들거리거나 매우 아픈 통증에 시달리게 된다. 이쯤이면 대부분 치과에 가서 치아를 뽑는 경우가 있는데 한 번 뽑아버리면 영구히 쓸 수 없으므로 신중해야 한다. 오복 중의 하나가 치아 건강이라 하였으므로 뽑지 말고 가급적 살려내는 것이 중요하다. 잇몸이 붓거나 염증이 있는 부분에 직접 사혈하여 피를 뽑아주면 뽑아야 할 치아를 살려 낼 수 있다. 이런 경우에는 통증이 주기적으로 찾아오는데 한두 번에 되지 않고 최소 보름 이상 수개월간 꾸준하게 다스려 주어야 한다. 평소 턱밑의 치아혈류 어적혈뻘점을 자주 지압하는 것도 치아혈류를 개선하는 예방법이다.

충치를 제외한 구강염이나 치아가 아픈 것은 턱밑의 혈류가 느리기 때문이다. 따라서 다음의 손따기를 양손 모두 따주되 다+12 지점은 왼쪽 치아가 아플 때는 오른손만 따고 오른쪽 치아가 아플 때는 왼손을 따 준다. 그리고 따기를 한 후 그림과 같이 잇몸이 붓거나 치아가 아픈 부위에 어적혈빼기를 하면 건강한 잇몸을 만들 수 있다.

- 치아가 흔들리거나 아픈 것은 잇몸의 혈류가 느려 어적혈이 쌓이면서 붓거나 염증이 생긴 것이므로 꾸준하게 침을 8㎜ 정도 길게 뺀 사혈침으로 찌른 후 어적혈을 빼주면 치아가 살아난다.

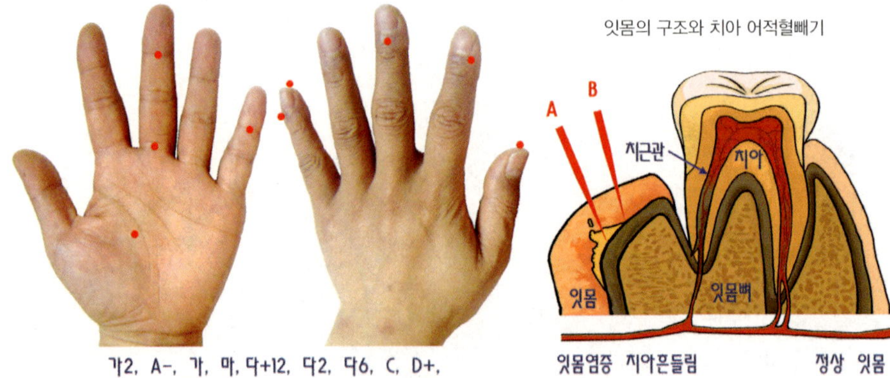

가2, A-, 가, 마, 다+12, 다2, 다6, C, D+,

치통, 구강 혈류딸점

- 잇몸 어적혈을 빼기를 하다보면 어적혈을 뺀 흔적 부위로 염증이 모이거나 곪아 고름덩어리가 생긴다. 염증이나 고름이 생길 때 그 부위를 집중적으로 찔러 고름이나 염증의 어적혈빼기를 계속하면 통증도 사라지고 흔들거리는 치아를 살려 낼 수 있다. 치근관도 살아나므로 뽑지 않는 게 좋다.

- 평소 C+1, C-1 부위를 지압하면 통증이 개선된다. 그리고 아픈 치아 쪽 턱

밑에서 목의 대정맥(핏대) 사이를 누르면 단단하고 아픈데 그 턱밑 핏대를 자주 지압하면 좋다.

- 소금으로 양치질을 한 달 정도 하면 치아혈류가 살아나 치주 질환예방에서 건강한 잇몸과 치아를 가질 수 있다. - 자세한 것은 상권 370페이지 오장육부 편에 있는 팁 '소금 양치질'을 참고로 한다.

혈류 다스림 4. 이명, 귀울림, 청각 혈류 살리기

귀에 관한 질병은 어린 시절 청각경기를 한 후유증세이다. 귀에 관한 질병이 있는 경우에는 두통과 함께 오는 경우가 많은데 심장의 피가 머리로 숫구쳐 청압이 높아지기 때문이다.

아하 그렇군!

태어날 때 소리충격으로 경기를 하였거나 부모들의 청각혈류가 느린 자녀에게 나타나는 증세이다. 과거 귓병을 앓았거나 대뇌 충격경기를 한 사람에게도 나타난다. 두통 등 머리에 혈압이 오르면서 특히 귀 주변의 혈류가 느려 심장에서 숫구친 피가 청각혈류를 자극하여 나타나는데 속이 불편하거나 저체온, 스트레스, 피로 등이 가중되면 더 심해진다.

혈류따기

다음의 혈류 딸점으로 따준 후 피를 최대한 빼주는 것이 좋다. 평소 지압점은 가±2 부위를 손등 쪽으로 젖히면서 자주 주물러 주면 혈류가 발목 쪽으로 내려오면서 청각혈류가 개선된다.

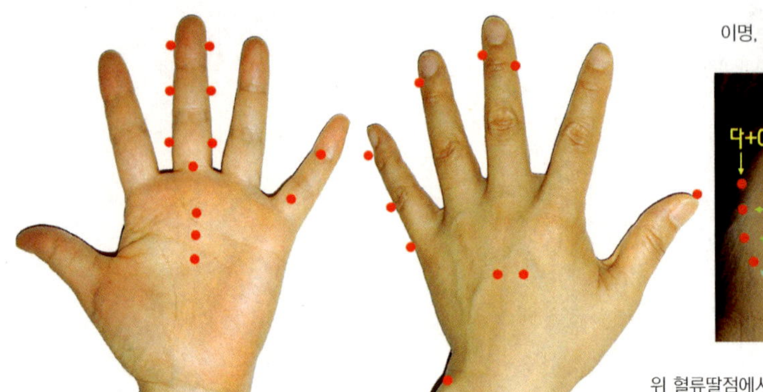

위 혈류딸점에서 +는 오른쪽 부위
어적혈 뺄점은 다+07 부위 공략

가2, B-, A-18, 가-6, 가5, 다+5, 다-5, 다±1, 다±3, 다6,
C-1, C+2, A-4, B+10, C+10, 다8, 다9, 다10, 마, B-

이명, 청각 혈류딸점

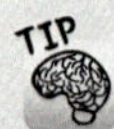

- 손따기를 한 후 직접 귀 주위를 따 주거나 쌓인 어적혈빼기 또는 지압을 한다.
- 이명, 청각 혈류개선 그림을 보고 중세가 심한 부위의 귀에 혈류따기를 한다. 다+08 부위를 혈류침하여 피를 짜내주는 것을 기본으로 하여 나머지 다+07, 다+06, 다+05 순으로 다스려 주어도 좋다.
- 다+01 부위를 엄지와 검지로 주무르며 지압하거나 혈류따기를 한다.
- 양손으로 다+05, 다+06, 다+07, 다+08 방향으로 목의 대정맥 즉, 핏대를 거쳐 목의 쇠골까지 쓸어내리면 청압이 낮아져 한결 소리 듣기가 편해진다. 모든 지압은 심장 쪽으로 쓸어내릴수록 좋다.

혈류 다스림 5. 뇌졸중 예방과 치료

동맥의 압력이 높아지는 증세로 모세혈관이 막힌 만큼 뇌 혈압이 높아진다. 온도가 낮아지면 피가 걸쭉하여 심장에서 먼 쪽부터 모세혈관이 막히다가 결국 코피, 또는 뇌혈관이 터진다.

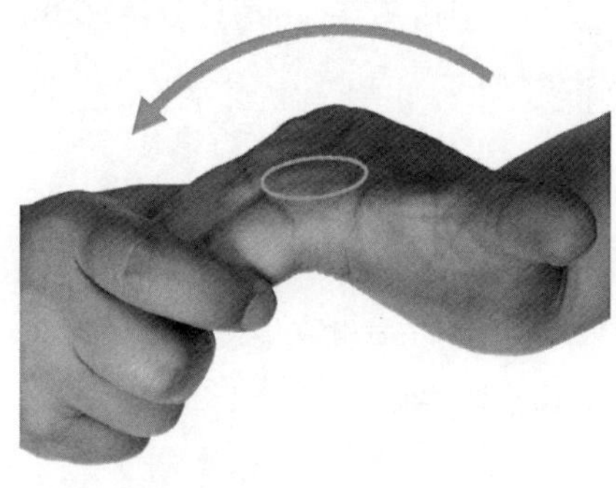

원 부분이 부어 오를수록 뇌졸중 증세가 심해진다.

심장은 12만 km의 혈관 길이를 단 1분여 만에 온몸을 한 바퀴 돌아오도록 뿜어대는 강력한 순환펌프다. 하루 동안 1만l 이상의 피를 퍼 보내며 살아가게 되는데, 혈관이 막히면 혈압이 상승하게 되고 그 혈압은 머리로 솟구쳐 뇌혈관이 터져 뇌졸중 등 대뇌의 신진대사 장애가 생겨난다.

그 원인은 영양과잉 즉, 현대인은 먹어서 병을 스스로 만든다. 성장기에는 영양이 과잉 공급되면 웃자라서 키가 크고 몸집이 비대해지지만 20대 후반부터는 영양과잉은 모세혈관을 막는 주범이다. 또 생활 중 스트레스를 받게 되면 이를 극복하기 위한 백혈구가 증식되어 적혈구 연전현상이 가중되어 혈압이 오르거나 뇌졸중으로 치닫는 경우가 많다. 이외 과식이나 폭식에 의해 오장육부의 신진대사 장애로 이어지기도 하고, 반복된 근육의 사용이나 무리한 과로로 체내노폐물이 축적되어도 유사한 증상이 나타난다. 또 겨울철 새벽녘 갑자기 찬 곳에 노출되어 피부모세혈관이 막혀 뇌졸중현상이 나타날 수 있다.

보통 사람은 자신의 나이 %만큼의 혈관이 막혀 있다고 생각하면 된다. 가령 45세 나이라면 45%의 어적혈이 있는 것이다. 부모의 피가 탁한 상태에서 아이를 갖게 되면 출산되는 아이는 혈액순환 장애가 있거나 질병을 얻어서 태어나기도 한다.

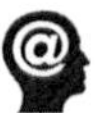 **전조증세와 예방법**

다음 그림 1~2번 부위를 1㎝ 정도 절개한 뒤 그 안에 있는 좁쌀 모양의 기름덩이를 빼내고 꿰어 매는 병원이 유럽에 있는데 문전성시를 이루고 있다. 우리나라에서도 여기저기 시술하고 있는데 모두 무면허 행위로 치부되는 실정이다. 따라서 간단한 사혈 즉, 혈류침으로 그러한 효과를 얻을 수 있다. 뇌졸중과 같은 풍병을 예방하기 위해 시중에는 갖가지 방법을 동원하기도 하는데 별 효험이 없는 경우가 많다. 집안 내력에 뇌졸중이나 치매를 앓은 적이 있는 후손들은 간편하게 다스리는 다음 방법의 따기를 권장한다.

뇌졸중 지수는 손가락의 검지에서 소지의 네 손가락을 붙여 끝을 손등 쪽 눌러 뒤로 젖혔을 때 1번 부위가 벌겋게 솟아 부풀어 올라 있으면 뇌졸중이나 치매 같은 뇌 손상이 생길 수 있다. 2번 부위까지 솟아 있으면 뇌졸중이 곧 닥쳐 올 수 있으므로 반드시 예방해야 한다.

3번 부위까지 솟아오른 경우에는 현재 뇌의 일부분이 손상을 입은 상태이므로 그냥 방치하면 뇌졸중이 가중되어 치명적일 수 있으므로 빠른 시간 내에 치료하는 것이 좋다. 이런 경우에는 새벽이나 아침에 찬 공기와 같은 온도가 낮은 곳, 또는 밤낚시를 가는 것은 금물이다.

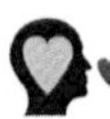 **방법과 요령**

- 1번 부위가 부어오른 경우에는 뇌졸중, 치매 예방 혈류딸점 그림 다+7, 다+8번 위치를 바늘이나 혈류침으로 2~4㎜ 정도로 찌른 후 지압하여 피가 나오지 않을 때 까지 피를 짜낸다.
- 삼일 간격으로 2회 정도 혈류침하여 혈농과 어적혈을 빼낸다.
- 따기 후 이삼주일 뒤에는 솟아 오른 부위가 가라앉게 되고 수십 년 동안 염려하던 뇌졸중의 위험에서 벗어나게 된다.

- 솟아오른 부위가 가라앉지 않으면 반복하여 따준다.

- 3번 부위까지 솟아오른 경우에는 다+7. 다+8, 다+9, 다9번을 혈류침하고 피를 짜낸다. 이틀 간격으로 3회 혈류침 한 후 일이주일이 경과되면 부풀어 오른 부위가 사라진다.

- 5번 부위까지 부풀어 올라 있을 경우에는 다+7, 다+8, 다+9, 다9, 나+8, 가+8번의 위치에 혈류침하고 세게 눌러 혈농과 어적혈을 뽑아낸다. 이 경우에는 하루에 한 부위씩 나누어 3~4회 혈류침하고 나면 일이주일 후에는 부풀어 오른 부위가 현격하게 가라앉는다.

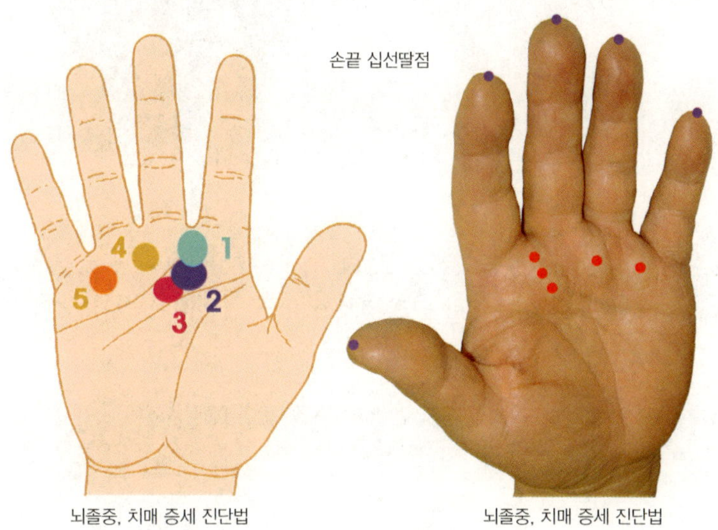

뇌졸중, 치매 증세 진단법   뇌졸중, 치매 증세 진단법

혈류따기의 방법

- 식후 심장의 피가 머리로 솟구친 것은 생각이나 음식을 탐하는 잘못된 이기심 때문이다. 과함은 부족함만 못한 것이다.

- 높은 뇌압은 마음이 중요하다. 탐욕을 버리고 좋은 생각을 하면 뇌압은 낮아진다.

- 그런 연휴에 뇌졸중 딸점으로 다스려 준다.

- 일주일 단위로 3개월간 다스려 준다.

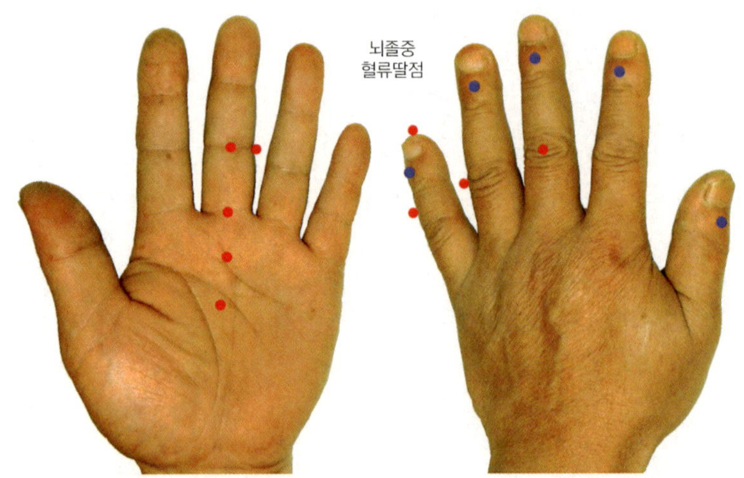

다10, 다8, 다6, 다4, 다-4, C4, B-4, A-3, 가,
응급딸점 : A1, B1, C1, D1, E1

뇌졸중 전조증세와 응급조치

  갑자기 쓰러진 사람은 그냥두면 저체온 부위가 점점 넓어지고 뇌압이 가중되어 뇌출혈 부위가 넓어지거나 출혈량이 많아지므로 넘어진 사람은 의식을 찾기 전에 바로 다스려 주는 것이 가장 현명한 방법이다.

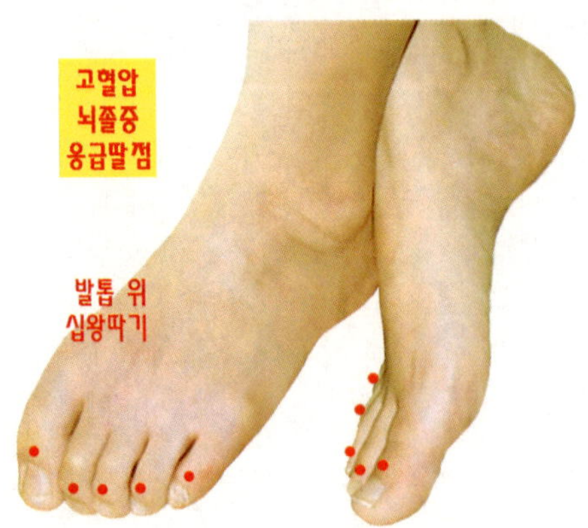

고혈압, 뇌졸중 응급딸점

의식을 찾았을 때 간단한 전조증상을 보면 뇌졸중이 진행 중임을 알 수 있다.

- 웃는 모습이 이상하다. 웃어 보라고 하는데 웃는 모습이 무언가 이상하면 뇌졸중일 가능성이 크다.
- 말을 제대로 하지 못하거나 혀가 이

상하다. '오늘 날씨가 참 좋네' 하는데 답변이 서툴거나 혀가 말리거나 한쪽으로 쏠릴 때는 뇌졸중이 진행 중이다.

- 두 팔을 들어 보라고 했을 때 팔을 드는 모습이 이상하면 뇌졸중일 가능성이 큰 것이다.

혈류따기   쓰러져 의식이 문제되거나 혼수상태인 경우

- 쓰러지면 가능한 한 빨리 따줄수록 머리로 강하게 솟구쳐 터지는 뇌출혈을 줄이거나 정지시킬 수 있다. 그냥 두면 사지가 점점 싸늘해지면서 분단위로 뇌혈관 압력이 점점 더 가중되어 뇌출혈의 양이 기하급수적으로 늘어나서 치명적일 수 있다.

- 우선 목의 핏대(대정맥)을 쇠골 쪽으로 주물러 대뇌압력을 대동맥궁으로 내려 뇌압을 줄인다.

- 손발을 주무르며 코피혈(종아리 밑)을 두들기고 무좀혈 지압 그리고 발톱 위 십왕따기를 한다.

- 시간 여유가 있으면 손따기 나4, 다4, 다, 마, 가 딸점 부위를 빠르게 따주며 피를 최대한 짜내주어 수족으로 막힌 핏길을 열어준다.

- 발가락 끝 10기단을 따주면서 목 이하, 팔다리와 복부를 따스하게 두터운 이불을 덮어주며 수족을 계속 지압하면서 병원으로 향한다.

- 그냥 둔 상태에서 응급실에 실려 간 사람은 사경을 헤매는 경우가 많으나 따주기를 한 상태에서는 의식이 빠르게 돌아와서 심하지 않은 경우에는 바로 의식을 찾으며 일상으로 돌아온다. 심한 경우에도 따주기를 한 후 병원에 가면 빠르게 호전되어 생명을 살려낼 수 있을 가능성이 매우 높아진다.

6. 고혈압 예방과 치료

동맥의 압력이 높아지는 이유는 심장의 피가 갈 곳이 없어 동맥혈관의 압력이 높아지는 증세이다. 혈압은 바다의 파도와 같아서 언제 모세혈관이 터질지 모르는 시한폭탄이다.

아하 그렇군!

심장은 온몸을 한 바퀴 돌아오도록 뿜어대는 강력한 순환펌프다. 고혈압은 순환펌프는 제대로 작동을 하는데 보낼 곳이 막힌 질병이다. 따라서 막힌 정맥혈류를 열어주거나 삼투현상이 잘 일어나도록 해야 한다. 짜고 맵게 먹으면 정맥모세혈관의 삼투작용이 문제가 생기기도 한다. 또 기름진 음식을 먹으면 고지혈증으로 피가 모세혈관을 막아 혈류가 느려지기도 하고 과식하면 오장육부 주위의 대동맥 압력이 증가하여 피가 머리로 솟구치기도 하는 등 여러 가지 구질구질한 질병을 유발하게 된다. 고혈압은 혈관이 막혀 혈압이 상승하여 생긴 질병이므로 그 상승한 혈압이 머리로 솟구치기 전에 오장육부와 수족으로 핏길을 열어주면 쉽게 낫는다.

핏길에 과잉 영양으로 가득 차 있는 경우에는 영양을 태우거나 산화 또는 몸 밖으로 빼내는 것이 제일 좋다. 과잉 영양은 먹어서 생긴 병이므로 우선 소식이 중요하다. 위장을 잘 움직여 과잉 영양이 안 되게 노력해야 하고 이미 몸 안에 차인 기존의 잉여양분을 소비하려면 움직이고 뛰는 것이 제일 좋다. 사람의 위장 용량은 자신의 두 주먹크기인데 두 주먹은 부피는 350~450$m\ell$ 정도이므로 과잉 영양을 해소하고 위장이 제대로 움직이려면 300$m\ell$ 이내로 담백하고 산소 많은 음식 섭생을 해야 한다.

♥ ◦ 방법과 요령

- 음식 섭생에 대한 생각이 바뀌면 고혈압 혈류딸점을 따 본다.
- 고혈압 딸점 : 다9, 다4, 나4, A1, B1, C+9, C1, D+10, D1, E8, E1을 딴다.
- 따고나면 더 먹고 싶은 충동과 속이 편해짐을 느껴도 또 식탐을 떨쳐내지 못하면 혈압은 내릴 수가 없는 경우가 된다.
- 그러나 따주고 나면 혈관 내 높은 파도의 파고와 같은 혈압이 서서히 낮아지게 된다.
- 매일 발끝(10기단) 따기를 하면 혈압이 더 많이 내려간다.
- 배고픔이 느껴질 때가 위장이 움직이는 때이므로 배고픔이 사라진 후 음식을 먹어야 한다. 15일 정도 어지럼증이나 현기증이 생겨나는데 이것은 머리로 솟구친 높은 혈압이 오장육부나 수족으로 내려오는 명현현상이다.

혈류 다스림 7. 저혈압 다스리기

저혈압은 핏속에 염증지수가 높아 심장의 혈류가 느리고 전기가 약하여 펌프가 제대로 돌지 못하여 생긴다.

❗ ◦ 아하 그렇군!

혈관의 피는 콸콸 흘러야 한다. 저혈압은 어린 시절 환경적인 충격으로 혈중에 염증을 많이 포함하고 있어 상대적으로 적혈구 수치가 낮은 사람이다. 따라서 핏길이 막혀 심장펌프에 부하가 오랫동안 걸려서 심장 박동이 가빠르거나 미약해져 나타난 결과이다. 따라서 맥이 약하거나 잘 잡이지 않는다. 즉 저혈압이나 심장병 환자들은 기가 약한 사람이다.

따라서 부딪히면 멍이 잘 들거나 피부에 수많은 정맥모세혈관이 많이 생겨나서 피부가 푸르게 보이는 경우가 많다. 이런 현상이 머리에 나타나면 모야모야병이 되는 것이다. 이것은 경기 후 죽은 농백혈과 세포가 쓰고 난 노폐물이 정맥에 잔뜩 채여 모세혈관이 막히거나 느려져 있다. 이런 가운데 생명유지를 위해 또 다른 모세정맥혈관이 계속적으로 만들어지진 결과이다. 식물이 갑자기 많은 수분을 공급하면 땅의 기공이 막히고 산소가 부족하여 잔뿌리가 많이 생기면서 웃자라다가 결국 뿌리가 썩어 말라죽는 것과 같은 이치이다.

심장 장애는 심장의 박동을 제대로 할 수 없기에 생기는 질병이다. 그 이유는 심장 동액의 혈관이 좁아지든, 심장 박동 시 압력이 낮든, 부정맥이든 그 원인은 한결 같다. 심장의 정상적인 박동을 방해하는 과부하가 걸린 게 주요인이다. 심장과 유사한 기능을 가진 게 주위에 있다. 그건 모터 펌프이다. 모터 펌프에 똑같은 전기를 공급하여도 흡입구를 막는다던지 배출구를 막아 버리면 모터가 과부하가 걸려 모터펌프는 제대로 돌지 못하게 되고 급기야 포터 펌프가 회전을 멈추고 전기의 과부하로 니크롬선의 과열로 타서 제 기능을 다하고 마는 것처럼 사람의 심장도 유사하다.

즉, 인체의 혈관의 통로가 잘 확보되면 심장은 원활하게 움직이나 그렇지 못한 경우에는 심장의 박동수가 달라지거나 심장의 압력이 증가하여 터질듯 한 심장관련 질병이 생겨난다.

❤ ○ 방법과 요령

- 심장병, 저혈압 혈류 딸점과 같이 따준다.

따준 후 심장이 벌렁거리기도 하고 심한 경우 왼쪽 가슴이 튀어 올라 옷이 출렁이기도 한다. 이것은 핏길이 열리면서 심장이 뛰기 시작하는 것이다. 수도 콕에서 물이 졸졸 나오다가 수도 콕을 최대한 열면 자동펌프가 강력한 회전을 하는 것과 같은 이치이다.

- 발가락 끝 십기단 따기를 한다.

심장에 부하가 걸려 있으므로 발가락 끝을 혈류따기 하면 머리로 피가 솟구쳐 생긴 빈혈이나 창백한 얼굴은 화색이 감돌게 된다. 발가락 끝 십기단 따기는 삼일차로 다스려 준다. 매일 따줄수록 좋다.

- 협심증혈 어적혈빼기를 한다.

심장에 이상이 있는 경우에는 위의 1, 2항을 다스린 후 수족냉증 3차 따기를 마치고 손발에 따뜻한 온기가 돌기 시작하면 '협심증혈' 어적혈빼기를 일주차로 3~5회 정도를 한다. 그리하면 심장과 관련된 질병은 대부분 완치가 된다.

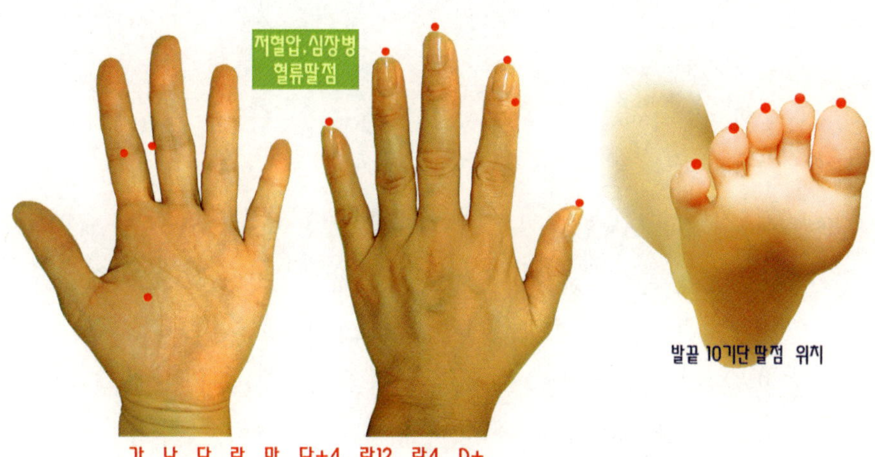

가, 나, 다, 라, 마, 다+4, 라12, 라4, D+,

저혈압, 심장병 혈류딸점

✦✦✧ 자연치유 도우미

심장마비와 같은 심장이상은 동맥경화, 고지혈, 흉부압통, 심박수 증가, 어지러움, 피로감, 탈진 등의 전조증세를 보인다. 저혈압은 수족냉증, 아랫배 냉기, 뒷골 당김, 빈혈 등 혈중 염증지수가 높아서 생긴다. 심장이상은 3~4차례의 따주기로 정상을 찾을 수 있으나 저혈압은 수족냉증 3차 따기와 저혈압 따기를 2~3차례 다스리고 나면 1년 6개월 후쯤에 저혈압 증세가 사라진다.

TIP 공황장애의 전조증세

혈액순환 장애 중 심장혈류가 느리면 여러 가지 복합된 질병 징후를 보이게 되는데 그 중 심각한 중병에 해당되는 공황장애로 이어질 수 있다. 다음은 공황장애의 전조증세이다.

- 손발이 차거나 떨린다. - 찬 곳은 혈액이 제대로 공급되지 않는 부위이다.
- 위장장애가 있다 - 위장이 움직이지 않으면 오장육부의 장애가 생긴다.
- 머리에 열이 많다 - 하반신에 혈류장애로 허리이하의 혈류가 느리다.
- 심장이 두근거리거나 뛰는 속도가 빨라진다. - 심장에 부하가 걸려 부정맥이 되기도 한다.
- 상체에 땀이 많이 나거나 몸의 상체로 열이 오르거나 심한 오한이 찾아온다.
- 숨이 막히거나 답답한 느낌 또는 질식할 것 같은 느낌이 온다.
- 가슴이 아프거나 압박감이 가중되고 죽을 것 같은 두려움이 생긴다.
- 메스껍거나 뱃속이 불편하고 현기증으로 쓰러질 것 같은 느낌이 든다.
- 정신이 몽롱하거나 비현실적인 환상 또는 내가 다른 사람이 된 기분이다.
- 미쳐 버리거나, 자제력을 잃어버릴 것 같은 두려움이 엄습한다.

이러한 증세는 사지가 차갑거나 아랫배 또는 오장육부가 제 기능을 다하지 못했을 때 심장의 끓는 피가 대동맥을 따라 머리로 솟구쳐 생기는 현상이다. 보통 하루의 일과 중 머리를 무리하게 많이 사용하거나 과도한 일, 한계를 넘는 놀이 또는 음식을 잘못 먹은 후에는 그 증세가 곧잘 오는 경우가 많다.

혈류 다스림 8. 틱, 간질, 발작과 공황장애 치료

추운 겨울 소변을 볼 때 저체온에 따른 균형을 위해 온 몸이 움찔하여 체온을 유지하는 것처럼 발작 또한 체내 조직의 균형을 찾기 위한 자연치유시스템이다.

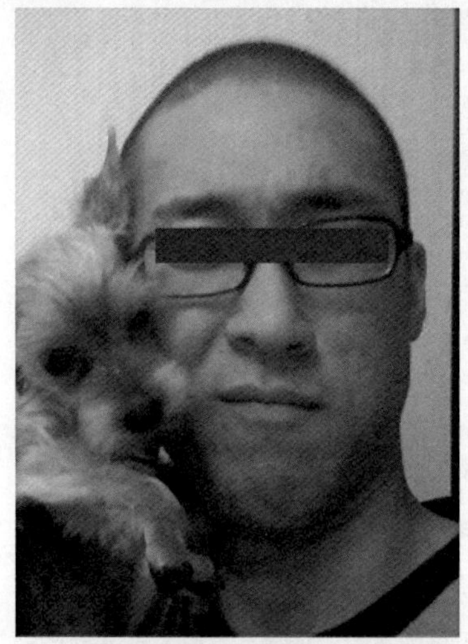

05년 10월경 모습

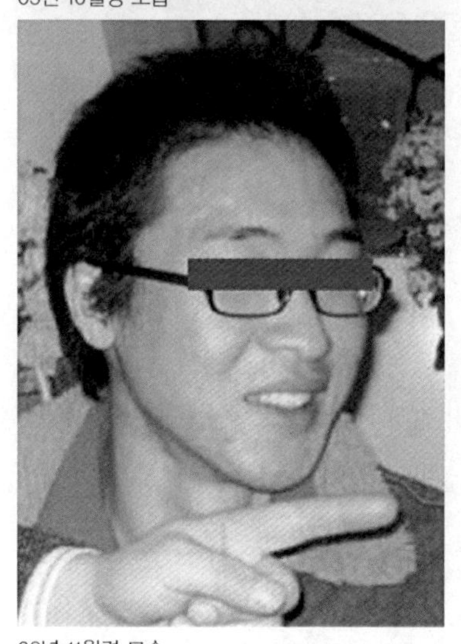

06년 11월경 모습

왼쪽 사진(498페이지 체험후기 바람의 락커님)은 간질, 틱 장애, 잦은 코피, 위하수, 사지마비, 이명, 관절염, 공황장애 등 8가지 이상의 병명을 가진 26살 청년이 저자의 카페에서 1년간 댓글로 치유과정을 나누며 1년간 다스린 후의 사진이다. 길어진 얼굴형이 정상을 찾았으며 치료 후 대학까지 졸업하여 건강한 청년으로 살아가고 있다. 구구절절한 이야기는 독자의 생각에 맡기고 중략한다.

예고 없이 한 시간 이내의 비교적 짧은 시간동안 발작 또는 강렬한 불안이나 공포가 나타나는 신체의 이상 징후를 공황장애 또는 공황발작이라 한다. 이러한 환자들은 평소에도 그런 현상이 생길까 불안하고 늘 긴장하거나 혼자 멀리 나가는 것이 두려워지기도 하고, 사람을 기피하는 등 생활 장애를 보인다. 큰 병에 걸린 것 같아 여기저기 검사하러 다니고, 응급실을 자주 찾는 경우도 많다. 뚜렷한 병명도 없는 것도 문제지만 수백 가지의 약을 복용하며 죽을 것 같은 심정으로 병원에서 주는 약만 방 안 가득 쌓고 사는 경우가 많다.

- 혈류침으로 손따기를 하여 그간 막힌 핏길을 열어 준다.

수족냉증 3차 따기를 먼저 하고 공황장애 3차 딸점을 일주일 간격으로 따 준 후 심장에서 내뿜는 온기가 손끝 발끝으로 내려오도록 한다. 3차 따기 과정에서 발목 아래 정도까지 온기가 내려오면 어적혈류침을 한다.

- 어적혈빼기는 어적혈뺄점표를 참고하여 어적혈빼기를 한다.

이때 최소한 같은 부위에 3회 이상 해준다. 간질혈, 소화기혈, 몸통혈, 하반신혈을 주로하고 자신이 취약한 부위를 찾아 어적혈을 빼준다. 수족이 냉할 때 바로 어적혈빼기를 하면 자칫 뇌의 저산소증 현상으로 현기증에서 다른 문제를 낳을 수 있으므로 반드시 혈류따기를 먼저 한 후 온몸에 막힌 핏길을 연 후에 시행하도록 한다.

- 산소 많은 음식 그리고 피를 맑게 하는 음식을 섭취한다.

콩이나 두부, 마늘 2쪽 정도를 넣은 현미밥이나 죽을 기본으로 채식위주로 식사를 하고 싱거운 김치나 된장 정도로 먹되 천천히 꼭꼭 씹어서 소식하도록 한다. 또한 비흡구배 호흡을 자주하고 잠을 청할 때는 반드시 머리까지 이불을 뒤집어쓰고 잠을 청한다.

- 긍정적이고 좋은 생각으로 감동에 찬 오감을 살려 낸다.

몸이 아프면 생각까지 망가지는 게 보통이다. 생각이 망가지면 건강까지 헤치는 것은 당연한 일이므로 그간 오감이 실종되어 못 느낀 소리, 온도, 습도, 바람, 촉감, 맛 등 조금씩 달라지는 오감을 찾아 나서서 스스로 감동 가득한 일상을 만들도록 한다.

- 아픈 만큼 성숙해진다는 애기처럼 명현현상을 잘 이겨나가야 한다.

팔에 힘이 빠지기도 하고 머리가 어지럽거나, 심한 몸살 등 그간 막힌 핏길을 뚫느라고 여기저기 아픈 통증이 수반되기도 하고 며칠간 잠에 취하기도 하는 등 갖가지 호전반응을 잘 견디어 내야 한다.

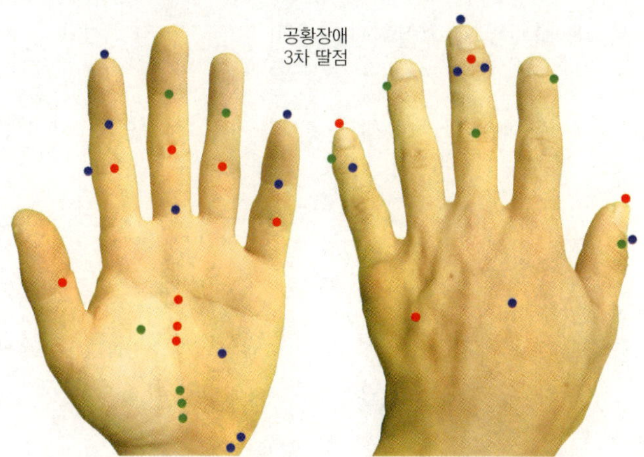

1차 딸점 : 다11, 다10, 다9, 다4, C1, 나4, 가4, 가, 라4, 마2, 마
2차 딸점 : 라12, 다16, 다15, 다14, C4, 다2, 나2, B-, A-, D+, E1
3차 딸점 : 가17, 가-14, 가13, 가2, A2, 가, 다6, C+9, C-2, C+2,
　　　　　 다, 라+4, 라2, 라, E+

틱, 간질, 공황장애를 동시에 앓았던 사람의 초기 손 모양으로 1년 만에 완치했다.

혈류따기

- 위쪽의 딸점으로 1주일 간격으로 반복하여 따준다. 따준 후 가급적 이불을 머리까지 덮고 잔다. 땀에 흠뻑 젖어 들면 쌓인 노폐물이 빠져 나와 고약한 냄새가 난다.

- 호흡은 수시로 비흡구배 호흡을 하고 매회 따기 시 문제되는 부분은 3일차 따기를 해 준다.

- 딸점 부위를 수시로 손등 쪽으로 젖히거나 휘어진 반대편으로 지압하여 바로 잡는다.

- 3차 따기 과정을 거쳤으면 또 다시 1차부터 과정을 반복하고 어적혈빼주기를 한다.

1년 동안 명현반응에 시달리며 새로운 삶을 사는 사람의 등 사진이다.

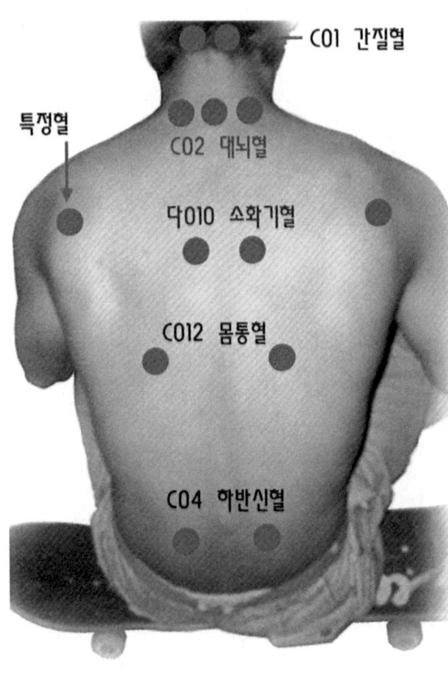

- 대뇌혈, 몸통혈, 하반신혈, 간질혈, 소화기혈, 특정혈, 뿌리혈, 위장혈, 협심증혈을 다스려 치유했다.
- 특정혈이란 유난히 부어 오른 부위를 말한다.
- 코피혈부터 스스로 막힌 부위가 느껴지는 곳을 다스렸다.
- 3일 동안 오직 잠에 취한 명현현상을 즐겼다.
- 나을 수 있다는 신념으로 어적혈빼기가 힘든 부위까지 스스로 다스렸다.
- 완치 후 너무 몰라보게 달라진 모습에 저자도 놀랬다.

혈류 다스림 9. 아토피, 피부염, 습진, 종기, 백반

고름은 제살이 되지 못한다. 피부질환은 체내 죽은 백혈구나 요산, 세포가 쓰고 난 노폐물이 정맥 모세혈관을 통해 피부로 빠지는 현상이다.

아하 그렇군!

운동을 할 때는 갑자기 세포나 조직이 제 기능을 발휘하기 위해 많은 산소와 양분을 사용한다. 이때 쓰고 난 노폐물은 체온의 항상성을 위해 수분과 함께 배출되어 피부로 빠져 나오게 되는 게 땀이다. 신진대사가 매우 잘 되는 사람들은 적당한 운동에는 땀을 흘리지 않는다. 왜냐하면 혈액순환이 잘되어 정맥으로 원활하게 회수되어 대소변으로 보내지기 때문이다.

모든 피부질환은 이와 같은 원리이다. 일상생활 중 사용한 체내 노폐물이 피부 깊숙하게 자리 잡고 있으면 종양이나 암으로 전이된다. 그러나 생활 중 피부온도가 높아지거나 혈액순환이 개선되면 피부 깊숙하게 자리 잡고 있던 노폐물이 피부로 빠지게 되는 것이다.

아토피, 습진, 피부염, 종기 등 피부로 솟구쳐 나오는 모든 염증은 피부 깊숙하게 도사리고 있었던 죽은 백혈구 농이나 요산 등의 체내 노폐물이 피부로 빠져 나오는 것이므로 즐겨야 한다.

방법과 요령

- 피부염 혈류딸점으로 일주차 간격으로 2~3회 다스려 준다.
- 피부염이 집중적으로 생긴 부위에서 심장 쪽의 관절 부위에 어적혈빼기를 한다.

  피부질환이 있는 부위에서 심장으로 가는 정맥의 모세혈관의 혈류가 막혀 있으므로 어적혈을 빼내면 막힌 혈류가 개선되어 증세를 호전시킬 수 있다.
- 다리에 피부염이 있으면 발끝의 십기단 따기를 삼일차로 하고, 팔에 피부염이 있으면 손끝 십선따기를 한다.

자연치유 도우미

평소 음식섭생을 산소 많은 음식으로 섭생하고 비흡구배 호흡을 하여 체내

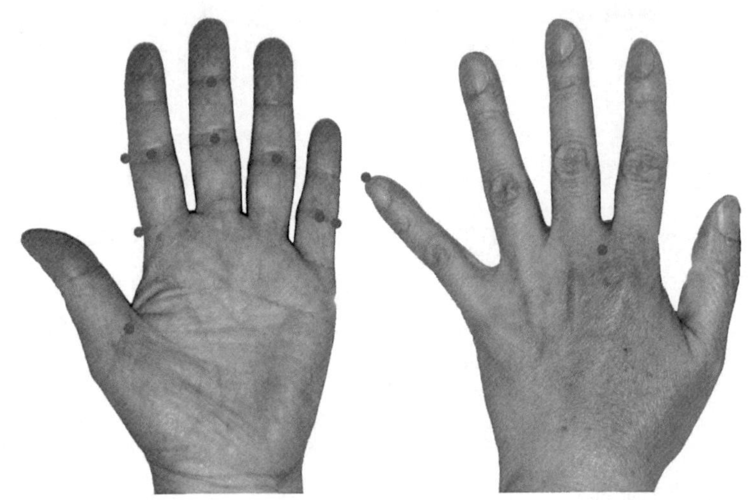

피부염 혈류딸점

활성산소를 배출하도록 노력한다. 산소가 맑은 공기 좋은 곳을 자주 찾아 피부호흡을 극대화시켜준다.

짜거나 매운 것을 피하고 자극적인 음식을 삼가고 기름에 튀긴 과자, 밀가루 음식, 소고기, 우유 등을 피하고 우리네 선조들이 즐겨 먹었던 음식 위주로 식단을 짠다. 천천히 꼭꼭 씹어서 침샘 분비를 개선하면 갑상선 기능을 향상시켜 피부가 좋아진다.

혈류 다스림 10. 빈혈, 어지럼증, 멀미 다스리기

속이 불편할수록 그 증세가 심하게 나타나는 것이 빈혈이나, 어지럼증, 배나 차멀미이다.

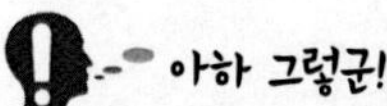

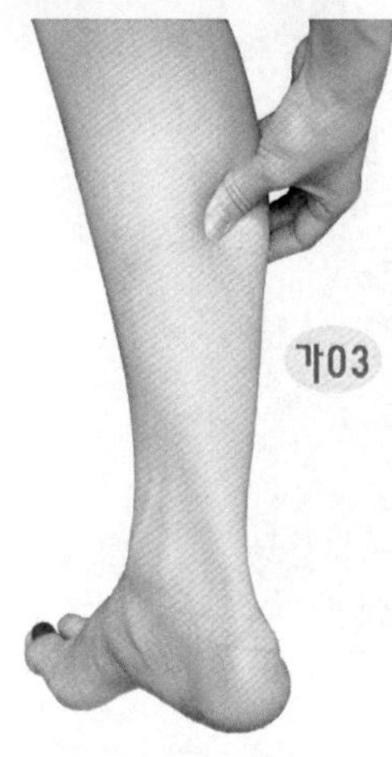

코피혈 지압점

대부분의 어지럼증은 피가 머리로 솟구쳐 생기는 증세로 귀의 청압이 높아 평형감각을 유지하는 이석이 기능을 상실하여 생기는 경우가 많다. 심장의 피가 머리로 솟구친 뇌압은 사람마다 다르게 나타난다. 뇌로 가면 지체장애나 간질, 경련이 귀로 가면 이명이나 이석증 등, 눈에선 충혈, 코에선 비염, 입에선 구내염, 목에선 갑상선 등 자신의 가장 취약한 혈액순환 장애 부위에 질병이 나타나게 된다.

갑자기 음식을 급히 먹거나 과식하여 위장장애가 생기면서 오장육부의 기혈이 막혀 멀미를 하거나 수족 혈류가 느리고 속이 불편하여 빈혈이 생기기도 한다. 또 일어났을 때 순간적으로 머리의 솟구친 피가 다리로 내려오면서 일시적으로 어지러운 기립성 저혈압이 오기도 한다.

이석증

어지럼증이 오랫동안 지속되고 구토가 수반되는 '이석증'은 평형능력을 관장하는 귀안의 세반고리관에 있는 돌이 제자리를 이탈하거나 파손되어 평형감각이 실종되어 생기는 증상으로 뚜렷한 병명이 없어 고생하는 경우가 많다. 누워서 천장을 보면 한쪽 방향으로만 천장이 돌기도 한다. 이런 경우는 고개를 좌우로 흔들어 주기를 반복하다보면 이석이 제자리를 찾게 되면 언제 그랬냐 하듯이 증세가 사라진다.

혈류따기

• 코피혈 지압점을 세차게 서너 차례 쳐주거나 지압하면 멀미는 쉽게 가라앉는다. 심하면 다음의 딸점과 같이 따준다.

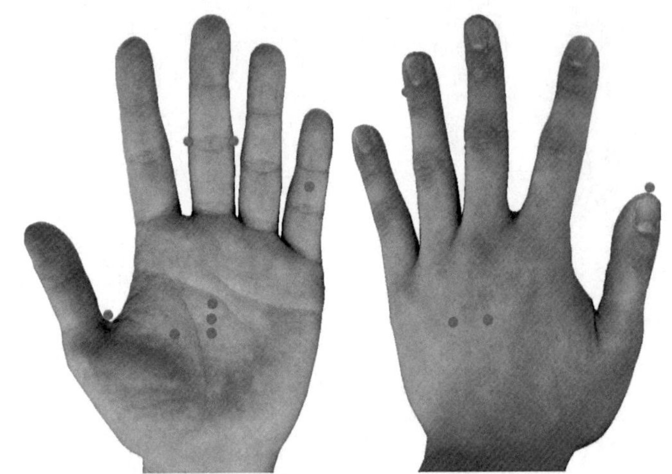

빈혈, 멀미 혈류딸점

- 귀에 청압이 높아 생기는 이석증으로 인한 어지럼증은 위쪽의 혈류따기를 하고 코피혈 지압점을 자주 지압하면서 이명 어적혈뺄점표를 참고하여 어적혈을 빼주면 이동된 이석이 서서히 제자리를 찾는다.
- 빈혈은 손따기와 코피혈지압을 한 후 수족냉증 3차 따기를 하면 전신의 혈류가 열리면서 서서히 빈혈이 사라진다.

혈류 다스림 11. 다한증의 원인과 종류에 따른 다스림

냉열다한증은 정맥혈류가 막혀 피부로 노폐물을 쳐 내는 현상이며, 온열다한증은 오장육부의 기혈이 막혀 생긴 허열 체질로 인해 손이나 발에 열이 나면서 땀이 흐르는 현상이다.

아하 그렇군!

신체의 특정한 부위의 피부에서 비정상적으로 땀이 유난히 많이 흐르는 것을 다한증이라 한다. 보통의 경우 손이나 발바닥에 땀이 많이 나는 경우를 수족다한증이라 하고 찬밥을 먹는데도 땀이 나는 대뇌 다한증, 그리고 겨드랑이나 사타구니, 흉추에서 나기도 하고, 허리나 관절부위 등 사람마다 각기 다른 다한점을 가지고 있다.

혈액순환 장애가 있는 부위에 땀이 난다. 정맥의 삼투압 작용이 문제 되었을 때 세포가 쓰고 난 노폐물이 모세혈관에 적체되어 세포나 조직이 제 기능을 다하지 못한 부위에서 요산과 젖산 등 노폐물이 결합하여 암적 요소로 돌변하는 경우가 생겨나게 되는데 이것을 방지하기 위해 노폐물이 피부로 배출되는 것이다.

따라서 다한증과 같은 땀구멍의 노폐물은 대부분 지독한 냄새를 동반하는 경우가 많다. 즉, 세포가 쓰고 난 노폐물 즉, 요산이나 젖산, 이산화탄소와 같은 체내 폐기물을 정맥의 모세혈관이 막혀 있어 대소변으로 빼내지 못하여 운동이나 식사 등으로 피부의 혈류가 열리면서 땀으로 발산되는 것이다. 얼굴 안면에 모공이 크거나 피지가 많은 사람도 같은 이유이다. 단지 수분이 적어서 땀이 나지 않을 뿐인 것이다. 대뇌가 보고 듣고 느끼면서 사용된 노폐물이 대정맥으로 제대로 회수되지 못하였을 때 얼굴 안면의 모공에 노폐물이 축척되어 피지가 되는 것이다.

다한증의 전조증세와 발병경로

다한증의 전조 증세는 인체 피부 조직이 차가워지면서 시작된다. 그 중 가장 많은 증세가 손발이 싸늘해지는 수족냉증이 제일 많다. 사람마다 다르긴 하여도 이러한 냉증은 보통 2~10년 지속된다. 여성의 경우에는 평생을 수족냉증으로 살아가는 경우도 있다. 이러한 현상은 손발에 그치지 않고 신체의 어떤 부위이든 올 수 있다. 겨드랑이나 머리, 목, 가슴, 사타구니, 종아리, 허리, 눈에 보

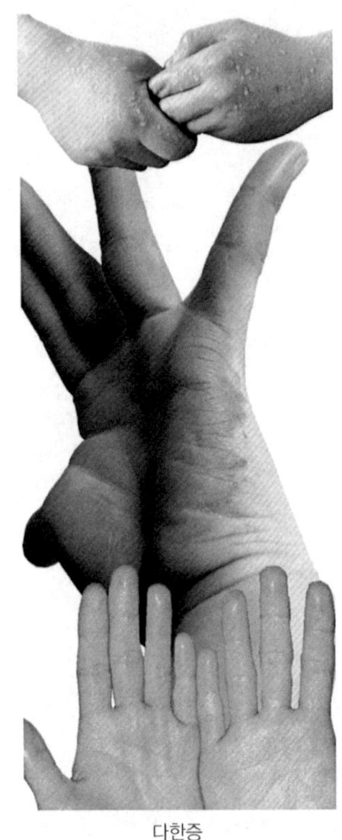
다한증

이지 않는 오장육부 등 신체의 혈액순환장애가 있는 곳이면 다 나타난다.

1) 냉열다한증

경기 후유증으로 생긴 수족냉증을 방치한 경우, 2~5년 후가 되면 긴장을 하거나 무리하면 서서히 손이나 발바닥에 땀이 나오기 시작하고 이러한 상태를 방치하면 손끝부터 서서히 땀이 솟구치는 다한증 증세를 보인다. 이때가 되면 어린이의 경우 연필을 잡을 수 없을 정도로 심각해 진다. 이것을 냉열다한증이라 한다. 이러한 경우에는 발 냄새나 신체에서 땀 냄새를 풍기게 되고 아침에 자고나면 내의에서 이불에서 악취를 풍기는 경우도 있다.

2) 냉온다한증

초기에는 차가운 상태에서 땀이 나다가 서서히 손발이 차다 덥다를 반복하게 되면서 땀이 난다. 즉, 긴장을 하거나 속이 불편할 때 과로 등에는 손발이 차가운 상태에서 땀이 나고, 비교적 속이 편할 때는 따스한 상태에서 땀이 나기 시작한다. 이것을 냉온다한증이라 한다. 이때가 되면 체질이 바뀌기 시작한다. 상체부위에 살이 찌거나 붓기도 하고, 특정부위가 유난히 굵어진다. 서서히 살이 찌기 시작하여 심지어 감당하기 어려울 정도로 비만이 가중되는 경우도 있다. 보통 여성의 경우 갱년기라 불리는 시기에 해당된다.

3) 온열다한증

손발에 열이 나면서 땀이 비 오듯이 흐른다. 양말을 신으면 이내 땀으로 축축해지고 조금만 긴장을 하여도 땀이 흘러내린다. 즉 정맥의 모세혈관에서 삼투작용이 중지되다시피 한 경우이다. 이것을 온열다한증이라 한다. 온열다한증은 보통 수족냉증이 오래되어 오장육부의 기혈까지 막히면 오장육부를 살려내기 위해 심장의 피가 수족으로 내뿜는 과정에서 열이 나면서 땀이 흐르는 것이다. 이때에는 물만 먹어도 살이 찌는 경우가 많은데 대부분 복부나 상체 위주로 살이 먼저 찌게 된다. 냉열다한증 보다 다스리는데 더 많은 시간이 필요한데 그 이유는 허열을 정혈 체질로 바뀐 후 노폐물이나 어적혈이 쌓인 부위의 살이 빠져야 제대로 치유되기 때문이다.

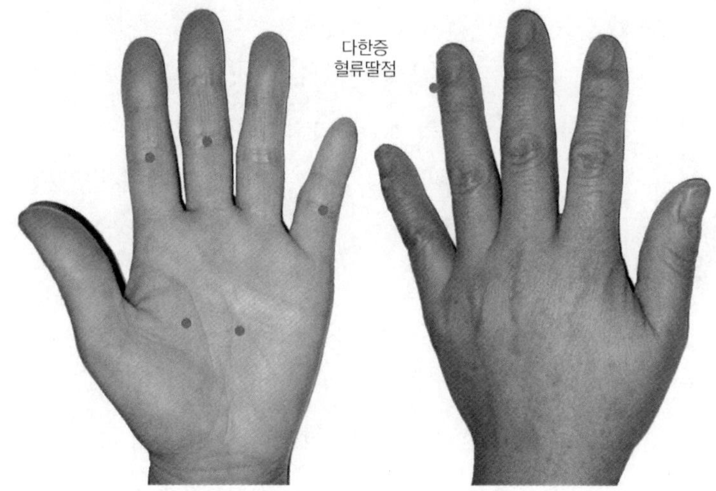

라12, 라4, 다4, 나+11, B-, 가4, A, D+, E

기본 다한 딸점

찬밥을 먹는데도 머리나 이마에서 땀을 줄줄 흘리는 사람이 있다. 이런 경우는 오장육부의 기혈이 막혀 있는 상태에서 음식이 위장에 들어가는 순간 음식이 들어간 만큼 위장의 동맥과 정맥을 압박하고 간과 췌장이 짓눌러서 그 피가 머리로 솟구치기 때문이다. 그 높은 혈압으로 머리에 쌓인 노폐물이 머리나 이마로 줄줄 빠지는 것이다. 또 팔뚝이 유난히 굵은 사람은 겨드랑이나 어떤 특정 부위에 땀이 빠지는 것도 그 부위가 평소 노폐물이나 어적혈로 혈관을 막고 있기 때문에 생기는 현상이다.

심한 운동으로 일상의 신진대사 범위를 과다하게 초과할 경우에 땀이 나야 정상적인 사람이다. 즉, 갑작스런 심한 운동으로 세포가 쓰고 남은 요산이나 노폐물의 처리 한계를 넘은 경우에 땀이 나는 것이다. 정맥의 기능이 뛰어나 신진대사가 매우 잘 되는 사람은 어느 정도 운동을 하여도 땀을 흘리지 않는다. 아니면 그 반대로 산소와 양분을 전혀 동맥의 모세혈관으로 보낼 수 없는 심각한 중병의 환자에게도 나타난다. 이것은 산소와 양분의 공급 자체가 차단되어 노폐물이 모공으로 나올 필요가 없는 경우이다.

다한증의 종류에 따른 혈류따기

다한증은 손발에 그치지 않고 신체 어떤 부위든 땀이 솟구칠 수 있다. 피부의 표피에 그치지 않고 오장육부까지 다한 증세를 보이기도 한다. 다한 증세를 보이지 않는 경우에는 반대로 주부습진이나 무좀, 아토피, 류머티즘 등으로 나타나기도 한다.

1) 수족다한증

딸점 : 다+11, B+10, C+10, 가-6, 가-4, 가-2, A-, 가, 나4, B-, 마2 , 마, 라+6, 라4, D+

심장에서 가장 먼 손과 발에 집중되어 비정상적으로 땀이 나는 경우이다. 가장 많이 나타나는 경우로 보통 초등학생에서 고등학생 사이에 많이 나타난다. 냉열다한증은 비교적 한두 번의 혈류따기로 증세를 호전되며 낫는다. 그러나 온열 다한증은 매우 긴 시간의 혈류따기를 해야 한다.

2) 대뇌 다한증

딸점 : 다12, 다11, 다10, 다4, C2, 다, 라2, B, A, 가, 마

머리에 집중되어 나타나는 다한증세이다. 찬밥을 먹는데도 식은땀이 줄줄 흐르거나 긴장 또는 무리한 운동 등에서 이마나 머리에 집중되어 나타나는 현상이다. 이것은 음식 섭취 후 위장운동의 장애가 발생하여 오장육부의 기혈이 막혀 피가 머리로만 솟구치는 현상 후에 나타난다. 보통 남성들에게 많이 나타나고 최근에는 어린이들에게도 이러한 증세를 보이는 경우가 많아지고 있다.

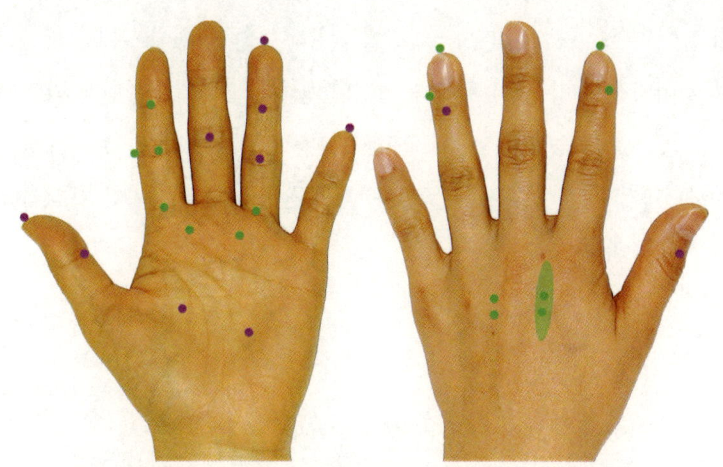

겨드랑이, 가슴 혈류딸점

3) 겨드랑이 다한증과 액취증

어깨관절의 안쪽 피부에 땀이 솟구치는 경우이다. 대부분 팔뚝이 굵은 사람에게 잘 나타나는데 겨드랑이에서 땀이 많거나 심한 냄새가 나기도 한다. 이러한 현상은 어깨 안쪽 림프절의 혈류장애에서 발생하는 경우가 많은데 오십견, 어깨결림 지압을 하면 빠르게 개선된다. 녹색 원안은 지압점이다.

4) 가슴이나 호흡기 다한증

가슴 부위에 땀이 많이 나는 경우이다. 가슴에 털이 많이 난 사람들이 대부분 이 증상을 보이게 된다. 가슴에 땀이 먼저 나는 사람은 폐활량이 문제가 되거나 심장의 혈류가 느려서 나타나는 현상이다. 여성의 경우 가슴에서 제일 먼저 땀이 나는 사람은 가슴혈류가 느리기 때문에 유방암에 주의해야 한다. 이러한 경우는 어린 시절 물에 빠졌거나 연탄가스 중독 등 허파의 폐경기를 한 사람에게 많이 나타나는 증세이다.

5) 등줄기나 소화기 다한증

등에 유난히 땀이 많이 나거나 배꼽 주위에 땀이 솟구치는 경우이다. 등줄기에 땀이 먼저 나는 사람은 소화기혈 혈류가 느린 경우에 나타난다. 위장장 애나 십이지장, 췌장 등의 혈류가 느리면 등에서 땀이 제일 먼저 나오게 된 다. 이러한 사람은 위장 장애로 위장의 연동 작용이 미진하거나 아직 수십 년 전의 체기가 남아 있기 때문이다. 보통 눈동자의 흰자위가 푸르거나 검 푸른 색조를 띤다.

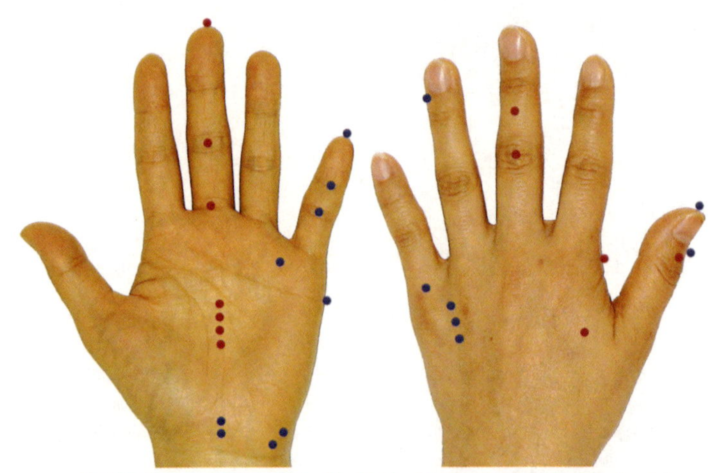

사타구니, 등줄기 혈류딸점

6) 사타구니 다한증

정낭이나 회음부 또는 항문 쪽으로 유난히 땀이 많이 나는 경우이다. 즉 아 랫배가 차거나 소장이나 신장의 기능 저하에서 오는 다한증이다. 여성의 경 우에는 생리 불순, 냉증, 불임의 근원이 되고, 남자의 경우에는 조루 또는 건 강한 정자 생산에 문제가 생길 수 있다.

7) 관절 다한증

어깨나 무릎 등 관절 안쪽 오금의 피부에 땀이 솟구치는 경우이다. 관절이 접히는 부위, 무릎 관절 뒤에 유난히도 땀이 솟구치는 것이다. 이러한 현상은 관절의 혈류장애에서 발생하는 경우가 많다.

운동을 할 때 가장 먼저 땀이 나는 부위가 자신의 신체 중 혈액순환이 제일 느린 부위인 것이다.

무릎관절안쪽에서 땀이 먼저 흐르면 종아리나 발의 정맥혈류가 막혀있는 것으로 코피혈을 자주 지압하며 딸점으로 따준다. 팔꿈치안쪽에서 땀이 먼저 흐르면 소화기 혈류도 느릴 수 있고 팔목이나 손의 혈류가 느리므로 딸점으로 따준다.

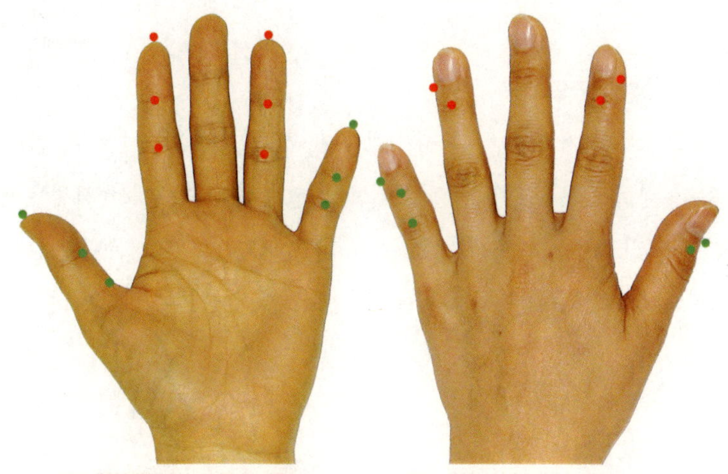

팔꿈치 안, 무릎 안 혈류딸점

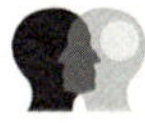 **혈류 다스림** ## 12. 암 예방과 치료

암은 혈류가 느려진 부분에 죽은 백혈구와 수명을 다한 적혈구 그리고 젖산이나 체내 노폐물이 정체되어 생기는 덩어리로 다른 조직을 살려내기 위해 핵발전소의 콘크리트 돔처럼 점점 더 단단한 캡슐로 무장하는 것이다.

암은 우선 수십 년 막혀 있던 전신의 핏길을 열어주는 것이 중요하다. 따라서 수족냉증 3차 따기를 먼저 시행한다. 심장의 피가 서서히 정혈로 손발에 변화가 생기고 오장육부가 따스한 온기로 신진대사가 제대로 되면 서서히 암세포가 여기저기 작아지기 시작한다. 이때 피부나 이목구비, 배꼽 등 여기저기서 체내 자리 잡고 있던 암적 요소가 피부 발진이나 아토피, 여드름, 종기, 부종, 부스럼, 피고름, 핏덩이 하혈 등으로 몸 밖으로 나오기도 한다.

수족냉증 3차 따기로 수족이 따스해지면 이제 본격적인 혈류따기를 해야 한다. 앞서 제시된 부위별 딸점으로 다스려서 자신의 인체에서 저체온 부위나 혈류가 느리고 취약한 부위의 혈류를 개선하면 산소가 공급되어 암이 빠르게 줄어들거나 악성 액질이 몸 밖으로 빠져 나오게 된다.

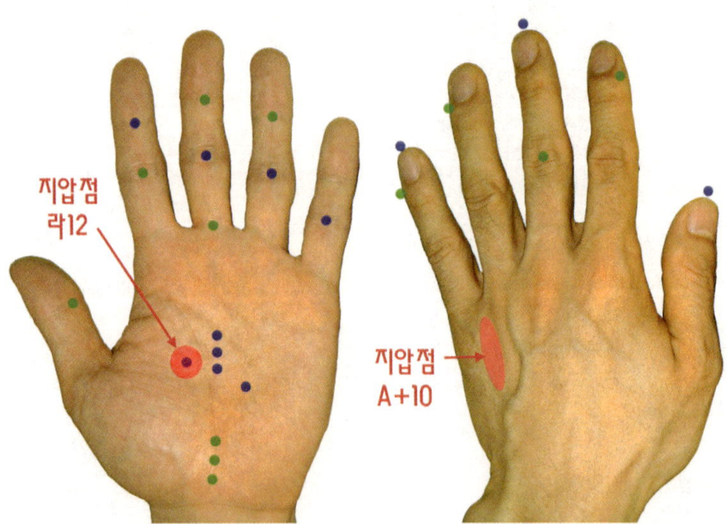

1차 딸점 : 다12, 다11, 다10, 다4, 라12, 나12, 나4, 가4, 가, 다, 마
2차 딸점 : 다16, 다15, 다14, 다6, C4, 다2, 라4, D+, A-, 나2, B-, 마2

암 치료 혈류딸점

암 치료 혈류딸점은 한 달에 한번 정도 손따기를 하여 암을 예방하는 딸점이다. 핏길이 막힌 부위를 스스로 알기 힘든 경우, 손따기를 하여 혈류를 개선하고 노화를 방지하는 딸점이라고 생각하고 꾸준하게 다스려 준다.

암 치료 1차딸점을 한 후 보름이나 한 달 주기를 정하여 2차따기를 꾸준하게 해 준다.

평상시 지압점 라12 부위를 자주 지압하면 간기능과 폐, 위장의 혈류가 좋아져 신진대사가 잘 되고 피로감이 서서히 사라진다. 지압점 A+10 부위를 지압하면 전기가 통하듯 찌릿하기도 하고 압통도 생기게 되는데 자주 지압하면 발가짐이 편해지고 머리가 맑아지는 등 대뇌의 압력이 낮아진다.

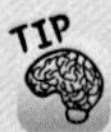

몸속에 난 뾰루지나 여드름 같은 것을 암이라 오진하여 암을 완치했다고 좋아들 한다. 암세포는 수술을 하면 곧바로 핏길을 따라 전신으로 퍼진다.

염증은 피부에만 돋아나는 것이 아니라 몸속에서도 나타난다. 제대로 된 암은 수술을 하면 전신으로 전이되어 생명을 단축하게 된다. 자연치유력으로 암 주위의 핏길을 열어 산소를 공급하고 체온을 높이면 암은 저절로 서서히 사라지게 된다.

혈류 다스림 13. 심장병 예방과 치료

손따기 한 번으로 심장의 박동수나 심장펌프 압력이 10% 이상 향상된다.

아하 그렇군!

어린이 심장병 환자가 갈수록 증가 추세에 있다. 혈류가 막힌 조직은 사람마다 다른데 심장병 환자들은 그 취약한 부위가 심장이기 때문에 나타나는 현상이다. 심장병의 원인은 경기 후유증을 다스리지 않아서 생겨나거나 해열제나 항생제를 남용함에 따라 체내의 노폐물이 손끝 발끝으로 내 보내지 못하고 전신으로 퍼져 혈액을 탁하게 만들었기 때문이다. 두 가지 요인을 들 수 있는데 첫 번째 원인은 수족이나 오장육부의 혈류가 막혀 심장의 피가 가슴 위로 솟구치면서 심장에 부하가 걸려 생기는 경우이다. 두 번째 요인은 해열제나 항생제, 경련제 등 약의 오남용으로 인하여 적혈구 수치는 낮아지고 혈중 염증지수가 높아져 저산소증에 의한 심장의 전기적 혈류가 느린 것이다.

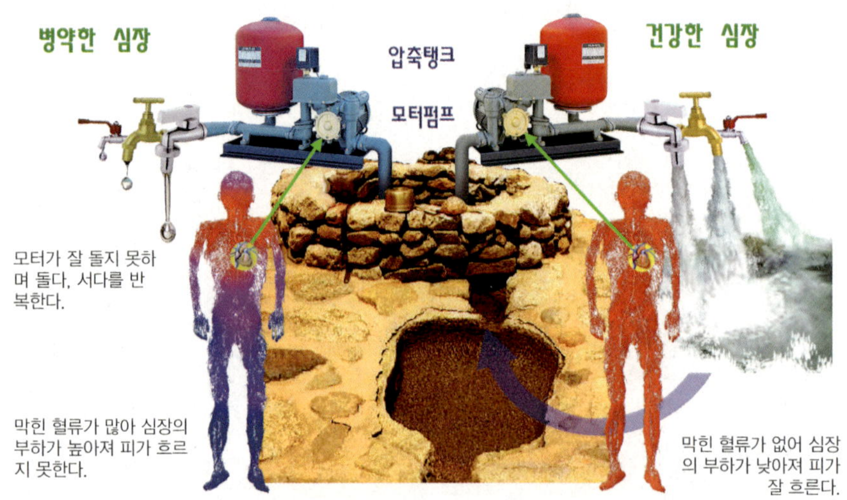

심장병이 생기는 원리

　위쪽 그림은 지하수를 자동펌프로 물을 끌어 올리는 원리이다. 자동펌프가 끌어 올린 물을 잘 순환하면 건강한 사람인 반면 병약한 심장에서는 모터가 제 아무리 회전하려 하여도 보낼 곳이 막혀 있으므로 돌다 정지하기를 반복하다가 결국 모터펌프가 고장 나게 되는 것이다.

　심장병은 고치기 아주 쉬운 병이다. 병원에서는 수술이니 조혈모세포 이식을 하느니 하고 수다를 떨고 있지만 사실은 수십 년 앓아오던 심장병 환자들도 두세 번의 혈류따기로 심장이 정상이 되는 어린나 노인들을 많이 보았기 때문이다. 그 원리는 위의 그림과 같이 잠긴 구도꼭지를 열어 물이 콸콸 나오게 하면 되는 것과 같은 이치이다.

참고사항

- 막힌 자신의 조직으로 핏길을 열어주면 심장병은 완치 되는데 먼저 수족냉중 3차 따기만을 하여도 핏길이 열려 그간 막힌 조직에 피를 보내기 위해 심장의 박동수는 빨라지고 내뿜는 혈류량도 많아져서 심장이 쿵쿵 뛰게 된다.

- 심장이 아주 약한 사람은 일시적으로 어지러워 쓰러지기도 하는데 이것은 갑자기 막힌 핏길이 열리다보니 머리에 일시적으로 산소 공급이 낮아져서 생기는 현상이다. 그러나 3~5분 정도 목의 대정맥을 지압하며 코피혈을 두드리고 지압하면 바로 깨어나게 된다. 병약한 사람의 경우에는 따고 난 후 가슴이 벌렁벌렁할 정도에서 심하면 옷이 불룩불룩 움직이는 경우도 생긴다.

- 참고로 몸이 허할수록 심장의 박동수가 많아진다. 심장의 분당 박동수가 많을수록 수명이 짧아지거나 병약한 것이다. 혈중 산소포화도가 높아지면 자연히 심박수가 떨어지기 때문에 건강한 사람일수록 심장의 박동수가 낮아지는 것이다. 적은 박동수에도 온몸에 산소를 보낼 수 있기 때문에 심장 박동을 많이 할 필요가 없기 때문이다. 그러나 운동을 하면 산소가 많이 필요하므로 점점 더 빠르게 뛰는 것이다. 사람의 경우 분당 심박수는 60~90회 정도이지만 건강한 마라토너는 분당 60회 이하로 뛰는 사람들도 많다. 쥐는 분당 300여회로 수명 5년, 사람은 분당 70여회로 80년, 바다 거북이는 분당 7여회로 200년 이상을 산다.

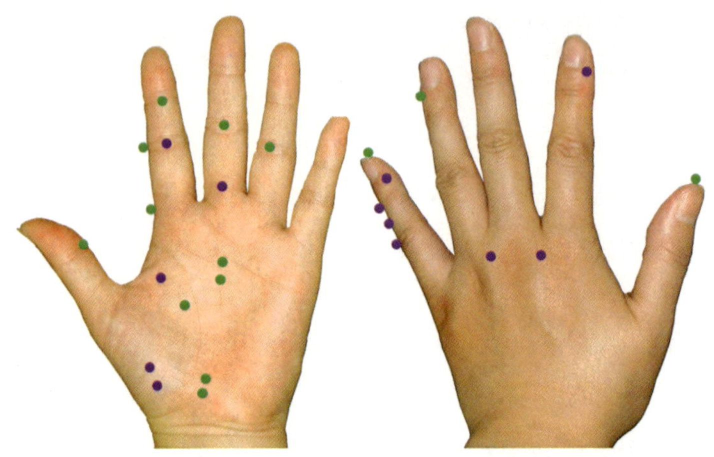

심장기능 혈류딸점

♥ ◦ 방법과 요령

- A차 딸점은 심장이 약하다고 생각하는 사람의 딸점으로 수족냉증 3차 따기를 진행 한 후 따주는 딸점이다.

- B차 딸점은 심장이 아주 약한 사람의 딸점으로 수족냉증 3차 따기를 하지 않고 따기를 시작할 때의 딸점이다. B차 딸점으로 먼저 따기를 하였다면 일주일 후 A차 딸점으로 다스려 준다.

- 따기를 하다가 갑자기 어지럽거나 현기증 또는 팔이나 다리에 힘이 빠지는 것이 느껴지면 회복될 때까지 기다린 후 다스려 준다.

- 현기증이나 어지럼증 등이 나타나는 것은 손따기로 오장육부의 핏길이 바로 열리면서 심장의 솟구치는 피가 일시적으로 오장육부로 내려와 오장육부가 개선되면서 생기는 현상으로 일시적으로 머리나 팔, 다리 쪽의 혈류가 느려지는 현상인 것이다.

- 심한 경우에는 팔다리에 쥐가 내리기도 하고 머리가 어지러워 쓰러지기도 할 수 있으므로 곁에서 머리가 부딪히지 않도록 도와주는 것이 좋다. 이

런 경우에는 가만히 누워있으면 4~5분 후 쯤 되면 보통 회복된다. 의식이 불분명할 정도로 현상이 심한 경우에는 반드시 '급체 위경련 비방'처럼 목의 쇠골 가까이 있는 대정맥(핏대)을 아파할 때가지 지압하여 아! 하고 소리를 내면 의식이 빠르게 돌아오게 된다. 또 대정맥 지압과 동시에 '코피혈(종아리)지압'을 4~5분 정도 세차게 두들기며 지압하면 더 빠르게 회복된다. 이런 현상은 그동안 오장육부와 수족의 정맥 핏길이 꽉 막혔다가 손따기로 핏길이 갑자기 열리면서 생기는 현상으로 회복 후 심장이 쿵쿵 뛰는 현상이 수분 간 나타나기도 한다.

- 명현현상으로 눈곱이 콩알만 하게 수일간 빠져나오기도 하고 여기저기 찌릿한 전기 반응이 느껴지기도 한다. 또 심장이 너무 심하게 뛰어 내의가 벌렁벌렁 움직이기도 한다. 그리고 심장병 장애의 원인이 된 조직의 부위 근육이 움직이거나 트림이나 배 안에서 꾸르륵 소리가 나는 등 다양한 현상이 나타나기도 한다.

혈류 다스림 14. 치매치료 및 기억력 감퇴 예방

치매나 기억력 감퇴는 혈중 적혈구 수치가 낮아서 생긴다. 허파의 폐활량이 문제가 되어 대뇌 산소 공급이 현격히 낮아져서 생기는 현상이다.

아하 그렇군!

알츠하이머병, 노인성 치매라고도 하는데 근자에는 30대 후반부터 나타나기도 한다. 치매는 아무도 모르게 시작되어 매우 서서히 진행된다. 초기에는 기억력이 떨어지거나, 현관문을 열어두거나 수돗물을 잠그지 않는 등의 매우 일상적인 것들을 잊어버리는 가벼운 증상들이 나타나기 시작한다.

시간이 지나면서 최근의 일들을 기억하지 못하기 시작하고, 말할 때 적절한 단어나 표현 방식에도 문제가 생기게 된다. 병이 더 진행되면 날짜도 기억 못하고 매일 다니던 친숙한 길도 쉽게 잊어 길에서 방황하게 된다. 또 평소에는 쉽게 할 수 있었던 일들을 하면서 어려움을 겪거나 결국은 할 수 없게 되어 심한 두려움과 좌절감을 느끼게 되고 이로 인해 난폭해지거나 심하게 위축되는 경우도 있다. 병이 진행되면 행동의 변화도 점차 심해져서 망상이나 편집증의 증상을 보이기도 하고 다른 사람들과의 대화가 불가능해기도 한다.

치매는 원인은 뇌의 혈류압이 높은 상태가 수십 년간 오래 지속되면서 뇌의 신경세포의 구조를 붕괴시켜 신경세포가 꼬이고 주름지게 만든다. 기억력과 언어를 담당하는 부위에서 우선 발생하나 결국은 뇌 전체에서 나타난다. 이러한 신경세포의 변성이 뇌 전체에서 광범위하게 발생하게 되면 뇌의 연락망을 점차 붕괴시켜 세포 사이의 연락을 방해하게 되고 이로 인해 치매 증상이 발생하게 된다. 이런 현상은 폐기능이 떨어지면서 적혈구 수치가 낮아 혈액 속의 용존 산소가 낮아서 생겨난다. 또 폐가 나쁜 가족력이 있는 사람들이 치매에 걸릴 확률이 더 높다.

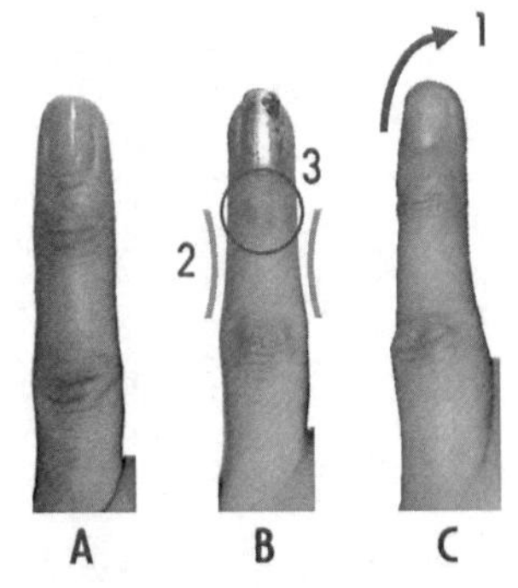

약지 첫 번째 마디가 가늘수록 치매가 올 확률이 높다.

치매 증세는 약지손가락에 나타난다. 가족력이 있는 사람은 태어날 때부터 약지손가락이 다른 중지나 검지에 비하여 가늘게 태어난다. 또 약지손가락 첫 번째 마디가 두 번째 마디보다 더 가늘면 치매의 확률이 높다.

그림 B의 원안 3의 첫 번째 마디에 주름이 없어지거나 B그림 2의 부위가 가늘어지면 폐활량이 부족하여 적혈구 수치도 낮으며 혈중용존 산소가 낮은 사람에 해당된다.

C그림에서 약지손가락 첫 번째 마디에서 손가락 끝이 화살표 1의 손바닥 방

향으로 굽는 각도가 클수록 치매가 올 확률이 높아진다. 또 약지손가락에 티눈이나 부종, 습진이 생기거나 손가락이 변형되기도 한다.

이런 경우에는 미리 손따기를 하여 예방해야 한다. 평소 약지손가락 첫 번째 마디를 자주 좌우로 지압하되 가급적 손등 쪽으로 젖혀주면서 지압하면 손가락 굵기가 점점 굵어지면서 폐의 혈류가 개선되어 숨쉬기가 편해지고 폐활량도 증대된다.

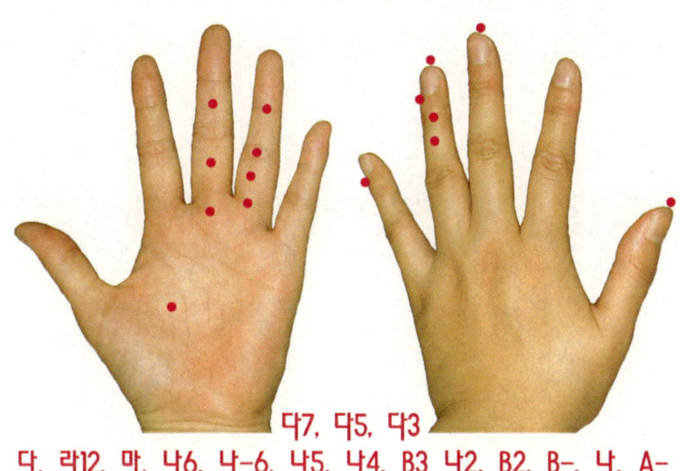

치매 혈류딸점

♥ ○ 방법과 요령

- 본 치매 혈류딸점은 가로막의 오르내림을 원활하게 하면서 호흡기관과 폐를 다스려 주는 딸점이다.

- 따기를 한 후 반드시 코로 숨을 들이쉬고 입으로 내뱉는 '비흡구배 호흡'을 하면 숨쉬기가 편해지고 폐활량이 늘어나는 것을 스스로 느낄 수 있다.

- 나, 다의 위치에서 피가 솟구치는 분사가 일어나면 피가 잘 나오지 않을 때까지 짜내주는 것이 좋다.

- 1주차 간격으로 7차 정도로 다스려 주면 치매현상이 서서히 낮아지고 손

가락의 모양새도 바뀌게 된다.

- 치매 혈류딸점을 다스리면서 수족냉증 3차 따기를 병행하여 따주면 더욱 큰 효험을 볼 수가 있다. 수족냉증 3차 따기를 먼저 하고 본 딸점을 다스려도 좋고, 본 딸점 사이에 수족냉증 3차 따기과정을 끼워 넣어도 무방하다. 중요한 것은 마음 편하게 다스려 줄수록 그 효과가 커지므로 늘 긍정적이고 미소 가득한 일상에서 다스려주는 것이 좋다.

- 치매를 불치의 병으로 생각하고 포기하는 사람이 있을 텐데 치매는 수십 년 전부터 전조증세가 있음에도 불구하고 예방을 하지 않아서 나타난 결과이다. 따라서 단 한 번의 손따기로 고친다는 이기심을 버리고 꾸준하게 다스려야 한다. 수십 년의 잘못된 식습관으로 내 안에서 내 병이 생기고 내가 만든 질병이므로 고치는 것도 수십 년 걸려야 한다는 것이 논리이다. 그러나 손따기는 그 세월의 5% 기간만 다스려도 고쳐지므로 꾸준하고 끈기 있게 다스려 주는 것이 무엇보다 중요하다는 사실을 잊지 말아야 한다.

혈류 다스림 15. 백일해, 기침, 면역력 강화

기침은 목의 기관혈류가 차고 섬모작용이 느려서 생기는 현상으로 대체로 면역기능까지 떨어져 있다. 기관과 폐에 쌓인 노폐물을 계속적으로 쳐 내려는 자연치유현상이다.

아하 그렇군!

호흡기관이나 목의 혈류가 느릴 때 공기 중 미세먼지나 진균류, 바이러스 등이 코나 기관의 점막에 침범하여 기도를 청소를 하는 활동이다. 심하면 섬모에 염증이 생겨 섬모활동을 마비시키기도 한다. 기침을 계속하여 기관의 노폐물을 쳐 내려고 기침을 하는 것이다. 기침을 하여도 기도의 분비물이 제대로 배출되지 못하면 폐렴으로 이어진다. 초기에는 가벼운 감기가 1~2주 지속되면서 콧물, 결막염, 눈물, 경미한 기침, 낮은 발열이 생기다가 서서히 모세기관지염이 생긴다. 심해지면 2~4주 동안 기침이 연발되다가 발작성 기침으로 나타나고 기침 끝에 구토를 하거나 끈끈한 점액성 가래가 나오기도 한다. 백일 동안 기침을 하여 백일기침이라고도 하는데 그 원인은 호흡기관의 혈류가 느려서 생긴다. 코의 비강혈류와 목의 기관 그리고 세기관지, 폐포 등 호흡기관의 전반적인 혈류가 느려서 생기는 현상인데 이것은 면역기능이 현저히 떨어져서 내안에서 내 병이 만들어진 결과이다.

따라서 목의 혈류가 낮고 면역기능이 낮아서 생긴 것이므로 다음의 혈류딸점으로 갑상선과 목의 혈류압은 낮추고 면역기능을 높여서 치유한다.

♥ ↳ 방법과 요령

- 목의 혈류가 느린 사람은 다음의 딸점 그림, 엄지손가락을 보면 엄지 끝이 유난히 가늘거나 눌렀을 때 복원력이 낮아지게 된다.

- 평소 엄지손가락 끝을 자주 지압하여 주거나 손따기로 다스려주면 목의 혈류가 좋아져서 백일해 같은 병이 만들어지지 않는다.

- 면역기능 혈류딸점으로 일주차 단위로 3~4회 따주면 목의 섬모작용이 활발하여 누런 점액성 가래가 올라오면서 서서히 기침의 횟수가 줄어들면서 치유된다. 폐에서 썩은 노폐물이 나올 때에는 가급적 많이 내뱉을수록 좋다.

- 지압점 마+3에서 마+4 쪽으로 수시로 지압을 하고 가급적 코와 목을 따스하게 하기 위해 마스크를 하거나 목타나 목도리, 스카프로 목을 보온하면 더 빠르게 호전된다.

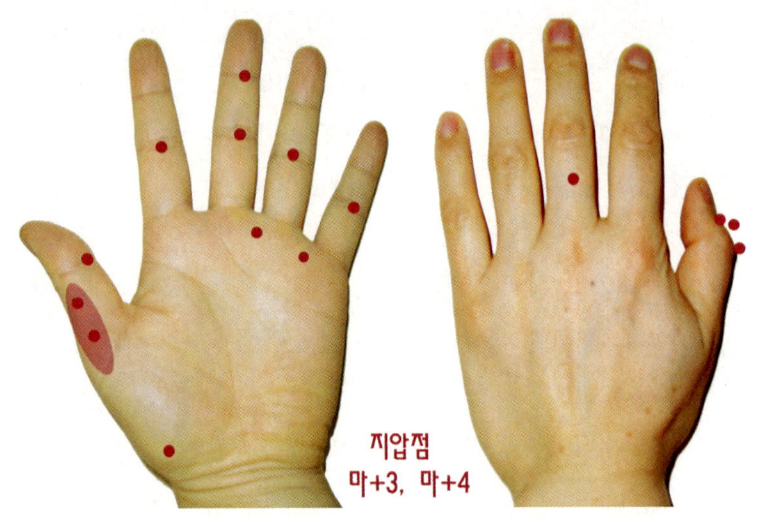

기침, 면역기능 혈류딸점

혈류 다스림 16. 사타구니 질병, 습진, 섬유종 다스리기

습진이나 쥐젖 같은 섬유종들은 대부분 정맥혈류가 느려져 체내 노폐물이 피부로 나오는 현상이다.

아하 그렇군!

습진이나 쥐젖과 같은 섬유종 등 피부에 생겨나는 대부분의 질병은 오래 축적된 노폐물이 피부로 발산되는 현상이다. 쥐젖은 특히 폐경기 여성에게 많이 생기며 심한 경우 목을 따라 얼굴로 넓게 퍼진다. 쥐젖이 생기는 이유로는 사타구니나 겨드랑이, 목에 있는 림프선 주위에 독소나 노폐물이 쌓이면서 만들어지고 혈류가 느리면 서서히 더 커지게 된다.

쥐젖은 특별히 심각한 문제를 야기하지는 않지만 외적으로 눈에 보이기 때문에 스트레스를 심하게 받을 수 있다. 그냥 대수롭지 않게 생각하고 방치하면 날이 갈수록 그 크기가 커질 수 있으므로 가급적 초기에 잘라내는 것이 좋다.

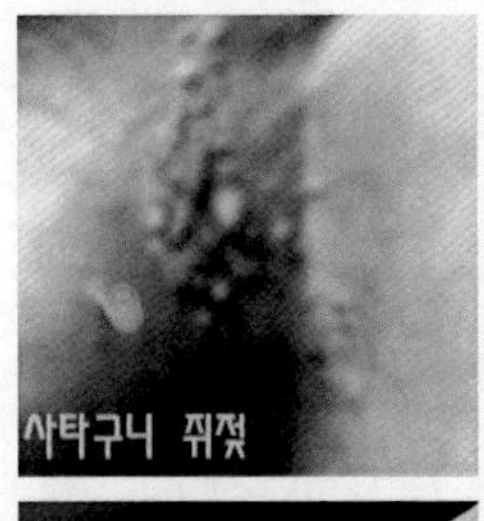

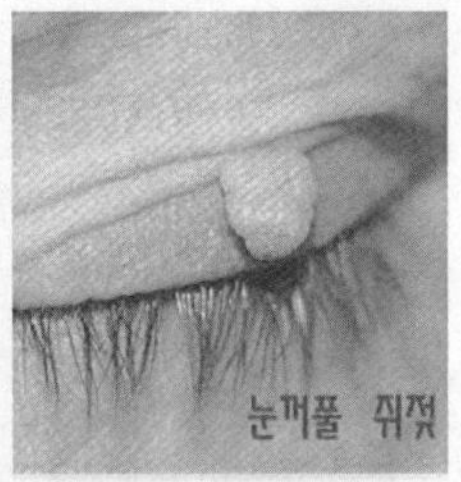

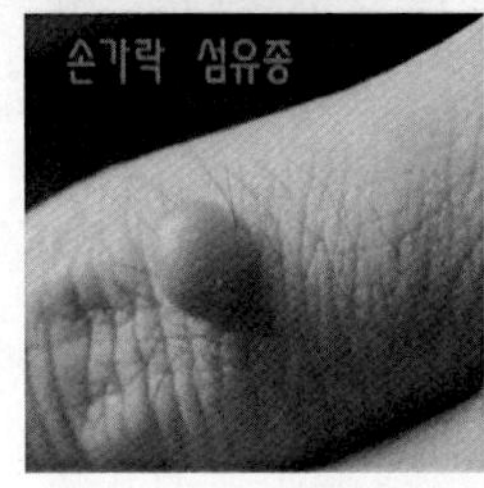

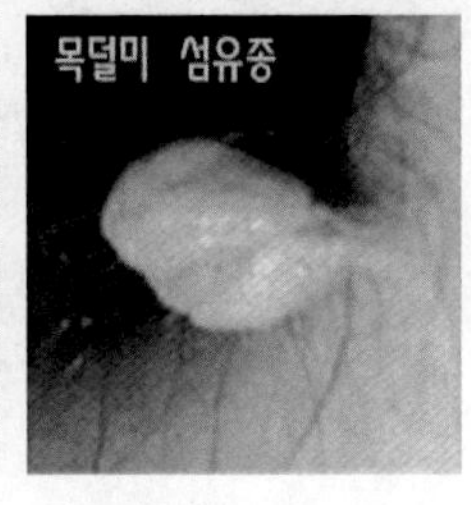

이러한 것은 초기에 제거할수록 빠르게 치유된다. 가위로 자를 수도 있으나 손톱 깎기로 조금 씩 절단하며 나누어 자르면 통증 없이 잘라낼 수 있다. 손톱 깎기를 소독한 후 잘라내면 심하게 피가 나오는데 피를 최대한 짜내주면 그간 쌓인 어적혈도 빼주는 일석이조의 효과를 노릴 수 있다. 부위마다 딸점이 다르므로 다음은 항문과 음낭, 자궁, 회음부 통증, 모낭염, 치질 등 사타구니 주변에 발생하는 질병을 다스리는 딸점이다.

♥ ◌ 방법과 요령

- 사타구니 피부가 검은 빛을 띠면 습진이나 모낭염 등 여러 가지 피부질환이 나타난다. 사타구니 딸점으로 다스린 후 해당되는 부위를 어적혈빼주기를 하면 서서히 호전된다.
- 사타구니나 허벅지에 털이 유난히 많은 사람도 다음의 딸점으로 다스리면 서서히 털이 가늘어지면서 피부가 밝고 맑아진다.
- 치질이 있는 사람은 추가로 치질혈 어적혈빼주기를 한다.
- 발끝 십기단 따기를 삼일차로 계속해 준다.

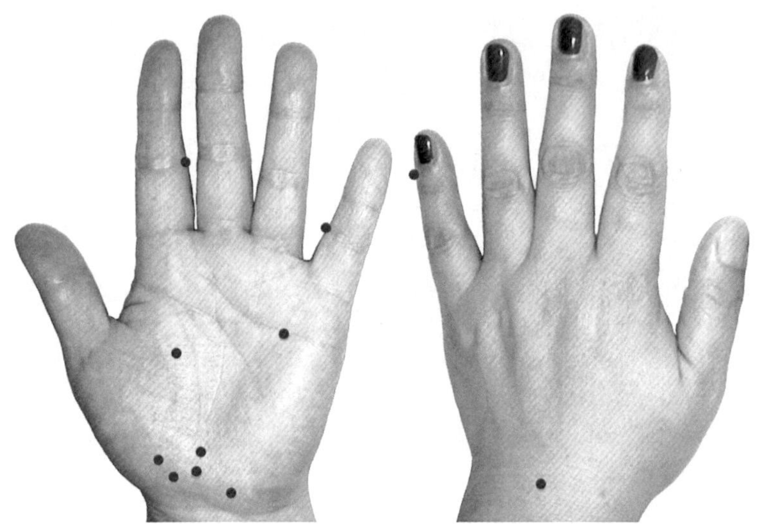

라12, 가+4, 라-4, C18, 다16. 다17. 마10, 나17. 라17, 가+10, A-

사타구니 혈류딸점

혈류 다스림 17. 당뇨병 다스리기

심하게 굶었다가 먹거나 과식, 폭식에 의한 췌장의 혈류장애로 내가 식탐하여 생긴 병이다. 과식할수록 위장에 강산이 많이 분비되어 췌장이 제 기능을 잃은 병이므로 먹는 것을 포기할 수 있어야 당뇨병이 고쳐진다.

아하 그렇군!

당뇨병은 난치질환이라 생각하고 30~40년을 혈당관리를 하면서 평생을 살아가는 사람이 많다. 이미 불치병이라고 생각하는 사람이 많은데 혈류따기와 식습관을 바르게 하면 1년 정도면 완치되는 것이 당뇨병이다.

당뇨병의 원인은 폭식과 과식에 의한 췌장의 혈류장애, 급체나 체기로 인한 위장장애, 유전적으로 췌장의 혈액순환 혈류장애가 있는 경우, 다이어트를 하고 굶기를 반복한 경우로 대부분 오장육부의 혈액순환장애에서 발생한다.

한결같은 문제는 위장의 운동 작용이 느슨하거나 정지에 가까운 상태에서 폭식하여 췌장의 혈액순환 장애가 생긴 것이 원인이다. 따라서 위장의 움직임을 강화시키면 손상된 췌장의 기능은 서서히 복원된다. 십이지장으로 내려온 강산 죽을 췌장에서 알칼리를 분비하여 약알칼리로 만드는 대사 장애가 문제가 생긴 것이다. 우리 배속의 오장육부는 위장의 움직임에 따라 췌장도 움직이고 간도, 소장도, 대장도 같이 움직이게 되는 것이다. 그리고 호흡을 통해 췌장의 혈류를 원활하게 하기 위해 비흡구배 호흡을 병행하면 치유의 효험이 배가된다.

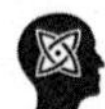 **자연치유 도우미** 당뇨병 치료의 방법

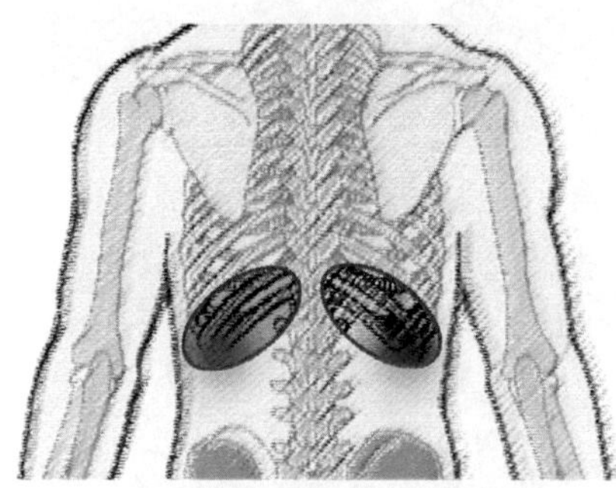
당뇨, 신장 두들김점

- 위장을 잘 움직이게 하기 위해 폭식이나 과식은 금물이다. 평소보다 식사량을 반으로 줄이되 천천히 꼭꼭 씹는 시간은 배로 늘이고 산소 많은 음식으로 소식해야 한다.
- 호흡을 통해 오장육부를 함께 움직이게 만들어야 하므로 반드시 비흡구배 호흡을 생활화하여 오장육부의 혈류를 개선시켜야 한다.
- 적당한 운동은 오장육부의 움직임을 도우는 최상의 방법이므로 운동을 생활화한다. 제일 좋은 것은 줄넘기 - 등산 - 달리기 - 걷기 순이다.
- 그림과 같이 평소 식후 두 주먹손을 뒤로하여 등과 허리사이 옆구리 쪽을 하루 20회 정도 쳐 준다. 처음엔 엄청 아프지만 오장의 혈류가 개선되면 서서히 아픈 통증이 사라진다.
- 위장의 체기가 남아 있으면 제 아무리 위의 방법으로 실천을 하여도 무용지물이 되는 경우가 많다. 따라서 대정맥 지압법과 등 두들기기, 급체 비방혈을 다스려 체기를 내리거나 올려야 한다.

- 체내 산소 공급량을 늘려주면 더 빠르게 당뇨가 치료된다. 평소 가슴을 내밀고 손과 어깨를 뒤로 젖혀 허파의 폐포에서 많은 산소가 체내 유입되도록 바른 자세를 취한다.

당뇨의 가장 큰 적은 과거의 과식이나 폭식에 의한 것이다. 많이 먹었으므로 머칠 굶다가 갑자기 또 먹거나 심지어 음식을 남몰래 훔쳐 먹는 식탐에서 벗어나지 않으면 절대 당뇨병은 고쳐지지 않는다. 꾸준하게 소식하며 같은 량으로 음식 섭생을 해야 한다. 단 한 번의 과식으로도 췌장이 순간적으로 치명적일 수 있음에 유의한다.

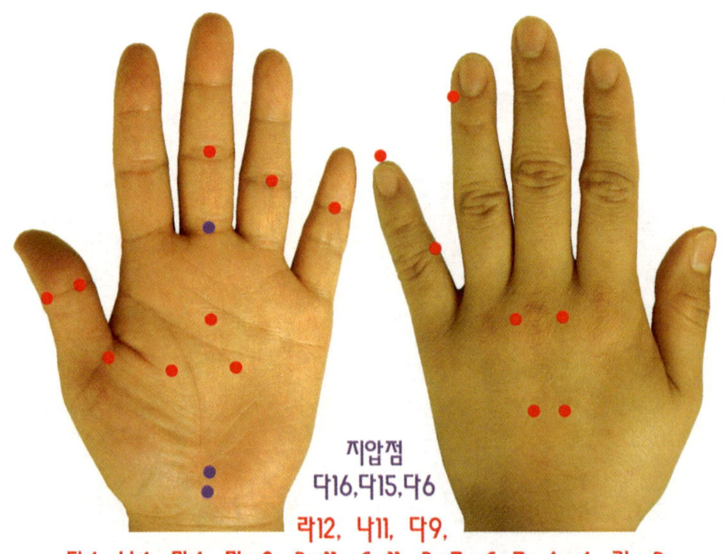

당뇨병 1차 딸점

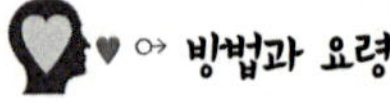 **방법과 요령**

- 식탐을 조절할 수 있다는 생각이 바뀌면 '당뇨병1차딸점'으로 혈류따기를 한다.
- 혈류따기를 할 때 지압점을 추가하여 따주면 효험이 더 높다.
- 수시로 지압점을 지압하여 주되 심장 쪽으로 눌러 주는 것이 좋다.

- 혈류따기를 하면 속이 편하여 음식이 더 먹고 싶은 충동이 생기는데 밥알 한 톨이라도 더 먹어서는 안 된다.

- 아침은 250ml 이내, 점심은 350ml 이내, 저녁은 300ml 이내로 먹는다.

- 일주일 후 '당뇨병 2차 딸점'으로 따기를 한다. '당뇨병 2차딸점'표 지압점을 수시로 지압해 준다. 1개월 정도 꾸준하게 다스려주면 혈당의 변화가 생기기 시작한다.

- 이때 당뇨병 2차딸점 지압점 B+9, B+10, B+11 지점의 오른손 부위를 지압하면 아픈 증세가 있으면 당뇨병이 진행 중인 것이며 눌러도 아픈 통증이 없으면 당뇨병이 사라져서 췌장의 혈류가 정상을 찾아가고 있는 중이다.

  그러나 완치 단계로 접어드는 과정이지 완치된 것은 아니므로 꾸준하게 1년 정도를 다스려 주어야 한다.

- 당뇨병 1차딸점을 딴 후 일주일 후 당뇨병 2차 딸점 따주기 순으로 번갈아 가며 꾸준하게 다스려 준다.

- 당뇨 이전에 손발에 냉증이 심한 사람은 수족냉증 3차 따기 중에서 1차를 따고 일주일 후 당뇨병 따기를 하고 일주일이 지난 후 다시 당뇨병 2차 따기를 반복하여 따준다.

- 몸이 좋아지면 또 식탐을 하기 시작하려고 갈등을 하게 된다. "먹고 죽은 귀신은 때깔도 좋다"라고 자위하면 큰일 난다. 식탐은 마약보다 더 위험하다.

  해가 진 후에는 그 어떤 것이든 먹지 않는 것이 좋다. 해가지면 우리 세포는 휴식하려고 준비하기 때문이다. 그러나 잠들기 한두 시간 전 막걸리 한두 잔은 마시면 좋다. 단 매일 꾸준하게 마셔야 한다. 한 달 정도 꾸준하게 마신 후 마시기 전과 비교하면 자신의 젊음과 건강이 회복되었다는 기분이 든다.

발효주 막걸리는 갈증을 해소하고 인체 치명적인 어적혈을 만드는 적혈
구 연전 현상을 방지하고 체내 혈액의 수분함수율을 균일하게 만들어 신
진대사를 촉진시켜 혈류를 원활하게 하는 역할을 한다. 양주나 소주 등은
목으로 넘어가면서 혈중에 알코올이 작용하여 혈류의 혈압을 상승시켜 뇌
압을 높이지만 막걸리는 위장까지 내려가면서 제산 작용은 물론 칼로리를
전신으로 순환시켜 혈류 흐름을 좋게 한다. 따라서 천연 혈액순환제로 생
각하고 과음을 삼가고 하루 일과를 끝낸 후 가볍게 한두 잔 마시는 것은
보약이다. 단 지속적으로 최소한 한 달 이상 장복하면 여러 가지 효험을
보게 된다.

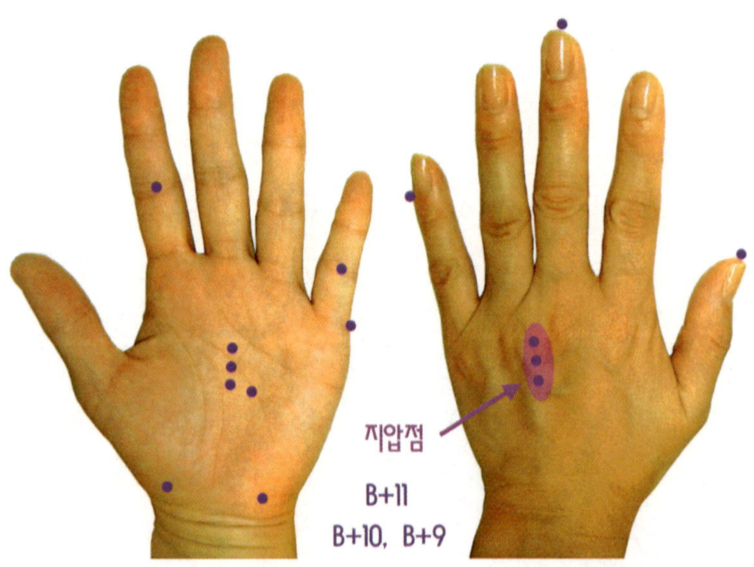

가-6, 가4, A-, 다11, 다10, 다9, 다, 나+11, 라4, 마+10, 마, 가16

당뇨병 2차 딸점

- 손발의 혈류가 잘 돌아 서서히 심장에서 먼 쪽으로 온기가 확대되어 가면 당뇨병은 서서히 사라지게 된다. 조급함을 피하고 천천히 꼭꼭 씹어서 담백한 음식으로 소식하며 6개월 정도 다스리면 당뇨병이 사라져 간다.

- 당뇨병 환자들은 절대 뷔페나 잔치 집, 회식 자리에 가면 안 된다. 왜냐하면 잘 고쳐 놓은 오장육부가 단 한 번의 과식이나 폭식으로 오장의 혈류가 마비될 수 있기 때문이다.

- 밀가루 음식, 튀긴 과자, 짜고 매운 음식, 자극성 음식, 기름진 음식, 알칼리 음료, 녹차, 대추차 등은 삼가야 한다. 음식은 암 예방 편에 소개된 음식 위주로 섭생하는 것이 좋다.

- 치료 과정에서 배가 고파 미칠 지경에 이를 수도 있다. 이것은 장운동이 가장 활발하여 당뇨가 고쳐지는 절대적인 명현현상이므로 이 고비를 잘 넘겨야 한다. 대부분 사람들이 이 좋은 호전반응에 엉뚱한 생각으로 과식이나 폭식을 아니 음식을 훔쳐 먹을 정도의 강한 식탐에 빠져 들어 그간 고쳐 놓은 당뇨병이 제자리로 돌아가는 경우가 많다.

- 한편 현기증이나 어지럼증이 나타날 수도 있는데 이것은 당뇨병으로 인해 머리로 피가 솟구쳐 뇌압이 높아졌다가 갑자기 오장육부와 수족으로 핏길이 뚫리면서 속이 편해지는 호전현상인데 보통 사람들의 생각은 영양부족이니 철분부족이니 하고 또 무엇을 먹으려고 안간힘을 쓰는데 절대 이시기에는 오히려 더 절식하거나 소식으로 일관해야 한다.

- 당뇨병은 너무 급히 많이 먹어 생긴 병이다. 내 생각이 바뀌지 않고는 고치기 힘든 병임을 명심하고 음식의 양은 반으로 줄여가고 천천히 씹는 시간을 점점 길게 하면 서너 숟가락의 음식 섭취에도 배가 부르는 환희를 느낄 수 있다.

 # 18. 허물과 기미, 각질

42일간의 임무 수행은 마친 피부세포는 떨어져 나가야 한다. 혈류장애로 달라붙어 있으면 수면세포에서 노후세포로 그리고 저승꽃으로 진행된다. 혈류가 원활하면 허물을 벗게 된다.

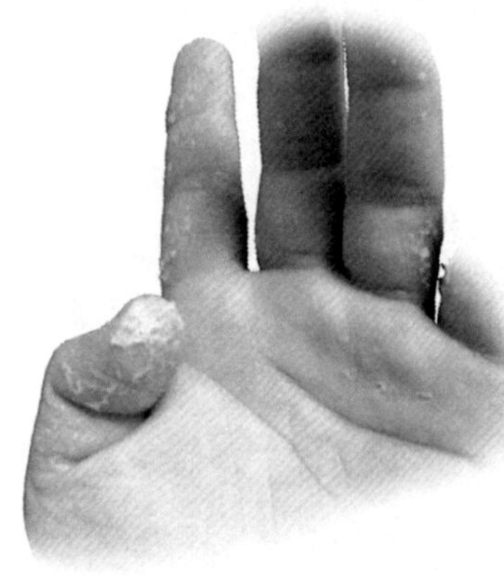

손의 혈류가 개선되면 수면세포나 노후세포가 피부에서 떨어져 나간다.

기미, 주근깨, 각질, 다크서클, 군살 등 피부혈류가 느려서 생기는 것들은 보기에도 흉하고 수많은 사람들이 그것을 감추려고 안간힘을 쓴다. 흔히 여자들은 화장으로 가리려하다가 점점 화장의 두께가 두꺼워지게 되고 화장의 독성으로 모공이 막혀 피부가 산소부족으로 장시간 유지되다보니 피부는 더욱 더 흉측하게 변하는 경우까지 생기게 되는 것이다.

건강한 어린아이들은 군살이나 각질 기미 등이 생기지 않는다. 혈류의 흐름이 좋으면 42일 지난 세포는 빨리 몸 밖으로 떨어져 나가거나 배출되기 때문이다. 그러나 나이가 들수록 혈류가 느려진 부위에 수명이 끝난 세포가 달라붙어 각질에서 저승꽃까지 다양한 피부 이상 현상을 보이게 되는 것이다.

따라서 허물이나 각질이 벗겨지는 것은 손따기 후 명현현상 또는 날씨가 더워 혈류가 개선되거나 생활습관이나 음식섭생이 잘되어 그간 막혀 있던 부위에 혈류가 개선되었기에 나타나는 현상인 것이다.

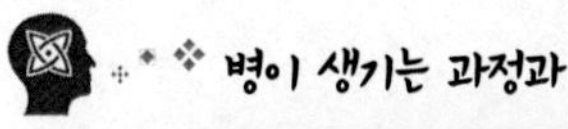

앞의 사진은 수족냉증 환자가 따주기를 한 후 혈류가 변화면서 손에 달라붙어 있던 군살이 떨어져 나오는 현상이다.

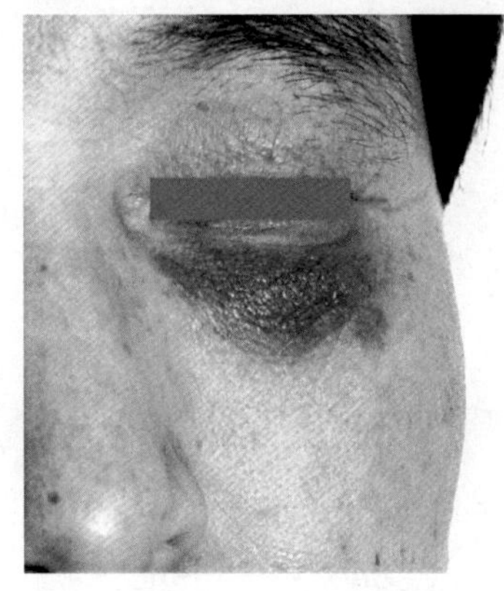

사진은 시력혈류가 아주 느려져 있다가 눈의 혈류가 개선되면서 피부가까이로 어적혈이 빠져 나오려는 현상이다. 이런 경우에는 직접 혈류따기를 하여 어적혈을 빼주기를 일주차로 한 달 정도 다스리면 서서히 없어지게 된다.

눈 주위의 다크서클은 수십 년 동안 적체된 노폐물로 인하여 피부세포가 휴면상태로 오랫동안 지속되어 나타나는 현상이다. 눈썹따기를 일주차 단위로 3개월 정도 다스려주면 다크서클이 서서히 사라진다.

손이나 발의 군살이나 두터운 각질은 그냥두면 자꾸 두터워지다가 걷잡을 수 없을 정도로 피부가 갈라지고 피가 나올 수 있으므로 100~200번 사포로 자주 문질러 갈아내 주는 것이 좋다.

혈류 다스림 19. 고름이 제살이 되지 못하는 질병

피부 가까이 고름과 같은 악성액질을 오장육부까지 끌고 와서 처리하기엔 너무 먼 여정이므로 가까운 피부로 모아서 내뱉는 것이 고름이다. 피부로 나오는 여드름이나 뾰루지는 암세포와 구별되어야 한다.

 고름(농즙), 염증 다스리기

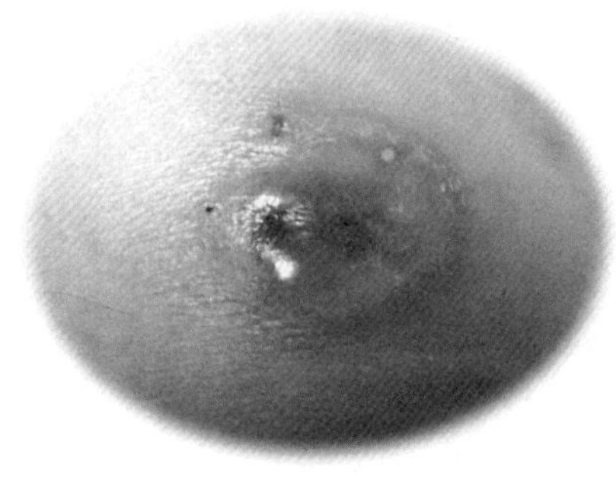

악성액질은 제살이 되지 못한다.

염증은 척추동물이 만들어내는 누르스름하고 끈끈한 알칼리성 액상물질이다. 종기, 농액(膿液) 농즙(膿汁)으로도 부르며 흔히 뾰루지라고도 한다. 염증은 혈류가 느린 부위의 정맥에서 노폐물을 회수할 수 없는 경우 가까운 피부로 내 보내려면 자연치유 현상이다.

염증은 피부나 생체 조직이 손상되었을 때 이를 방어하기 위한 보호반응으로 혈액성분의 혈관 벽을 통해 조직으로 빠져나오는 현상이다. 이 과정에 혈액과 림프액이 손상된 부위에 더 많이 계속적으로 나오도록 작용을 하며 근육의 수축을 완화하여 모세혈관의 혈액운반을 원활하게 돕는다. 이 과정에서 붓거나 통증을 느끼고 더 많은 백혈구가 세포내로 유입되면서 더 아픈 통증과 열을 발생시키게 되는 것이다. 이런 과정이 없는 사람은 피부 더 깊숙한 곳에 잠복되어 종양이나 암으로 전이되므로 피부로 빠져 나오는 것은 지극히 다행스러운 일이다.

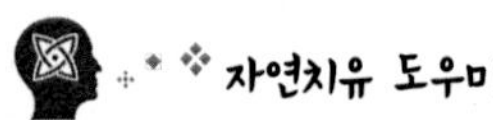

자연치유 도우미

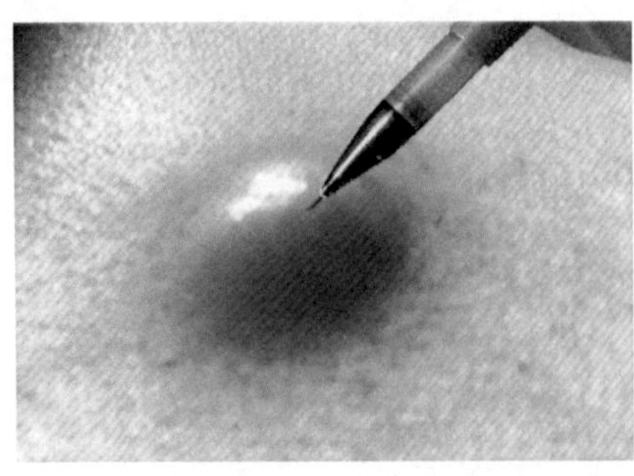

초기에는 부어오르다가 서서히 열이 나면서 통증을 느끼게 되는 염증은 그냥 방치하면 서서히 그 부위가 점점 더 부어오르면서 고름 핵이 만들어지게 되고 결국 터지면서 곪은 고름이 나와서 낫게 되는 것이다. 그

러나 오랫동안 내버려 두고 자연치유 되게 놓아두는 것 보다 다스려 주는 것이 좋다.

- 사진처럼 피하 농즙 층이 솟아오르기 전에 붉게 상기되었을 때 혈류침이나 바늘로 부어오른 중심부위를 찌른 후 진물과 같은 투명한 염증의 액상을 짜준다.
- 짜주고 나면 더 이상 붓지 않고 붉게 상기된 부위가 줄어들면서 낫거나 작은 고름의 핵이 생기기도 하는데 이때 또 다시 따면 빠르게 낫는다.
- 염증 부위가 가려우면 이제 정상적인 혈류가 되면서 문제된 조직 부위의 노폐물을 정맥혈류로 이송하는 과정이므로 이때에는 긁어주거나 문질러 줄수록 빠르게 낫는다.

혈류 다스림 20. 아토피 다스리기

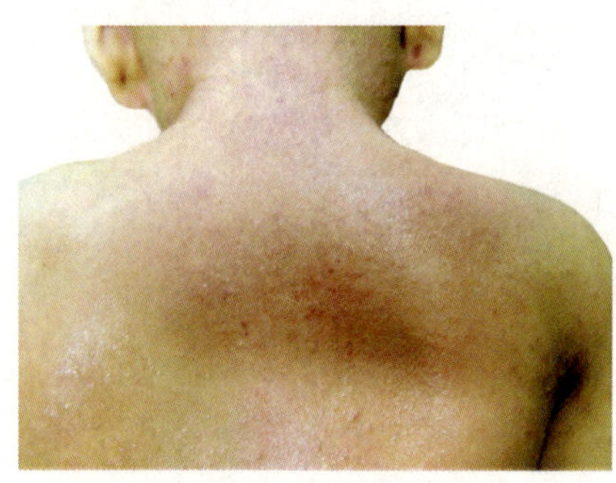

경추와 흉추가 잘못되어 생긴 아토피

만성적으로 재발하고 심한 가려움증이 동반되는 피부 습진으로 수많은 작은 고름덩어리가 생기는 질병이다. 보통 태열이라고 부르는 습진도 아토피의 시작으로 볼 수 있다.

아토피는 면역력이 낮은 가족력에 의해 발생되기도 하고 후천적 환경적인 요인, 환자의 면역 이상, 피부 보호막의 이상 등 여러 원인이 복합적으로 작용하여 생겨난다.

최근 들어 환경 요인의 중요성이 강조되어 인스턴트식품 섭취의 증가, 실내외 공해에 의한 알레르기 물질의 호흡기 유입으로 호흡기관의 혈류가 느려서 아토피성 피부염이 발병하기도 한다.

그러나 무엇보다 중요한 것은 아토피가 생기는 주요인은 핏속에 염증지수가 높고 면역력이 떨어져 있을 때 혈류가 느린 부분에 발생하는 것이다. 사진에서 보이는 아토피의 경우도 척추의 혈류가 느려서 흉추가 건강한 사람의 모양새를 벗어나 있기 때문인 것처럼, 혈류가 느리거나 막힌 부위에서부터 아토피가 생긴다는 것이다.

아토피 환자들이 만약에 죽은 농백혈이나 노폐물이 피부로 빠져나오지 못한다고 생각하면 더 큰 중병에 걸리게 된다. 피부로 나오지 못한 악성액질은 결국 간질이나 백혈병 또는 암으로 전이되어 버리기 때문이다. 따라서 아토피 질병은 자신의 오장육부를 살려내기 위해 치명적인 체내 노폐물을 피부로 내보내는 자연치유현상인 것이다.

 **자연치유 도우미**

- **공기가 나쁘면 그 증세가 심해진다.**

아토피 환자들은 대부분 적혈구 수치보다 농백혈 지수가 높아 폐의 혈류가 느려져 있으므로 폐활량이 낮은 상태이다. 따라서 공기가 청정한 곳으로 간다던지 여의치 못하면 비흡구배 호흡법을 익혀 오장육부를 살려내고 폐활량을 높여가면 아토피는 점점 사라진다.

- **음식섭생이 잘못되면 질환 부위의 범위가 넓어진다.**

짜고 맵게 먹거나 기름진 음식, 음식을 빠르게 또는 과식하면 오장육부의 신진대사 장애를 가져오면서 정맥의 피가 역류하여 그 증세가 더 심해지는 것이다. 그러므로 산소가 많은 담백한 음식섭생으로 천천히 꼭꼭 씹어서 소식하는 습관을 기르면 증세가 호전된다. 속편한 사람은 화색이 좋고 화를 내지 않는다.

- **부정적인 생각은 증세를 심화시킨다.**

속이 불편하거나 오장육부의 발육이 비정상적이기 때문에 짜증을 내거나 생활 중 표현력이 미진한 경우가 많다. 그러므로 긍정적인 생각을 가질 수 있도록 가까이 있는 사람들이 환자의 생각주머니에 들어가서 이해하는 분위기를 만들면 서서히 환자도 주변사람들의 생각을 이해하여 점진적으로 아토피가 줄어들게 되는 것이다.

혈류 다스림 21. 청춘의 꽃 여드름 다스리기

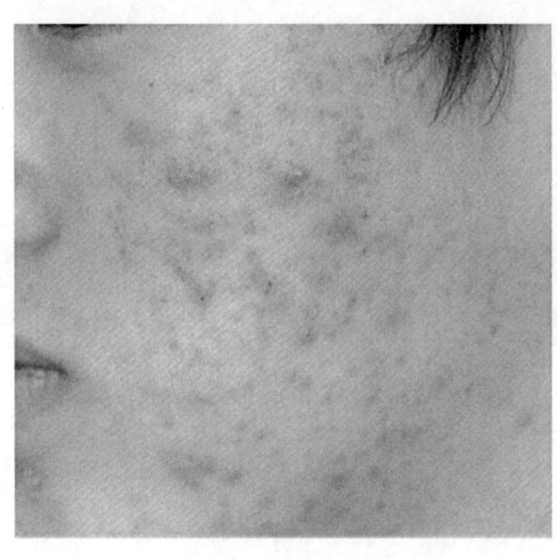

생각의 폭과 깊이가 확장되는 사춘기에 많이 발생하지만 어른들은 혈류가 개선되면서 나타나기도 한다.

잘 생기는 부위는 얼굴, 목, 등, 가슴 등과 같이 유분이 많은 피부에 주로 발생한다. 대부분 털을 만드는 모낭에 붙어 있는 피지선에 발생하는 고름으로 만성염증성질환이다. 정상상태에서는 체내 노폐물이나 피지는 모낭 벽을 따라 위로 올라가 피부를 통해 밖으로 배출되게 되지만 혈류가 느린 부위에서는 노폐물이나 피지가 피부 밖으로 배출되지 못하고 모낭 주위에 갇혀 염증이 생기게 되고 정맥혈류가 느려 회수되지 못한 상태에서 끊임없이 지속적으로 쌓이는 것이 여드름이다.

여드름의 원인은 가족력이 있는 자녀들에게 혈류가 느린 부위에 생겨나는데 급격한 청소년기 호르몬의 변화가 주요한 원인이다. 대체로 사춘기가 되면 보고 듣고 느끼거나 이성, 학습 등 대뇌 사용이 갑자기 증가하면서 그 사용한 노폐물이 정맥혈류로 회수되지 못한 노폐물과 안드로겐이라는 남성호르몬의 자극에 의해 피지가 과다하게 생성되면서 피부로 발산되는 것이다.

하지만 성인 여드름의 경우는 여성에게서 많이 나타나며 생리 전 주기적으로 피가 머리로 솟구치면서 악화되는 경우도 있고 남성의 경우에는 혈류의 흐름이 좋아져서 피부 깊숙하게 잠복하고 있던 노폐물이 빠져나오면서 생겨나기도 한다. 한편 정서적 긴장이나 스트레스, 수면부족 등으로 부신피질 호르몬이 분비되어 피지선을 자극하여 발생하기도 한다. 이러한 모든 원인은 피하 피부조직에 차여있던 노폐물이 피부로 빠져 나오는 자연치유현상이란 것이다.

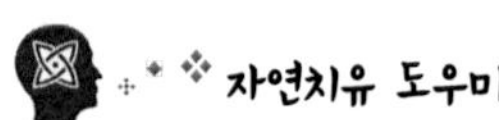

- 학습, 이성에 대한 고민, 사춘기 등 생각의 깊이가 많아지면 그 증세가 점점 심해진다.

  청소년기는 모든 게 달라지는 시기이다. 성장 속도나 사고력에서 세포분열까지 급격한 변화를 보이는 시기이다. 신체가 급격하게 변화되어 갈수록 조직에서 사용한 노폐물의 량 또한 많아지게 되는데 이러한 것들이 혈류가 느린 부위에 차여 있다가 그 한계에 다다르면 피부로 빠져 나오게 되는 것이다.

- 신진대사 장애가 생기면 피가 머리로 솟구쳐 질환 부위의 범위가 점점 넓어진다.

  여드름이 상체에 많이 발생하는 이유가 청소년기의 급격한 성장에 따른 과잉 영양과 음식섭생의 문제로 오장육부의 혈류가 느려지고 그에 따른 심장의 피가 상체나 머리로 솟구치기 때문이다. 따라서 담백한 음식섭생으로 천천히 꼭꼭 씹어서 소식하는 습관을 기르면 속이 편해지고 여드름도 줄어든다.

- 혈류따기로 막힌 핏길을 열어주면 여드름 부위가 줄어들면서 사라진다.

  여드름은 상체로 피가 솟구쳐 생겨나는 경우가 많으므로 수족냉증 3차 따기를 시작하면 서서히 여드름이 줄어든다.

혈류 다스림 22. 혈류장애로 생긴 습진 다스림

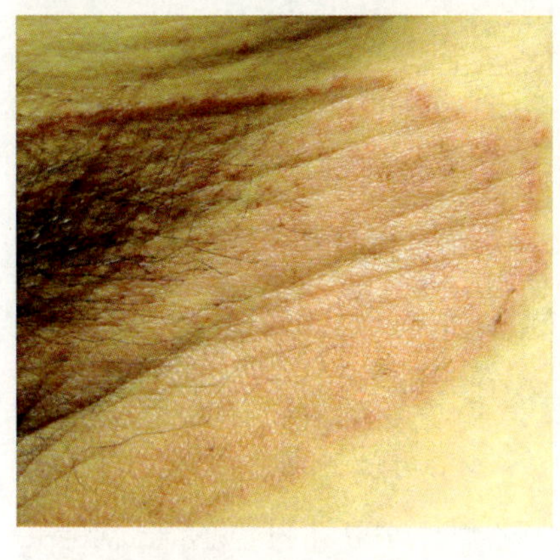

가려움증, 홍반, 수포를 보이거나 혈관 주변에 염증성 피부 반응을 보이는 피부질환을 통칭하는 말이다.

일반적으로 피부염이 습진보다 광범위한 의미가 있다. 습진은 신체 어느 부위에서나 발생가능하며, 손에서 발생하는 경우 주부습진, 눈꺼풀습진, 유두습진 사타구니습진, 겨드랑이 습진 등이 잘 알려져 있다.

질병의 원인은 가족력에 의한 부모의 혈류가 느린 조직에 나타나는 유전적 요인과 환경적인 충격으로 조직의 혈류가 지극히 느린 부위에서 체내 노폐물이 빠져 나오면서 생겨나는 현상이다.

그러므로 추운 날씨보다는 혈류 흐름이 좋아지는 더운 날씨에 더 많이 생겨나는 피부염이다. 더운 날씨에 혈류가 왕성해지면서 간지럽거나 자극 후에 면역 세포의 활성화로 사이토카인 등의 물질이 분비되어 염증이 생겨나게 되고 다시 이것이 면역 반응을 확대시키는 백혈구가 모여들고 이것이 다시 농이 되어 표피로 올라오는 연속적인 과정인 것이다.

초기에는 보통 가려운 증상과 함께 물집이 생기고 붉어지며 부어오르기도 하고 시간이 경과함에 따라 붓는 것과 물집은 점점 줄어드는 대신 피부 주름이 늘어나기도 한다. 또 피부가 두꺼워지기도 하며 피부가 검붉어지기도 한다. 그리고 점점 노화 된 피부가 갈라지면서 심한 경우 출혈이 생길 수도 있고 드물지만 흉터가 생기기도 한다.

- 날씨가 더워지면서 생겨나는 피부염이다.

  날씨가 더워지면 피가 묽어지고 모세혈관이 확장되어 혈류 흐름이 개선된다. 이때 추운 겨울철에 피부 깊숙하게 자리 잡고 있었던 노폐물이 피부로 서서히 빠지면서 염증이 생기고 그 염증을 치유하기 위해 백혈구가 모여들면서 진액이 피부로 빠져 나오게 되는 것이다.

- 혈류가 정체되었던 시기의 수명을 다한 세포가 떨어져 나갈 준비를 한다.

  더운 열기로 핏길이 열리면서 세포분열이 가속화된다. 지난 해 추운 겨울 동안 그저 달라붙어 있던 42일이 지난 휴면 또는 죽은 세포는 점점 딱딱하게 굳어져 피부로부터 떨어져 나가려는 현상이 가속화되는 것이다. 새살이 돋아 나오려는 현상이다.

- 어적혈빼주기로 다스리는 것이 좋다.

  자연 상태에서는 오랜 시간이 걸리므로 해당부위를 혈류따기 한 후 어적혈빼주기를 하면 겨울철에 쌓여있던 노폐물과 연전되어 죽은 걸쭉한 적혈구 덩어리가 간덩이처럼 빠져 나오게 된다. 이렇게 하면 모세혈관이 살아나 건강한 적혈구 산소와 양분 공급이 원활해져 세포분열을 촉진하며 빠르게 새살이 돋아나게 된다.

아하 그렇군! 23. 무좀 치료

곰팡이균에 의해 발생하는 피부병 중 손이나 발에 생기는 질병으로 심하면 발톱, 손톱까지 침범한다.

무좀이 발톱에 그것도 엄지나 소지에 많이 발생하는 이유는 심장에서 가장 먼 곳에 있기 때문이다. 심장에서 내 뿜는 건강한 적혈구와 백혈구가 발가락 끝까지 이송되지 못한 탓에 세포 재생이 멈춰지고 그에 따른 곰팡이균을 백혈

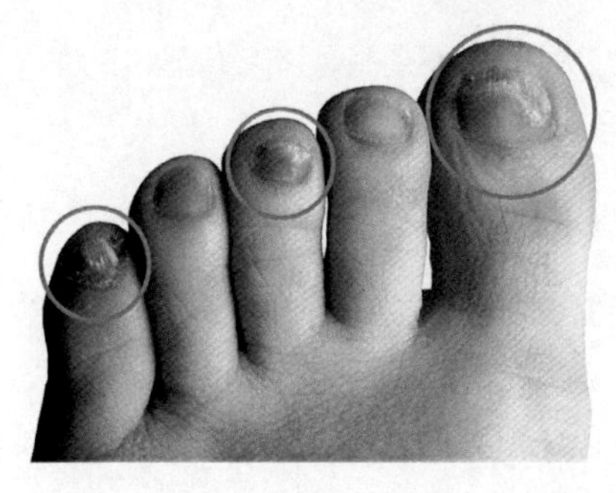

구가 물리치지 못하여 내 안에서 무좀균이 자라나는 것이다.

결국 혈액순환 장애로 무좀균과 같은 잡균이 번식하여 마침내 손발톱의 두께가 서서히 두터워지게 되는 것이다. 사진의 원안은 무좀균이 발톱 깊숙한 조직까지 침투한 사진이다. 이때가 되면 제 기능을 잃은 손발톱의 죽은 세포 사이에서 곰팡이균이 집을 짓기 시작하여 야금야금 영역을 확장하게 되고 급기야 손발톱이 빠지기도 하고 심하면 발가락이 짓무르거나 곪아 터지기도 한다. 방치를 계속하여 매우 심할 경우 피부암과 같은 종양, 또는 발가락 모양이 변하거나 썩어가는 경우까지 생기게 된다.

✦ ✦ 자연치유 도우미

- 날씨가 더워지면서 좁쌀 크기의 수포가 여기저기 생겨난다.

  무좀은 사실 겨울철에 더 발달한다. 추운 겨울 모세혈관이 막혀 백혈구가 무좀균의 번식을 막지 못하기 때문이다. 그러나 여름이 되면 핏길이 열리면서 무좀균과 백혈구가 싸우면서 죽은 백혈농이 점점 많아지면서 결국 피부로 빠져 나오는 과정에서 수포가 생기고 간지럽게 되는 것이다. 그러나 사람들은 겨울철보다 여름철에 무좀균이 극성을 부리는 것처럼 반대로 생각하고 있다.

- 피부 군살이 여기저기 만들어지고 각질이 허물처럼 피부를 떠나게 된다.

  여름이 되면 핏길이 열리면서 세포분열이 빠르게 진행되어 추운 겨울 동안 그저 달라붙어 있던 휴면 또는 죽은 세포층이 점점 딱딱하게 굳어져 피부로부터 떨어져 나가게 된다. 수포가 생기고 각질층이 생기는 현상이 반복되면서 새살이 돋아 나오게 되는 것이다.

- 혈류따기로 수족의 핏길을 열어주고 상태에 따라 다르긴 하지만 발가락 끝

10기단과 십왕을 일주차로 3개월 정도 따주고 무좀혈 어적혈빼주기를 하면
완치된다.

- 손에 무좀이 생기면 손의 십선을 일주차로 따주고 발에 무좀이 생겼으면
  발가락 끝 10기단을 일주차로 따준다. 발톱무좀이 생긴 부위는 십왕 딸점
  으로 따주기를 계속하면 많이 호전된다. 그러나 무좀은 십 수 년 전부터
  이미 진행되어져 온 것이기에 꾸준한 다스림이 중요하다. 최소한 1년 이상
  은 꾸준하게 다스려야 무좀에서 벗어 날 수 있다. 그리고 무좀혈 어적혈
  빼주기를 함께 병행하여 다스려주면 더 빠르게 치유할 수 있는 것이다.

24. 결절종양 다스리기

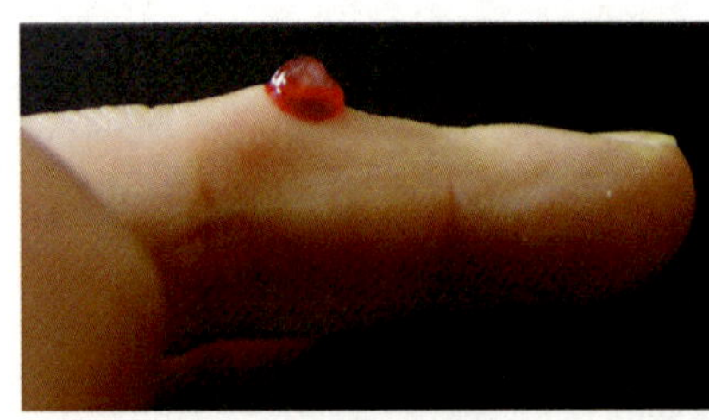

깊게 찌르면 젤리와 같은 걸쭉한 투명한 액이 나온다.

손등이나 손목 또는 손가락에 혹이 생기는 현상으로 '결절종양'이라고 한다. 원인은 자신의 신체 조직부위에 혈액순환 장애가 생겼다가 혈류 흐름이 개선되어 그 조직에 해당되는 손가락이나 손바닥, 손등에 나쁜 액상이 모이면서 생기는 현상이다. 관절액이나 건육막조직의 활액이 새어나와 모이면서 덩어리를 만드는 것이다.

불룩하게 솟아올라 좋지 않은 종양은 아닌가 하고 걱정하는 경우가 있는데 결절종양은 악성종양과 달라 치료하지 않고 그냥 둬도 그 자체로는 큰 문제가 없다. 그러나 크기가 자꾸 커져서 관절을 움직일 때 통증이 생기거나 주위 신경을 눌러서 신경압박 증상이 보일 경우는 문제가 된다.

결절종양은 간혹 저절로 없어지는 경우가 있으므로 통증이 없다면 우선 기다리며 지켜볼 수도 있다. 하지만 크기가 줄지 않고 오히려 점점 커지는 증상

을 보인다면 치료를 하는 것이 좋다.

 ✦ ❖ **자연치유 도우미**

- 사진에서처럼 가장 볼록한 부위를 만지면 중심부분을 쉽게 찾아낼 수 있는데 깊게 찌를 수 있는 삼봉침으로 따주거나 사혈침을 7~8mm 정도 빼낸 후 찔러 손으로 짜 낸다. 투명하고 걸쭉한 액상이 나오기도 하고 오래 된 경우에는 손으로 힘껏 짜내면 투명한 젤리처럼 빽빽한 액이 줄줄이 나오기도 한다.

- 투명한 액상을 최대한 짜내면 서서히 피가 나오기 시작하는데 피가 줄줄 나올 정도가 되면 짜기를 멈춘다.

- 일주일 정도 지나면 대부분 크기가 줄어들고 낮게 되는데 그렇지 못한 경우는 인체 조직안의 나쁜 혈류를 심장에서 먼 수족으로 계속 보내야 하는 경우가 있을 때이다. 이런 경우에는 일주차로 지속적으로 따고 짜내기를 반복하여 준다.

혈류 다스림 25. 외반증 다스리기

피부와 뼈 사이에 점액질의 염증이 발생하는 질병으로 뼈의 변형을 가져오거나 뼈 주위를 붓게 만드는 증세로 뼈가 있는 부위 어디서든 생겨날 수 있다. 목덜미에서 척추는 물론 눈, 손, 턱, 자궁 등 여러 부위에서 발생하는데 대체적으로 발 부위에 많이 발병한다. 유전적인 가족력도 원인의 하나이지만 주로 발에 발생하는 원인은 발이 심장에서 가장 멀리 있어서 혈류가 막혀도 그냥 모르고 살기 때문이다. 발에 생기는 외반증에는 족저근막염, 무지외반증, 소건막류 등의 변형 원인은 혈류의 흐름이 가장 느린 부위가 발이므로 내 발에서 내가 만든 질병이다.

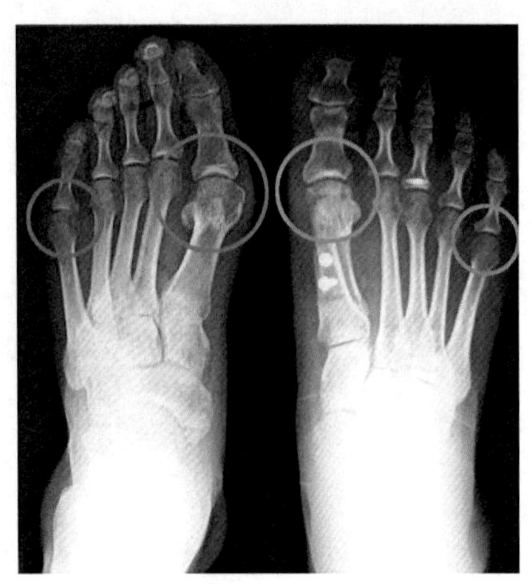

무지외반증 뼈   건강한 뼈

손 다음으로 많이 사용하는 발은 인체에서 차지하는 부피는 작지만 52개의 뼈와 38개의 근육, 60개의 관절 근육, 힘줄, 인대가 많은 만큼 매우 복잡한 신체 부위이다.

외반증은 남성보다 관절이 유연한 여성의 발에 변형이 생기기 쉽다. 또 남성보다 여성이 수족냉증 환자가 많은 것도 원인에 해당한다. 여성의 발은 부드러워 좁은 공간에도 잘 들어가기 때문에 신발 속에서 변형이 시작되는 것이다. 즉 좁은 곳에서 오래 동안 혈류가 막혀서 생겨나는 것이다. 즉 찬 곳에 오랜 시간 동안 얼굴이 닿아 입이 돌아가는 구안와사풍이 생기는 원인과 같다.

발 질환 중 대표 질환으로 발바닥에 통증이 유발되는 족저근막염의 원인은 갑자기 무리한 운동, 작은 신발, 오랜 조깅 등에서 바닥이 차거나 딱딱한 경우에 운동으로 생산된 체내 노폐물이 정맥의 혈류가 느려 심장 쪽으로 이송되지 못하여 생겨난다. 또 45~50대 중년 중 급격히 체중이 늘어난 경우, 아랫배 냉기가 심하여 폐경이 된 여성들에게서 많이 나타난다. 최근에는 격렬한 운동 등으로 발바닥에 하중이 많이 실리는 운동을 하다가 발바닥 자체의 힘줄이 손상되어 족저근막염이 발생하는 젊은 층의 환자들도 늘어나고 있는 추세이다.

♥ ↪ 방법과 요령

- 변형이 생긴 부위에서 내 안에 차인 노폐물의 제거는 어적혈빼기로 염증은 혈류따기로 다스린다.
- 무지외반증인 경우는 A(무좀혈) 부위를 어적혈빼기를 하고 C 부위의 혈류따기를 꾸준하게 하면 된다.

- 무좀 환자들은 노폐물이 피부로 빠지기 때문에 외반증이 생길 확률은 적으나 무좀이 잘 생기지 않은 사람은 예방적 차원에서 평소 무좀혈 어적혈 빼주기를 해 주는 것이 좋다.
- 외반증이 생기는 발가락 끝 부분을 2일차 따기를 하여 피를 최대한 짜내주면 효험이 더 높다.

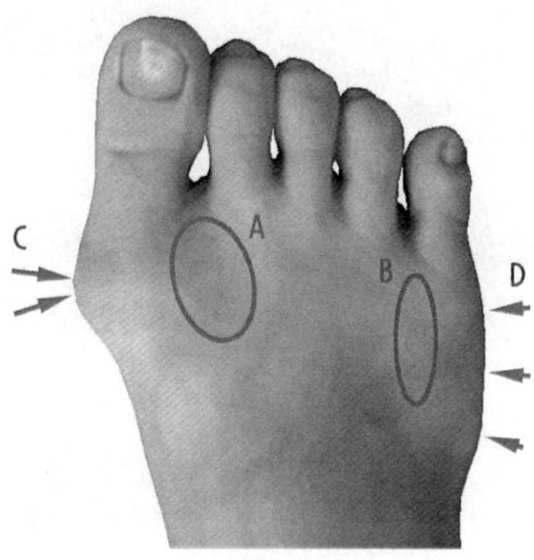

외반증 다스리기

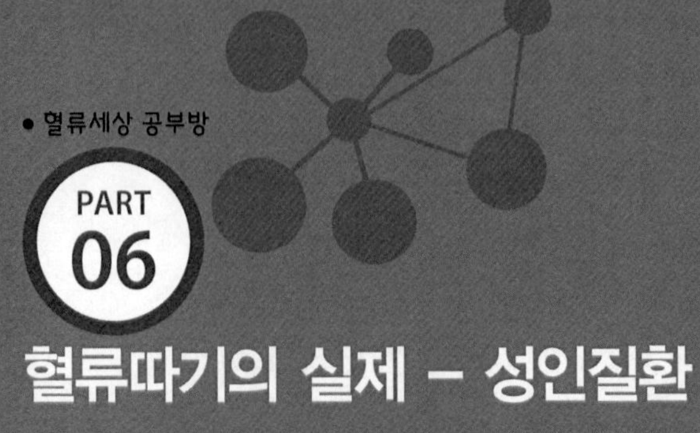

PART 06

혈류따기의 실제 – 성인질환

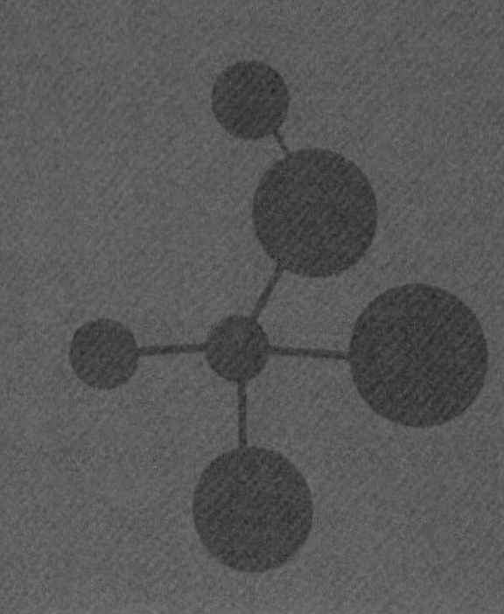

혈류 다스림 1. 갑상선, 면역기능 이상

목의 대정맥 혈류가 느리면 갑상선에 이상 증세가 나타난다. 비정상적인 티록신 분비로 신진대사 장애를 가져오게 되는데 손따기로 예방과 치유가 된다.

아하 그렇군!

기능 저하증, 항진증, 갑상선암, 결절 등 갑상선 질환은 다양하다. 갑상선 호르몬은 신체 대사속도를 조절하기 때문에 방치하게 되면 여러 기관에 문제가 발생할 수 있다. 면역기능이 현저히 떨어지고 목이 붓고 힘이 빠지거나 무기력해 지는 등 다양한 증세를 보인다. 갑상선의 이상은 잘못된 음식 섭생에서 대정맥의 혈류가 문제되어 목이 틀어져서 생기기도 하고 수족이나 오장육부의 혈류 이상으로 생겨난다. 갑상선호르몬이 과잉분비 되면 심장이 두근거리고 갑상선이 커지고, 맥이 정상보다 빨리 뛰고, 안구의 돌출, 손 떨림, 피로감, 발한, 미열, 부정맥, 피부의 검은 그늘, 정서불안, 불면증, 월경불순 등의 증상이 서서히 나타나게 된다. 특징은 식욕은 왕성하지만 체중은 오히려 줄어들게 된다. 반대로 호르몬 분비가 낮아지면 변비가 생기거나 몸이 늘어져 아무것도 하기 힘든 상태가 되어 얼굴과 손발, 눈 주위가 부어오르는 부종이 있으며, 추위를 잘 견디지 못하고, 땀이 잘 나지 않으며, 피로, 기억력 감퇴, 월경과다, 근육통 등이 나타나고, 식욕은 감퇴되었는데도 불구하고 오히려 체중은 증가하게 된다.

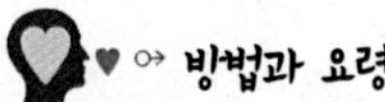 **방법과 요령**

- 먼저 수족냉증 3차 따기를 하여 온 몸의 모세혈관을 열리게 한다.
- 다음 그림의 갑상선 혈류딸점을 순서에 따라 일주차 간격으로 3~4차례 다스려 준다. 이 때 피를 최대한 짜내 주되 마+8부위를 추가하여 따도 된다.
- 삼일차로 발가락 끝 십기단 따기를 해 준다.

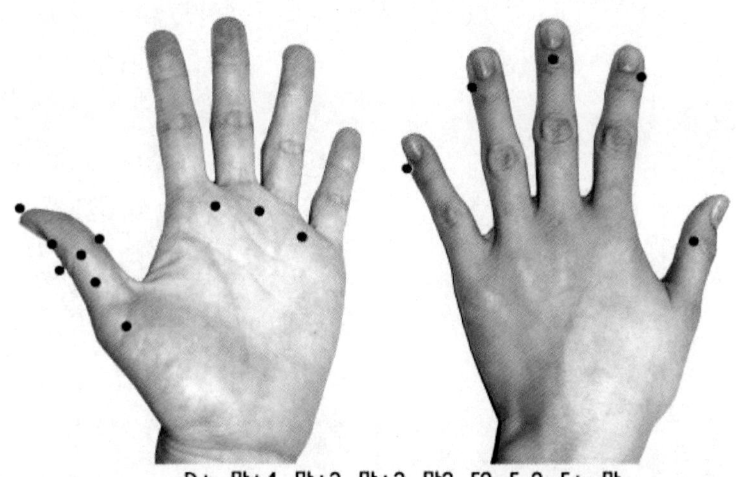

D+, 마+4, 마+3, 마+2, 마2, E2, E-2, E+, 마,
C1, 가+7, 나+7, 다+7, B-, A-

갑상성 혈류딸점

 **자연치유 도우미**

수족냉증 3차 따기 과정을 마치고 갑상선 혈류따기를 6~7회 정도 하고 난 후 6개월 정도 지나면 면역기능 향상을 물론 갑상선 기능이 정상을 찾는다.

늘 목을 따스하게 하고 휘어진 경추를 바로 잡기 위해 앉고서기 운동을 하루 10회 정도 꾸준하게 하고 비흡구배 호흡을 실천하여 호흡방법을 개선하면 더 빠른 시간에 갑상선 기능이 정상을 찾는다. 그리고 음식을 천천히 꼭꼭 씹어서 소식하면 턱관절이 살아나고 위장의 기능과 경추 및 고관절의 기능까지 좋아진다.

2. 갱년기 장애 예방과 치료

열이 급격하게 올랐다 내리기를 반복하면 갱년기 장애이다. 중초의 혈류 이상으로 상초와 하초의 열변화의 오르내림이 많은 현상이다.

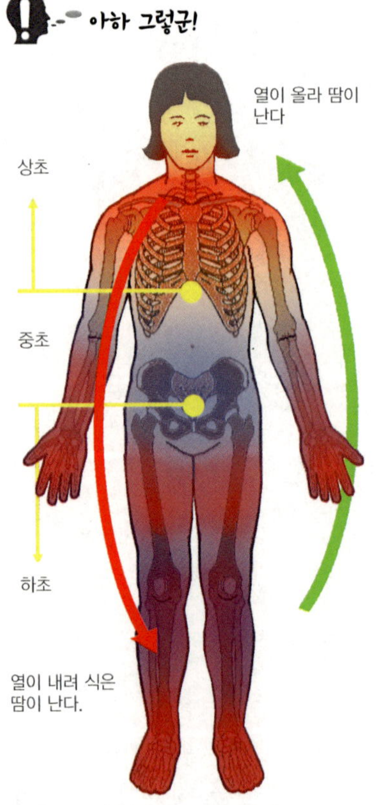

남성보다 여성에게 많이 찾아오는 이유는 여성의 생리현상 변화인 폐경기를 즈음하여 지속되는 허열 현상이다.

상체와 하체의 리듬 즉, 혈류의 온도가 균형을 잃어서 생기는 현상으로 신장의 수분 조절의 문제가 생겨서 땀이 나는 부위도 오르락내리락 한다. 이런 현상은 비장의 신진대사 흐름의 교란이 생기면서 우울증으로 이어지기도 한다.

등이나 아랫배가 차가워진 상태에서 심장에서 뿜어진 피가 머리로 솟구쳐 얼굴이 창백하고 땀이 나다가 갑자기 급변하여 손발에 열이 나기도 한다.

여성호르몬 결핍에 의한 다양한 증상으로 생리가 불규칙해지면서 안면홍조,

식은 땀, 어지럼증 등을 경험하게 된다. 피로감, 불안감, 우울, 기억력 장애 등이 동반되기도 하고, 주로 밤에 증상이 나타날 경우엔 수면장애를 겪기도 한다. 많은 여성들이 기억력 감퇴를 호소하는데 이러한 증상은 개인뿐 아니라 다른 사람과의 관계에도 영향을 미칠 수 있다. 그리고 서서히 에스트로겐의 부족으로 인해 질의 수분이 건조되어 '질 건조' 또는 '질위축증'이 나타나거나 심한 가려움을 수반할 수도 있다.

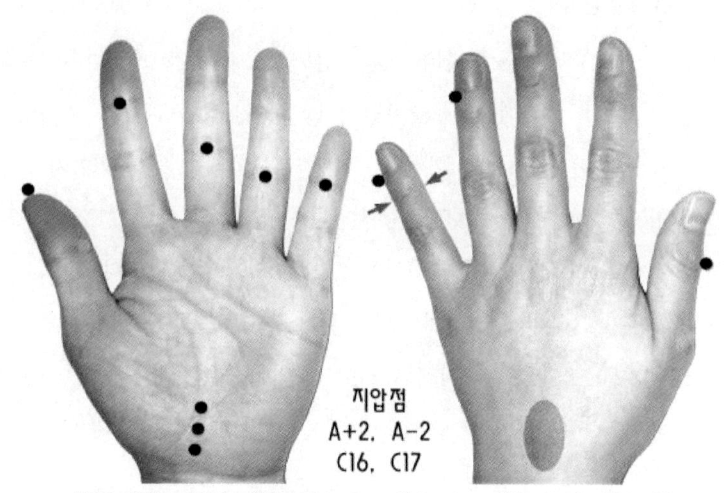

갱년기 혈류딸점

♥ 방법과 요령

- 산소 많은 음식 섭생과 비흡구배 호흡으로 적혈구 수치를 높여야 한다.
- 수족냉증 3차 따기를 먼저 한 후 전신의 혈류를 돌려주면 더 빠르게 낫는다.
- 갱년기 혈류딸점으로 1주차 간격으로 3~4회 다스러주면 아랫배 온기가 느껴지면서 여성의 기능이 점진적으로 살아나면서 정상의 혈류를 만들게 된다.
- 수시로 원안의 지압점을 심장 쪽으로 지압한다.

3. 요실금 다스리기

　허리 이하의 혈류와 배꼽이하가 차서 생긴 현상이다. 하체의 치골이 틀어지고 꼬리뼈 부분이 뜨고 생식기관의 혈류가 약해져서 시도 때도 없이 배설의 문제가 생기는 현상이다.

아하 그렇군!

　옛날에는 나이가 먹으면서 나타나던 증상이었으나 근자에는 젊은 층에서도 구부정한 자세로 컴퓨터에 오래 앉아있거나 잘못된 생활습관으로 S라인이 실종되거나 고관절 이상의 여성에게 많이 나타난다. 특히 생식기 혈류가 느린 사람에게 많이 나타나는데 남성에게는 전립선 이상으로 나타나기도 한다. 또 과체중이 되면서 하반신 혈류가 급격하게 느려져 생겨나기도 한다. 그리고 심한 스트레스나 과도한 다이어트로 하반신 혈류가 느려지면서 나타나기도 한다.

　요실금은 우선 고관절과 꼬리뼈 그리고 아랫배만 뜨겁게 데워 주기를 반복하면 빠르게 호전된다. 그러나 근원적인 치유를 위해서는 혈류따기를 하는 것이 가장 이상적이다.

방법과 요령

　요실금은 난치 질환으로 수술을 하여 문제를 해결하려는 경향을 보인다. 수술을 하면서 흘린 어적혈로 약간의 증세는 호전될 수 있으나 근본적인 치료를 위해서는 엉덩이 주위와 아랫배의 혈류를 원활하게 하여 따스해지면 손쉽게 나을 수 있는 것이 요실금이다. 대부분 유아기 때 소변을 잘 가리지 못한 사람일수록 나이가 들면서 유사한 증세를 보이는 것이다. 아랫배의 뱃살이 두텁고 단단하면 싸늘한 냉기가 흐르면서 고관절도 어긋나 있거나 꼬리뼈가 아프거나 치질을 함께 가지고 있는 경우가 많다. 따라서 손과 발을 그리고 허리 아래를 따스하게 해주면서 혈류따기를 서너 차례 하면 쉽게 나을 수 있다.

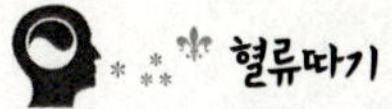
혈류따기

- 손따기가 무서워 엄두를 못 내는 사람은 원안의 지압점을 심장 쪽으로 수시로 원안을 지압하여 증세가 호전되면 큰마음 먹고 손따기를 시작한다.

- 요실금뿐만 아니라 여성기능이나 치질 등 하복부를 다스리는 딸점이므로 소장과 직장의 혈류까지 개선되는 딸점이다.

- 딸점이 많은 것 같지만 요실금 딸점의 순서대로 따면서 일주차로 3~4회 딴 후 한 달가량 지나면 요실금에서 해방될 수 있다.

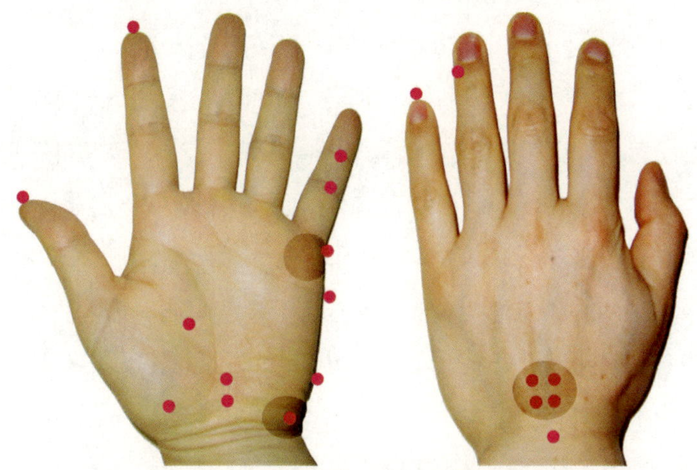

요실금 혈류딸점

혈류 다스림 4. 가벼운 우울증 - 뇌압 다스리기

내가 할 게 아무것도 없다는 생각이 꼬리를 문다. 몸이 허하여 기운과 맥이 빠지는 현상이 반복된 결과이다.

생각에 생각의 꼬리를 무는 대뇌의 이상 혈액 공급이 주원인이다. 원대한 꿈과 의욕이 넘쳤던 과거가 있다. 그것이 성취되었던 아니 되었던 그것은 문제가 되지 않는다. 문제는 그 엄청난 욕심으로 파생된 주위의 시선에 한 동안 엄청난 심적인 시련을 겪고 난 후 이제는 어느 정도, 자식에 대한 생각도 느슨해지고 가족도 친구 등 마음의 평정 아니 포기? 와 유사한 시점이 지난 후 발생하는 대뇌의 질병이다. 우울증의 초기 증세는 자신의 생각 속에 자식도 넣고 부모도 넣고 지구도, 돈도 명예도 넣으려고 발버둥 치다가 이제 그나마 자신을 지탱해 주던 미모나 건강마저 자신을 잃어가는 후유증세이다.

그 생기 넘쳤던 과욕이 사라지고 이제는 가족이나 사람에 대한 그리움이나 책임감, 사랑도 희미해져 가고 사람을 만나는 것 자체가 싫고 멀리 도망치고 싶은 충동이 날이 가면 더해지기도 한다. 건강하고 아름다운 사람을 보면 호기심이 가득 차, 알고 싶고 그립고 사랑하고 싶은 꿈들이 자꾸만 사라져 간다. 자신도 모르는 사이에 대인기피증 같은 증세가 도를 더하고 괜스레 짜증이 나기도 한다. 그러나 사람이 아닌 자연 속의 꽃이나 곤충, 산야, 바다를 보면 괜스레 눈물이 나기도하고 드라마를 보다가도 자신의 일인 양 눈물짓다가 주위를 보곤 눈물을 훔쳐 내는 일들이 반복된다.

눈물이 많으면 흔히 우울증의 초기 증세라 하는데 그것을 그릇된 속설이다. 눈물을 흘리는 건 우울증 치료에 가장 좋은 약이다. 사람이 감동을 하면 엔도르핀 4,000배 위력을 지닌 다이돌핀이 생성된다. 그래서 실컷 울고 나면 속이 편해지는 이유가 바로 그것이다.

잊어지지 않는 아련한 생각이 꼬리를 물고 물어 잠 못 이루며 부정적인 생각에 사로잡힌다. 심장에서 뛰는 피가 머리로 솟구쳐 생기는 현상이다. 따라서 손끝이나 발끝, 그리고 위장에서 아랫배까지 혈액순환을 개선하여 산소와 양분을 보내어 주도록 해야 한다. 우울증은 심신이 나약해져서 생기는 정서 변화에서 오는 생각의 장애로 심하면 얼굴이 쳐져 변형되거나 길어지고 근육까지 기능을 잃는다.

가벼운 생각에서 오는 우울증은 다음 우울증 혈류딸점을 일주일 간격으로 서너 차례 따주면 서서히 기력이 회복되면서 속이 편해진다. 그리고 시간이 날 때마다 비흡구배 호흡을 하면 오장육부의 혈류가 좋아져서 우울증 치료 효과가 더 커진다.

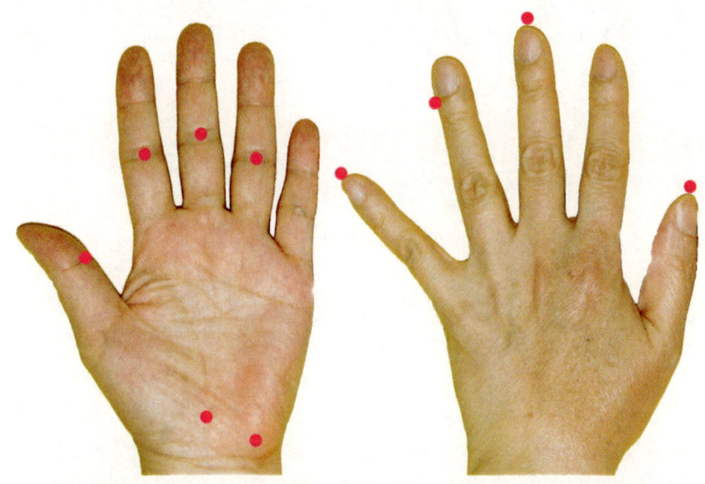

우울증 혈류딸점

생각 주머니   눈물과 감동

- 눈물로 감동하자. 실컷 울고 나면 속이 후련해진다. 흔히 눈물이 나면 우울증 초기증세라고 하는데 그것은 감동이 격하게 반응하여 오장육부를 살려내려는 인체의 자연치유력이 강화되는 것이다. 따라서 드라마를 보거나 자연현상에 도취되어 마음껏 눈물을 흘려보자. 수십 년 막혀있던 눈

물샘이 열려 눈이 시원해지고 머리도 점점 맑아지며 3개월 정도 감동에 젖으면 자신도 모르는 사이에 눈물이 줄어들고 우울증도 사라진다.

• 아직도 내가 무엇을 해야 된다는 강한 욕심이 자리를 잡고 있다. 아니야! 난 이제 다 버리고 산다고 힘주어 이야기하지만 내면에는 아직도 몸이 허락하지 않는데도 과욕이 꿈틀거리고 있기 때문이다. 그 예쁜 미모도 각선미도 예전 같지 않고 아직도 최고의 자리에서 영화를 누리려는 생각이 자신을 짓누르게 된다. 대인 관계에서는 아닌 척 태연하게 미소 짓고 있지만 혼자 있는 시간이면 괴로워 미쳐버릴 것만 같아 수면제에 진정제에 의존하는 날이 많아진다. 그래서 현실에서 도피하려고 안간힘을 쓰게 된다. 생각을 바꾸자. 떠오르는 태양을 바라 볼 수 있는 것만으로 행복하다고 되뇌어 보자.

• 미리 하지 마라. 일주일 후의 일을 미리 해야만 안도한다. 그리고 미리 해 놓고도 매일 점검을 해야 직성이 풀리는 생활태도를 고치고 어떤 일이든 닥치는 대로 그때그때 하자. 완벽하려고 안간힘을 쓰지 말고 현재의 위치에서 행복을 찾아야 한다.

• 가족의 생각 속에 한 번 들어가 보자. 배우자의 생각 속에 들어가면 돕고 싶은 충동이 생겨나 일이 바빠질 테고, 자식의 생각 속에 들어가 보자. 얼마나 든든하고 귀여운지 저절로 사랑이 생겨난다. 상대의 생각주머니에 내가 들어가 보자. 세상이 아름다워 보이기 시작한다.

• 그리운 대상을 찾자. 사랑과 그리움이 없는 사람은 저승사자가 데리러 온다고 한다. 과거 친구를 만나거나 낯선 사람을 만나 보자. 늘 설렘 가득한 감동으로 가슴이 콩닥콩닥 하는 소년, 소녀가 된 기분으로 살아 보자. 새로운 세상이 눈앞에 펼쳐진다. 인생에서 그간 놓친 것들이 보이기 시작한다.

• 방문을 열자. 창문도 열자. 방문과 창문이 닫혀 있으면 자신의 도피처를 만들기 위한 초기 증세이다. 집안의 모든 문을 활짝 열어두자. 그리하면 또 다른 세상이 보인다.

- 대뇌의 산소 공급이 부족하다. 피를 맑게 하는 음식 또는 산소를 많이 흡입하고 음식 또한 산소가 풍부한 섭생을 하자. 공기 좋고 물 좋은 곳을 무작정 찾아 나서보자. 풍성한 산천초목들이 순도 높은 산소를 제공해 주어 속이 편해지고 가슴이 후련해져서 인생은 살맛이 있다고 느끼게 된다.

혈류 다스림 5. 심각한 우울증 다스리기

오장육부의 순환장애로 기력이 소진되어 무기력해지고 삶에 의욕이 없어지는 것이다. 그냥 두면 자신도 모르는 사이에 엉뚱한 행동을 해 버린다. 우울증에 제일 좋은 생활운동은 비흡구배 호흡의 숨쉬기이다.

아하 그렇군!

우울증이 있는 여성은 뇌졸중 위험이 높다. 우울증의 원인은 오장육부의 혈류가 막혀 심장의 피가 머리로 솟구쳐 정상적인 뇌 활동을 방해하는 질병이다. 또 신경과 약을 장기 복용하면 우울증은 갑자기 생기게 되어 얼굴까지 변형되기도 한다. 앞서 이야기 된 갱년기 장애와 유사한 증세를 보이는데 더구나 근자에는 젊은 층에서 더 많은 우울증 환자가 양산되고 있는 실정이다. 생각의 병 또는 신경계 약의 부작용이다. 제대로 생각을 할 수가 없다. 심장의 피가 온통 머리로만 솟구쳐 안압이 높았다가 골이 아프다가 귀가 멍해지기도 하고 사람마다 다르긴 하여도 가슴이 갑갑하고 숨 쉬는 자체까지도 힘겨워 지게 되기도 한다. 겉으로 보기엔 멀쩡하게 보이나 정작 자신은 미쳐버릴 것만 같은 병이다.

초저녁부터 잠이 쏟아지다가 어떤 날은 뜬눈으로 밤을 새고 사람 만나는 것도 무섭게 느껴진다. 좋은 친구와 약속해 놓고도 순식간에 마음이 변하여 나가기 싫어 엉뚱한 평계를 대고 부모도 형제도 친구도 가족도 다 싫어져서 급기야 친구도 부모도 연락조차 하지 않게 되기도 한다.

숨 쉬는 것도 귀찮게 느껴지기도 하고 가끔은 숨 쉴 기운 자체가 없게 되기도 한다. 한없이 가라앉고 처져서 손가락도 꼼짝할 수 없는 등 자신의 에너지가 완전하게 바닥난 기분이 되고 만다. 점점 그 어떤 것도 의욕이 없고 이젠 속이 미식거리거나 울렁거려 밥도 먹을 수가 없고 어떤 경우에는 먹어도 또 먹어도 허기가 저서 배가 고파와 갑자기 폭식하여 쓰러지기도 한다. 병이 병을 키우는 증세가 가중되는 것이다. 이 모든 원인은 오장육부의 기혈이 막혀서 생기는 현상이다.

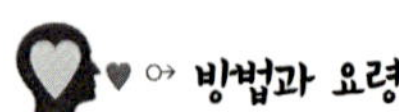 **방법과 요령**

감동 가득한 일상을 만들고 비흡구배 호흡을 하여 오장육부의 기혈을 순환시켜 주어야 한다.

- 우울증 1차 혈류딸점으로 손따기를 하여 피를 최대한 짜내준다.
- 1차 따기를 한 후 삼일 째 되는 날 발끝 10기단을 따 준다.

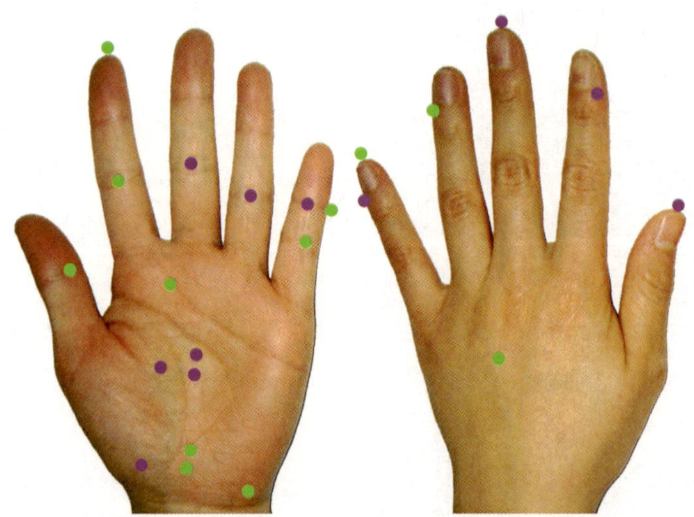

우울증 혈류딸점

- 1차 손따기 일주일 후 2차 혈류딸점과 같이 따 준다. 이때 피의 색상이 문제가 되는 부분이 있으면 삼일차에 한번 떠 따주면 더 빠르게 호전된다.
- 1차와 2차 따기를 반복해 주면서 앉고서기 운동, 도리도리 운동, 발 방아찧기 운동을 해 준다. 이 때 모든 운동에서 비흡구배 호흡을 겸하면서 한다. 한 달 정도 지나면 우울증은 온데간데없고 살맛에 취하여 내 삶이 더 분주해지고 바쁜 일거리가 여기저기 생겨나게 된다.

 **자연치유 도우미** 발끝 10기단 따기

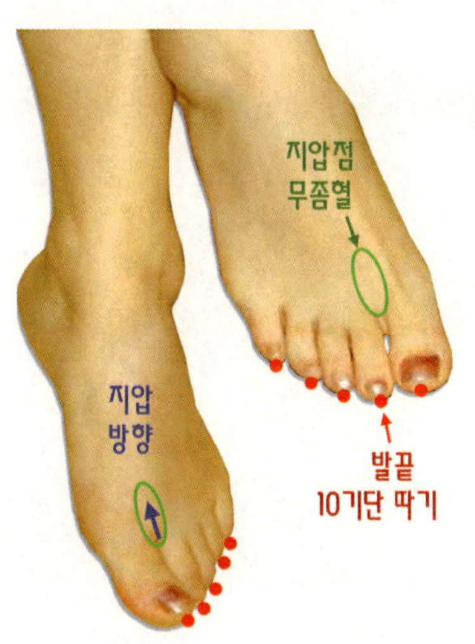

발끝 따기는 우리 몸에서 심장과 가장 거리가 먼 부분으로 적혈구가 연전되어 어적혈이 가장 많이 모이는 부분이다. 따라서 발끝의 10기단이나 10왕 따기를 하면 허리 아래의 질병이 서서히 치유되는 위력을 가지고 있다. 따라서 삼일차 정도로 3개월 정도만 다스리면 발 가짐이 편해지고 고관절이나 무릎 그리고 발목에 관계된 질병들이 서서히 사라진다.

방법과 요령

- 발끝 10기단에 혈류따기를 하고 검붉은 죽은피를 최대한 짜내준다. 3일차 혈류따기를 하는 것이 좋으나 분사나 무혈일 때에는 발가락 끝은 매일 따 주는 것이 좋다.

  손끝 십선따기와 병행하여 따 주는 것도 증세를 더 호전시킬 수 있다. 새끼손가락의 경우에 피가 멀리 분사하여 솟구칠 수 있는데 아주 적게 나올 때까지 피를 뽑아준다.

- 따스한 물에 매일 잠자기 전에 30분간 족욕(좌욕은 절대 금물)한다. 이때 무좀혈을 심장의 방향으로 지압을 하고 통증이 느껴지면 아프지 않을 때까지 지압을 해 준다.
- 추가로 종아리(코피혈) 밑을 누르면 매우 아픈데 이때에도 아프지 않을 때까지 심장 쪽으로 지압하며 주물러 주어 뇌압을 낮춘다.

혈류 다스림 6. 상체에 열이 많은 허열 다스리기

상체에 열이 많은 사람들은 열나는 만큼 어딘가 막혀있기 때문이다. 심장의 피가 다른 조직으로 갈 수 없기 때문에 머리나 가슴, 어깨로 열이 발산되는 것이다.

아하 그렇군!

영하의 추운 겨울에도 열이 올라 옷을 벗어버릴 정도로 열에 시달리는 사람들이다. 열이 많아서 인삼을 먹으면 안 되느니 하며 갖은 음식으로 치유를 하려 별의별 것을 먹거나 병원이나 한의원을 전전긍긍하기도 한다. 사람은 누구나 심장에서 피를 펌프질한다. 높은 압력으로 내 뿜는 심장에서 펌프질 된 피가 오직 상체로만 솟구쳐 생겨나는 질병으로 뇌 손상이 생길수도 있다.

원인은 두 가지이다. 첫째가 허리 이하의 혈류와 수족으로 핏길이 막힌 것이고 두 번째 요인은 오장육부의 핏길이 막힌 것이다. 따라서 조직의 핏길이 막힌 만큼 열이 오르게 되는 것이다. 이런 경우는 그나마 아직 긍정적으로 생각할 수 있는 것은 심장의 펌프가 제대로 움직인다는 것이다. 심장이 제대로 움직이지 못하면 기력이 쇠하여 기진맥진한 몸이 될 텐데 아직 힘 꽤나 쓴다고 몸을 자랑하고 있다는 것이다. 열이 많다고 자랑하지 말고 그 막힌 핏길을 열어 주어야 더 이상 건강이 악화되지 않는다. 머리에 열이 많으면 학습능력이나 대뇌의 기능이 현저하게 떨어진다.

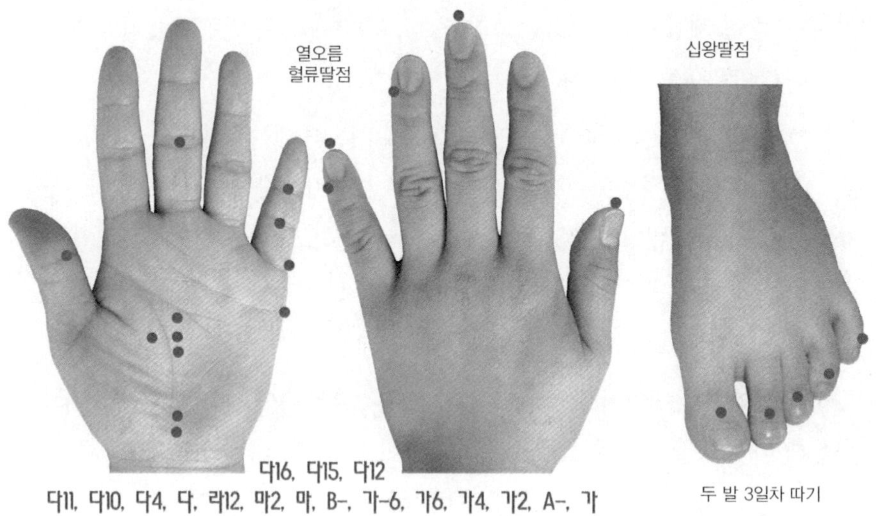

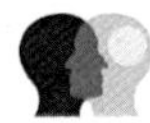 **♥ ↝ 방법과 요령**

- 먼서 손발이 차거나 허열로 수족에 땀이 많은 사람들은 수족냉증 3차 따기를 하여 온 몸의 모세혈관을 열리게 하고 면역기능을 높여준다.
- 열오름 혈류딸점으로 1주차 간격으로 4~5회 다스려주면 상체의 열이 오장육부와 수족으로 퍼져나가 상체로 열이 오르는 것이 줄어들며 서서히 낫게 된다.

소통 나눔이야기 7. 유방암과 폐 이야기

과거 유방암은 서양의 전유물이다. 그러나 근자에는 가슴이 커지는 동양인에게 점점 많이 생기는 질병이다. 또 2~30대 젊은 층에서 발병률이 점점 더 늘어가는 추세이다.

앞서 살이 찌는 부위는 혈류의 흐름이 느리거나 혈액순환 장애 부위라 하였다. 또 영양과잉으로 웃자라면 커지기도 하는 것이다. 서양인은 가슴과 엉덩이가 유난히 큰 체형을 갖고 있다. 그러므로 심장병이나 폐병, 유방암, 하체 이상자들이 동양인에 비하여 많은 것이다.

최근 우리나라에서도 음식섭생이 서구화되고 인스턴트식품이나 과잉영양 섭취, 서양의술을 많이 접하여 혈중 염증지수가 높아져 가는 사람들이 많아지는 추세에 따라 여러 다양한 질병들이 비례하여 발생하고 있는데 그 중 유방암은 급증하는 추세에 있다. 유방암은 가슴의 혈류가 느려서 생기는 현상으로 가슴 조직이 저체온 현상이 되어서 내 안의 체내 노폐물이 차여서 생겨난다.

저체온 현상이 지속되면 가슴이 점점 커지거나 운동 시 땀이 많이 나기도 하는데 이것은 젊은 층의 서구화된 의상도 한 몫을 한다. 우리네 선조들은 치마가 가슴을 가릴 정도로 가슴부위를 따스하게 하는 복식구조이다. 그러나 근자의 의상은 대부분 목이나 가슴이 과대 노출되어 늘 싸늘한 대기와 맞닿아 있는 옷이 대부분이므로 점점 더 가슴의 저체온 현상을 가중케 하는 결과를 가져오게 하였다. 따라서 유방암이 점점 증가하게 되는 이유의 하나가 되는 것이기도 하다.

한편 무분별한 서양의술에 너무 자신의 신체를 던져 버리는 의술의 사대사상으로 성장기에 해열제, 항생제, 항경련제 등의 과도한 주입으로 체내 염증이 대소변으로 빠져 나가지 못하고 전신을 돌게 만들어 버린 체질로 인하여 유방암을 생겨나게 한다. 체내 염증 지수가 높아지면 적혈구 수치가 낮아지고 그에 따른 폐활량이 낮아져서 폐 조직 부위의 염증이나 노폐물이 가슴으로 모여 가슴이 커지거나 유방암으로 나타나는 것이다. 또 성장기 가슴의 혈류가 너무 느려 가슴이 정상 발육을 하지 못하는 경우에도 발병하기도 한다.

♥♥↷ 방법과 요령

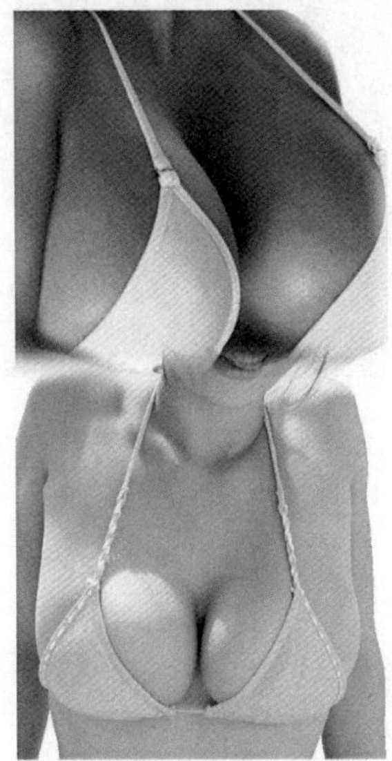

폐의 혈류가 느려지면 가슴이 커진다.

- 유방암을 예방하는 방법은 폐활량을 증대하고 가슴을 따스하게 유지시켜 가슴 조직의 모세혈관을 열어주는 것이 좋다. 따라서 숨 쉬는 공부에서 기관과 폐를 다스려 주는 혈류따기를 하여 준다.
- 가급적 추운 겨울철에는 목과 가슴을 따스하게 하여 체내 노폐물이 가슴에 적체되지 않도록 해야 한다. 또 샤워 시 가슴 부위를 뜨거운 물로 찜질하거나 가슴을 자주 움직여 막힌 모세혈관의 핏길이 열리도록 마사지를 한다.

TIP 아하 ! 그렇군   죽어도 모르는 자신의 건강 이야기

흔히 질병은 육체의 병이라고 생각하는 사람이 많은데 실상은 뇌부터 먼저 질병에 걸려 육체적인 고통이 따르게 된다. 다리가 아프다. 허리가 아프다 하는 통증은 사실은 뇌가 질병에 걸린 것이다. 따라서 야금야금 아주 서서히 약물에 중독되든, 소화장애가 생겨나든 충돌경기를 하는 등 대부분의 질병은 뇌부터 손상을 먼저 입기 때문에 자신이 죽어가는 줄도 모르는 것이다.

대뇌가 장애를 일으키며 질병이 동반되기 때문에 죽는다는 사실을 망각하는 것이다. 죽어가는 사람을 손따기를 하면 피는 전혀 나오지 않고 손가락에서 수액이나 고름만 끊임없이 나오게 된다. 즉, 사지가 먼저 싸늘하게 식어 가면서 심장 쪽으로 서서히 식어 죽게 되는데 이것은 이미 뇌가 죽어 오장육부나 세포로 명령이나 정보를 보낼 수 없기 때문이다.

PART 07

연전된 어적혈류빼기의 실제

복잡하고 미묘한 자연 속에서 사람은 갖가지 다양한 환경을 만나게 되고 비교적 오랜 기간 동안 자연의 순리에 적응하며 살아간다. 생명을 유지하는 동안 끊임없는 환경의 도전을 받으며 살아가는 동안 자신이 이겨낼 수 없는 무수한 환경을 만나게 되고 그 환경의 공격과 충격을 받으면서 인체는 또 다른 적응과 생명유지를 위해 스스로 자기치료시스템을 가동하며 고전분투하고 살아간다.

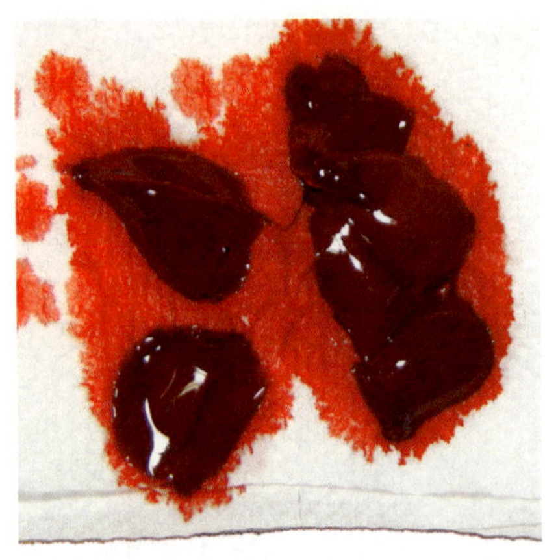

자신의 나이를 %로 바꾼 것만큼 모세혈관이 어적혈로 막혀 있다.

자신의 세포수보다 열배나 많은 미생물이나 바이러스, 세균과 늘 대치하면서 주요한 조직을 살려내기 위해 막힌 조직 주위에는 새로운 정맥을 무수히 만들며 살아간다. 포기한 모세혈관의 정맥 핏길에는 어적혈이 연전되어 피부나 조직이 차가워지거나 검게 변하기도 한다. 또 털이 나기 시작하기도 하고 농백혈과 함께 오래도록 굳어지면 종양이 생기거나 암이 되기도 한다. 핏길이 막혀 산소를 미처 사용하지 못한 곳에서는 활성산소가 쌓여 수소이온이 증가하고 조직이 산성화 되어 간다. 적혈구가 산소를 운반하다가 모세혈관이 막힌 곳에서 더 이상의 산소를 운반을 하지 못하고 정체되어 병이 생긴다.

이것은 혈액 속에 염증과 노폐물로 인해서 혈관이 막히기 때문이기도 하지만 기름진 음식섭생이 문제되어 핏길이 막혀 기가 소진되어 적혈구가 서로 달라붙는 연전현상이 생겨나기 때문이기도 하다. 서로 붙어 엉켜진 크기가 커지면 모세혈관을 통과하지 못해서 사용하지 못하는 산소가 많아지는데 이 산소가 활성산소이다. 활성산소를 제거하려면 정체된 핏길을 열어 혈액을 순환시켜야 한다. 혈액을 순환시켜주려면 막혀 있는 모세혈관부터 청소를 해야 한다.

질병의 원인은 세포로 이송되는 모세혈관을 스스로 막아서 세포에게 산소와 양분을 제때에 공급하지 못하여 생기는 경기후유 현상이다. 기미가 생기거나 저승꽃이 피는 것도 다 같은 맥락인 것이다.

이러한 모세혈관이 막히는 현상이 삼칠이 이상 지속되면 질병이 내 몸 안에서 생겨나는 것이다. 막힌 조직세포로 공급되지 못하고 남아도는 혈액은 결국 머리와 같은 다른 조직의 혈압을 상승시킨다. 대체로 이런 현상들은 심장에서 먼 쪽부터 막히게 되는데 신체의 가장 중요한 오장육부로 산소와 양분을 보내어 생명을 유지시키기 위함이다. 즉, 심장에서 멀어진 부분에 산소와 양분의 공급을 차단함으로서 중요한 장기로 산소와 양분을 대부분 소비하게 하여 인체를 살려내려는 자연치유력인 것이다.

따라서 손발이 차가워지고 그에 따르는 모세혈관이 서서히 막히게 되는 것이다. 또한 인체는 나이가 들수록 갖가지 노폐물이 쌓이면서 모세혈관을 막게 된다. 이러한 농백혈이 모세혈관을 막은 상태에서 세포가 쓰고 남은 요산이나 이산화탄소 등 노폐물들이 정맥의 처리 한계를 초과하면서 정맥의 혈류를 차단하게 되고 급기야 동맥 모세혈관까지도 막히게 되어 점점 더 조직은 제 기능을 잃게 되는 것이다. 이러한 혈류를 막는 어적혈은 나이가 들수록 그 양이 증가하여 마침내 산소와 양분의 공급이 차단되는 부위와 범위가 확대되어 질병의 요인으로 작용한다. 따라서 체내에 찌들어 있는 수명을 다한 어적혈을 빼냄으로서 질병을 예방하고 건강한 생활을 할 수 있다.

1. 어적혈류빼기란?

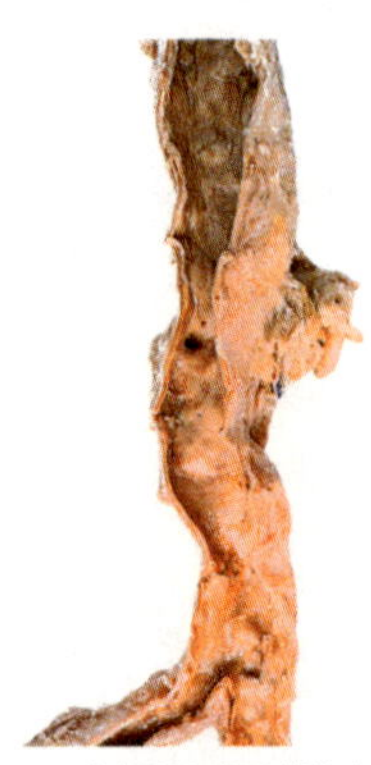
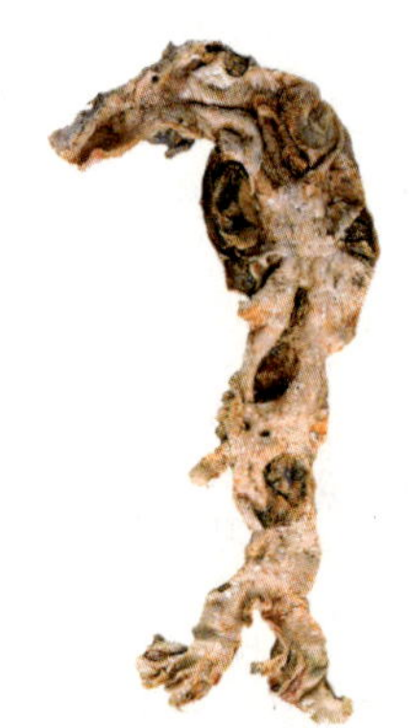

정상적인 대동맥혈관　　어적혈로 막힌 대동맥혈관

어적혈(瘀赤血)이란 병들은 적혈구의 덩어리를 말한다. 적혈구는 골수에서 만들어지며 수명이 약 120일 정도이고 임무를 마친 적혈구는 간과·비장·골수에서 파괴된다. 적혈구는 초당 골수에서 2만개 정도를 만들어 내는 능력이 있기 때문에 헌혈을 하여도 죽지 않는다. 일생동안 0.5톤의 적혈구를 만들어

내며 체내에 남아도는 적혈구는 대소변으로 버린다. 적혈구는 처음 생성될 때는 핵이 있으나 성숙함에 따라 핵은 소실되고 골수를 떠나 혈액 속으로 들어간다. 적혈구 속의 세포질은 헤모글로빈으로 채워져 있으며 중요한 기능은 산소 운반이다.

　어적혈이란 바로 120일이 경과 된 후에도 정맥으로 회수되지 못하고 모세혈관이나 혈관 벽에 찌들어 붙어있는 병들어 죽은피를 말한다. 인체는 나이가 들수록 갖가지 노폐물이 쌓이면서 모세혈관을 막는다. 이러한 혈류가 막히게 하는 1차 주범은 농백혈이지만 2차 혈류를 막는 것은 적혈구가 연전된 어적혈이므로 이러한 어적혈을 인위적으로 빼내기 위한 방법을 어적혈류빼기라 한다.

　어적혈은 보통 자신의 나이% 만큼 어적혈이 체내 쌓여 있다고 생각하면 된다. 근육이 많이 생겼거나 병약할수록 자신의 나이보다 더 많은 량의 어적혈%

만큼 체내에 쌓여 있다. 즉 사람의 나이를 100살로 보았을 때 나이가 50이면 50%의 어적혈이 체내에 잠복해 있다고 생각할 수 있다. 이러한 질병은 내가 만드는 것이다. 모든 질병은 걸리는 것이 아니라 내가 먹고 만든 노폐물과 체내에 잔류해 놓은 백혈구 염증과 죽은 적혈구의 어적혈이 질병의 근원이 되므로 어적혈을 제거해 주면 혈류가 개선되어 아픔과 통증 등 질병이 생기는 근본적인 치료가 가능해 진다.

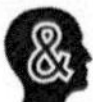 다양한 종류 2. 어적혈 제거와 부항 방법

요즘 부항으로 사혈하는 것이 유행처럼 번져 있다. 그러나 손발이 따스한 사람은 문제가 없으나 손발이 차거나 상체에 열이 많은 사람은 병을 고치려다가 자칫 목숨을 잃는 경우도 있다. 따라서 어적혈빼기는 반드시 농백혈류따기 즉, 손따기로 전신의 핏길을 열어 골수에서 건강한 피를 만들 수 있게 한 후 어적혈빼기를 해야 한다.

보통의 경우 농백혈류따기로 자신의 막힌 핏길을 열어 준 후 삼칠일 즉 21일이 지난 후 또는 농백혈따주기 즉, 손따기를 3회 이상 한 후 어적혈빼주기를 하면 불상사 없이 어적혈을 빼내줄 수 있다.

그리고 보통의 경우에는 피를 빼내지 않고 부항기로 진공하여 피부에 피를 모으는 부항은 일시적인 통증의 반감효과는 있을 수 있으나 근본적인 치유책은 되지 못한다. 왜냐하면 찌들어 붙은 어적혈의 위치를 이동해 주는 역할 또는 강한 압력으로 혈관 속의 혈류의 통로를 조금 열어주는 정도에 지나지 않기 때문이다. 그것은 강한 진공압력에 의한 어적혈을 이동 또는 혈관의 통로가 확보되어 산소와 양분의 공급이 일시적으로 열린 것이어서 통증이나 질병이 호전되는 것처럼 느끼게 되는데 시간이 지나면 다시 재발 할 수 있으므로 피를 모이게 하는 집혈 부항보다 근본적으로 어적혈빼기로 어적혈을 완전하게 몸 밖으로 제거해 주는 것이 빠르게 건강을 찾아가는 방법이다.

보통 바늘이나 침으로 피부를 찌른 후 부항에 진공압력을 가하면 어적혈이 나온다. 그러나 모세혈관 자체가 많이 막힌 사람일수록 피가 나오지 않는다. 적당히 어적혈이 빠지고 나면 일시적으로 시원하고 상쾌한 기분이 든다. 그러나 세포가 산소 양분을 받아 세포가 분열하고 난 후 그 조직 전체세포가 제 기능을 하기 위해서는 최소한 일주일 이상 삼칠일 정도를 다스리며 지켜보는 것이 좋다.

 ☆☆☆ 다양한 종류 ## 3. 어적혈류빼기에 사용되는 용구와 재료

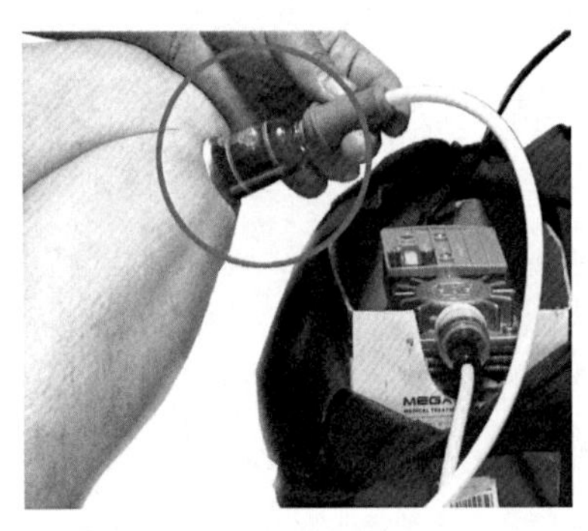

진공펌프기로 어적혈빼기를 하는 장면

오른쪽 사진은 교통사고 후 다친 저자의 무릎 부분을 어적혈빼기를 하는 장면이다. 어적혈을 빼내는 일은 결코 쉬운 일은 아니다. 그렇다고 해서 어려운 것만도 아니다. 원리와 방법을 익힌다면 누구든지 손쉽게 배워 어적혈을 빼낼 수가 있다. 어적혈은 바늘이나 사혈침으로 찌르고 손으로 짜내줄 수도 있다.

그러나 이런 방법으로는 피부 표피에 일부분의 어적혈을 빼내어 줄 수 있는 정도이다. 따라서 피부 깊숙하게 자리 잡은 다량의 어적혈을 뽑아내기 위해서는 진공 상태를 만들어 낼 수 있는 부항기를 사용하게 된다.

어적혈빼기의 용구와 기구를 사용하는 원리와 방법을 살펴본다.

1) 부항기를 사용하는 여러 가지 방법

부항(附缸)이란 항아리를 몸에 불로 붙인다는 뜻이다. 내부의 공기를 뜨겁게 한 후 진공한 상태로 피부에 붙여 어적혈을 제거하는 것으로 역사는 중국 한 나라 시대 [오십이병방(五十二病方)]에 부항요법의 기록까지 거슬러 올라간다. 진시대 갈홍이 저술한 주후비급방(紂后備急方)에는 각법이라 하여 소뿔로 부항 모양을 만들어 피와 고름을 빨아내는 방법을 기록하고 있다. 당나라시대에는 왕도의 대나무 통을 끓는 물에 담군 후 환부에 붙여 피고름을 빨아내어 폐병에서 내과 질환에까지 부항시술을 하였다. 그 이후로도 동서고금의 많은 의서들에 부항요법이 기록되어 있으며 우리나라와 일본에는 6세기경 침구법과 함께 전해졌고 17세기 말에는 서구까지 전파되었다.

(1) **화관법**은 부항기 내에 종이나 면 솜에 알코올을 살짝 묻혀 점화하여 공기를 데운 후 부항기를 피부에 부착하고 공기가 식으면서 어적혈을 빼내는 방법이다. 피부의 온도를 상승시키는 가장 이상적인 방법이나 번거로운 게 흠이다.

(2) **수관법**은 일반적으로 대나무관을 쓰며 대나무 관을 냄비에 넣고 물을 부어 끓인 후 관을 기울여 핀셋으로 집어내어 물을 버리고 관이 뜨거울 때 피부에 잘 흡착시켜 어적혈을 빼는 방법이다.

(3) **배기법**은 최근에 가장 많이 사용되는 방법으로 흡입기구를 이용하여 부항 내에 공기를 빼내어 기압을 낮게 만들어 빼는 방법이다. 수동식과 전동식이 있으며 수동식은 안전한 반면 압력이 약하거나 일정하지 않으며 온열 효과가 없는 단점이 있다.

과거 오래된 재래의 부항기는 유리로 만든 소주 컵 모양으로 알코올램프로 컵의 내부의 온도를 높인 후 피부에 붙여두어 공기가 식으면서 피부를 당겨내는 방법으로 부항을 하였으나 근자에는 사진과 같은 타입으로 공기를 직접 진공하여 부항하므로 편리해 졌다.

최근 널리 사용하고 있는 피스톤을 손으로 잡아당겨 진공하는 방법이 번거롭고 압력이 낮아 앞쪽의 사진처럼 손수 제작한 소형 진공펌프를 사용해도 된다. 어느 방식이든 부항 캡 속에 있는 공기를 빼냄으로서 피부의 모공이나 모

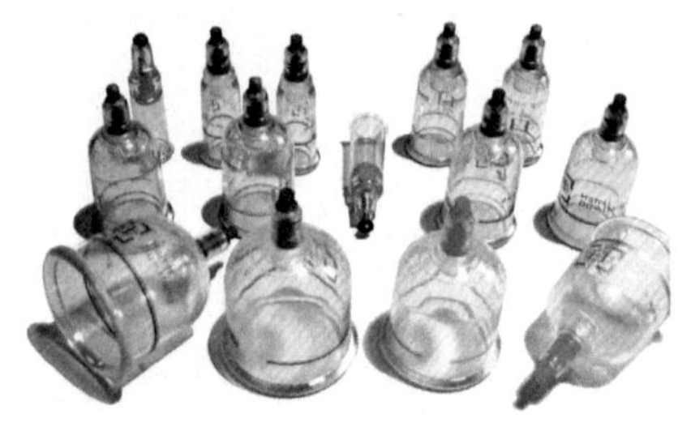

세혈관에 응축된 어적혈을 모으거나 빼내는 방식이다.

부항 캡을 구입할 때는 노즐 부분이 정교한 것을 고르는 것이 좋다. 무턱대고 구입하다보면 부항노즐에 달려있는 원형의 고리가 연결 고무 캡에 닿아 진공을 할 수 없는 경우가 발생될 수도 있다. 어적혈빼기용 부항 캡은 단번에 많은 수량이 담긴 부항기 세트를 구매할 필요가 없다. 시중에 판매되고 있는 부항 캡은 집혈용이므로 같은 크기의 부항 캡이 너무 많이 들어 있으므로 가급적 제일 숫자가 적게 포장된 것을 구입하는 것이 경제적이다. 보통 대, 중, 소의 직경이 서로 다른 2개 정도의 세트만 준비해도 어적혈류빼기를 하는 데 부족함이나 불편함이 없다.

2) 혈류침

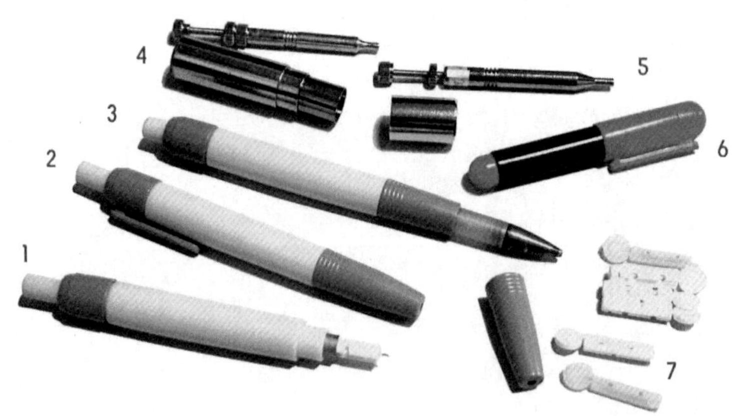

혈류를 개선하기 위해 사용하는 바늘 즉, 침의 총칭이다. 어떠한 침을 사용하던 피부 표피의 모세혈관에 찌들어 붙은 피를 빼내면 되지만 바늘을 사용하는 침의 특성에 따라 피부의 상처가 다르게 나타나고 회복 속도도 다르다.

일반적으로 의료기 판매점에서 구입해서 사용하는 원터치 방식의 사혈침 그림 1, 2는 바늘 끝이 삼각 모양으로 쉽게 사용할 수 있다. 볼펜 모양으로 끝 부분을 누르기만 하면 바늘이 순식간에 피부의 표피에 1-2㎜ 정도의 깊이로 구멍을 내므로 모세혈관의 어적혈을 쉽게 빼낼 수 있다. 그림 7은 일회용 침으로 가급적 충분하게 준비해 두는 것이 좋으며 바늘과 같은 영구침은 반드시 소독을 한 후 사용토록 한다. 그림 6는 휴대용 소독약통, 5는 삼릉침, 4는 수동다침이다.

원터치 방식의 혈류침이 없을 경우에는 가정에서 사용하고 있는 바늘을 사용할 수 있다. 뾰족한 바늘을 보게 되면 어린이의 경우에는 두려움을 가지게 되므로 바늘이 보이지 않도록 사용하는 것이 좋다. 필자는 원터치 방식의 시중 사혈침을 개량하여 그림 3을 사용하여 정확한 위치를 찌를 수 있게 만들어 사용하고 있다. 어적혈류침은 정확한 경혈자리가 문제되지 않으나 농백혈류침은 정확한 침점이 중요하다. 기존의 원터치 방식의 혈류침은 정확한 부위를 찌를 수 없는 단점이 있다.

3) 진공펌프

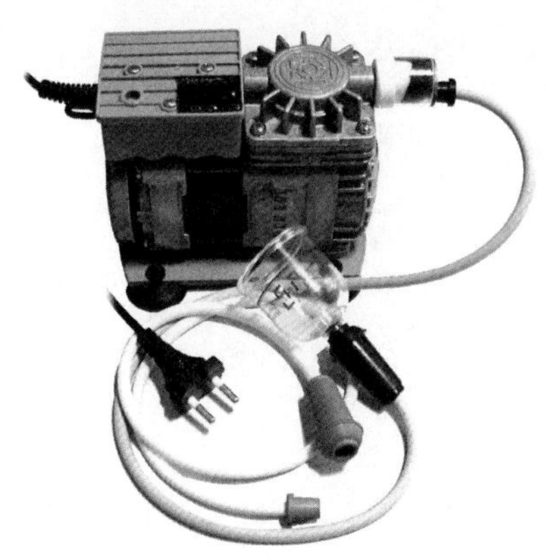

전기진공펌프

공기를 진공으로 만들어 부항기 내의 공기를 진공상태로 만들기 위한 기구이다. 보통 피스톤을 손으로 당겨서 부항기 내의 공기를 빼내는 수동식이 시중에서 널리 사용되고 있다. 그러나 이것은 공기의 압력 조절이 미비하거나 털이 있는 부위에는 사용하기가 불편하다. 즉, 머리카락이나 주름이 많이 있는 피부는 공기가 함께 빨려 들어와 피를 빼내기가 매우 힘이 든다.

필자는 소형 진공펌프를 손수 개량하여 진공압력을 조절할 수 있는 자동펌프를 사용하고 있는데 여간 편리한 것이 아니다.

4) 끓인 물

흔히 사혈을 할 때 소독약을 사용하는 경우를 많이 본다. 그러나 절대적으로 사용해서는 안 됨을 주장한다. 왜냐하면 소독약의 주성분은 대부분 "이소프로필알코올"을 사용하고 있는데 문제는 바늘에 의해 상처 난 부위에 이소프로필알코올이 닿거나 스며들게 되면 혈류가 개선되어 산소와 양분을 공급하기도 바쁜데 소독약을 백혈구가 물리쳐야하는 일이 발생되기 때문이다.

따라서 가급적 깨끗하고 정결한 솜이나 휴지로 피를 닦아내는 것이 소독약을 사용하는 것보다 피부의 침 자국이나 피부 멍이 빨리 사라진다. 소독약 대신 끓인 물을 적당히 식혀 사용하는 것도 바람직한 방법이 될 수도 있다. 어적혈류침은 일반적인 주사제와 같이 이물질을 넣는 것이 아니라 피가 저절로 흘러나오게 하거나 피를 빼내는 일이므로 굳이 인체에 해가 있는 소독약을 쓸 필요가 없는 것이다.

5) 휴지나 솜

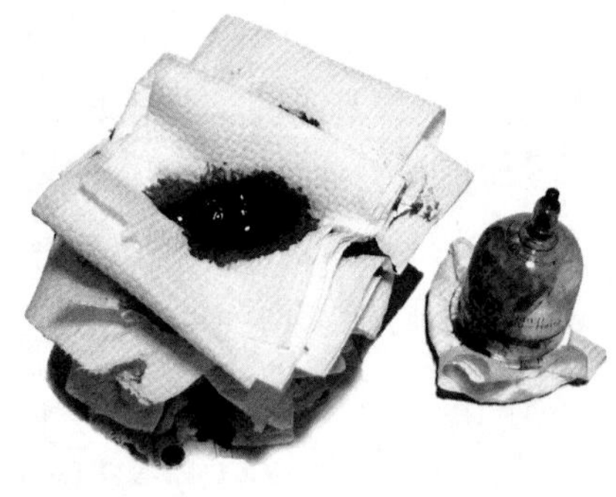

어적혈빼기를 할 때 빠져 나온 피를 닦아내기 위해 많은 휴지나 솜이 필요하다. 그것은 한번 만 뽑아내는 것이 아니라 횟수를 거듭할수록 깊숙한 부위의 어적혈이 빠져 나오기 때문으로 많은 피를 닦아낼 휴지가 필요하기 때문이다. 거즈나 솜은 값도 비쌀 뿐만 아니라 환경적인 문제가 있으므로 가급적 깨끗하고 청결한 휴지를 이용하는 것이 여러모로 좋다.

사진처럼 휴지를 손바닥 길이로 서너 겹 말아 포갠 것을 여러 개 준비해 두고 사용하면 편리하다. 부항기의 내부를 닦아낼 때에도 준비한 휴지로 내부를 깨끗하게 닦아 낸 후 계속적으로 사용하되 사용이 끝난 후에는 뜨거운 물로 소독하는 일을 잊지 말아야 한다.

6) 비닐 봉투

혈류침에 사용되는 휴지나 사용한 침 등을 담아서 버릴 비닐 봉투를 준비해 두면 청결한 상태에서 다스려갈 수 있다. 수십 겹의 피 묻은 휴지나 솜 등이 굴러다니면 본인은 별 문제가 되지 않으나 다른 사람들의 시각 충격 또는 자극으로 혐오감을 줄 수도 있으므로 속이 보이지 않는 검은 봉투를 미리 준비해 두는 배려가 필요하다.

다양한 종류 4. 어적혈류침의 방법과 요령

과정과 자연치유 1) 어적혈빼기를 해야 할 피부의 부위

다음은 혈류침점을 찾기 전에 어적혈이 많이 쌓인 피부의 겉보기 현상을 살펴보는 방법이다.

(1) 피부색이 검붉음 - 정상적인 피부색이 아닌 부위를 찾는다.

피부색이 검붉거나 회청색을 띠는 부위는 혈류가 막혀 생기는 현상으로 손이나 발 또는 질병이 있는 특정한 부위가 붉게 상기되어 있거나 검붉게 나타난다. 수명을 다한 어적혈이 모여 모세혈관에 연전되어 쌓여 있기 때문에 정상적인 피부색과는 다르게 나타난다.

(2) 피부나 관절이 부어오름 - 살이 찐 것처럼 특정한 부위가 부어 있다.

혈류가 막혀 어적혈이 모세혈관에 계속적으로 쌓여있는 현상으로 관절이나 무릎, 발바닥 등이 부어오르게 된다. 대부분 근육 또는 살이 찐 것으로 착각을 하는 경우가 많다. 예를 들면 발이 있는 짐승은 발목이 가늘수록 건강하며 운동성이 높다. 그런데 발목이 부어 '어적혈이 쌓여 있는 것 같다.'라고 말하면 대부분의 사람들은 살이 찐 것 또는 근육이라고 우겨대는 경우를 많이 본다.

(3) 부종이 많이 생김 - 각종 피부염증이 자주 생기는 부위이다.

특정한 부위에 종기나 염증, 습진, 아토피 등과 같은 피부염이 생기는 것은 그 부위는 어적혈이 혈관을 막고 있기 때문에 쓰고 남은 요산이나 이산화탄소 등의 노폐물이 피부로 솟구치는 현상이다. 얼굴에 원인 모를 종기나 부종이 생기거나 심하면 멍게 얼굴이 되거나 아토피성 피부염증과 같은 증세로 고생하는 경우가 많다.

(4) 유난히 차가운 부위가 생김 - 저체온 부위는 질병을 알리는 신호이다.

신체의 어떤 부위가 차갑다는 것은 심장에서 끓는 뜨거운 피가 해당부위까지 도달하지 못하기 때문이다. 손발이 차거나 특히 발가락이 차가운 사람들이 많다. 아랫배가 차가우면 생리에 이상이 있고, 허리가 차가우면 허리 병이 생길 수 있고, 꼬리뼈가 차가우면 치질이 생길 수 있다. 신체의 어느 부위든 그 부위가 차가우면 반드시 그에 해당되는 질병이 생기게 된다.

 **과정과 자연치유 2) 어적혈류침의 방법**

사진은 혈류침하여 피를 빼내는 과정이다. 1에서 4의 과정으로 갈수록 거품과 함께 어적혈이 계속적으로 나오고 있다. 그러나 어떤 부위는 수차례 찔러도 피가 한 방울도 나오지 않는 경우도 있다. 이런 경우는 매우 심각한 증세가 도래될 수 있으므로 히터나 온열기로 피부의 온도를 높여가며 어적혈빼기를 수차례 하면 혈류가 개선되어 나오는 어적혈량이 차츰 증가된다.

(1) 혈류침할 때의 주의사항

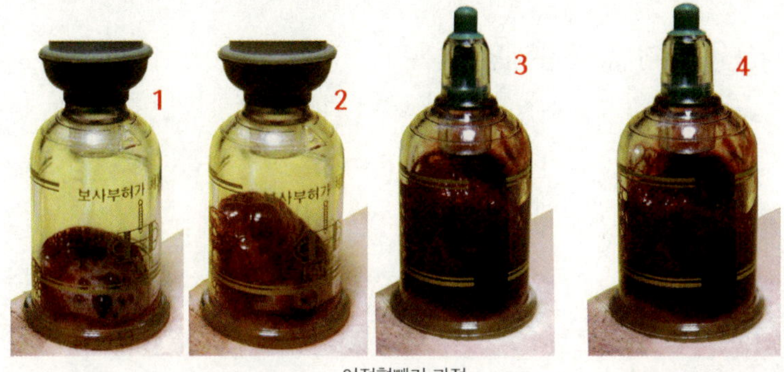

어적혈빼기 과정

가급적 눈에 보이는 시퍼런 정맥혈관은 찌르지 않는 것이 좋다(정맥혈관만 찔러 나쁜 피를 빨리 빼내는 치료법도 있음). 혈류따기를 하지 않아 현기증 이나 어지러운 증세가 나타날 경우에는 다음날로 미루는 것이 좋다. 한꺼번 에 많은 피를 뽑으려고 무리한 압력을 걸지 않는 것이 좋다.

(2) 혈류침을 놓는 방법과 횟수

- 어적혈을 빼내고자 하는 위치에 알맞은 부항 캡을 고른다.
- 부항 캡을 피부에 대고 압력을 걸어 붉은 자국이 생기도록 한다.
- 부항 캡을 떼어내고 혈류침으로 3~7㎜ 간격으로 침을 찌른다. 부항 캡의 크기에 따라 다르긴 하지만 보통 7~15군데 정도로 혈류침한다.
- 부항캡을 덮고 압력을 걸어 피부가 1~2㎝ 정도로 솟게 하여 피를 빼고 압 력이 줄어들면 다시 진공 압을 높여주고, 피가 잘 나오지 않을 때는 온열 기나 드라이기로 피부의 온도를 높여준다.
- 이러한 과정을 같은 부위에 3회~7회 정도 반복한다. 한번을 하게 되면 표 피의 피만 빠져 나오므로 반드시 3회 이상을 한다. 횟수가 거듭될수록 피 부 깊숙한 어적혈이 더 많이 빠져나온다.
- 이러한 과정을 3~7일 주기로 반복하여 어적혈이 현저하게 줄 때까지 반복 한다.

(1) 피는 나오지 않고 수액만 나온다

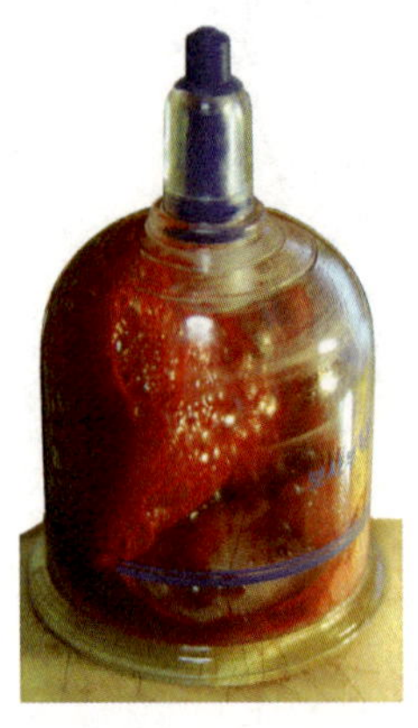

어적혈빼기를 하면 피는 나오지 않고 물이 나오는 경우가 있다. 진물이나 고름 또는 노란 수액 같은 것들이 수포가 생기면서 나오기도 하는데 이것은 모세혈관이 죽은 적혈구 피가 연전되어 찌들어 완전히 막힌 경우이다. 죽은 적혈구는 찌들어 빠져 나오지 못하고 혈중 수액이나 죽은 백혈구 수액 또는 요산, 오래된 혈장과 같은 노폐물이 빠지는 것이다.

이런 경우는 빨점 부위를 따뜻한 물수건이나 드라이기 등으로 뜨겁게 한 후 어적혈빼기를 하면 지렁이 같은 찌든 피가 굳어서 조금씩 빠져 나온다. 그러나 아주 심한 경우는 피부에 수포가 생겨 수액이 나오면서 피부 껍질이 벗겨지는 경우도 있다. 빨점 부위를 늘 따뜻하게 하면서 삼일차로 어적혈빼주기를 하면 3~4회 지나면 서서히 몸 안에 찌든 어적혈이 점점 많이 빠져 나오게 된다.

(2) 거품이 생긴다

어적혈빼기를 하는 중에 부항 캡에 거품이 발생되기도 한다. 거품은 모세혈관에 남아있는 이산화탄소와 활성산소 같은 가스가 배출되는 경우와 부항 캡과 피부 사이에 기공이 생겨 거품이 나는 두 가지 경우가 있다.

전자는 모세혈관에 잔류된 활성산소나 이산화탄소와 같은 가스는 대부분 혈류가 막혀 부항하는 부위가 차가울 경우나 신진대사에 문제가 될 경우에 나타나는 현상이다. 보통 심장에서 멀리 떨어진 부위일수록 거품이 많이 생기는데 보통 손이나 발에 혈류침할 때 나오기도 한다. 후자는 피부와 부항 캡 사이의 틈으로 인하여 공기가 빨려 들어가면서 거품이 생기는 경우에는 부항 캡의 압력이 낮아 피를 빼내기가 곤란해지므로 캡의 크기를 달리하거나 부항 캡을 돌려가며 재차 진공 압을 높여가는 것이 좋다.

(3) 침 자국에 찌든 핏덩이로 막혀 있다

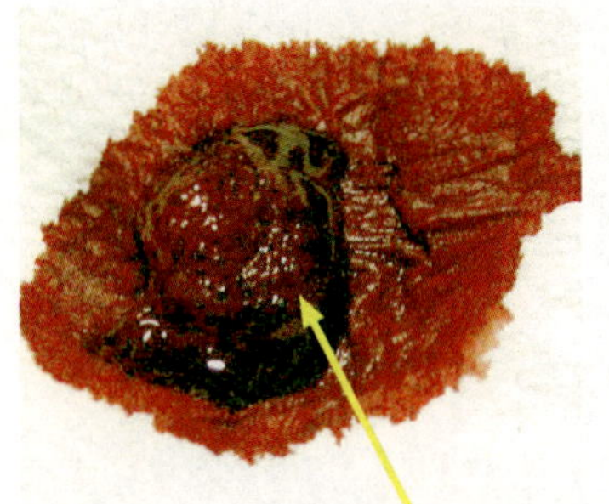

거품과 함께 간덩이처럼 빠져 나온 어적혈

시간이 경과되어도 피는 나오지 않고 침구멍에 막고 굳어 버린 어적혈이 조금 보이는 경우는 모세혈관이 오래도록 찌들어 막혀있는 부위이다. 대부부의 건강한 사람들은 혈류침으로 찌르면 자동적으로 피가 줄줄 흘러나온다. 그런데 혈류침으로 찔렀는데도 피가 나오지 않은데다가 그기에 진공 압까지 걸어 빨아 당기는데도 피가 줄줄 나오지 않는다면 심각한 증세가 도래된 부위이므로 꾸준하게 혈류침을 계속해야 한다. 보통 심장에서 가까운 부분과 척추 쪽은 피가 나오는 양은 많고 어적혈 비율이 낮은 반면 심장과 멀리 떨어진 부위일수록 생혈보다 어적혈이 더 많이 나온다.

(4) 어적혈빼기 후 피부 현상

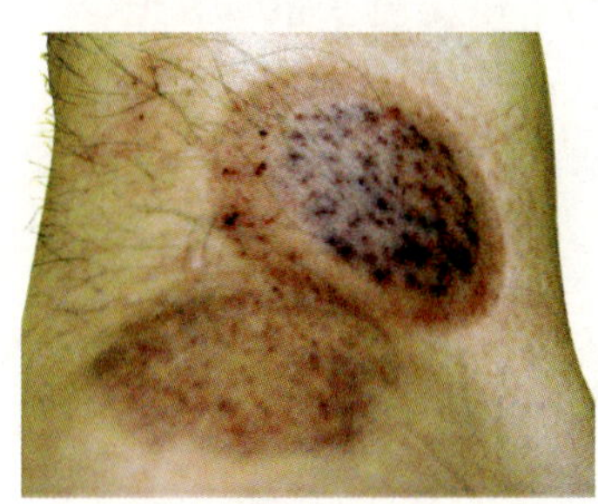

사진은 필자의 무릎을 혈류침한 후의 자국이다. 아랫부분은 하루 전에 혈류침한 자국이며, 위쪽의 멍 자국은 조금 전 어적혈류침을 놓은 부위에 남은 자국이다.

같은 자리에 6회 정도를 혈류침을 하고 부항으로 빼내었기에 보기가 징그러울 정도이다.

그러나 이 혈류침으로 무릎이 편안하여 좋아하던 축구경기를 뛸 정도가 되었다.

정상적인 경우에는 혈류침을 하여도 하루 이틀 지나면 자국이 없어진다. 건강지수에 따라 다르긴 하지만 필자의 무릎처럼 간간이 시큰거리는 경우에 혈류침한 시퍼런 자국은 일주일 정도 시간이 경과되면 원래의 피부로 돌아온다. 교통사고로 다친 무릎뿐만 아니라 치질, 위염으로 인한 위장 장애, 교통

사고로 인한 발목 이상, 탈모로 인한 대머리 등 등 청년기의 무자비하게 몸을
사용한 결과에 의한 어적혈이나 해병대 군생활에서 얻어 터졌던 온갖 어적혈
을 대충 빼내고 난 지금은 몸과 심신이 매우 가벼운 상태를 유지하고 있다.

다양한 종류 5. 어적혈빼기 - 뺄점부위표

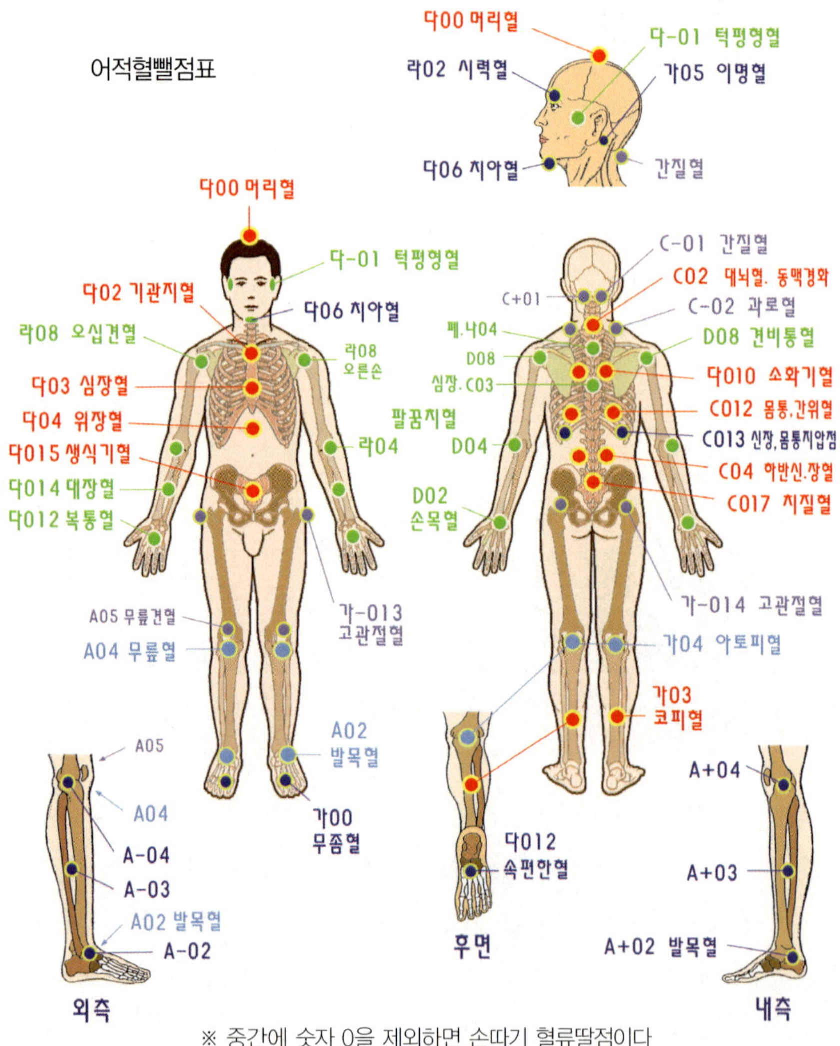

※ 중간에 숫자 0을 제외하면 손따기 혈류딸점이다

6. 주요 질병별 어적혈빼기

1) 잦은 피로 간, 신장 기능 저하 다스림

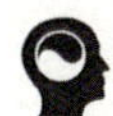 **혈류빼기의 방법** (1) 몸통혈 어적혈빼주기 – C012

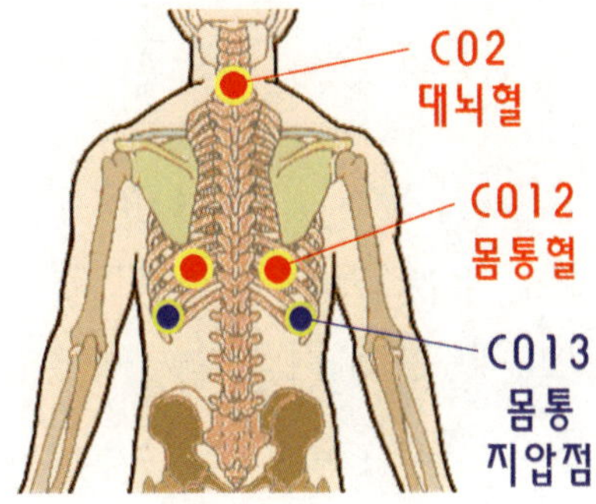

대뇌혈, 몸통혈류빼점표

간, 비장, 신장 등의 혈류개선으로 피로와 무기력한 삶에 기운을 불어 넣는다.

몸통에 있는 갖가지 기능의 장기에서 쓰고 남은 노폐물을 빼내어 신진대사를 원활하게 하여 오장장부의 혈류를 개선하는 어적혈뺄점이다.

심신의 피로를 빠르게 회복하기 위해서는 간에 산소와 양분이 충분하게 공급되어야 하는데 간의 혈류가 느리거나 어적혈로 간이 부어 있는 경우에는 쉽게 피곤하거나 손바닥이나 발바닥에 붉은 반점이 많이 생기는 현상이 나타난다. 오른쪽의 C012는 간을 다스리는 뺄점이고 왼쪽 C012는 비장을 다스리는 뺄점이다.

손의 반점은 혈액속의 노폐물이 심장에서 가장 멀리 떨어진 곳에서부터 혈류가 막히기 때문이다. 위장을 제외한 췌장이나 간장, 비장, 신장, 가로막, 대장 등 에너지 공장의 혈류를 돌려 몸통의 중요 조직의 기능을 개선하는 혈류뺄점이다. C012의 뺄점 번호에서 0을 제외한 C12가 농백혈류딸점표의 손따기와 함께할 수 있는 딸점이다.

혈류빼기의 방법 (2) 대뇌혈류 개선 – C02

대뇌의 정보가 가장 많이 이동하는 통로로 동맥경화나 스트레스, 지나친 두뇌 사용이 증가할수록 대뇌혈의 부위가 부어오르거나 차가운 기운이 감돌 게 된다.

일상에서 받은 갖가지 스트레스나 머리가 무거운 증상을 가볍게 하려면 대뇌혈류를 개선하면 효험을 볼 수 있다. 지체장애나 난치성 질환자들은 이 부위가 유난히 부어올라있다. 간질, 공황장애, 턱관절 이상, 소아마비, 경추 이상, 학습장애 등을 개선하는데 효험이 높을 뺄점이다. 농백혈따기는 C2이다.

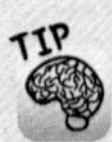

(3) 신장, 몸통지압점 – 오장육부의 신진대사 문제 해결 – C013

등이 앞으로 휘어지거나 몸이 가볍지 않을 때에는 오장육부의 신진대사가 문제가 되거나 몸통에 문제가 생기는 경우가 있을 때 지압하는 법이다. 신장, 췌장, 대장, 비장 등의 혈류가 개선되는 등치기 방법이다. 식후 두 주먹을 움켜쥐고 팔을 뒤로하여 C013 몸통지압점 주위를 쳐 주면 매우 아픈 부위가 나타난다. 아프지 않을 때까지 식사 후 2~30번 쳐 준다. 등을 치고 나면 트림이 나거나 방귀 등, 속이 편해지는 지압점이다.

 혈류빼기의 방법 2) 탈모 및 원형 탈모 어적혈빼주기

(1) 머리 혈류를 개선하여 발모가 이루어지게 한다 – 다00

탈모는 여러 가지 요인이 있으나 일반적으로 남성호르몬이 과다하고 외부 환경에 잘 적응하는 사람들에게 대머리가 많다. 여성호르몬제를 투어하여 탈모를 방지하는 경우도 있는데 남성의 경우는 정력에 문제가 되기도 하고 복용을 중지하면 다시 탈모가 급속히 진행되는 경우가 많다.

원인은 심장의 피가 머리로 솟구치는 게 한결같은 요인이다. 그리하여 두피의 혈액순환이 지연되어 점점 두피가 얇어지면서 서서히 탈모가 진행된다.

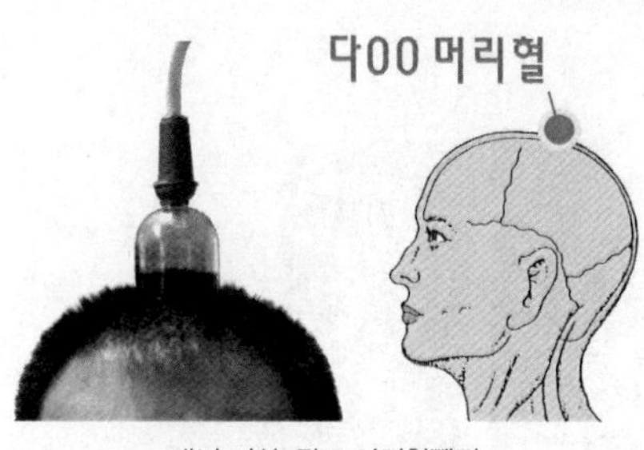

대뇌 이상. 탈모 어적혈뺄점

발모 방법은 여러 가지가 있다. 우선 두피의 모세혈관을 열기 위해 열을 가하여 혈류를 개선하거나 빗질 또는 강한 자극을 통한 지압으로 모세혈관을 열어주기도 하고 강열한 자극 물질로 세포를 자극하여 모공을 여는 방법 등이 있는데 모든 발모의 원리는 두피의 막힌 모세혈관을 여는 방법으로 귀결된다.

그 중 어적혈빼기가 가장 효험이 빠르고 부작용도 없는 방법이다. 위쪽 그림처럼 다OO 머리혈 흔희 백회라는 부위를 어적혈빼기를 하면 대뇌의 두피 전체를 다스려 가는 좋은 어적혈뺄점이다. 일주차로 어적혈빼주기를 하여 한 달 정보 후면 서서히 머리카락 굵기가 굵어지면서 모공이 살아나고 모세혈관이 열리면서 서서히 두피가 두터워진다.

혈류빼기의 방법 (2) 원형탈모의 원인과 어적혈빼기

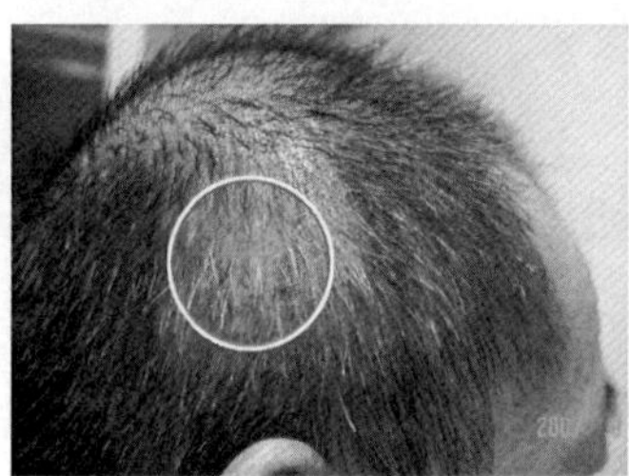
원 안은 원형탈모 부위

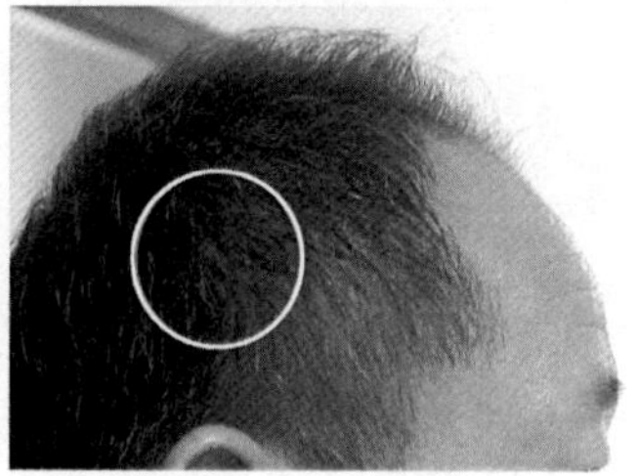
어적혈빼기 후 원형탈모 부위

원형탈모는 대뇌혈류 장애가 원인으로 심한 스트레스를 받거나 과도한 두뇌 사용이 집중될 때 생긴다. 대뇌가 신체 조직을 움직이고 명령하며 사용된 두피에 노폐물이 쌓여 저체온 현상이 나타나고 점차 노폐물이 축적되어 혈류의 흐름이 막히게 됨에 따라 두피가 급속하게 엷어져서 원형탈모가 생겨난다.

(3) 원형탈모 치료법

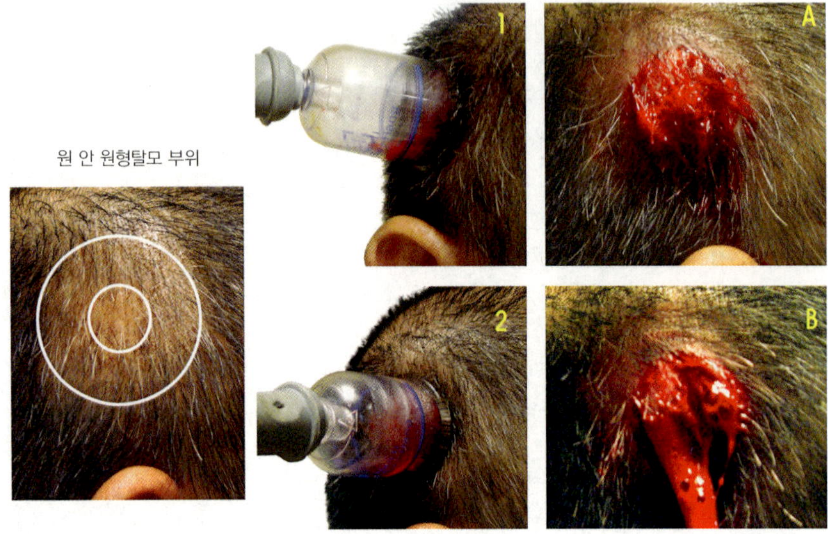

- 어적혈빼내기를 원활하게 하기 위해 머리카락을 짧게 깎는 것이 좋다. 부득이한 경우는 사진처럼 어적혈빼주기가 머리카락으로 인하여 빼내기가 힘들면 그 횟수를 많이 하여 빼준다.

- 원형 탈모 부위에 10~15군데 어적혈류침으로 찌르고 사진 1처럼 부항 캡을 부착하고 진공펌프로 빼준다. 사진 2처럼 어적혈이 적당히 빠져 나오면 부항 캡을 떼어내고 5회 이상 같은 부위를 계속하여 빼내 준다.

- 사진 A는 1차 어적혈빼주기 시 나오는 어적혈이며 사진 B는 3차 빼기를 하고 난 후 어적혈의 사진이다. 4, 5차 같은 부위에 부항을 하면 할수록 더 많은 양의 어적혈이 빠져 나오게 된다.

- 일주일 후 다시 같은 방법으로 어적혈빼주기를 하는데 삼칠일 정도 지나면 두피가 조금씩 두터워지게 되고 세포재생주기인 42일이 지나면 서서히 머리털이 나거나 그 굵기가 굵어진다.

 **혈류빼기의 방법 (4) 발모를 위한 다스림 여러 방법들**

- 머리로 솟구친 피를 발로 내려주기 위해 발끝 10기단 따기를 삼일차로 10회 이상하여 발로 열을 내리게 한다.
- 소화 장애로 핏대가 선 경우에는 대정맥 쓸어내리기를 하루 10번 이상씩 하여 목의 혈류를 개선하여 대뇌압을 낮추고 갑상선의 기능을 개선한다.
- 산소 많은 음식을 섭생하고 족욕이나 온열기로 발을 따스하게 해 준다.
- 두피의 혈류를 개선하기 위해 따스하게 열을 자주 가하거나 빗질이나 지압으로 두피를 자주 자극하거나 지압하여 준다.

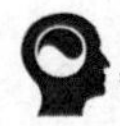 **혈류빼기의 방법 3) 협심증, 심장병 관련 어적혈빼주기**

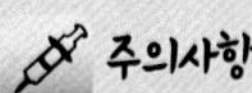 **주의사항**

협심증이나 심장 관련 질환을 가진 사람은 심장혈 어적혈빼주기를 하기 전에 반드시 수족냉증 3차 따기를 다스린 후 손과 발의 핏길을 연 후 어적혈을 빼주어야 한다. 그렇지 못한 경우에는 혼절 또는 심각한 문제가 발생할 수 있음에 유의해야 한다.

혈류빼기의 방법 (1) 심장혈뺄점 – 다 03, C03

협심증, 심장병 등 심장관련 질환을 치료하거나 강화하게 한다.

주의사항에서 언급하였듯이 심장관련 질환은 신진대사 장애에서 생겨난 질병이다. 수족이 싸늘하거나 혈중 농백혈 농도가 높아 적혈구 수치가 부족한 사람들에게 나타난다. 즉, 심장은 박동을 하고픈데 피를 내뿜어 보낼 조직들이 막혀 심장에 부하가 걸려서 생기는 병이다. 따라서 성급하게 어적혈 빼주기를 하면 대뇌의 저산소증으로 유명을 달리 할 수 있으므로 반드시 농

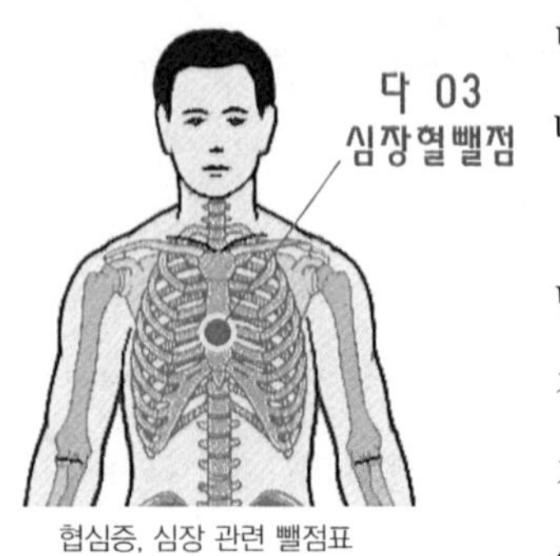

협심증, 심장 관련 뺄점표

백혈 딸점에 따른 혈류따기에서 수족냉증 3차 따기를 실시한 후 시행해야 한다.

저자는 협심증 환자를 수족냉증 3차 따기로 막힌 핏길을 열어 준 후 심장혈뺄점 부위를 어 적혈빼기로 보름차로 3회하여 대부분 완치되어 건강한 생활을 하고 있는 경험이 많다. 등쪽의 C03을 함께 다스려 주면 더 좋다. 협심증과 같은 심장질환은 비교적 쉽게 다스릴 수 있으며 그 효험이 아주 큰 다스림이다.

(2) 심장은 간이 상수도의 전기 자동펌프와 같다

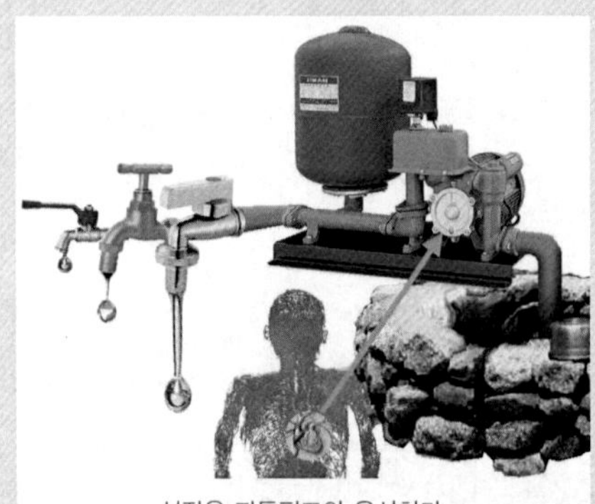

심장은 자동펌프와 유사하다.

우리가 달리기를 하면 심장의 박동이 빨라진다. 건강한 사람은 적당한 운동에는 심장 박동의 변화가 적지만 신진대사가 문제된 사람은 조금의 운동에도 심장의 박동수가 빨라진다. 작은 움직임에도 피가 보낼 곳이 많아지기 때문이다.

시골의 간이 상수도에는 자동 펌프로 식수를 공급하게 되는데 수도 콕을 많이 열면 자동펌프가 세차게 돌아가고 잠그면 부하가 걸려 정지한다. 수돗물을 졸졸 흐르게 하면 돌다 멈추고 또 돌기를 반복하는 것과 같은 이치이다. 심장관련 질환의 요인은 첫째 혈중 염증지수가 높은 사람에게 나타나고 두 번째는 인체의 조직 부위의 혈류가 막혀 피를 보낼 곳이 여기 저기 막혀 저체온 조직이 많기 때문이다.

따라서 심장관련 질환은 심장에 부하가 걸린 질병이므로 혈류따기로 핏길을 연 후 심장 주위의 어적혈을 빼내주면 협심증이나 부정맥 또는 심장과 관련된 질병이 근원적으로 치료된다.

혈류빼기의 방법 4) 위장병 및 소화관련 어적혈빼주기

혈류빼기의 방법 (1) 위장혈뺄점 – 다04

위산과다, 위무력증 등 위장혈류를 개선하여 속을 편하게 한다.

다04번 위장혈뺄점 주위가 차갑거나 털이 나 있는 사람, 복부가 체지방으로

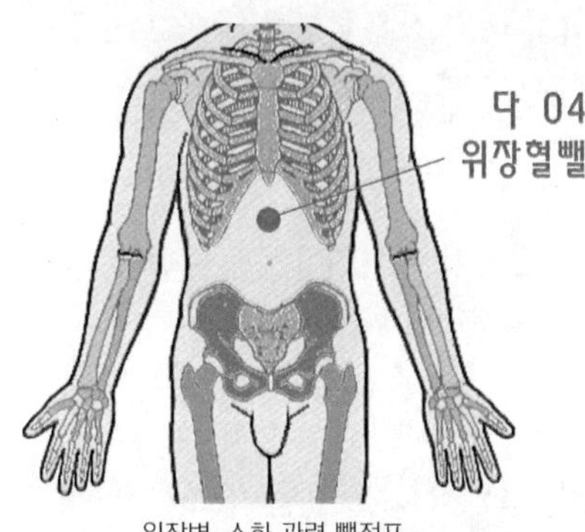

위장병, 소화 관련 뺄점표

위장이 짓눌려 있는 사람의 뺄점이다. 이미 위장의 연동작용이 문제되거나 설령 속이 편하다고 하여도 위장혈류가 막혀 음식은 소화되지 못하고 음식량과 무게에 의해 그냥 소장으로 밀려내는 형국이다.

식후 복부가 늘 팽만해지거나 가슴이 답답한 사람들은 위장의 상단 위저에 체기가 남아 있는 경우가 많다. 등이 아픈 사람은 다010 어적혈뺄점을 함께 다스려 준다.

체하여 위저에 올라붙어 있는 음식은 수십 년이 지나도 늘 그렇게 속이 불편하게 되고 그에 따른 오장육부의 신진대사 장애가 생겨나 병약한 인생을 살아가는 경우가 많다. 체기는 반드시 내리거나 올려주어야 한다. 모든 건강의 1차적인 문제를 일으키는 요인은 먹어서 생기는 질병으로 시작된다. 음식섭생이 잘 못되면 1-3일 후 감기나 몸살까지 오게 된다.

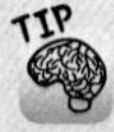
♡♥ ↝ 방법과 요령

- 복부에 피하지방이 많아 어적혈뺄점 중 비교적 어적혈이 잘 빠져 나오지 않는 부위이다. 부항캡을 큰 것을 선택한 후 진공압착하고 둥근 자국이 생겨나면 어적혈류침으로 7~15군데 찌른다.

- 부항 캡을 걸고 진공압착한 후 5~7분 정도 시간을 둔다. 부항 캡에 반 정도의 피가 찰 때까지 둔다. 이 때 위장혈류가 너무 막혀 있는 사람은 피가 나오지 않고 진물과 같은 수액이 나오거나 피부 발진, 수포가 생긴다.

- 겹 휴지를 준비해 두고 부항 캡을 떼어낸 후 겹 휴지에 모인 피를 붓고 부항 캡을 휴지로 닦아낸 후 또 다시 어적혈류침으로 7~15군데 찌르고 2와 같이 반복한다.

- 위와 같은 방법으로 3~7회 반복한다. 1회 빼기는 표피혈이 나오고 횟수가 거듭될수록 피하 깊숙한 부위의 오래 묵은 어적혈이 빠져 나오므로 반드시 3회 이상 하는 것이 좋다.

- 위장장애가 심한 사람은 등 쪽의 다010 소화기혈 어적혈뺄점을 함께 다스려 주는 것이 좋다.

TIP 복부지압으로 소화혈류를 개선하여 속편한 나를 만든다

- 코로 숨을 들이쉬면서 배꼽 쪽을 부풀게 힘을 준다.
- '엄지'를 뺀 네 손가락으로 갈비뼈 밑 좌측 위에서부터 시계방향으로 아래로, 그리고 오른쪽 위로 올라오면서 회전하듯이 문질러 준다.
- 처음 들이 쉬는 들숨의 동작에는 약한 힘으로 회전하며 지압을 한다.
- 입으로 숨을 내 쉬는 날숨에는 복부와 단전을 수축시키면서 차츰 세게 문질러 지압한다.

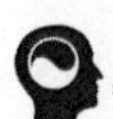 혈류빼기의 방법 5) 생식기혈 어적혈빼주기

 혈류빼기의 방법 (1) 생식기혈뺄점 – 다015

아랫배 냉기, 생리불순, 불임, 정력, 요실금, 야뇨증 등은 생식기혈류를 개선한다.

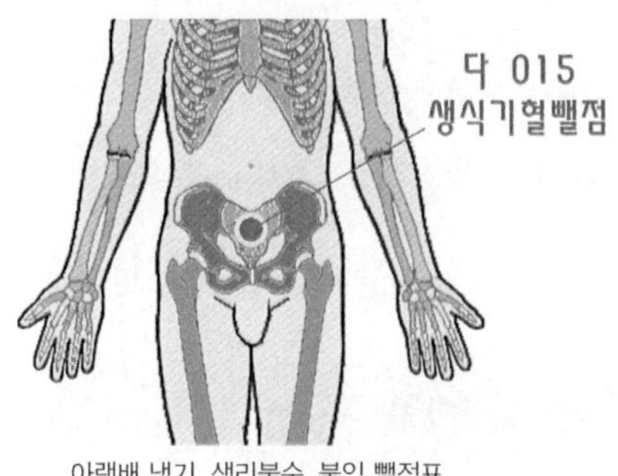

아랫배 냉기, 생리불순, 불임 뺄점표

흔히 하단전이라 부르는 부위이다. '단'은 약을 뜻하며, '전'은 인체에서 가장 귀중한 약을 만들어내는 장소로서의 밭이라는 의미이다. 그러므로 밭이 차가운 사람은 씨를 뿌려서도 안 되며, 설령 씨를 뿌렸다 하여도 유산을 하는 등 태아가 건강하게 자라지 못하게 되는 것이다.

따라서 단전은 생명력·활동력의 원천이며, 생식력·성장력의 기본이 되는 곳이다. 하단전은 모든 경락이 모이는 곳으로서 원기를 저장하는 곳이며 기 흐름의 요체이다. 그러므로 평소 비흡구배 심호흡을 하여 기가 강하고 생명력을 배양할 수 있도록 상초·중초·하초를 거쳐 단전으로 차례로 돌게 하면 무병·장생할 수 있다.

방법과 요령

- 아랫배가 차거나 털이 있는 사람, 사타구니 피부가 검은 사람들은 어적혈이 잘 빠져 나오지 않는 경우도 있다. 이런 사람들은 대부분 다리혈류까지 느려서 수족냉증인 사람들이 많다. 부항 캡을 큰 것을 사용하여 진공압착한 후 둥근 자국이 생겨나면 어적혈류침으로 7~15군데 찌른다.
- 부항 캡으로 진공압착한 후 5~7분 정도 시간을 둔다. 캡에 반 정도의 피가 찰 때까지 둔다.

- 겹휴지를 준비해 두고 부항 캡을 떼어낸 후 겹 휴지에 모인 피를 붓고 부항 캡을 휴지로 닦아낸 후 또 다시 어적혈류침으로 7~15군데 찌르고 2와 같이 반복한다.

- 위와 같은 방법으로 3~7회 반복한다. 1회 빼기는 표피혈이 나오고 횟수가 거듭될수록 피하 깊숙한 부위의 오래 묵은 어적혈이 빠져 나오도록 반드시 3회 이상 하는 것이 좋다.

- 보통 사람들은 삼칠일이 지나면 아랫배가 서서히 온기가 올라 따스해지면 불임이나 유산, 생리통이 사라진다. 온기가 느껴지지 않으면 같은 방법으로 반복하여 준다.

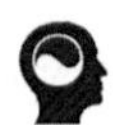
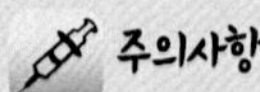 **혈류빼기의 방법** 6) 간질, 지체장애, 공황장애 관련 어적혈빼주기

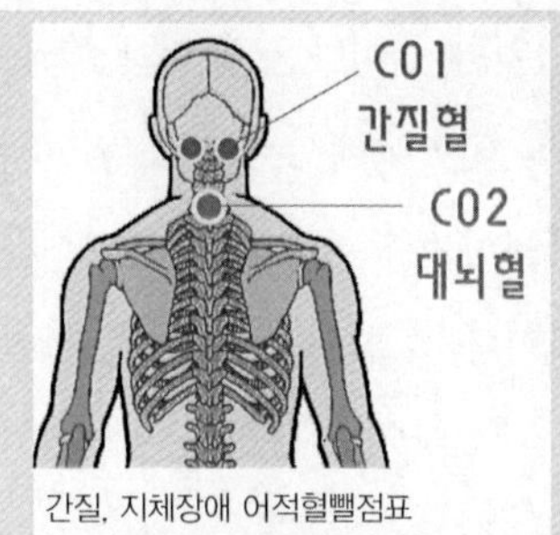
간질, 지체장애 어적혈뺄점표

기로 다스려 손과 발의 핏길을 연 후 어적혈을 빼주어야 한다. 그 이유는 대뇌 질환은 대부분 오장육부나 수족의 혈류가 막혀 그 막힌 곳으로 못 보낸 피가 심장의 펌프질에 대뇌로 솟구쳐서 생긴 것이다. 그런데 어적혈빼기로 먼저 다스리면 대뇌의 핏길만 열려 대뇌 혈압이 더 높게 상승하여 뇌혈관을 손상시켜 어지럽거나 쓰러질 수 있기 때문이다.

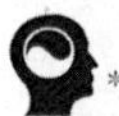

혈류빼기의 방법 (1) 간질혈뺄점 – C01

간질, 지체장애, 모야모야병, 공황장애 등 대뇌관련 질환을 치료하거나 머리가 맑아진다.

간질, 지체장애, 모야모야병, 공황장애 등 대부분 머리에 이상이 있는 질환은 간질혈 부분이 볼록하게 부어올라 있다. 그리고 목덜미 골이 없거나 목덜미가 뻣뻣한 경우가 많다. 따라서 몸과 머리가 따로 노는 격이다. 모야모야병의 경우에는 경기나 경련의 후유증으로 정맥 핏길이 막힌 상태에서 심장의 피가 머리로만 솟구치니 정맥 핏길이 날이 갈수록 자꾸만 생겨나는 병이다. 요즘 청소년들은 피부에 조그마한 충격에도 멍이 잘 드는 이유도 핏길이 막혀 피부에 무수히 많은 정맥 핏길이 생겨나서 그런 것이다.

(2) 대뇌혈뺄점 – C02

대뇌관련 질환을 가진 사람은 대뇌혈의 경추 뼈 자리가 유난하게 볼록하게 튀어나와 있다. 이 튀어나온 부위가 가라앉지 않으면 지체장애나 대뇌 관련 질병은 낫지 않는다.

목덜미 중앙에 움푹 들어간 고랑이 없거나 목덜미가 뻣뻣하다. 그리고 턱관절의 혈류가 느려 음식을 씹는 것이 문제되었거나 튀어나온 경추의 뼈 속으로 나 있는 척수강은 척수와 경추신경이 통과되며 뇌에서 사지로 전달되는 운동신경이 있다. 또 사지와 몸통의 각 기관에서 뇌로 전달되는 감각신경들이 척수로 연결되어 경추강을 통과하는 통로이다. 심장이 뛰는 것을 조절하고 소화기능을 관장하는 자율신경의 혈류를 개선하여 건강을 찾을 수 있는 어적혈빼기의 중요한 뺄점이다.

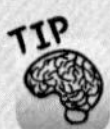

목 운동은 머리와 몸의 균형을 찾아 피로감이 낮아진다

목은 대뇌의 모든 정보들이 몸통과 사지로 연결되는 통로이므로 목이 유연해야 몸과 머리의 균형이 잡힌다. 머리가 무거운 사람은 대뇌의 모든 정보가 몸통이나 사지로 제대로 전달되지 못하기 때문이다. 따라서 식후 목을 좌우상하로 젖히고 숙이기를 서너 번 한 다음 회전시킨다. 목을 어깨 쪽으로 돌릴 때에는 턱뼈를 어깨위로 최대한 치켜 올리는 자세를 취해 보면 바로 대동맥이 당겨지면서 위장 혈류가 개선되어 트림이 나거나 속이 편해지고 머리까지 가볍고 상쾌해 진다. 목이 유연하면 갑상선, 편도선, 기관 등 호흡기관이 좋아지게 된다.

혈류빼기의 방법 7) 허리, 하반신불수 등 다리 관련 어적혈빼주기

아하 그렇군!

허리 이하의 모든 질병은 바로 하반신혈 혈류가 느리거나 정체되어 생겨난다. 아랫배가 차거나 무릎이나 발 가짐이 불편 한 것부터 무좀에 이르기까지 배꼽 이하의 모든 질병은 허리의 혈류가 문제되어 생겨난다.

흉추는 혈액으로 영양이 공급되는 것이 아니라 삼투압현상으로 항상성을

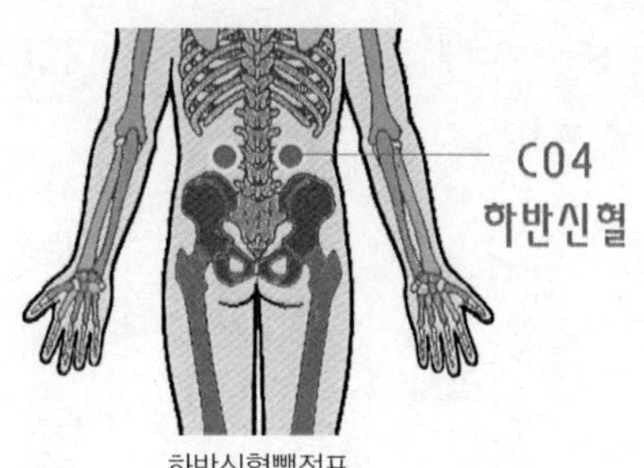

하반신혈뺄점표

유지하는 것이므로 허리병은 어적혈빼주기나 적당한 운동으로 하반신혈 주위의 혈류 흐름을 원활하게 해야만 치료가 되는 것이다.

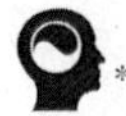

혈류빼기의 방법 하반신혈뺄점 – C04

척추디스크, S라인 만들기, 아랫배냉기, 무릎관절 이상 등 다리혈류 관련 질환을 치료하거나 하반신의 털을 사라지게도 하고 걸음걸이를 편하게 한다.

하반신 뺄점은 피가 비교적 잘 나오는 부위이다. 그리고 어적혈을 빼낼 때 통증도 가장 심하게 느껴지는 부위이다. 그러나 혈류가 문제 된 초기 빼주기는 통증이 낮으나 어적혈빼주기로 혈류가 개선되면 될수록 혈류침하거나 부항 캡을 걸 때 가장 따갑고 아픈 부위이다. 강한 통증은 어적혈빼기를 하면 할수록 혈류가 개선되어 신경조직이 살아나면서 더 아픈 통증을 느끼게 되는 것이다.

방법과 요령

- 큰 부항 캡을 사용하여 진공한 후 둥근 자국이 생겨나면 7~15군데 혈류침으로 찌른다.

- 부항 캡을 없고 진공압착한 후 캡에 반 정도 피가 차오르는 5~7분 정도 시간을 둔다.

- 부항 캡을 떼어낸 후 휴지로 닦아낸 후 또 다시 어적혈류침으로 7~15군데 찌른다.

- 위와 같은 방법으로 3~7회 반복한다. 1회 빼기는 표피혈이 나오고 횟수가 거듭될수록 점점 따끔한 통증이 심해진다. 횟수가 거듭될수록 아픈 통증

이 더 심해지지만 피부 깊숙한 부위의 조직 안에 있는 오래 묵은 어적혈을 빼내려면 반드시 3회 이상 하는 것이 좋다.

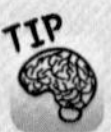
치질어적혈뺄점을 함께 다스려 준다

대부분의 사람들은 내치핵 즉, 항문 밖으로 밀려나오는 증세가 나타나지 않으면 치질증세가 없는 것으로 생각하는 경우가 많은데 누구든 속치질 즉 외치핵, 치열, 치루 등 증세가 미약하게나마 있다. 따라서 엎드려 누워서 하반신혈뺄점을 다스릴 때 C017 치질혈뺄점도 함께 해 주면 직장암이나 장게실 등을 예방하거나 치료될 수 있는 뺄점이다.

혈류빼기의 방법 8) 관절염, 무릎관절 질환 관련 어적혈빼주기

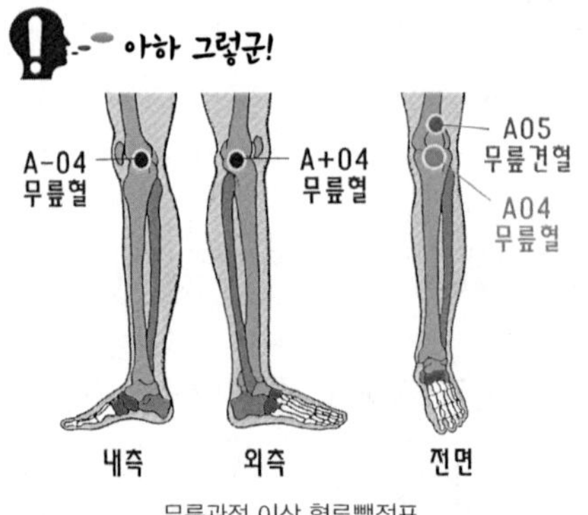

무릎관절 이상 혈류뺄점표

무릎에 이상 징후가 나타난다면 이미 무릎 이하의 정맥 혈류가 막혔기 때문이다.

손 다음으로 많이 쓰며 발을 움직이는 무릎관절은 많이 쓰면 쓸수록 요산이나 노폐물 또는 농백혈이 차이는 부위이다. 따라서 무릎에 이상 징후가 느껴지면 가급적 관절 사용을 줄이면서 무릎 부위를 뜨겁게 하여 노폐물이 빠르게 빠져 나갈 수 있게 해야 한다.

한편 무릎혈류가 느려 무릎부위가 차가운 경우나 무리한 사용으로 무릎이 부어오를 때는 가급적 운동은 삼가는 것이 좋다.

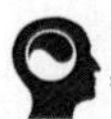 **혈류빼기의 방법 무릎혈 뺄점 – A04, A05, A-04, A+04**

관절염, 부어오른 무릎관절, 무릎통증 등 무릎혈류 관련 질환을 치료한다.

무릎이 조금이라도 불편하고 보행이 힘겨운 사람들에게 어적혈이 많이 나오는 부위이다. 손으로 지압을 하여 해당부위를 눌렀을 경우 아픈 통증이 심한 부위부터 먼저 어적혈빼주기를 하면 된다. 일반적으로 A04 무릎혈 부위를 먼저 다스리면서 나머지는 부기나 통증에 따라 선택적으로 뺄점을 다스려 준다. 무릎 뒤쪽의 가04 아토피혈 어적혈빼주기도 함께 다스려주면 더 좋다.

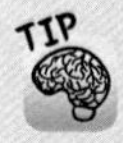 **방법과 요령**

- 중간 정도의 부항 캡을 사용하여 A04 부위를 진공압착한 후 둥근 자국이 생겨나면 7~15군데 혈류침으로 찌른 후 진공압착 한다.

- 무릎의 안쪽 A+04부위나 바깥쪽 A-04를 지압했을 때 더 많이 아픈 통점이 있는 부위에 부항 캡을 얹고 진공압착한 후 캡에 반 정도 피가 차오르는 5~7분 정도 시간을 둔다. A05 무릎견혈이 부어 오른 경우에는 함께 다스려 주는 것이 좋다.

- 번갈아 가며 부항 캡을 떼어내고 휴지로 닦아낸 후 또 다시 어적혈류침으로 7~15군데 찌르기를 반복하여 어적혈빼내기를 4회 이상 한다.

> **TIP** 가벼운 무릎 이상은 손따기로 다스리거나 어적혈빼기 전 다리의 핏길을 연 후 하면 효과가 더 빠르다.
>
> 농백혈류침점 - 아픈 무릎의 반대편 소지손가락 가-6 / 가-4 / 가+4 / A4 / 가4 / 가-2 / 가 / A- 부위를 혈류침하여 피를 최대한 짜내주면 5~10분 후 발쪽으로 온기가 전해짐을 느낄 수 있다. 그리고 삼일차에 발톱 위 10 왕 지점 혈류따기를 해주면 더 빠르게 낫게 된다.

9) 부은 복사뼈, 발목관절 질환 어적혈빼주기

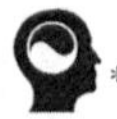

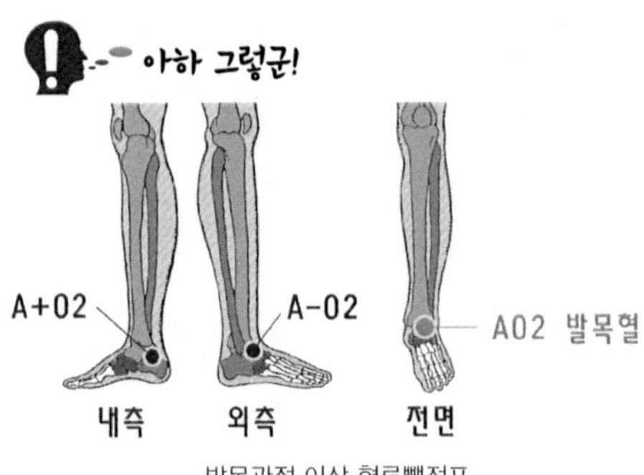

발목관절 이상 혈류뺄점표

발목은 하체 혈류 중 가장 먼저 이상이 생기는 부위이다. 길을 걸을 때 신발을 딛는 소리가 유난히 크게 들린다든지 공을 차는데 자신의 의도와 무관하게 엉뚱한 곳으로 날아간다면 이미 발목이하의 정맥혈류가 막혀 조직이 제 기능을 못하고 있다는 것이다.

발에는 52개의 뼈가 있으며 손 다음으로 많이 사용하는 부위이므로 발이 차갑다면 이미 혈액순환 장애가 시작된 것이다. 갓 태어난 아이도 경기를 하였다면 걷는 시기가 늦어지며 걷는 자세도 바르지 않게 되는데 이미 혈액순환 장애가 있는 것이다.

혈류빼기의 방법 발목혈 뺄점 – A02

발목염증, 부어오른 발목관절, 복사뼈가 부어오르는 등 발목혈류 관련 질환을 치료한다.

발목은 염증이나 요산이 제일 먼저 모일 수 있는 부위이다. 따라서 발목이 굵어지거나 부으면 건강지수가 낮아지기 시작하는 전조증세이다. 보통 발목 안팎으로 돋아있는 복사뼈가 붓거나 살이 올라 있다가 군살이 생기기 시작한다. 따라서 더 붓고 군살이 많이 생긴 복사뼈부터 먼저 어적혈빼주기를 하거나 기본적으로 A02 발목혈 부위를 먼저 다스리면서 나머지 복사뼈 뺄점을 다스려 준다.

♥♡ ↪ 방법과 요령

- 중간 정도의 부항캡을 사용하여 A02 부위를 진공압착한 후 둥근 자국이 생겨나면 7~15군데 혈류침으로 찌른 후 진공압착 한다.
- 무릎의 안쪽 A+02이나 바깥쪽 A-02를 지압했을 때 더 많이 아픈 통점이 있는 부위에 부항캡을 얹고 진공압착한 후 캡에 반 정도 피가 차오르는 5~7분 정도 시간을 둔다.
- 번갈아 가며 부항 캡을 떼어내고 휴지로 닦아낸 후 또 다시 어적혈류침으로 7~15군데 찌르기를 반복하여 어적혈 빼내기를 4회 이상 한다.

> **TIP** 발목은 가늘수록 건강하다. 짐승도 가는 발목의 동물을 고르면 건강하다.
>
> 농백혈류침점 - 반대편 소지손가락 가-2 / 가+2 / 가2 / 가 / A2 / A-2 / A+2 부위를 혈류침하여 피를 최대한 짜내준다. 발목 이상은 자신의 반대편 소지손가락 첫 번째 마디가 변형되거나 가늘고 휘어진 경우가 많으므로 따주기 후 자주 지압하면 수십 년 된 휘어진 손가락도 바로 잡히고 서서히 손가락도 굵어지게 된다. 그리고 삼일차에 발가락 10선을 혈류따기를 해주면 더 빠르게 낫게 된다.

⬤ ✽ 혈류빼기의 방법 10) 구안와사, 얼굴 비대칭, 안면근육 어적혈빼주기

❗ ⬤-⬛ 아하 그렇군!

얼굴에는 사람의 모든 감정이 잘 나타나 있다. 눈빛에서부터 안색에 이르기까지 다양한 건강 정보와 인성까지 나타난다. 얼굴의 좌우가 같은 사람은 드물다. 이것은 누구든 좌우의

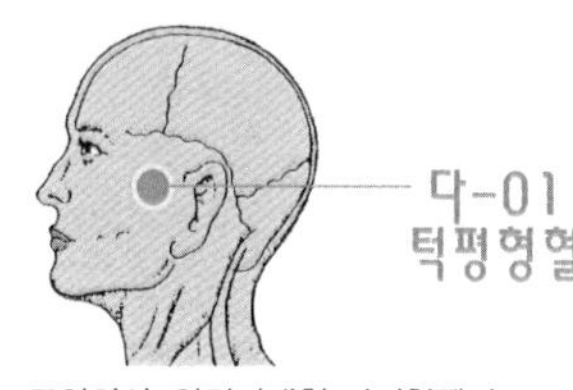

구안와사, 안면비대칭 어적혈뺄점표

건강지수가 다르다는 이야기이다.

그래서 얼굴 안면이 대칭인 사람은 드물다. 얼굴 안면이 비대칭인 사람은 길이가 늘어난 부위 그리고 살이 오르거나 부은 부위가 혈액순환에 문제가 있는 부위이다. 바위에서 잠을 자면 입 돌아간다는 이야기가 있다. 어디든 차가운 곳에 한쪽 얼굴을 대고 오래 있으면 그 부위의 혈류가 막혀 입이 돌아간다. 즉, 차가운 부위가 닿은 얼굴 조직의 혈류가 막혀 근육조직이 제 기능을 잃게 되면서 그 근육이 늘어나게 되어 입이 돌아간다. 따라서 음식을 흘리거나 입을 다물지 못하는 등 조직이 제 기능을 잃게 되는 것이다.

혈류빼기의 방법 턱 평형혈 뺄점 – 다01

구안와사, 안면비대칭, 턱관절 이상의 씹는 문제 등 얼굴 안면 관련 질환을 치료한다.

안면 비대칭은 차가운 냉기에서 오랫동안 방치하여 생긴 결과이므로 우선 근육이 늘어난 부위를 뜨겁게 데워 주는 것이 좋다. 더 부었거나 살이 오른 부위의 근육이 늘어나 있으므로 늘어난 부위를 중점적으로 다스려줘야 한다. 다-01 턱평형혈을 삼일차로 혈류따기나 어적혈빼기를 한다.

방법과 요령

- 먼저 사혈침으로 해당되는 부위를 찌른 후 손으로 피를 짜낸다. 2~3번 혈류따기를 한다.
- 하룻밤을 잔 후 아침에 돌아간 입이 돌아오면 다행이지만 그렇지 않으면 중간 정도의 부항 캡을 사용하여 다-01 부위를 진공압착한 후 둥근 자국이 생겨나면 5~8군데 혈류침으로 찌른 후 진공압착 한다.
- 번갈아 가며 부항 캡을 떼어낸 후 휴지로 닦아낸 후 또 다시 어적혈류침으로 5~8군데 찌르고 빼내기를 4회 이상 한다.

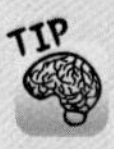

안면 비대칭을 보통 얼굴 경락 마사지로 치료하여 뒤틀린 모양새를 바로 잡으려 하는데 수주일 후 다시 돌아가는 경우가 많다.

이것은 근본적인 치유가 되지 못한 탓이다. 비교적 긴 시간 동안 지압과 마사지로 핏길이 우선 열려 늘어난 근육의 연성을 잡혔으나 또 다시 생활하면서 사용된 노폐물이 안면혈류를 막아서 근육이 또 늘어나기 때문이다. 따라서 근본적인 치유는 입이 돌아 간 부위의 어적혈을 빼내어 근본적인 치료를 하는 것이 중요하다.

한편 반대로 당겨진 근육 쪽의 턱평형혈 부위를 곪게 하는 방법으로 고약에 살을 허물게 괴사시켜주는 약재를 얹고 붙여 주면 하루 이틀 후 이 부위가 진물이 나고 곪다가 새살이 돋으면 좌우의 평형이 유지되어 좌우의 균형을 찾게 치료하는 방법도 있다.

혈류빼기의 방법 11) 혀 아래 어적혈빼주기

아하 그렇군! 금진옥액요법

혀는 손발과 눈 다음으로 많이 사용하는 조직이다. 입맛이 없다든지 중풍의 전조 증세를 혀의 놀림 상태를 보고 질병을 진단하는 것도 이 때문이다. 그러므로 혀의 조직에는 많은 노폐물이 축적되어져 있다. 따라서 혀의 모세혈관에 차인 어적혈을 빼주면 목과 머리에 생긴 질병들을 빠르게 호전시킬 수 있다. 동의보감에 소개되어 있는 금진옥액 어적혈빼기는 혀의 마비나 혀의 질병을 삼릉침을 사용해서 시술했던 전통적 치료술이다. 금진옥액이란? 혀 밑의 정맥에 자리 잡고 있는 두 곳에 오랫동안 적체된 정맥의 나쁜 노폐물을 빼내는 것이다. 왼쪽이 금진혈, 오른쪽이 옥액혈 자리로 금진혈과 옥액혈의 이름을 줄여서 금진옥액혈이라 한다.

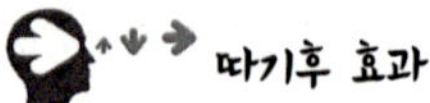 **따기후 효과**

금진옥액요법은 혈관속의 노폐물인 어적혈을 가장 무리 없이 효과적으로 직접 몸 밖으로 빨리 빼내어 깨끗한 피를 만드는 방법이다. 혀의 마비, 언어곤란, 만성 두통, 어지럼, 눈의 피로, 만성피로, 중풍예방, 중풍전조증, 중풍, 중풍후유증, 동맥경화, 손발저림 등 각종 어혈성으로 진단되는 피부질환 등에 넓게 응용되고 있다. 또 불면, 집중력저하, 정서불안, 뒷머리와 목덜미가 뻐근, 충혈된 눈, 고혈압, 협심증, 심경근색, 어혈성 심장질환, 호흡곤란, 흉부동통, 폐색전, 폐경색, 가슴이 답답, 배뇨이상, 혈뇨, 하지허약, 수족저림, 하지정맥류 등 신진대사 전반에 영향을 줄 정도로 여러 효험이 있다.

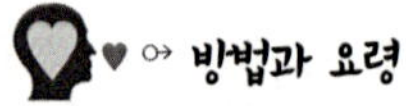 **방법과 요령**

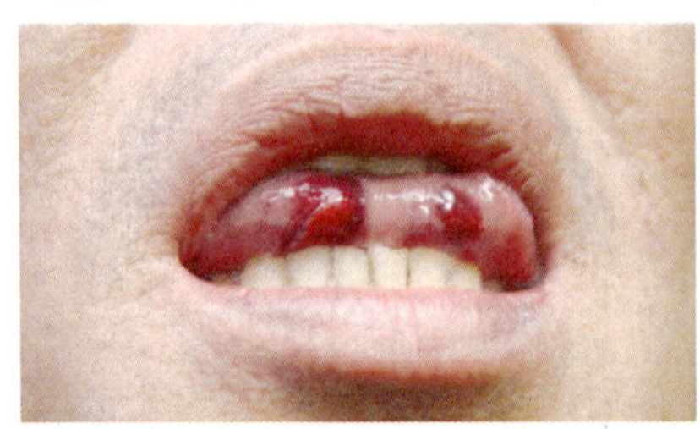

수십 년 동안 사용한 혀 밑의 어적혈을 빼준다.

- 혀 밑의 양쪽 정맥에 자리 잡고 있는 두 개의 혈자리를 그림처럼 혀를 위로 말아 올리고 치아로 눌러 혀를 고정시킨다.
- 두 곳의 혀 밑 시퍼런 정맥혈자리가 보이면 정맥 핏줄이 굵게 보이는 부분을 먼저 찾아 지름 2~4㎜ 정도의 삼릉침으로 찔러 젤리같이 엉킨 핏덩어리를 뺄어 낸다.
- 삼릉침이 없으면 사혈침의 침을 8~10㎜ 정도 빼내어 사진처럼 혀를 치아로 누른 후 사혈하고 혀와 치아로 눌러 짜주기를 반복하며 짜낸다.
- 이 때 혀를 접으면서 혀 운동을 하면 더 많은 어적혈이 빠져 나오는데 사혈침은 침이 가늘기 때문에 잘 나오지 않으면 3~4회 반복하여 찌르고 빼

내면 된다.

- 보통 30분~1시간 정도 걸리는데 종이컵으로 1~3컵 정도 배출된다. 어적혈 빼기가 끝나면 삼릉침으로 찌른 경우에는 혀 밑에 솜으로 지혈을 하고 2시간 이상 안정을 취한다.

- 사혈침으로 찌른 경우에는 지혈이 필요 없이 치아와 혀 운동으로 더 이상 빠져 나오지 않을 때까지 혀 운동과 치아로 눌러 최대한 어적혈을 짜낸 후 더 이상 나오지 않으면 멈춘다.

- 예방 차원에서 1년에 한번 정도 빼주면 좋다. 협심증, 심근경색, 중증 고혈압은 1년 3~4회를 해주면 빠르게 호전된다.

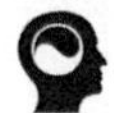 ## 혈류빼기의 방법 12) 어적혈빼기 부위별 다스리기

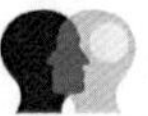 ### 소통 나눔이야기

(1) 코피혈 : 딸꾹질, 차나 배 멀미, 빈혈 및 코피, 소화 장애, 발육장애 위경련 등 하반신 혈류개선

(2) 아토피혈 : 소화 장애, 아토피, 관절염, 위장병, 사타구니 습진, 허벅지살빼기, 고관절혈류개선

(3) 치질혈 : 지긋지긋한 겉 치질, 속 치질, 장 게실, 직장혈류개선, 요실금, 회음부 혈류개선

(4) 하반신혈 : 척추디스크, 옆구리 살빼기, 허리통중, 고관절 혈류개선, 저체온 하체혈류 개선

(5) 몸통혈 지압점 : 주먹으로 등을 쳐주면 피로회복, 소화불량, 신장, 간, 비장, 대장혈류개선

(6) 몸통혈 : 간 기능 장애, 옆구리 결림, 몸 통 속의 오장육부의 혈류를 개선하는 어적혈뺄점

(7) 견비통혈 / 오십견혈 : 어깨결림, 오십견, 겨드랑이 땀과 냄새, 간질, 팔의 림프절 혈류개선

(8) 과로혈 : 피로 스트레스, 목 굴신, 어깨 결림, 뻣뻣한 목, 등줄기 당김, 저체온 목의 혈류개선

(9) 대뇌혈 : 간질, 지체장애, 공황장애, 턱관절 이상, 소아마비, 경추 이상, 학습장애, 대뇌혈류개선

(10) 간질혈 : 지체장애, 간질, 잦은 경기, 경련, 공황장애, 학습장애, 수족마비, 이명, 청각혈류개선

(11) 기관지혈 : 백일기침, 천식, 감기, 가래, 담음, 폐활량 부족, 폐 및 호흡기 기관의 혈류개선

(12) 심장혈, 협심증 : 부정맥, 심장병, 저혈압, 유방암 예방, 간질, 지체장애 등 염증지수 개선

(13) 무좀혈 : 무좀, 위장 및 소화 장애, 하반신 혈류내림 경혈 지압점, 발의 혈류개선

어적혈빼주기는 해당 뺄점의 명칭에 따른 질병을 예방하거나 치료한다. 단 반드시 수족냉증 3차 따기를 한 후 어적혈빼주기를 해야만 부작용이 생기지 않는다.

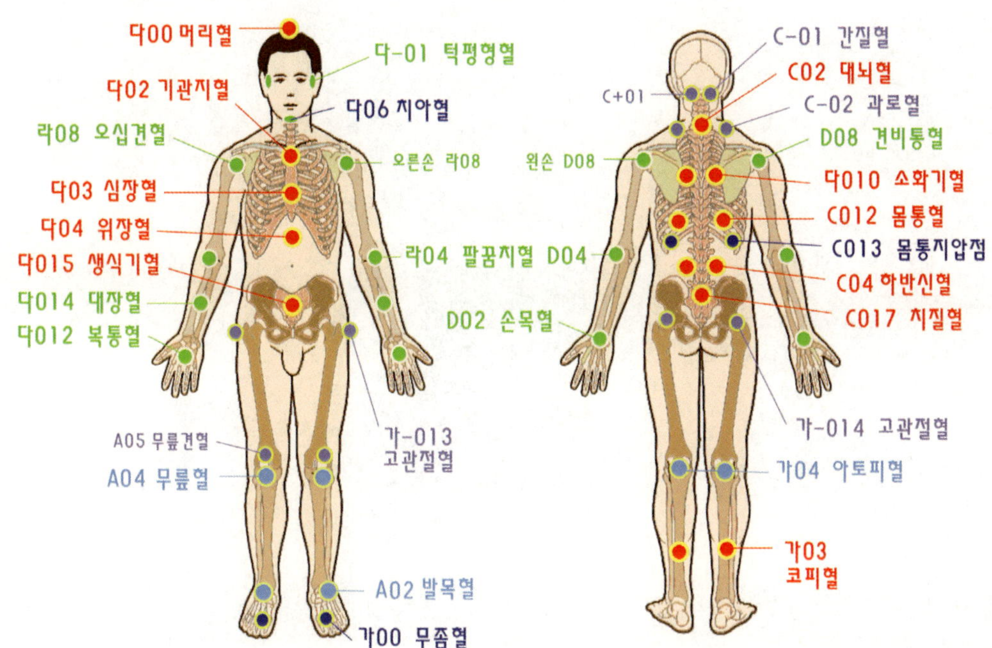

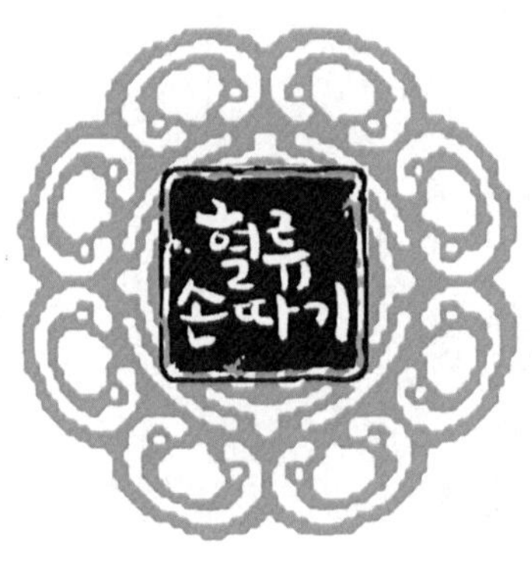
헐루
손따기

CHAPTER

7

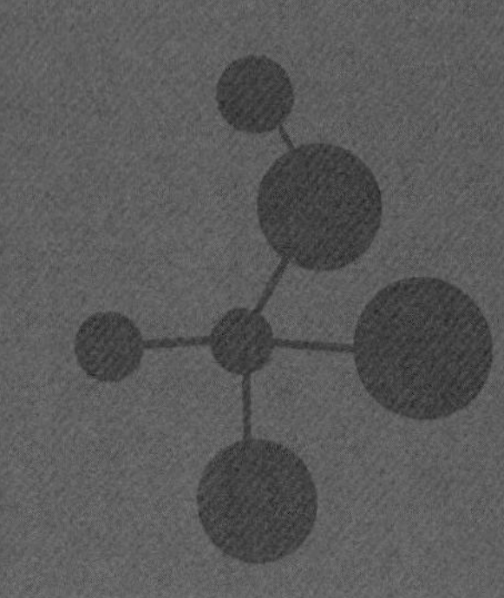

PART 01

손발의 지압과 족욕의 방법

1. 손이 건강한 사람이 머리도 좋다

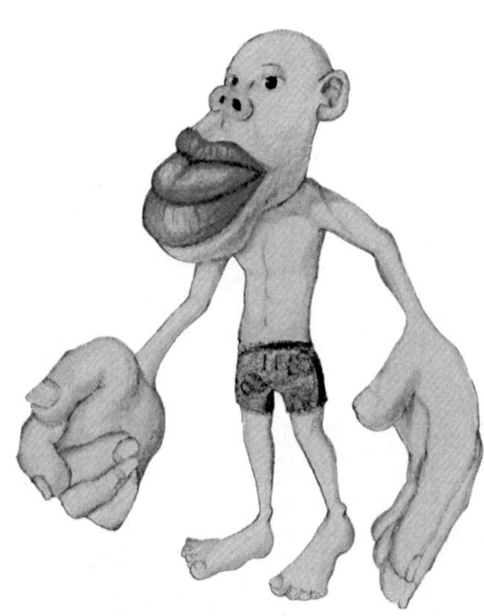

뇌가 지배하는 조직의 부위별 크기
손과 가장 많은 정보를 주고 받는다.

손은 인체에서 가장 섬세한 동작과 감각을 가지고 있다. 손은 진화를 계속하면서 인류문명의 개척자인 동시에 산 증인이며 손을 통해 예술을 창조하기도 한다.

손에는 수많은 미세 혈류가 분포되어 있으며 모든 신체 조직과 연결된 신경을 이용해서 움직이며 또한 지식과 정보를 다루고 있는 인체의 중요한 부분이다. 특히 대뇌와 밀접하게 연관되어 있어 손 운동과 지각의 통솔은 대뇌에서 담당한다. "경혈은 인체의 기가 흐르는 통로인 경락의 기가 모이는 중요한 지점"이다. 경혈을 통해 오장육부와 연결이 되어 있는 경락의 기를 조절해 각종 질병을 치료한다. 특히 우리의 손에는 인체의 축소판이라고 할 만큼 인체의 모든 경혈이 연결되어 있다.

다시 말하면 대뇌와 손은 각각 독립된 해부학적 구조를 가지고 있으나 대뇌의 명령에 의해서만 손은 움직이도록 되어 있다. 또 손에서 받은 정보도 일방적으로 대뇌로만 보내지도록 되어 있는 것이다. 대뇌반구의 운동영역 중에서 손을 관장하는 부분은 전체의 1/2 이상이다. 그러므로 손 운동을 많이 하면 대뇌를 활성화시킬 수 있다. 젓가락을 잘 사용하면 머리가 좋다. 라는 말과 상통하는 것이다.

그림은 대뇌의 영역이 인체조직을 사용하는 빈도를 그림으로 나타낸 것이다. 이중에서 가장 많이 차지하는 영역이 손이며 다음이 입 그리고 코이다. 즉 대뇌의 반이 손을 관장하고 그 다음이 말하고 먹는 입, 다음이 숨 쉬는 코가 중요한 것이다. 따라서 손 안에 인체의 모든 정보가 나타나며 질병이 생기게 되면 손도 병들게 되는 것이다. 그러므로 평소 손만 잘 다스리면 모든 질병까지도 물리쳐 낼 수 있다.

따라서 인체가 항상성 유지에 문제가 생기면 제일 먼저 손에 이상이 생기는 것이다. 그리고 환경적인 충격과 공격으로 죽은 백혈구가 제일 먼저 모이는 곳도 손인 것이다.

한편 우리민족은 위험한 낫을 사용하면서 비상한 지혜로움을 일깨웠으며 매일 쓰는 젓가락의 손짓에 의해 두뇌가 개발되어 명석한 두뇌를 소유하게 된 것이다. 즉 손놀림이 자유롭고 건강한 사람은 대뇌가 건강하고, 손이 건강하면 신체가 건강한 것이다. 인체에서 가장 건강하고 아름다운 조직은 손이라고 할 수 있다.

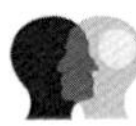 행복한 생활이야기 1) 손이 따뜻하면 건강하다

심장에서 내뿜는 피가 가장 멀리 떨어진 손발 끝까지 제대로 이송된다면 손발이 차가울 리 없다. 추운 겨울철은 손발이 가장 먼저 시리게 된다. 이 때 손을 뒤로 젖히면서 비벼주게 되면 온몸이 따스한 온기를 느낄 수 있다. 즉, 손을 비벼 혈류를 개선하면 산소와 양분이 공급되어 생긴 에너지로 손이 따뜻해지는 것이다.

또 피가 맑거나 혈류가 원활해지면 손은 따뜻해진다. 피 즉 혈액은 심장, 동맥, 모세 혈관, 정맥 등의 내부를 돌면서 생명을 유지시키는 역할을 함과 동시에 호흡 기능을 통해 산소를 공급하고 노폐물인 이산화탄소를 배출하는가 하면 소화기관에서 흡수한 영양물질을 각 기관으로 이송하기도 하고 노폐물의 배설작용도 한다. 또한 면역작용과 체온 조절작용, 호르몬 운반작용, 산과 염기의 평형 조절 작용 등 혈액의 역할은 신진대사의 근본이 된다.

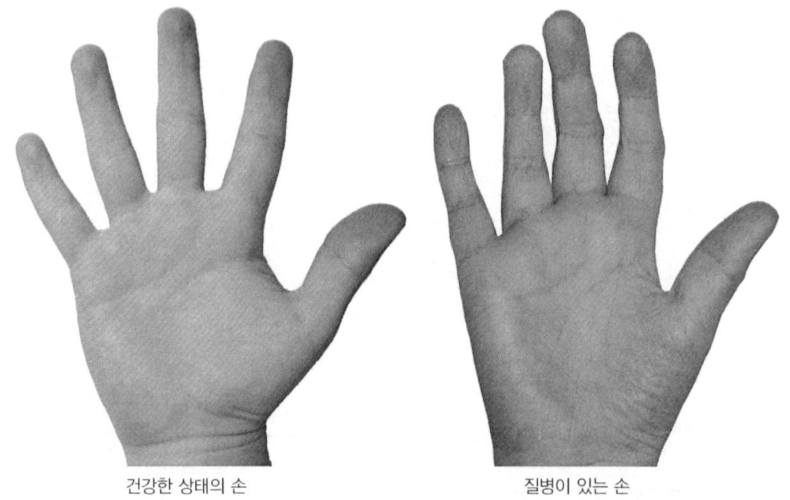

건강한 상태의 손　　　　　　　　질병이 있는 손

두 손을 자세히 비교해 보면 엄청난 차이를 보인다. 두 손은 10대의 손으로 왼쪽 손은 손의 모양새가 비교적 정상적이나 오른쪽 손은 손의 비례가 전체적으로 길어졌으며 손가락 굴신이 힘겨워 보이는 중증 장애우의 손이다.

오른쪽 손은 이미 숨쉬기가 곤란하여 계단을 오르면 이내 숨이 차고 편도와 비강의 혈류 장애로 감기를 달고 다닌다. 시력이 나빠 안경을 쓰고 다니며 발목을 자꾸 삐치거나 발바닥이 이상한 기운이 엿보이는 경우이다. 또 혈류장애로 손등이나 손가락에 털이 여기 저기 솟아나 있다.

전신을 순환하는 혈액의 양은 체중의 7~8%를 차지하는데 이중 액체 성분인 혈장이 55%를 차지하고 나머지 용적률의 대부분은 적혈구가 차지한다. 담황색 혈장의 90% 이상은 물이며 7% 정도는 단백질이고 그 외 무기물질과 유기물질로 구성되어 있다. 혈장은 삼투압에 관여하고 혈액 응고에 중요한 역할을 하기도 하는데 특히 항체와 관련되어 있으므로 경기와 같은 환경적인 충격이 가해졌을 때 수치가 증가함에 따라 상대적으로 적혈구 수치가 줄어들기도 하고 적혈구의 이동을 방해한다.

피가 건강하면 혈액순환이 잘 되고 신진대사가 원활해져 건강한 생활을 할 수 있다. 피가 건강하면 도처에 무수히 많은 미생물의 침입에도 질병이 생기지 않고 건강한 생활을 할 수 있다. 그러나 피가 맑지 못한 사람 즉, 어혈이 많거나 혈관이 막혀 있으면 미약한 세균의 침입에도 자위 병력인 백혈구를 보낼 수가 없거나 통로가 비좁아 세균이 증식하거나 괴멸시키는데 시간이 많이 걸린다. 따라서 손에 모여 있는 백혈구의 시체나 어적혈을 없애버리면 손이 따스해지면서 혈액 순환이 개선되어 건강한 생활을 할 수 있다.

건강한 생활 2) 건강한 손이란?

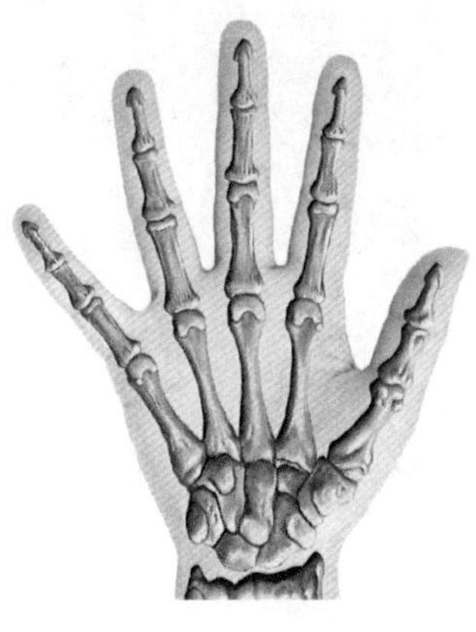

- 손가락을 굽히고 펴는데 자연스럽고 부드러워야 한다.
- 손목과 손가락의 관절이 부어오르거나 염증이 없어야 한다.
- 잡거나 쥘 때 힘 있게 잡을 수 있는 근력이 있어야 한다.
- 손목의 자유자재로 돌리며 회전운동에 불편이 없어야 한다.
- 손바닥이나 손가락이 옅은 홍조를 띄어야 한다.
- 손등 색은 손바닥에 비해 약간 옅은 갈색이어야 한다.

- 손바닥 색이 너무 검푸르거나 창백, 붉거나 노란 손은 질병이 있는 손이다. 염증이나 상처, 부종이 없는 손이어야 한다.

• 손톱에 세로줄 무늬가 없고, 각 손톱마다 반달무늬가 약간 나타나는 손이 건강하다. 손톱이 잘 부러지거나 뒤로 젖혀지고 색이 검거나 창백한 손톱은 질병이 있다.

• 손바닥과 손가락의 끝은 지문이 선명한 손이 좋다.

• 손가락을 뒤로 젖힐 때 활처럼 고르게 휘어지고 탄력 있게 잘 젖혀지는 손은 건강하다. 손이 뒤로 잘 젖힐수록 신체도 유연하고 건강하다.

• 손가락의 길이가 전체적으로 균형을 이루는 손이 좋다. 손이 유난히 길거나 어느 손가락이 지나치게 짧거나 휘어 있는 것도 건강한 손은 아니다.

• 무엇보다도 손은 따스하고 포송포송하며 굳은살이 없이 부드러운 손이 건강하다. 손이 차가우면 혈류가 막혀 있는 것이므로 건강이 좋지 않다.

위와 같은 손을 지니면 건강지수가 높은 사람이며 가장 아름다운 손을 지닌 건강한 사람이라고 할 수 있다.

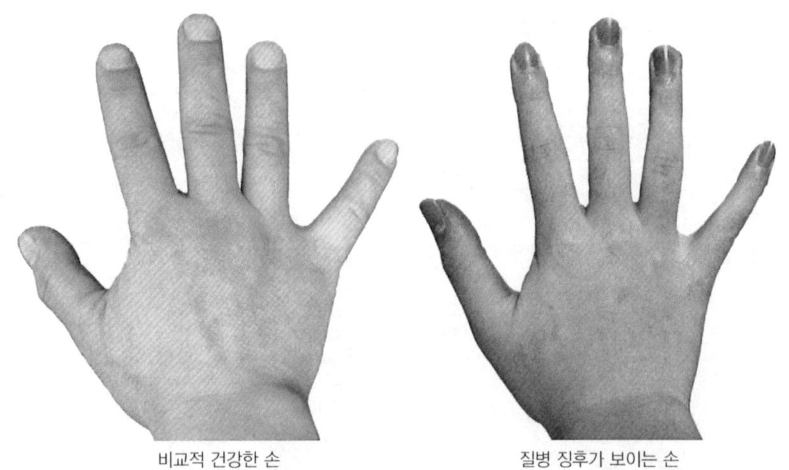

비교적 건강한 손   질병 징후가 보이는 손

이른 아침 산에 올라 본 사람이라면 나이 드신 할아버지들이 나무에 몸을 기대어 비비거나 부딪히는 광경을 자주 볼 수 있을 것이다. 이것은 신체 부위를 자극하거나 두들겨 체내의 혈액 유통을 원활하게 하기 위한 건강을 찾는 운동이다. 또 안마기나 지압 봉을 이용하여 어깨를 두들기거나 몸의 여러 부위를 두들기는 것 역시 혈류 개선을 위한 것들이다.

　사람은 남녀노소를 막론하고, 더구나 나이가 들수록 근육이나 피부를 자극 또는 주무르면 기분이 상쾌하고 시원해진다. 이러한 피부의 자극이나 지압은 근육을 부드럽게 하여 혈류를 개선하고 피부 표층 또는 모세혈관에 고여 있는 어적혈이나 농백혈 등의 노폐물을 밀어내는 역할을 하여 막힌 혈관의 통로를 확보하여 서서히 혈류가 개선되어 건강을 찾아가는 방법 중의 하나인 것이다.

🧠 건강한 생활 3) 손안의 경혈점

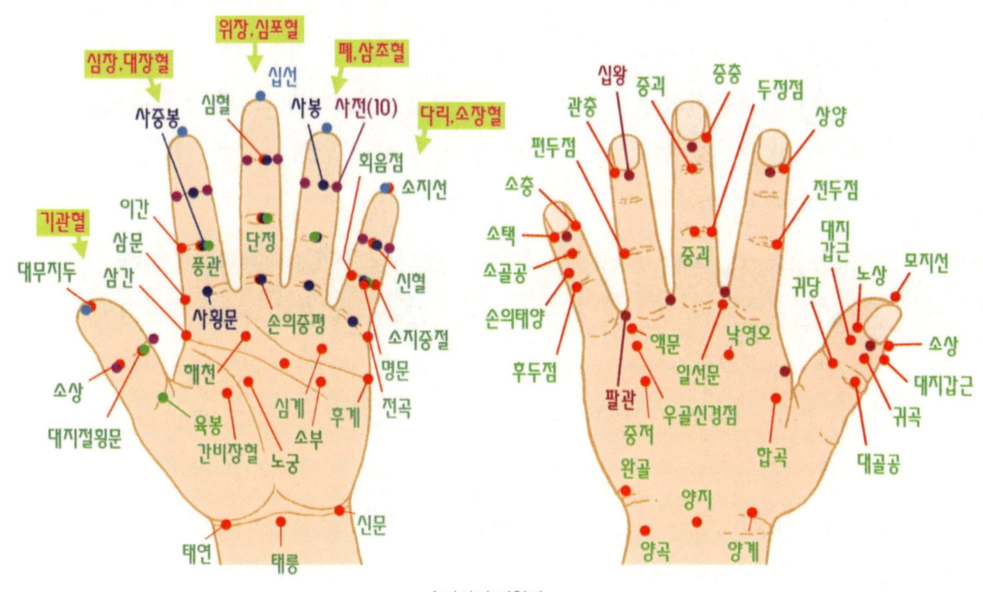

손바닥의 경혈점

　손 안에 대뇌와 연결된 가장 많은 경혈점이 있다. 손 안의 경혈점을 보고 손가락에 해당되는 오장육부의 기혈을 살펴보고 그에 따른 지압이나 혈류따기를 할 수 있다. 예를 들면 기관지나 목의 혈류가 느려 호흡곤란을 겪는 사람은 태연, 육봉, 소상, 대무지두를 우선 다스려 주면 호전되는 것이다. 다리혈류가 느린 사람은 신문, 후계, 전곡, 명문, 신혈, 소지선을 다스려 주는 것인데 이때 왼손을 다스리면 오른발의 혈류가 개선되는 것이다. 손의 경혈은 반대편 신체로 이어진다.

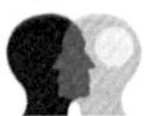 ## 4) 손은 질병 징후를 예측하기 가장 좋은 부위이다

얼굴 다음으로 손은 살아온 인생을 보여준다. 그래서 관상이니 수상이니 족상이니 하는 학문이 생겨 난 것이다. 따라서 손이나 손금, 손톱을 보면 그 사람의 건강상태를 알 수 있다.

손가락 끝이 가느다란 사람은 해당되는 조직의 혈류가 느린 것이고 반대로 손끝이 너무 부어 올라 있으면 해당되는 조직의 관말지역의 모세혈관이 막혀 있어 혈압이 높아져 있는 상태이다. 또 손끝을 눌렀을 때 복원력이 떨어지면 그와 연결된 조직의 혈류가 느린 것이다. 예를 들면 손바닥 쪽의 엄지손가락 끝을 눌렀을 때 복원력이 늦거나 끝이 가는 사람은 목의 혈류가 느린 사람으로 기관지나 편도, 갑상선 기능의 저하가 우려되는 사람에 해당되는 것이다.

손톱을 2-3초간 눌렀을 때 하얗게 변했던 부분이 천천히 원래의 색으로 빨리 돌아오면 건강한 사람이다. 그러나 손톱색조의 환원이 느리게 나타나면 두통이나 빈혈, 생리통, 생리불순, 호르몬부족 등 수족의 혈류가 느린 사람이다. 또 손톱 색조가 누렇게 변하면 췌장과 위장의 기능이 약하거나 간이 좋지 않아 간염이나 간경화, 황달과 같은 간장의 기능저하인 경우가 많다. 그리고 유난히 손톱이 물렁하고 연질의 하얀빛을 띠고 윤기가 없는 사람은 췌장이나 위장 기능 그리고 만성 신장병 증세로 배뇨·생식기능이 약화되어 있는 경우가 많다.

손톱에 줄무늬나 미세한 골이 있는 것은 곧 건강의 적신호이다. 손톱에 세로로 줄무늬가 골이 있는 것은 소화기 계통에 이상이 있는 경우에 나타난다.

그 반대로 가로로 줄무늬가 생기면 순환기 이상이 있거나 고열, 임신의 경우에도 나타나는 경우가 있다.

손톱이 녹색이면 이미 손톱뿌리의 혈액 공급이 차단되어 백혈구가 세균을 이기지 못하여 균에 감염되어 세균이 기생하고 있는 것이다. 한편 손톱 무좀도 모세혈관이 막혀 백혈구가 손톱세포에 들어 온 무좀균을 퇴치하지 못하여 균이 기생하는 현상인 것이다. 청자색 손톱은 심장이나 폐질환을 의심해야 한다. 검갈색 손톱은 암의 일종인 흑색종, 또는 간이 좋지 않거나 만성신부전을 앓고 있는 사람은 암적색을 띠며 노란색은 림프종에 이상 징후를 나타낸다.

또 가장 흔한 증상인 주부습진이 오랫동안 경과되면 손톱이 울퉁불퉁해지면서 손톱에 곰팡이 균에 속하는 백선균의 침입이 잦아져서 손톱은 기형이 된다.

손톱 끝 부분이 얇고 하얀 계란껍질처럼 갈라지거나 들고 일어나는 경우가 있는데 이것은 성장기 어린이나 청소년에게 많이 나타나는데, 수족냉증으로 뿌리손톱의 모세혈관이 막혔거나 손모양이 뾰족한 경우에 많이 나타나는 현상이다. 그리고 손톱이 점점 얇아지면서 손톱 전체나 끝 부분이 스푼처럼 움푹 들어가 있는 경우에는 만성빈혈이나 간질환 등이 생겨날 수도 있다.

손톱의 질병징후도

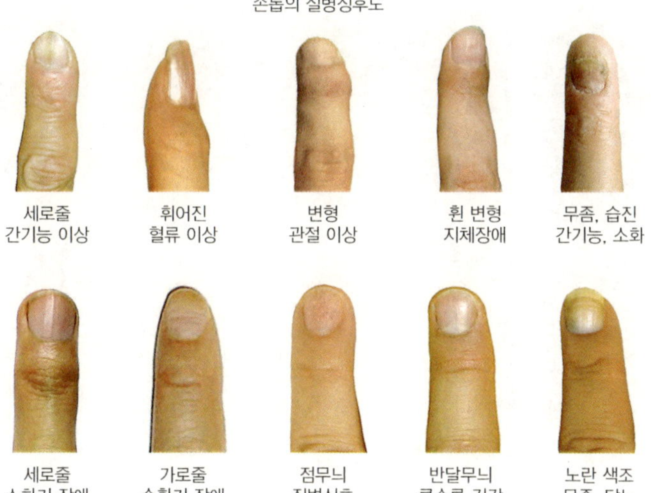

2. 손의 지압과 건강

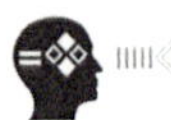 **갈수록 태산 1) 지압으로 아픈 곳은 질병이 있다는 신호이다**

근육이 연성을 잃었거나 혈류가 막혀 있는 부위는 만지면 통증을 느끼며 그 부위와 연결된 곳은 질병이 있다는 신호다.

건강한 사람은 만지면 아픈 곳이 없다. 신체의 어떠한 부위든 약간의 지압에 통증을 느끼면 일단 그 부위는 문제가 되는 것이며 통증이 심할수록 그 질병 증세는 심각해진다.

통증을 느끼게 되는 것은 근육의 연성(근육이 최대한 늘어날 수 있는 성질)이 문제가 있거나 혈류의 흐름이 나빠서 세포조직 또는 신경 조직에 문제가 발생된 것이다. 어린아이들은 만져도 아픈 곳이 적다. 그것은 근육이 없기 때문이다. 근육이 단단하면 할수록 아픈 통증을 느끼게 되고 근육의 연성을 잃게 되는 경우가 많다.

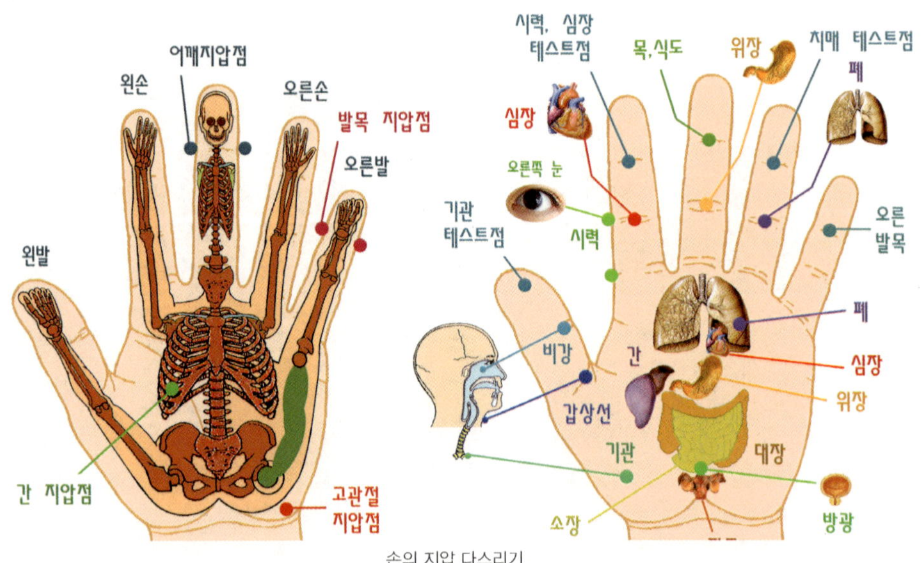

손의 지압 다스리기

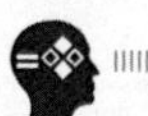 ⟩⟩⟩◇ **갈수록 태산** **2) 아픈 만큼 성숙해진다**

통증은 혈류가 막힌 곳에서 발생한다. 혈류가 막혀있는 부위에 압력이 가중되면 노폐물이 혈관을 따라 이동하면서 생긴 압력으로 통증을 느끼게 되는 것이므로 지압으로 아픔을 느낀다는 것은 이미 막힌 혈류가 개선되어 가고 있다는 신호이다.

타박상을 입으면 심한 통증을 느끼게 되는데 이것은 피부에 가해진 충격으로 손상된 세포 주위의 혈류가 막혀 뚫리는 과정에서 엄청난 통증을 느끼게 되는 것이다. 그러나 나을 때가 되면 간지러운 증세가 느껴지는데 이것은 혈류가 개선되면서 더 많은 산소와 양분이 필요하다는 신호이므로 피부를 따뜻하게 해 주거나 주물러 줄수록 빠른 회복을 보이게 된다. 따라서 "아픈 만큼 성숙하는 논리"처럼 그러한 부분을 자극 또는 지압하면 질병의 치료나 개선에 큰 효험을 볼 수 있다.

우리는 약간의 통증만 있어도 죽는 줄 알고 병원을 찾지 않으면 약국으로 달려간다. 우리는 알게 모르게 통증을 동반하며 살아간다. 혈류가 막혀 경락작용이 중지되면 통증은 사라지나, 혈류가 통기되는 한 통증은 언제나 인체와 함께 하게 된다. 죽은 자는 통증이 없다. 통증은 우리가 살아 있다는 증거이다. 이러한 통증은 병을 치유하는 과정이며, 면역체와 항체를 만드는 근원이 되기도 한다. 그러므로 우리가 살아 있는 한 통증은 늘 함께 하지 않을 수 없으므로 아픔만큼 성숙해진다는 것이다.

예를 하나 들자면 연필을 깎다가 칼에 손이 베인 사람의 경우 어떤 사람은 따갑고 아파 호들갑을 떨게 되고 어떤 사람은 전혀 통증을 느끼지 못하는 사람이 있다면 따갑고 아픈 사람은 상처가 이내 아물고 빨리 낫는 반면에 통증을 잘 느끼지 못하는 사람은 상처가 치유되는데 많은 시간이 걸리거나 심지어 피부가 괴사되어 곪거나 고름이 생기는 등의 문제가 발생되는 것이다.

 **3) 지압에 멍이 드는 사람은
새로운 혈관이 만들어지는 사람이다**

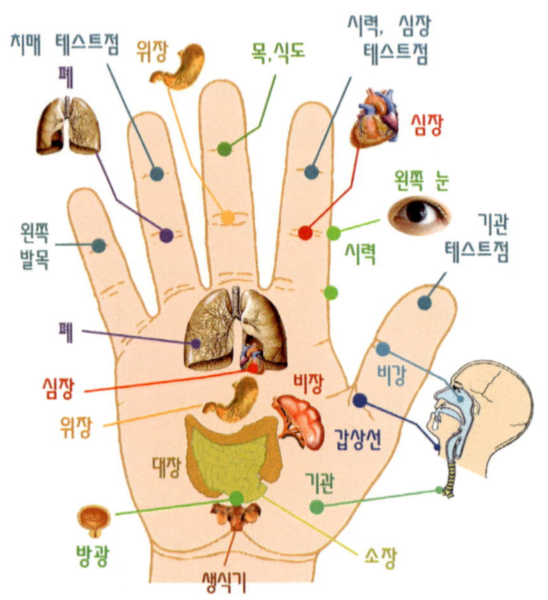

지압을 하는데 멍이 잘 드는 사람들이 있다. 이런 경우는 정맥혈류가 많이 막힌 사람일수록 그 증세가 심해진다. 인체에 정맥 모세혈관이 막히면 심각한 문제가 발생되기 때문에 막힌 조직에는 또 다른 모세혈관을 끊임없이 만들게 된다. 요즘 청소년들은 가벼운 사랑의 매에도 멍이 시퍼렇게 드는 경우가 많다. 이것은 약물의 남용에 의하여 피부 조직에 수많은 정맥모세혈관이 분포하고 있기 때문에 조그마한 지압에도 정맥 모세혈관이 터지면서 생기는 현상이다. 또 혈관 안에 있어야 할 적혈구가 혈관 밖으로 나오면서 피부조직 내에서 적혈구가 점차 파괴되는 과정을 겪는다. 멍은 초기에는 파랗게 멍들어 보이지만 나으면서 보라색, 갈색의 과정으로 변하여 간다. 상처부위가 보라색이 지나 갈색으로 변할 때쯤이면 적혈구의 파괴과정이 완료되는데 이때는 통증을 느끼지 않게 된다. 멍은 처음에는 붉은빛을 보이기 때문에 피부염이나 습진에서 나타나는 증상과 비슷하다. 하지만 피부염이나 습진에서 보이는 붉은 반점은 손가락으로 누르면 쉽게 사라지지만 멍은 눌러도 붉은색이 사라지지 않는 게 특징이다. 한편 타박상이 아닌 경우의 멍은 피부노화나 간기능 저하, 혈소판이 감소되어도 피부 곳곳에 멍이 쉽게 잘 들게 된다. 이러한 멍은 뜨거운 찜질을 하여 혈액순환을 촉진시켜 푸는 것이 가장 빠르게 호전된다.

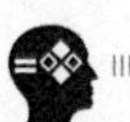 갈수록 태산 4) 어루만질수록 건강해진다

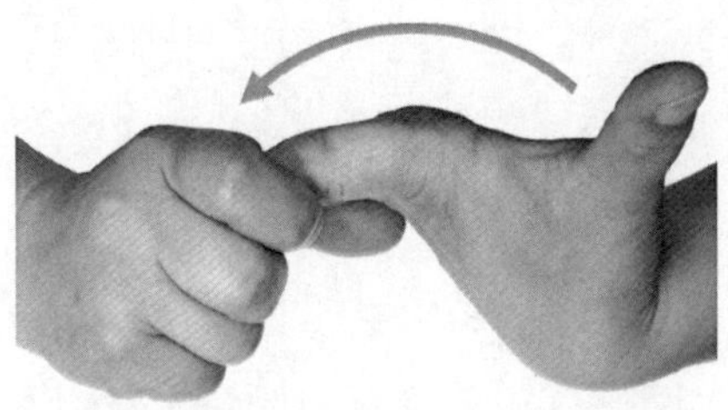

손가락이 손등 쪽으로 많이 휘어질수록 건강하며 골격의 유연성이 좋다.

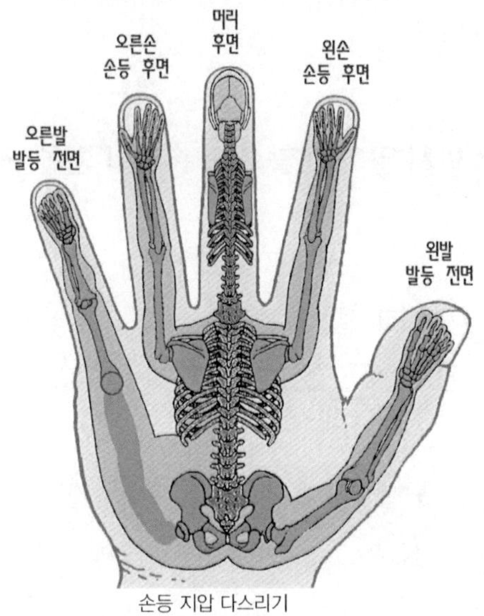

손등 지압 다스리기

지압은 신체의 어떠한 부위든 만진 만큼 건강을 찾을 수 있다. 어른들이 아기가 깨어날 때 팔과 다리를 쭉쭉 주물러 주는 광경을 볼 수 있다. 이것은 수면 중에 아기의 근육이 완전히 늘어나 있다가 잠에서 깨어나는 순간부터 움직이려는 행동으로 인하여 근육에 많은 혈류를 한꺼번에 보내려는 유아기의 반사적인 행동을 보이게 된다. 따라서 근육의 경련이 일어나면서 혈류가 막혀지는 것을 방지하기 위해 주물러 지압을 해 주는 것이다. 근육은 부드러울수록 혈류의 흐름이 좋다.

유아기의 아이들은 비교적 지압의 효험이 높다. 손, 발, 팔, 다리, 어깨, 등, 목, 배, 얼굴에서 하루의 생활 중에서 가장 손쉽게 행할 수 있는 지압의 부위가 손과 다리, 팔, 목 부분이다. 유아들에게 손을 쥐었다 펴는 쥠쥠놀이나 머리를 흔드는 도리도리놀이는 지압의 대표적인 예이다. 누구든 목을 자주 돌리면 머리가 맑아지며 어깨가 시원해짐을 느끼고, 배를 내밀고 앉으면 소화가 잘 되는가 하며 앉고 서기를 자주 하면 다리와 폐활량이 증가되어 건강해진다.

그러나 하루의 생활 중에서 가장 많은 움직임이 있고 사용 빈도가 높은 신체의 부위가 손이며 또 손이나 손가락의 지압법은 가장 쉽게 취할 수 있다. 손을 통해 신체의 모든 부위의 근육 연성이나 혈류, 심지어 자신의 골격이나 체형까지도 개선시켜 갈 수가 있다.

손과 손가락은 움직일수록 신진대사가 원활해지고 건강해 진다. 신체의 모든 근육과 관절 신경조직 등이 손과 가장 밀접하게 연결되어 있으므로 손이나 손가락이 곧고 보기 좋은 모양을 유지하면 신체가 건강해진다. 손이나 손가락은 움직인 만큼의 운동효과가 있으며 그에 따른 지능도 계발된다.

평소 신체 부위를 자주 어루만지거나 지압을 하면 근육의 연성과 혈류가 개선되어 질병을 예방하는 효과를 볼 수 있는데 가급적 지압의 방향은 심장을 향하도록 문질러 주는 것이 효과가 훨씬 높다.

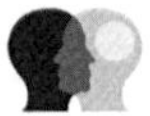 행복한 생활이야기 5) 무심히 넘겨보지 말아야 할 손과 손톱의 변화

평소 우리는 가장 빈번하게 사용하는 손인데도 불구하고 무심코 보아 넘기는 경우가 많다. 우리 몸의 작은 변화나 증상 그리고 질병의 전조증상들이 모두 손발에 나타나게 된다. 그 중 하나가 손과 손톱의 변화로 손톱은 짧게 깎을수록 건강에 유익하다.

심장에서 가장 먼 쪽에 위치하면서도 가장 빈번하게 사용하는 손에는 인체의 정보가 나타난다. 변형이나 손톱의 모양, 색, 무늬 등으로 나타난다. 흔히 관말지역이라고 부르기도 하는데 모세혈관의 가장 끝 부분이기 때문에 인체에 문제가 생기면 곧바로 손이나 손톱에 나타나는 것이다.

더구나 손톱은 피부 표면의 각질층이 변화한 것으로 우리 몸의 생물정보가 모두 들어있기 때문에 피부나 머릿결처럼 인체의 건강상태를 진단할 수 있는 좋은 척도가 된다. 손톱의 주성분은 케라틴이라 불리는 단백질로 건강한 손톱을 위해서는 양질의 단백질이 모세혈관을 통해 잘 공급되어야 한다. 그러나 모세혈관이 막혀 산소와 양분의 공급이 차단되면서부터 손톱이 비정상적으로 보이며 성장 자체가 불완전해지는 것이다.

건강한 손톱은 부드럽고 광택이 나며 투명한 분홍색을 띠지만 신체에 이상이 생기면 비정상적으로 모양이 변형되거나 불완전한 성장을 한다. 만약 손톱색이 갑작스레 변한다거나, 줄무늬가 생기고 모양이 일그러진다면 분명 자신의 신체에 이상이 있는 것이다. 손톱은 얼핏 보기에는 자라지 않는 것처럼 보인다. 그러나 보통 하루에 0.1㎜씩 자라나고 있다. 바쁜 일과로 정신없이 살다 보면 어느새 길어진 손톱을 보는 경우가 많다. 손톱은 손톱뿌리에서 손끝까지 자라는데 보통 3개월 이상 걸린다.

손톱도 성장기인 25세까지는 성장속도가 증가하나 그 이후는 세포분열이 미진하여 생장의 속도가 느려진다. 계절적으로는 혈액순환이 왕성해지는 여름에 가장 잘 자란다. 또한 다섯 개의 손톱은 같은 속도로 성장하지는 않는다. 혈액순환이 잘 되는 손톱은 빨리 자라고 그렇지 못한 손톱은 성장이 느리다. 흔히 손톱은 뼈의 연장으로 생각하기 쉬운데 사실은 피부의 연장으로 피부표피가 변화해 각질층이 분화된 것이다.

피부를 덥고 있는 손톱은 모세혈관이 있어 건강에 따라 손톱색이 다르게 보이게 된다. 손톱의 뿌리 근처에 반달 모양으로 희게 보이는 부분을 조반월이라한다. 이것은 뿌리에서 만들어져 나온 손톱이 아직 각질화 되지 않은 부분으로 이 부분이 크면 클수록 건강지수가 높다.

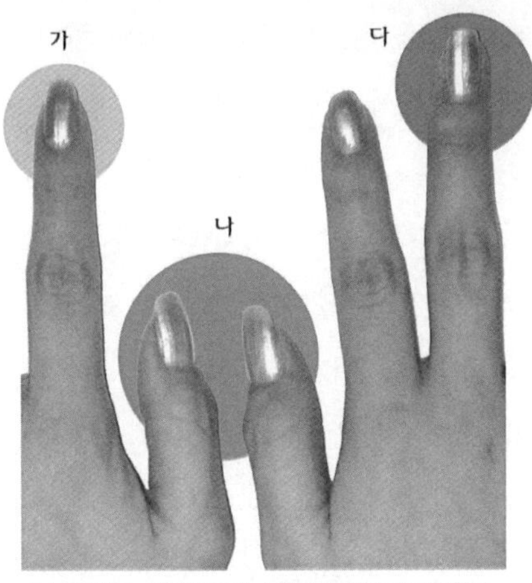

손톱이 길면 심장의 피가 손끝까지 전달되지 못한다.

머리카락이나 손톱은 깎으면 통증을 느끼지 못하는 것은 일종의 죽은 세포조직이기 때문이다. 그러므로 머리카락과 손톱에는 유일하게 암이 생기지 않는 것이다.

그림 가, 나, 다의 손끝을 비교해 보면 가의 손끝이 유난히도 끝이 뾰족하고 가늘다. 손끝이 뾰족하고 가늘수록 그 해당되는 조직의 장기들의 혈류가 느려져 있음을 뜻한다. 따라서 평소 손끝이 물체에 자주 닿게 하거나 지압을 하면 몸 전체의 혈류 흐름과 신진대사가 잘 이루어진다. 또 손가락이 틀어지거나 휘어진 경우에도 그에 해당되는 인체조직의 뼈가 틀어지거나 휘어진 것이다.

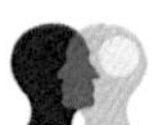 ## 행복한 생활이야기 6) 반지의 올바른 착용 부위에 대하여

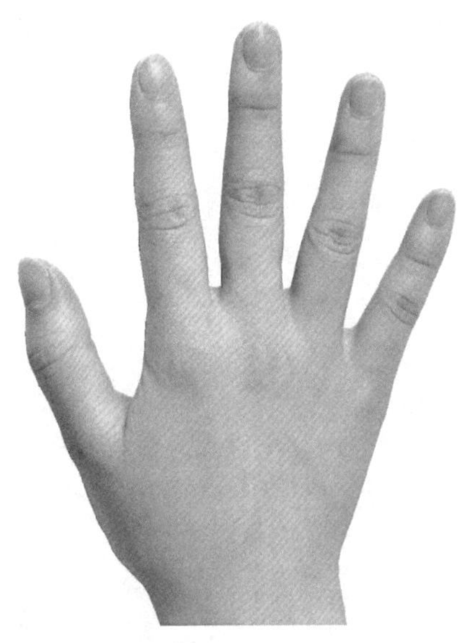

반지는 부나 단체를 상징하거나 장식 등 가치 위주의 보석형 반지와 건강을 찾으려 착용하는 건강형 반지로 크게 구분되어 진다. 이 외에 호신형이나 상해용도 있다.

보석형 반지는 엄지를 제외한 손가락 중 가급적 손가락 첫째 마디에 끝이 굵은 부위에 착용하시는 것이 좋다. 왜냐하면 손가락 마디와 끝이 가느다란 부위는 질병 증세가 있는 부위이기 때문이다. 예를 들어 약지(반지)손가락 첫째 마디의 끝이 가느다란 상태에서 보석 반지를 착용하면 가슴이 답답하거나 조금만 뛰어도 숨이 차게 된다. 이것은 폐혈 즉, 허파가 제 기능을 못하고 있는데 다시 차가운 금속 반지를 끼워 혈류를 차단하기 때문이다.

건강형 반지는 그 반대다. 대표적인 반지가 춘천옥 반지이다. 감기가 잦거나 숨이 찬 사람의 경우 약지 손가락에 춘천옥 반지를 끼면 숨쉬기가 점차 편해짐을 느낄 수 있다. 따라서 건강형 반지는 자장이 흐르는 자석류, 원적외선이 방출되는 세라믹 반지 등은 손가락이 가늘고 부실한 부위에 착용하는 것이 좋다. 우선 반지가 인체에 미치는 효능이 무엇인지 알고 만약 효능이 있다면 손가락 첫 번째 마디가 가늘어진 부위나 손가락 끝이 뾰족하거나 가느다란 손가락에 착용하는 것이 올바른 방법이다.

3. 손가락 지압의 방법과 효능

1) 엄지손가락은 목에 해당되며 감기와 관련된 질병을 예방할 수 있다

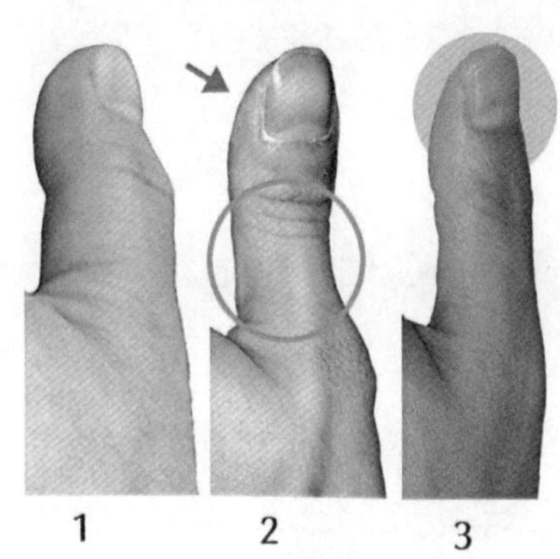

엄지손가락 끝은 공기 중의 바이러스에 의한 질병을 퇴치하는 혈류와 연결된다. 그림에서 1은 건강한 엄지손가락의 모양인데 이 부분의 혈류가 막히면 2와 3의 그림처럼 손가락 끝 부분이 좁아지거나 뾰족한 모양으로 변형된다. 그림2의 화살표 부분이 좁고 가늘수록 목의 혈류가 느려 호흡기성 질환이 잦아진다. 또 이 부분을 눌렀을 때 누른 부분이 빠르게 복원되어야 건강한 사람이다. 복원력이 낮으면 자주 주물러 주게 되면 목의 혈류가 서서히 살아난다.

엄지손가락

그림2, 3처럼 변형된 손가락에선 목에 관계한 질병이나 감기나 바이러스 형 질병이 자주 발생하게 되고 한번 질병이 찾아오면 좀처럼 낫지 않게 된다. 이것은 공기 중의 바이러스가 기관지나 호흡기관의 점막에 흡착되었을 때 호흡기관과 연결된 혈액의 혈류가 막혀 있으므로 백혈구가 바이러스를 물리치지 못하게 된다. 그러므로 엄지손가락 끝을 자주 지압하거나 비벼서 혈류를 개선하면 질병이 낫게 된다.

설령 현재 감기나 비염, 기침 등과 같은 호흡기 질환을 앓고 있는 사람도 지압을 하여 엄지손가락 끝을 둥글고 통통하게 만들면 빠르게 질병이 낫는다. 이때 지압하는 방법은 엄지손가락 첫 번째 마디를 손바닥을 향하게 접힌 후 팔목 방향으로 세차게 접어 누르면 몹시 아픈 통증을 느끼게 된다. 이상이 없는 사람은 눌러도 통증이 없으나 혈류가 막힌 경우에는 눈물이 핑 도는 통증을 느끼게 되는 데 수 차례 반복할수록 통증이 줄어들게 되고 아프지 않으면 질병이 호전된다. 또 반대로 젖히거나 3의 원안 부분을 자주 눌러주고 주물러주면 손가락 모양이 1과 같이 두툼한 정상적인 형태로 바뀌면서 질병이 낫는다. 엄지손가락은 인체의 목의 혈류를 가름할 수 있는 것이므로 갑상선이나 기관, 편도의 혈류가 나타난다. 호흡기성 질환이 잦은 경우에는 엄지부분을 혈류따기로 다스려서 어적혈이나 농백혈을 제거하면 혈류가 개선되어 서너 시간 이후부터는 증상이 서서히 사라진다.

2) 검지손가락은 시력개선, 안면부종, 심장 등의 질병을 예방할 수 있다

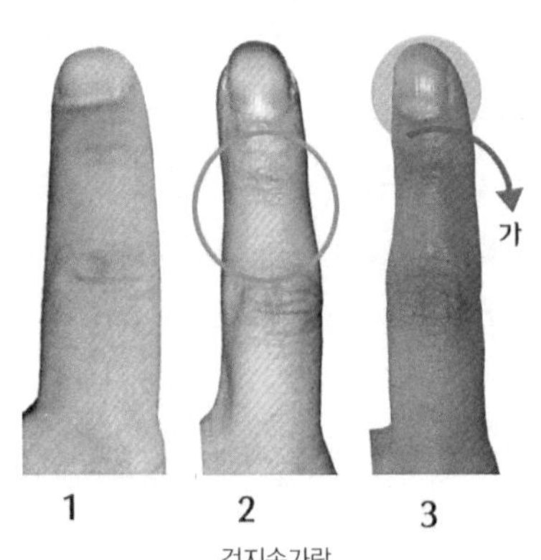

1   2   3

검지손가락

검지는 시각 장애나 안면 부종(여드름, 종기), 심장 기능, 팔의 혈류를 개선하는 손가락이다. 그림의 1의 모양이 비교적 건강한 검지손가락의 모양인데 이 부분의 혈류가 막히면 그림 3과 같이 끝 부분이 좁아지거나 중지 쪽으로 뒤틀리고 손가락 끝이 뾰족한 모양으로 변형된다.

그림처럼 변형된 손가락에선 눈이 침침해지거나 컴퓨터의 모니터 보기가 두렵고 또 눈을 자주 깜빡거리거나 눈에 손이 자주 가는 안구건조증이 생겨난다. 또 얼굴에 부종이나 눈가 잔주름 생기는 경우도 있고 팔 가짐이 불편하거나 심장기능의 이상이 나타나기도 한다.

또 심장에서 내뿜는 피가 머리로 솟구치는데 특히 눈으로 보내지는 안압이 높아지고 그에 따른 더 이상의 혈액 공급이 문제되면서 이산화탄소와 노폐물을 회수하는 정맥의 기능까지 떨어질 때 그림의 3모양으로 변형된다. 따라서 늦은 오후나 저녁이 되면 눈의 충혈이 잦기도 하고 낯선 곳에 관광을 하거나 컴퓨터를 오래 하면 눈의 흰자위에 핏망울이 맺히기도 하고 평소 늘 안압이 높아지는 경우가 많다. 시각을 개선하는 방법은 지압을 하는 방법과 혈류따기로 노폐물을 제거하는 방법이 있다.

즉, 검지손가락 끝을 둥글고 통통하게 만들면 빠르게 질병이 호전된다. 이때 지압하는 방법은 첫 번째 마디의 좌우를 누르면 몹시 아픈 통증을 느끼게 된다. 정상적인 사람은 눌러도 통증이 없으나 혈류가 막힌 경우에는 눈물이 핑 도는 통증을 느끼게 되는 데 수 차례 반복할수록 통증이 줄어들게 되고 아프지 않으면 질병이 낫는다. 또 전후좌우로 젖히거나 그림 3의 가의 화살표 방향으로 돌리면서 2의 원안 부분을 지압하고 눌러주면 손가락 모양이 1의 정상적인 형태로 바뀌면서 질병이 낫는다.

시각에 문제가 있는 사람들은 손바닥 쪽 검지손가락 끝 부분을 누르면 누른 모양이 오랫동안 복원되지 못하거나 솟아오르는 속도가 느릴수록 시신경에 이상이 있거나 이상 징후를 보이는 경우이다. 가장 좋은 방법은 혈류따기로 엄지 부분의 혈전이나 혈농을 제거하여 혈류를 개선하면 서너 시간 이후부터는 증상이 호전된다.

3) 중지손가락은 머리와 척추 등 중추신경의 질병을 예방할 수 있다

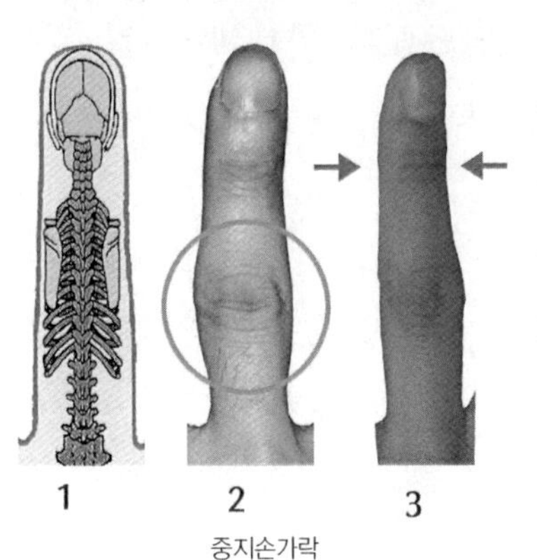

중지손가락

중지손가락 끝마디는 사람의 머리와 척추에 해당되므로 두통이나 경추와 목덜미, 척추 등 중추신경의 혈류를 개선할 수 있는 손가락이다. 중지가 휘어진 만큼 척추가 휘어진 결과이므로 중지를 바로 잡는 지압을 꾸준히 한다.

그림 3의 질병형 중지손가락과 같이 끝이 뾰족한 경우에는 대뇌 혈류가 문제될 수도 있으며 첫 번째 마디가 유난히 부어오른 경우에는 목덜미나 어깨가 돌덩

이처럼 단단하거나 어적혈이 뭉쳐 있는 경우이다.

2의 원안부분이 심하게 굵은 경우에는 척추나 요추에 이상이 있거나 어린 시절 경기를 제때에 다스리지 못하여 손가락 류머티즘으로 마디가 굵어지는 현상으로 나타난 것이다. 이런 경우가 심해지면 자꾸만 마디가 굵어지다가 마침내 손가락을 굴신하기 어려울 정도의 류머티즘으로 병세가 악화될 수도 있다.

손가락 마디가 굵어지는 현상은 경기로 인하여 가장 움직임이 많은 관절에 농백혈이 조금씩 축적되어지는 현상으로 가급적 빠른 기일 내에 농백혈을 제거해 주는 것이 신진대사를 원활하게 하는 중요한 관건이다.

4) 약지손가락은 폐와 소화기와 관련된 질병을 예방할 수 있다

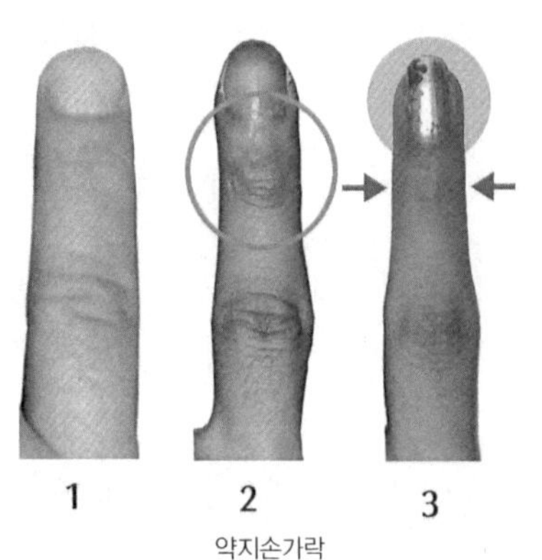

약지손가락

약지손가락은 인체의 산소 공급이나 호흡기관, 치매와 연관된 혈류이다. 그림 1의 모양이 정상적인 약지손가락의 모양인데 이 부분의 혈류가 막히면 그림 2, 3처럼 끝부분이 좁아지거나 원안의 첫 번째 마디가 좁아지는 모양으로 변형된다. 그림 3의 화살표 부위가 가늘게 변형된 손가락에선 폐 관련 질환을 앓았거나 징후가 있는 경우가 많다. 특히 2의 두 번째 마디 부분의 뼈마디가 더 굵은 사람은 더욱더 그러하다.

가령 폐렴이나 폐결핵을 앓은 사람은 3의 화살표 부분이 유난히 좁고 손등 쪽의 첫 번째 마디에 주름이 없어지게 되고 손등 방향으로 뒤로 젖히면 몹시 아픈 통증을 느끼게 된다. 이런 경우에는 자주 지압하여 계속적으로 아프지 않을 때 까지 뒤로 젖히면 심폐 기능이 강화되어 허파의 산소 섭취 기능이 높아져 신진대사가 원활해진다. 이 때 노폐물을 빼내려고 기침을 한다.

또 약지 첫 번째 마디가 가늘 경우엔 장차 치매가 올 확률이 높은 사람의 손가락 모양새이다. 자주 지압하여 약지손가락 끝과 첫 번째 마디를 굵고 통통하게 만들면 빠르게 치매예방에서 폐와 관련된 질병이 낫는다. 이때 지압하는 방법은 약지손가락 첫 번째 마디를 손등 쪽으로 젖혀주면 몹시 아픈 통증을 느끼게 된다. 정상적인 사람은 손등 쪽으로 젖혀도 통증이 없으나 혈류가 막힌 경우에는 눈물이 핑 도는 통증을 느끼게 되는 데 수 차례 반복할수록 통증이 줄어들게 되고 아프지 않으면 질병이 낫는다. 질병이 있는 사람들은 첫 번째 마디와 두 번째 마디 사이가 오목한 모양새가 된다. 이런 경우에는 수시로 비흡구배 호흡의 단계별 호흡법을 공부하여 실천하면 폐활량도 커지고 적혈구 수치까지 높아지게 된다. 그리고 약지손가락도 수시로 지압하면 서서히 부어오르게 되는데 부어 오른 만큼 폐의 혈류량이 높아지고 손가락 살이 오르면 폐활량이 커지고 숨쉬기도 편해지며 호흡기성 질환도 사라지게 된다.

5) 소지손가락은 발목, 무릎, 다리질병과 상체 열 오름을 내릴 수 있다

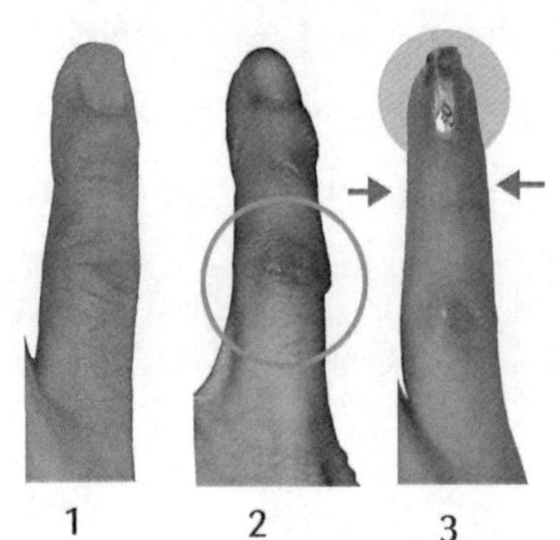

소지, 즉 새끼손가락은 하체의 혈류를 관장하는 손가락 부위이다. 그림 1의 모양이 비교적 건강할 수 있는 손가락의 모양이다. 그러나 그림 3의 손가락 첫 번째 마디부분이 휘어지거나 부어오르면 발목이 부실하고 발을 뻬치거나 공을 차면 엉뚱한 곳으로 향하게 된다. 또 발의 혈류가 막히면 왼쪽의 소지손가락 3과 같이 끝 부분이 좁아지거나 뾰족한 모양으로 변형되게 된다.

그림 2처럼 변형된 손가락에선 다리에 이상이 있거나 안구 염증, 모낭염 등이 생길 수 있다. 소지손가락 첫 번째 마디가 굵어진 경우에는 반대편 발목에 이상이 있는 경우이고 그림 2의 두 번째 마디가 굵어진 경우에는 반대편 무릎에서 통증을 느끼거나 다칠 수 있으므로 예방하는 것이 좋다.

현재 발목이나 무릎에 이상이 있는 경우에는 반대편 소지손가락을 지압하여 바로 잡으면 증세가 호전된다. 또 소지손가락 끝을 둥글고 퉁퉁하게 만들면 다리의 혈류가 개선되어 빠르게 질병이 낫는다. 또 머리나 상체에 열이 자주 오르는 사람들은 소지손가락 첫 번째 마디를 좌우로 지압하며 손등 쪽으로 젖혀주거나 혈류따기를 하면 머리의 열이 다리로 내려오게 되어 수승화강의 몸 기운을 만들 수 있다.

4. 발의 지압과 건강

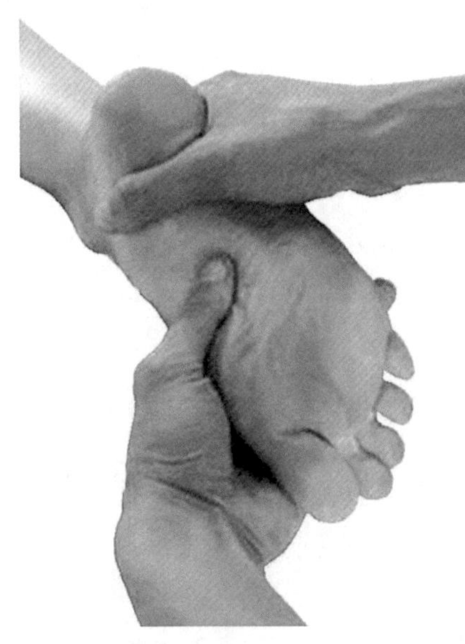

발은 한 뼘 남짓한 면적에 손과 같은 26개, 양발에 52개의 뼈로 지탱해야 하는 매우 힘이 드는 구조적 조형이 발이다. 더구나 율동적인 아치형의 구조로 효과적인 체중을 지탱하며 일생동안 25만㎞ 정도를 직립하여 보행하면서 자유자재로 움직인다는 사실 앞에 경의를 표하지 않을 수 없다.

항상 지면과 맞닿아 주어진 목표를 향해 끊임없이 움직인다. 발은 손 다음으로 많이 사용하는 부위이며 손에 비하여 육중한 무게를 지탱하는 구조로 인하여 많은 에너지를 필요로 한다. 그러므로 발끝까지 산소와 양분을 공급하는 혈관의 혈류가 원활하게 흐를 수 있게 하는 것은 건강에서 매우 중요하다. 발이 차갑거나 발끝의 혈류가 막히면 보행 장애를 유발하거나 군살이 생기기도하고 무좀 등의 피부질환을 앓게 된다.

따라서 엄청난 임무를 수행하는 발은 항상 지축의 아래로 향해 있기 때문에 혈액순환 장애가 가장 먼저 나타날 수 있는 부위이다. 또 자칫 쓰고 남은 이산화탄소나 요산 등의 노폐물이 발의 모세혈관에 축적되면서 싸늘해지거나 땀이 범벅이 되어 심한 냄새가 나는 경우가 생기므로 평소 시간이 날 때 마다 발을 지압하여 혈류를 개선하는 것이 건강을 찾을 수 있는 밑거름이 된다. 어린 시절에 병약한 증세는 발에서 시작되므로 발을 따스하게 다스리는 지혜를 찾아야 한다.

우리의 선조들 중, 자칭 양반들은 운동은 상것들이 하는 것으로 치부하여 움직임에 대한 거부 반응을 보여 왔다. 그런데도 불구하고 장수의 삶을 살 수 있었던 것은 편안하게 앉아 시종일관 발바닥을 주무르는 것으로 대신하여 온몸의 혈류를 개선시켜 건강을 도모할 수 있었던 것이다.

🧠 ⁂ 더불어 사는 생각 1) 발 지압의 역사

발 건강법의 역사는 지금으로부터 약 4천여 년 전의 중국으로 거슬러 올라간다. 그 당시 의원들은 침술 이외에도 발바닥의 혈도를 안마하는 요법을 통해 인체의 질병을 다스렸다고 한다. 이때부터, 발의 중요성은 이미 의술의 한 분야로서 의학적으로 인정받고 있었던 것이다.

발 건강법이 기록되어 있는 문헌은 중국의 전통의학서 중, '황제내경'이라는 책의 소녀 편에 기록되어 있는 관지법 혹은 족심도에서 그 기원을 찾아볼 수 있다. 또 중국 고대의학서 '중의경전'은 '발은 제2의 심장'으로 지칭, 인체에서 중요한 부위로 진단하고 있다. 한나라 시대의 화타라는 명의가 진나라 시대 이전의 관지법을 재연구하여 관지법보다 향상된 화타비급을 창안하였고, 이것이 현재 불리고 있는 족심도의 시조가 되었다. 그 이후 화타비급이 당나라 때 일본으로 전해 들어가 오늘날의 침술과 족심도가 되었고, 이후 원나라 때에는 흘태비열이라는 사람의 '금난순경' 과 활백인심사경발휘에 나와 있는 발 반사

치료학설이 유럽까지 전해져 오늘날의 유럽식 발 건강법의 시조가 되었다.

근대에 와서는 1913년 미국인 의사 윌리엄 피트제럴드(Willian Fitzerld)가 현대의학에 근거한 발에 관한 연구를 정리하여 "Foot Zone Theraphy"라는 이론으로 의학계에 연구 논문을 발표하여 세계의학인의 관심을 집중시켰고, 그 이후 그의 이론이 유럽으로 파급되어 유럽의 의학자들이 역시 발의 중요성을 공감하여 발에 관한 전문적인 연구를 경주하여 이에 관한 연구논문을 속속 발표하게 되었다. 특히 독일의 의학자인 Hanne Maquarde는 연구에 그치지 않고 발 건강법을 행하는 방법까지 구체적으로 발표하기에 이르렀고, 이로써 발 건강법은 일반인들에게 알려지기 시작했다.

또한, 스위스 출신의 간호사 Hedi Masfret은 중국에서 선교사로 근무한 후 귀국하여 중국에서의 경험을 바탕으로 하여 발 안마요법에 관한 "Good Health for the future"라는 책을 펴냄으로써 일반인들에게 발 건강법이 본격적으로 전파되는 계기가 되었고, 이후 미국의 경우 40여 년 전부터 약과 수술에 의존하지 않고 자연치유력으로 병을 고치는 대체요법으로 광범위하게 보급되고 있었으며, 대만에서 선교활동을 펼치던 스위스 국적의 Fr. Josef Eugster 신부가 자신의 고질병인 무릎의 류머티즘 관절염을 발 건강법을 통해 치료, 완치한 후 1982년 자신의 체험을 바탕으로 한 임상경험을 발표하면서 발 건강법은 대중화의 새로운 물결을 타게 된다.

현재 유럽 등 선진국에서는 일찍이 발의 중요성을 인식하고 오래전부터 발을 전문적으로 치료하는 '족부전문의' 제도가 활성화되어 곳곳에서 발을 치료하는 병원을 쉽게 찾을 수 있으나, 우리나라에서는 90년대부터 대학병원의 '재활의학과'나 '족부변형 클리닉'이 생겨 전문적인 발 치료에 눈을 돌리고 있는 실정이다. 발은 손쉽게 가정에서 쉽게 다스릴 수 있으므로 가정 건강을 지켜가는 기분 좋은 정보가 되었으면 좋겠다.

더불어 사는 생각 2) 발 지압의 원리

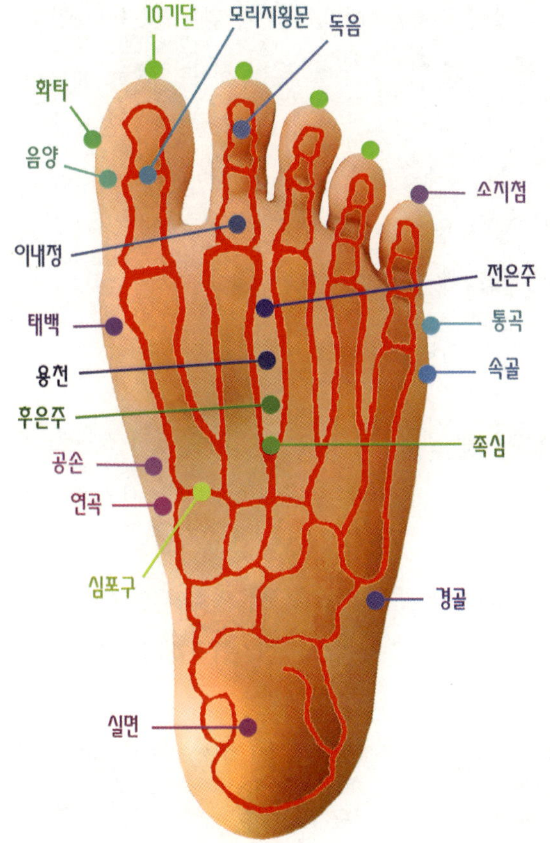

두발 달린 짐승이 어딘들 못가겠는가? 발은 자동차처럼 육중한 체중을 대뇌에서 명령하는 대로 주어진 목적지에 도달하게 하는 움직이는 동물의 상징이다.

제2의 심장이라 불리는 발을 지압하는 원리는 발바닥과 발등, 종아리에 분포되어 있는 다양한 경혈 즉, 반사구를 자극하여 혈액순환을 촉진시키고 지구의 중력으로 발에 쌓인 노폐물과 독소를 정맥으로 환원시켜 심장으로 향하게 하여 자연치유력을 극대화시키는 요법이다. 경혈이 집결된 곳은 몸 전체에 걸쳐 고루 분포되어 있는데, 특히 발부위의 경혈은 손 다음으로 많이 몰려 있으면서 인체구조의 각 부위와 밀접한 반응관계를 보인다.

발의 지압은 발에 집중되어 있는 경혈을 자극하여 경혈과 연관된 신체 조직과 기관의 혈류를 개선하여 자연적으로 병을 치유하는 방법이다 .

따라서 관련된 경혈을 누르고, 비비고, 문지르고, 주무르고, 훑고 하여 발에 쌓인 유해한 노폐물을 부수고 녹여서 정맥을 통해 신장으로 운반하여 깨끗하게 피를 걸러 정결하게 하고 노폐물을 몸 밖으로 빠르게 배출하게 한다.

3) 발 지압의 특징

7천개의 신경이 집중되어 있는 발의 경혈을 자극함으로써 혈류를 개선하여 인체의 불균형을 해소하고 스트레스를 줄일 수 있다. 또 발 지압은 몸을 근육을 이완케 하고 혈액순환을 촉진하며 인체독소와 불순물 제거하여 신진대사를 촉진시켜 세포를 재생하는 등 에너지의 충전과 창조력을 증가시킨다. 즉, 혈류의 개선으로 수면세포 또는 노후세포를 퇴출시켜 재생세포로 하여금 신진대사를 원활하게 한다. 또 에너지를 활성화시켜 인체 스스로의 자연치유력이 극대화되도록 해 주는 것이다.

혈류가 개선되면 다이어트에도 효과가 있으며 지압 시 함께 행하는 명상은 직관과 기혈 에너지의 흐름을 강화하게 된다. 발 지압은 조금의 관심과 실천으로 질병을 사전에 예방할 수 있음은 물론 내 안에 생긴 질병을 스스로 치료할 수 있게 한다.

발은 아침부터 저녁 잠자리에 들기까지 끊임없는 자극을 받지만 편해진 현대생활로 인해 발의 자극은 점점 줄어들고 있으므로 규칙적인 시간을 정하여 발 운동을 하거나 지압하는 것이 좋다.

발바닥에는 비경, 간경, 위경, 담경, 신경, 방광경등 주요 신체기관과 관계된 모든 경락이 지나가고 있다. 따라서 수많은 경혈을 자극한 이후 하루의 일과를 시작해 보면 하루의 생활이 상쾌해지고 일과 후에는 지친 피로를 푸는 방법도 발 지압으로 높은 효험을 본다.

4) 발 지압의 실제

발 지압은 언제 어디서든 항시 할 수가 있는데 다음의 몇 가지 방법만이라도 배워두면 유용하게 활용할 수 있다.

과음에는 엄지발가락의 발톱이 나온 곳에서부터 2㎜되는 태돈혈과 발가락

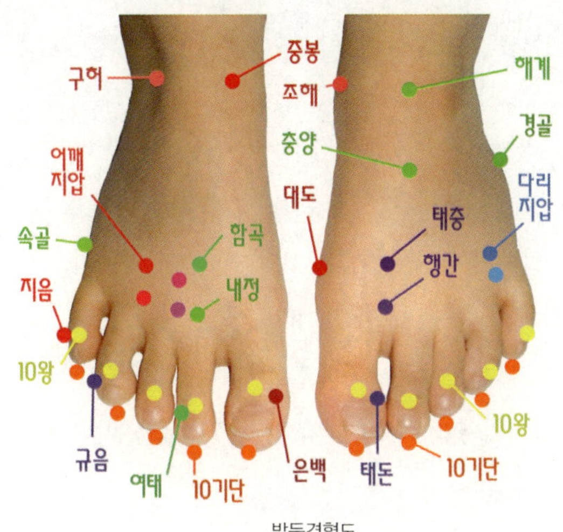

사이의 오목한 곳인 태충혈을 여러 차례 자극하면 두통과 구토증해소에 효과가 있다. 차멀미나 소화불량에는 행간과 여태를 지압한다. 그리고 발가락을 폈다 오므렸다 하는 움직임은 소화기관이 건강해지기도 한다.

검지발가락은 소화기와 연결되는 경락이 있으므로 위장내의 음식물을 부드럽게 소화시키는데 도움이 된다. 잠자리에 들기 전 발바닥 중앙부분을 수 분간 지압하면 신경성위염의 전조로 나타나는 발의 부종현상(붓는 것)을 해소할 수 있다. 은백을 지압하면 정신병이나 생리통, 소아소화불량에 효험이 있다. 이런 자극이 아니더라도 발은 시간이 허락할 때 마다 아픈 압점이 있는 부위를 자주 만지면 경혈이 열려 건강에 매우 유익하다.

(1) 두통은 발의 혈류가 막히거나 대뇌 혈류 장애로 인하여 생기는 경우가 대부분이다. 따라서 머리가 상쾌하지 않고 사고력이 둔해지며 집중력이 떨어질 때는 다음 페이지 그림의 발바닥의 '신장' 부분을 눌러준다. 보통의 두통에는 엄지발가락을 강하게 비비거나 발의 혈류개선을 위해 새끼발가락을 돌려주는 것도 효과가 있다.

(2) 머리나 상체의 어깨 결림, 자세의 불균형, 고혈압, 빈혈, 시력 손상 등에는 발바닥 전체를 주물러 주면 시원해진다. 팔과 어깨를 연결하는 검지발가락과 약지발가락 지압점을 자극한다.

(3) 목덜미의 뻐근함은 근육의 과도한 긴장이나 나쁜 혈액순환으로 일어나는 증상이다. 중지 손가락 첫 번째 마디를 뒤로 젖히거나 비벼 주무르듯 지압을 해도 효과가 높다. 또 엄지발가락과 발목을 빙글빙글 돌리거나

발바닥의 '목', '어깨' 부분을 잘 주무른다. 앉고서기운동법을 10회 반복해도 효과가 있다.

(4) 위장장애 시에는 엄지와 검지손가락 사이 쏙 들어간 '합곡'이란 곳을 눌러주거나 발등의 태충이나 발바닥의 지압점 '위장'를 지압하면 효과가 있다.

(5) 눈의 피로는 검지손가락을 첫 번째 마디를 젖히고 비벼주면 눈의 충혈현상이 사라진다. 또 엄지와 검지발가락 사이 '행간'이라는 지압점을 눌러준다. 또 귓불은 인체의 머리에 해당되므로 아래쪽으로 세게 잡아당겼다 놓는 동작을 20회 정도 해도 효과가 있다. 발바닥의 간과 신장점을 비비거나 지압을 해도 눈의 피로가 풀린다.

(6) 술을 많이 마신 이튿날 갈증이나 두통, 전신무력감이 생길 때는 발바닥의 '간', '위', '신장'부분을 자극한다. 술 마시기 전에 미리 이 세 곳을 잘 주물러 혈류를 개선하면 숙취가 낮아진다.

(7) 피로회복 또는 몸살 기운에는 엄지손가락과 약지손가락 끝 부분을 주무르면 마음이 가라앉고 피로가 풀린다. 또 발목을 가볍게 회전시키면서 발등을 앞으로 수차례 당겨주면 효과가 있다.

(8) 감기가 올 것 같은 예감이나 감기 비슷한 증상일 때는 발바닥의 '목'과 '신장'을 주무른다. 눈을 감고 뒤로 일직선으로 빨리 걷는 뒷걸음질은 다리의 혈류가 개선되는 효험을 본다. 또 엄지손가락 전체를 주물러도 자율신경의 균형을 되찾아 감기를 예방할 수 있다.

5. 발 지압의 방법

발 지압이나 자극의 방법은 손으로 지압하는 방법이 최상이다. 브러시 마사지, 족욕, 겨자습포, 운동, 온구 등으로 할 수도 있다. 이처럼 발을 지속적으로 자극하기 위해선 되도록이면 맨발상태로 있으면 좋다. 정원을 청소할 때 맨발

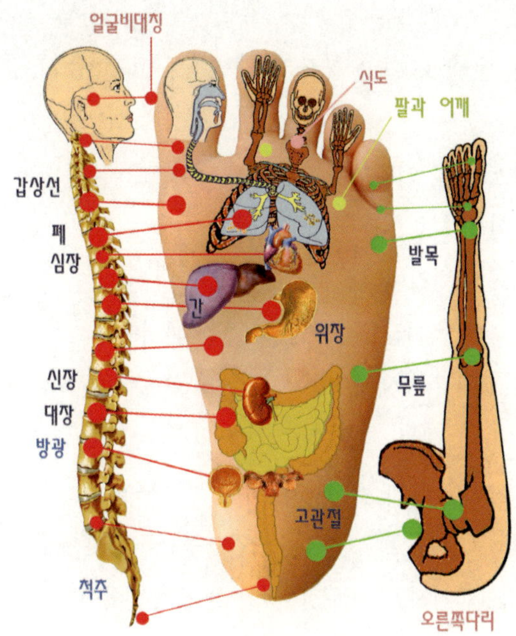

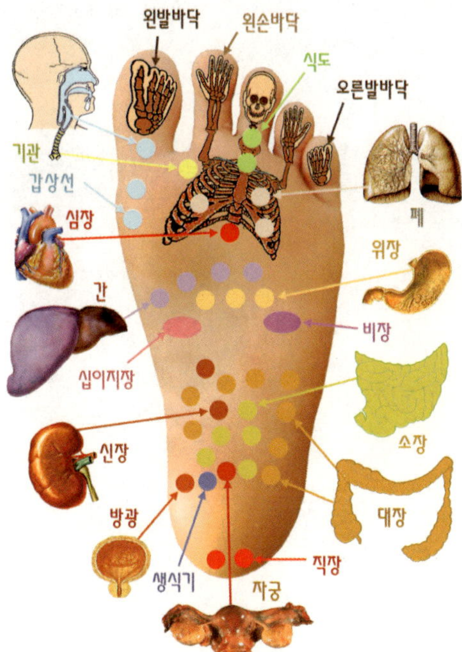

로 하라는 것도 그런 발 건강법의
척도이기 때문이다.

발이 누렇게 변하면 전반적인
혈류가 막힌 것이며, 발에 붉은
반점이 생겼다면 간장이 좋지 않
는 것이며, 발이 검어지면 신장이
상의 징조라는 게 동양의학의 진
단이다. 발이 차다, 열감이 있다,
땀이 솟는다, 붓는다, 저리다, 아
프다 등등의 증상은 모두 장기의
이상이 있는 것이다.

재미있는 것은 구두와 발자국소
리를 들어보면 그 사람의 건강을
체크할 수 있다는 것인데 신발을
끄는 듯이 걷는 사람은 대개 심장
이 좋지 않은 사람이라든가 건강
상태가 최상일 때는 구두굽이 일
정하게 닳는다고 하는 설명들이
그것이다.

심장의 용천혈을 자극하면 고혈
압이나, 심장질환, 신경쇠약을 치
유하는 효과를 낸다.

그림을 보면서 자신이 취약한
조직의 부위를 찾은 다음 집중적
으로 발의 부위를 자극하면 자신
의 취약한 조직의 혈류가 개선되

어 건강을 찾을 수 있다.

(1) 발 지압을 하기 전에 뜨거운 물에 발을 10~20분간 담가 근육을 이완시킨다.

   뜨거운 물에 발을 담구는 것은 근육을 이완하여 모세혈관의 어적혈이나 농백혈을 묽게 만들어 지압 시 혈류의 흐름을 좋게 하기 위함이다.

(2) 두 손으로 발을 감싸 쥐고 발목에서 발가락까지 10회 정도 훑어 내린다.

   동맥의 느린 혈류를 도와 세포로 산소와 양분을 공급해 주는 과정이다.

(3) 역으로 두 손으로 발을 감싸 쥐고 발가락에서 발목으로 심장 쪽을 향하여 10회 정도 훑어 올린다.

   훑어 올리는 것은 정맥의 삼투현상을 도와 심장을 향하여 노폐물을 보내는 작용을 한다.

(4) 한손으로 발목을 잡고 다른 한손의 엄지손가락으로 작은 원을 그리듯이 나사모양으로 움직이면서 발바닥 전체를 골고루 지압하면서 어루만진다.

(5) 양손의 엄지를 이용하여 발가락 사이의 골을 따라 발목 쪽으로 눌러 강하게 지압을 한다.

(6) 발가락을 하나씩 잡고 잡아당기면서 회전을 시킨다.

(7) 양손의 엄지손가락으로 뒤꿈치에서부터 발가락방향으로 발바닥의 움푹 파인 부분을 힘주어 강하게 문지른다.

(8) 한손은 발목을 잡고 한손은 발끝을 잡고 360도 돌려 회전하는 동작을 10회 반복한다.

   이 모든 과정에서 아픈 통증이 있는 부위는 가급적 통증이 없어질 때까지 반복하는 것이 좋다.

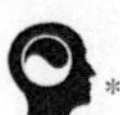 더불어 사는 생각 1) 신발의 선택과 건강

신발의 선택은 발의 건강과 직결된다. 발에 맞지 않은 신발은 발 뼈를 변형시키고 보행 자세를 나쁘게 만들고 꽉 죄는 신발은 아킬레스건을 압박하고 발가락을 변형시킨다.

반대로 헐렁한 신발은 발꿈치가 걸리지 않으므로 아킬레스건 상부근육에서 무릎까지 영향이 미쳐 무릎이 아프고 쉽게 피로해진다. 발끝이 꼭 끼이는 신발은 정강이 바깥쪽이 아프고 결리게 된다. 발에는 건강을 좌우하는 경혈이 많이 집중되어 있다. 따라서 발에 잘 맞는 신발을 신고 올바르게 좌우대칭으로 걸으면 이들 경혈이 자극되므로 내분비의 기능이 항진되며 아울러 체내노폐물도 신속히 제거되어 피로도 빨리 사라지게 된다.

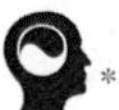 더불어 사는 생각 2) 신발 선택의 10계명

(1) 인체의 기운이나 에너지 낭비를 막고 피로감을 덜어주는 가벼운 신발을 선택할 것

(2) 바닥면의 특성에 따른 마찰계수가 높은 신발을 선택하여 잘 미끄러지지 않을 것

(3) 혈류개선을 위한 발가락이 굴신이 용이하게 1㎝의 여유 공간이 있을 것

(4) 신발내부의 습기나 공기를 배출하는 통기성 확보 및 외부의 물기가 스며들지 않을 것

(5) 신발 안창에 구김이나 요철이 있는지 직접 손으로 확인해 볼 것

(6) 발바닥의 중앙 장심부분이 지나치게 솟아오르거나 평평한 신발은 피할 것

(7) 신발을 올려 옆에서 보았을 때 힐의 각도가 전후로 기울어져 있는 것은 피할 것

⑧ 신발모서리가 복사뼈와 발목에 꼭 끼어 안으로 파고드는 것은 피할 것

⑨ 발뒤꿈치가 지나치게 딱딱한 것이나 안으로 심하게 파고드는 것은 피할 것

⑩ 신발은 발이 최대한 늘어난 저녁 무렵에 살 것 - 아침에 늘어나는 경우
　　도 있음

5. 목욕의 종류와 족욕의 방법

목욕은 단순히 몸을 씻어 때를 벗겨내는 것에서 끝나는 것이 아니다. 피부
세포를 확장하여 산소 섭취능력을 길러줌은 물론 내부의 세포까지 활성화 하
여 신진대사를 원활하게 하는 다음의 효과가 있다.

• 피부세포와 혈관을 확장시켜 혈액순환을 원활하게 하여 근육의 연성을
  높여 긴장을 풀어준다.
• 피부 속의 땀구멍에 쌓인 노폐물을 몸 밖으로 배출하여 피부 호흡을 증가
  시켜 피부미용에 좋다. 특히 목욕을 하면서 피부에 있는 세포수명이 끝났
  거나 죽은 각질층이 사라져 피부가 매끄럽고 부드러워진다.
• 원활한 혈액순환으로 체내 산소 유입량이 증대되어 정신적 긴장을 해소하
  여 상쾌한 기분과 생기를 북돋운다.

따라서 피부의 모공을 열어주는 샤워나 목욕은 자주 할수록 건강해지고 장
수의 비결로 널리 알려져 있다. 목욕은 지친 세포와 근육 그리고 피부는 물론
마음까지 정서적인 안정을 갖게 하는 탁월한 효과가 있다. 그러나 인류의 출현
과 더불어 생겨난 목욕의 효험도 잘못하면 도리어 건강을 해칠 수 있게 된다.
간단하게 세수만 해도 기분이 상쾌해진다. 더구나 몸과 머리를 씻고 나면 더
없는 포근함에 행복감마저 자아낸다. 목욕의 종류는 보통 모공을 열어주어 노

폐물을 빼내는 샤워와 욕조에 물을 받아 몸을 담그는 입욕, 손발을 담구는 수족욕, 하반신만 담구는 반신욕, 앉아서 뿌리혈을 씻는 좌욕 등으로 구분한다.

🧠 *더불어 사는 생각* 1) 기분 좋은 샤워

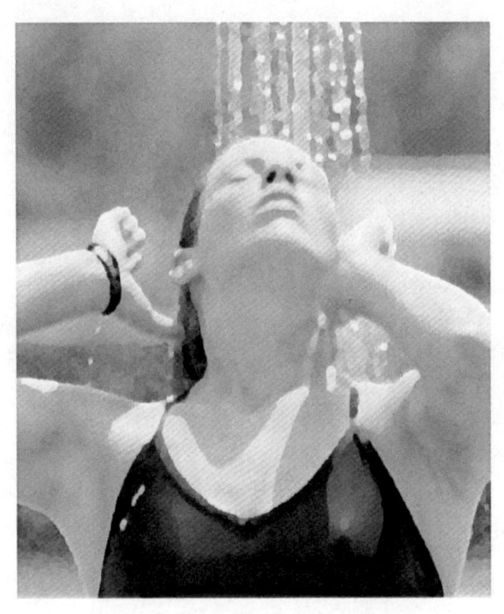

하루의 심신을 가볍게 달래기 위해 저녁에 할 수도 있고 아침 일과를 기분 좋게 만들기 위한 새벽 샤워, 그리고 운동 후 땀을 씻어내기 위한 운동 샤워를 들 수 있다.

보통 샤워는 가볍게 몸을 씻어내는 것으로 미지근한 물에 물로만 샤워하는 경우가 많다. 그러나 샤워 시 특정 부위의 피부가 따스한 온기를 느끼지 못하는 부분이 있다면 그 부위를 샤워의 수압을 이용하여 집중적으로 뜨거운 물로 씻어 내리면 더 큰 효과를 볼 수 있다. 수압을 이용한 샤워마사지는 피부가 차거나 부은 부위 또는 털이 많이 난 부위, 검은 피부, 군살, 피부가 늘어진 부위 등에 집중적으로 한다. 이때 샤워기는 물줄기가 세게 나오도록 조절한 뒤 뜨거운 물로 자극하려는 부위와 물줄기가 직각이 되도록 물을 뿜어내는 것이 좋다.

아랫배가 차갑거나 나온 사람은 배꼽에서 단전을 중심으로 원을 그리며 마사지한다. 붓기 쉬운 종아리나 발목, 다리는 뜨거운 물로 집중적으로 공략하면 한결 머리가 맑아지고 상쾌해진다. 이는 심장의 끓는 피가 아래로 내려 대뇌 혈압을 정상화하기 때문이다. 폐활량이 떨어지거나 가슴이 비대한 사람은 가슴 부위에 뜨거운 물로 샤워를 해주면 숨 쉬기가 편해지고 유방암을 예방하는 효과를 줄 수 있다.

그러나 가슴의 심장 부위에 갑자기 뜨거운 물로 샤워하면 피가 갑자기 머리로 솟구쳐 어지럼증이 생겨 날 수 있으므로 가급적 심장에서 먼 쪽부터 뜨거운 물을 적시는 것이 좋다. 손에서 팔로, 허벅지에서 배-가슴, 얼굴 순서로 하는 것이 좋다. 마무리 때 약간 차가운 물로 발등부터 목까지 서서히 샤워하면 피부에 탄력이 생긴다. 그러나 마칠 때는 반드시 따스한 물로 세포를 확장시킨 후 샤워를 끝내는 것이 좋다.

더불어 사는 생각 2) 입욕 – 욕조목욕의 싱그러운 맛

일주일에 한번 정도는 전신을 욕조에 담구고 목욕을 하여 근육의 피로를 풀고 모공의 확장과 혈액순환, 체내 요산이나 노폐물을 빼내는 것이 좋다. 목욕 전 미지근한 물을 한잔 들이키면 체내 노폐물을 좀 더 원활하게 빼내는데 도움이 된다.

욕조의 물에 물보다 진한 농도의 천연재료를 담가 두고 입욕하면 체내의 노폐물을 손쉽게 빼내는 효험을 볼 수 있다. 물을 받으면서 황토, 녹차, 쑥, 다시마, 박하, 오이, 장미꽃잎, 당근, 유자, 레몬 등을 면 혹은 그물주머니에 넣은 뒤 욕조 물에 미리 담가 충분히 우러나도록 한 뒤 목욕을 하면 한결 촉촉하고 윤기 있는 피부 결을 유지할 수 있다.

그러나 입욕을 할 때 물 속에 목까지 몸을 잠기게 했을 때 숨이 찬 사람은 폐활량이 부족한 사람이므로 주의해야 한다. 이런 사람은 폐활량이 지극히 낮은 상태에서 물속에 몸을 잠기게 하니 피부호흡을 하지 못하여 체내 저산소 현상이 나타나는 것이다. 더위에 가슴이 답답하거나 숨이 찬 사람으로 전신 입욕을 삼가는 것이 좋다. 따라서 혈류따기를 하여 적혈구 수치를 높여 폐활량을 키운 후 입욕을 즐기는 것이 좋겠다.

(1) 때를 미는 방법과 때

몸을 따뜻하게 한 후 피부의 모공이 충분한 열려 여유를 가질 때 심장 쪽으로 가볍게 쓰다듬듯 부드러운 수건으로 때를 훔쳐내는 것이 좋다. 물에 피부를 적시자마자 지친 피부를 때밀이 타월로 박박 문지르는 것은 좋지 않은 방법이다. 때를 벗긴다는 생각보다 때를 녹인다는 생각으로 때를 충분하게 불린 후 가급적 부드러운 재질로 슬슬 문지르기만을 하는 것이 좋다. 각질층이 적당히 남아 있어야 피부보호막이 벗겨지지 않아 피부 세포가 긴장하지 않게 되기 때문이다.

때란 피부세포가 42일이 지난 휴면 또는 수면 세포로 피부 층의 맨 바깥에 밀려나온 것 또는 죽어있는 각질층을 말한다. 이런 수명을 다한 세포는 기름샘에서 나오는 피지와 땀, 먼지가 함께 붙어 있는데 이들이 적당히 있어야 한다. 때와 같은 수면세포들은 바이러스나 세균으로부터 건강한 세포를 보호하기 때문이다.

따라서 각질층을 너무 세게 밀면 죽은 각질층뿐만 아니라 살아있는 피부 표피까지 떨어져 나온다. 이렇게 피부가 손상되면 피부세포 재생을 위해 농백혈이 생겨 다른 피부병을 일으키거나 가려움증까지 유발시킬 수 있기 때문이다. 비누칠은 털이 있는 부위만 적당히 사용하고 피부는 지방질을 중화하는 정도로 아주 가볍게 쓰는 것이 좋다.

(2) 목욕물의 온도와 횟수 그리고 시간

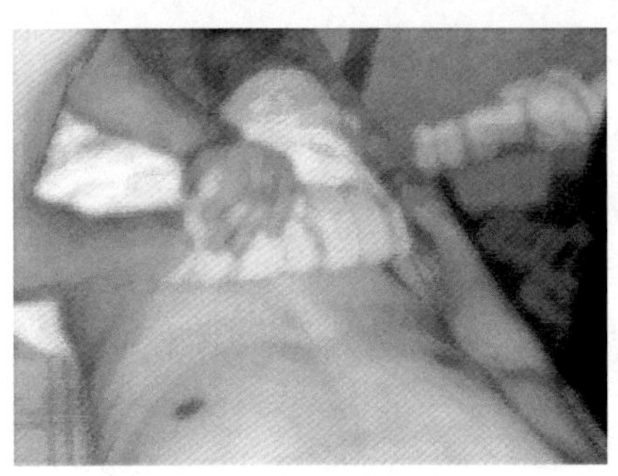

목욕물은 온도는 계절과 취향에 따라 각기 다르긴 하지만 너무 차가우면 모공이나 혈관을 수축시켜 대뇌에 피가 솟구쳐 상체의 온도가 급상승케 되고 너무 뜨거우면 산소 소비량의 증가와 더불어 에너지의 소모도 늘어나기 때문에 피부세포가 지쳐 제 기능을 잃게 만든다.

사람의 체온보다 약간 높아 따뜻함을 느낄 정도가 적당하다. 탕 속에 들어갔을 때 섭씨 36도의 체온과 비슷해 뜨겁지도 차지도 않게 느껴지는 온도가 좋다. 사람이 목욕 가능한 최고 온도는 45℃이며 일반적 목욕온도는 40°C 전 후이다.

목욕의 횟수는 몇 번이 좋다고 규정지을 수는 없지만 피부를 보호하는 피지까지 벗겨내는 일은 없도록 하는 것이 좋다. 젊은 사람이면 일주일에 두세 번이 좋으며, 노인은 일주일이나 2주일에 한번 정도가 적당하다. 노인들의 경우는 피부의 기름기가 적어지고 거칠어지면서 피부의 재생능력이 떨어지므로 목욕횟수를 가급적 줄이는 것이 좋다.

목욕의 시간은 개인의 기호에 따라 달라지지만 너무 길면 피부세포의 피로 현상이 가중되어 오히려 심신을 지치고 늘어지게 만들기 때문에 적당히 조절해야한다. 20~30분 정도가 적당하며 한 시간이 넘으면 오히려 피로를 가중시키므로 하루에 한번 정도의 가벼운 샤워가 좋다.

입욕 시간대는 식사 후 1시간 이상 지난 다음이 좋다. 식후에는 혈액이 위에 모여 소화와 흡수를 도와야 하는데, 이때 더운물에 들어가면 혈액이 다리나 팔 쪽으로 이동해 소화 작용을 방해하기 때문이다.

(3) 목욕과 마사지

동물 중 인간만이 유일하게 자신의 등을 씻을 수 있다. 따라서 때를 미는 것을 남에게 의지하는 것은 자신의 기능을 스스로 망가지게 하는 것과 유사하다. 따라서 몸을 씻을 때는 지압을 하듯이 가볍게 주무르며 씻는 것이 좋다. 그리고 사람의 손이나 손등만으로 때를 밀고 씻어내는 것이 혈액순환에 더 좋다.

그리고 심장에서 먼 부분에서 심장 쪽으로 지압하듯이 씻는 것이 정맥에 쌓인 노폐물을 빠르게 회수하는 것을 돕는다. 배나 허벅지 장딴지 등 근육이 뭉쳐있는 부분은 가볍게 주무르듯 두드리고, 팔 안쪽이나 허벅지 안쪽 등

지방이 두터운 부분은 집어내듯이 주물러 주는 것이 좋다.

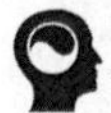 ## 더불어 사는 생각 3) 반신욕 - 머리를 상쾌하게

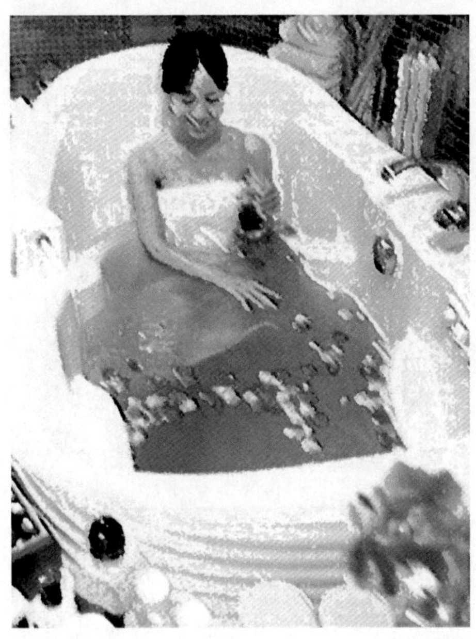

반신욕은 머리에 솟구친 대뇌의 혈압을 내리는 목적으로 한다. 그리하면 오장육부의 기혈이 살아나고 혈액순환이 원활해져 건강을 찾을 수 있기 때문이다. 그러나 심각한 수족냉증 환자나 오장육부의 기혈이 막힌 허열인 사람이 반신욕을 할 경우에는 치명적인 상태에 이를 수 있으므로 각별한 주의를 요한다.

예로부터 우리 선조들은 두한족열이라 하여 "머리를 차게 하고 발을 뜨겁게 하라"고 했다. 그리하여 집의 구조조차도 아랫목에는 뜨겁고 윗목은 차가운 온돌을 선택 했던 것이다.

반신욕은 몸의 절반, 즉 명치 끝 아래 부분을 따뜻한 물에 담그는 목욕법을 말한다. 이것은 오장육부가 제 기능을 다하고 있는 사람의 경우에 할 수 있다. 위장이나 간, 췌장, 신장 등의 기능이 떨어진 사람은 단전까지만 물에 담가야 한다. 자칫 명치끝까지 담구면 어지럼증 또는 대뇌 혈압이 높아져 혈관이 터지는 경우도 생길 수 있음을 명심해야 한다. 또 속이 매우 불편하거나 소화 장애가 심한 사람은 허벅지까지만 담가 두어도 문제가 될 수 있으므로 자신의 혈류상태를 알고 난 연후에 반신욕을 즐기는 지혜가 필요하다.

(1) 반신욕의 과정

- 사람의 체온보다 약간 높은 37℃~39℃ 정도의 미지근한 물을 욕조에 준비한다.
- 물에 들어갈 때는 먼저 발끝에서 하체로 더운물을 얹고 욕조에 들어간다. 이것은 상반신에 혈압과 온도를 하반신으로 내리기 위함이다.
- 날씨가 추운 날에는 욕실 안을 더운 김으로 충분히 따뜻하게 공기를 데워 놓는다.
- 욕조에 들어가서는 배꼽 아래까지, 단전이 물에 잠기게 한다.
- 어깨나 팔 부분은 물속에 넣지 않는다.

이때 한기가 느껴질 때는 어깨에 수건을 두르거나 20~30초가량 어깨까지 물에 담가도 된다. 약 10~20분간 꾹 참으면 몸 속 오장육부의 기혈이 순환되어 따뜻한 기분을 느끼게 되면서 서서히 머리나 팔, 얼굴, 가슴에서 땀이 나기 시작하는데 보통 전신욕을 할 때보다 몸이 더 더워 욕실 밖에 나와도 그 온기를 느낄 수 있다.

그리고 입욕을 하기 전에 미지근한 생수를 한 컵 정도 먹고 하면 좀 더 시원하게 체내 노폐물을 빼낼 수 있다. 그리고 체력이 허락하면 욕조에서 나와 몸을 자연적으로 식힌 뒤 다시 욕조에 들어가는 반복 욕을 즐길 수 있다. 반신욕의 효과를 길게 보려면 마친 후 양말을 신고 하반신에 속옷 또는 수건을 덮어 보온을 해 주면 반신욕의 쾌감을 오래 가게 해준다.

반신욕도 체력소모가 많으므로 몸이 약한 사람은 하체를 발끝까지 보온하고 편안히 누워 쉬기를 바란다. 또한 상반신은 되도록 얇게 옷을 입는 것이 좋으며, 입욕 후 에어컨이나 선풍기 바람을 쐬는 것은 반신욕의 효과를 떨어트리게 되므로 가급적 자연의 온도로 적응해 가는 것이 좋다.

만약 반신욕 후 머리가 어지럽거나 찡한 경우에는 종아리 밑을 세차게 서너 차례 주먹으로 가격하여 기혈을 빠르게 내려주면 어지럼증이 사라진다.

(2) 반신욕의 원리와 효험

대부분 병의 근원은 상반신에 혈액이 집중되어 체온이 높아지고 그에 따른 하반신은 체온이 낮아지는 상태, 즉 "저체온" 상태에서 생기는 것이다. 따라서 반신욕은 상반신을 차게 하고 하반신은 덥게 하여 혈액순환 장애를 초래하는 하반신 냉증을 없애는 것이다. 두한족열 상태일 때 수축된 혈관이 열리면서 피가 부드럽게 막힘없이 흐르게 되어 혈압도 내려가게 되는 것이다. 그리고 땀을 통해 몸속에 있는 노폐물과 쌓여 있는 독소가 빠져나가게 된다.

빨리 효과를 보려는 욕심에서 너무 뜨거운 물에 들어가면 피부세포가 뜨거운 물을 이겨내기 위해 모세혈관 자체가 방호벽을 만들기 때문에 몸속으로 열이 들어가지 못하는 역할을 하게 되므로 온도를 적정하게 유지 시키는 것이 중요하다. 우리가 즐겨 찾는 사우나는 뜨거운 공기를 위로 올라가게 하기 때문에 상반신이 뜨겁고 하체가 차가운 저체온으로 더욱 피가 머리로 솟구치게 될 수도 있으므로 주의를 해야 한다.

반신욕의 효험은 만병통치 그 자체로 생각하는 사람이 많다. 그러나 지나친 소화 장애나 수족냉증, 고혈압과 같이 평소 지나치게 대뇌에 피가 집중(두통에서 간질 등)되는 사람은 자칫 더 큰 손상을 입을 수 있으므로 주의해야 한다. 비교적 환우가 깊지 않은 사람에게는 간장병, 당뇨병치료, 피하지방 등을 줄인다. 또 혈압을 내린다는 체험사례와 아토피성 피부염, 현기증, 비만, 견비통, 관절통, 냉족, 발의 피로, 요통, 스트레스 등이 치유되기도 한다. 또 감기나 불면증은 물론 심장병, 어깨결림, 요통, 생리통 등에 효과가 있다.

(3) 반신욕을 할 때 주의해야 할 사람

평소 땀이 많거나 땀을 흘렸을 때 몸이 가뿐하지 않고 오히려 피곤하거나 어지럼증을 느끼는 사람이라면 피하는 게 좋다. 또 만성 당뇨병 환자인 경우 혈관이 탄력성을 잃고 좁아졌기 때문에 이런 상태에서는 오래 목욕을 해도 혈관은 확장되지 않는다. 혈액순환 개선 효과가 전혀 없다는 얘기이다. 오히려 발가락 등에 농백혈이 몰려 더 빠르게 질병을 악화시키거나 피부가 썩고 상처가 덧날 가능성도 크다.

그리고 심혈관계 질환자는 반신욕은 물론 전신욕 등 목욕 자체가 좋지 않을 수 있다. 특히 40℃ 이상 고온의 물에 20분 이상 있을 경우 혈관이 급격히 팽창해 자리에서 일어나다 쓰러지는 고·저혈압증이 나타날 수 있다. 따라서 가볍게 샤워를 하거나 욕조에 들어가도 5분 이내에 일어서는 게 좋다. 이런 경우에는 손발만 담구는 수족욕을 하는 것이 바람직하다.

🧠 *더불어 사는 생각* 4) 질병을 쫓아내는 수족욕

족욕과 수욕은 오장육부의 기혈이 막혔거나 반신욕을 할 수 없는 사람들에게 이상적인 방법이다. 이것 역시 머리와 가슴 폐에 솟구친 혈압을 손발로 내리기 위함을 목적으로 한다. 그리하여 서서히 오장육부의 기혈을 살려내고 천천히 혈액순환을 원활하게 만들어 가면서 건강을 찾아가는 방법이다.

예로부터 우리 선조들은 손발이 차가운 사람에게는 딸도 안준다는 속담이 있다. 또 아이들은 머리는 차게 손발은 따스하게 키우라는 말을 입버릇처럼 뇌이었다. 수족욕은 손발을 따스하게 만들면서 심장에서 가장 먼 부분에 오랫동안 적체되어 있는 죽은 적혈구나 백혈구, 요산 등 노폐물을 정맥으로 회수케 하는 욕법이다.

수족욕은 손이나 발, 즉 손목, 발목까지만 따뜻한 물에 담그는 목욕법을 말하는 것이다. 이것은 반신욕이 불가능한 사람도 할 수 있는 가장 이상적인 방법이다.

(1) 수족욕의 과정
- 사람의 체온보다 약간 높은 37℃~39℃ 정도의 미지근한 물을 대야나 족탕기를 준비한다.

- 손을 물에 먼저 넣고 발을 발목까지 물이 차게 담근다.
- 손이나 발을 지압하듯이 주무른다.
- 비흡구배 호흡을 하여 수승화강의 기운을 맛본다.

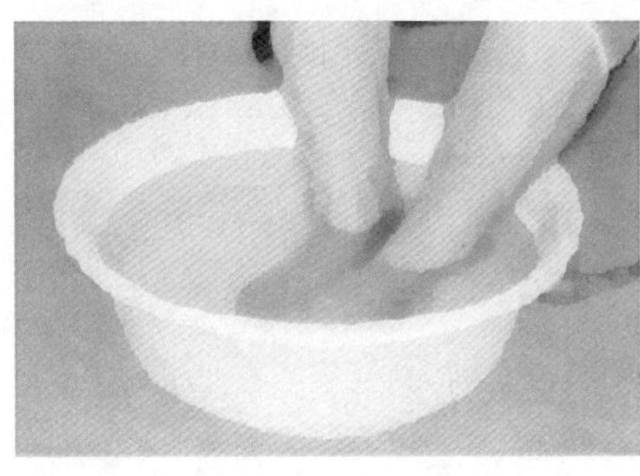

약 10~30분간 발을 담구면 서서히 기분이 상쾌해지고 졸음이 찾아오기도 한다.

뜨거운 기운이 사라지고 발이 시원해지면 수승화강의 상태가 되어 오장육부의 기혈이 돌기 시작하면 속이 따스해지는 기분을 느끼게 되고 서서히 머리나 팔, 얼굴, 가슴에서 땀이 나기도 한다.

그리고 입족하기 전에 미지근한 생수를 한 컵 정도 먹고 하면 좀 더 시원하게 손끝 발끝에 잉여 된 체내 노폐물이 조금씩 빠지거나 좀 더 빠르게 정맥으로 회수된다. 그리고 수족욕의 효과를 길게 보려면 마친 후 양말을 신거나 장갑으로 보온을 해 주면 수족욕의 쾌감을 오래가게 해준다.

(2) 수족욕의 원리와 효험

상반신에 혈액이 집중되어 체온이 높아지고 그에 따른 하반신은 체온이 낮아지는 상태, 즉 "냉" 상태에서 갖가지 질병이 생긴다. 따라서 수족욕은 상반신을 차게 하고 손끝과 발끝의 관말지역을 덥게 하여 혈액순환 장애를 초래하는 하반신 냉증을 개선하는 것이다.

더불어 사는 생각 5) 질환과 온열욕법

사람의 신체를 체온촬영기로 찍어보면 대부분 상반신은 온도가 높고 하반신은 낮은데, 특히 발은 31℃ 이하인 경우가 많다. 36.5℃의 심장의 피가 손끝, 발끝까지 잘 전달되어야 건강하다. 그런데 하반신, 특히 발목 아래의 저온이 되면 신진대사 문제에서 질병의 근원이 된다. 왜냐하면 저온상태의 범위만큼 머리에 열이 솟구쳐 뇌압을 높인다는 것이다.

그래서 손발이 차가운 것 그 자체가 혈액순환 장애의 시작이 되는 것이다. 사람이 흥분하면 피가 머리로 올라가면 머리가 뜨겁고 발이 시린 냉증의 상태가 된다. 우리네 조상들이 온돌을 고집했던 이유가 바로 여기에 있다.

피부나 조직을 38℃ 이상의 온도를 유지하면 그 올라 간 부위의 조직에 있는 암세포는 사라지게 된다. 신체의 어떤 조직이든 따스한 온기가 있는 부위에는 암이 발생하지 않는 것이다. 모기나 벌레에 물렸을 경우에도 물린 부위를 뜨겁게 온도를 높여주면 부어오른 부위가 급속하게 줄어들고 피부에 침입한 이물질도 빠르게 백혈구의 공격에 괴멸하고 정맥으로 빠르게 회수된다.

냉증이 병을 만드는 것이다. 냉증은 한 마디로 말하면 혈액 순환장애를 만들기 때문이다. 혈관의 수축은 심장에서 가장 먼 쪽 즉 관말지역부터 혈액순환 장애가 일어나게 되다가 급기야 몸 속의 오장육부까지 저체온이 되기도 한다.

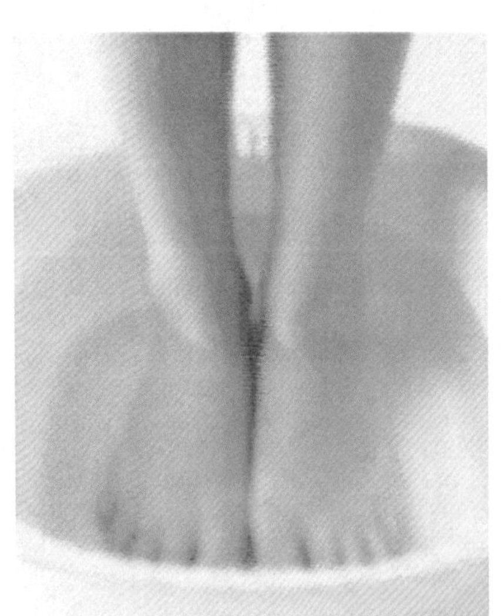

따라서 병의 치유 방법은 어찌하든 적혈구에 산소를 가득 실어서 100조 개에 이르는 세포 하나하나에게 제대로 공급하면 모든 병은 치유될 수 있다. 그러므로 목욕이나 반신욕 또는 수족욕 역시 신체의 저체온 조직의 온도를 상승시켜 세포가 제 기능을 하도록 도와주는 생활과학이다.

PART 02

비염과 천식, 호흡 연구소 – 호흡을 잘하면 건강하다

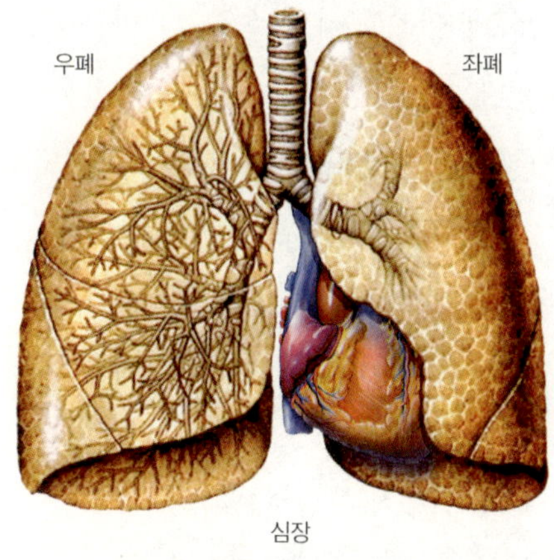

음식물은 며칠 굶어도 살수가 있으나 숨은 단 몇 분간만이라도 멈추면 생명은 끝나게 된다. 잠시라도 멈출 수 없는 호흡은 식물 또한 예외가 될 수 없다. 우리는 평생 동안 약 6천만 번이나 되는 숨을 들이쉬고 내뿜으며 살아간다. 폐는 심장에서 내뿜는 절반정도의 피를 공급받으며 적혈구에 산소를 싣고 세포들에게 공급하며 생명을 유지한다. 단순한 산소와 이산화탄소의 교환과정만이 아니라 분명한 생명력을 의미하는 것이 호흡이다. 올바른 호흡은 폐 기능을 증진시킬 뿐만 아니라 혈액을 맑게 정화하고 신경세포를 활성화하여 신진대사를 원활히 하며 내부의 생리 기능을 강화시킨다.

따라서 올바른 호흡은 두통, 천식, 고혈압, 공포감, 발작, 각종 호흡기질환, 심지어 심장병이나 암까지 증세를 호전시켜갈 수 있으며 반대인 경우에는 혈액의 산소부족으로 신경조직에 문제가 발생하고 감기나 천식과 같은 호흡기 질환으로 각종 질병을 유발 시키고 폐포가 막혀 폐 기능까지도 악화시키게 된다.

사람의 허파는 800g 정도의 무게지만 그 속에 있는 폐포라는 공기 주머니 즉. 허파꽈리가 약 3천만 개 정도가 폐의 조직을 구성하고 있는데 이를 전부 펼치면 테니스장의 넓이격인 93㎡이나 되고 몸 표면의 50배에 이른다. 인체의 기관 중 가장 큰 이유는 아마도 생명을 유지하는데 산소가 가장 중요하기 때문일 것이다.

또 하루에 들이쉬는 공기의 량이 120평방미터를 마신다고 한다. 이처럼 우리는 하루의 식사량의 수천 배에 달하는 많은 공기를 마시며 살고 있으므로 신선한 공기를 섭취하거나 호흡방법을 개선하여 더 많은 산소를 체내로 유입시키면 질병 없는 건강한 생활을 할 수가 있는 것이다.

허파는 오른쪽이 3엽이고, 왼쪽이 2엽으로 되어 있는데 스스로 움직이는 근육이 없으며 통증을 느끼는 자각신경도 없다. 또 1분에 15~20번 수축과 이완을 하는데 그것은 가로막과 갈비뼈 근육(늑간근)의 신축에 의해 일어나는 수동적인 운동을 한다.

즉, 갈비뼈가 올라가고 가로막이 내려가면 흉강의 기압이 낮아져서 공기가 저절로 들어오는 들숨(吸氣)이 되고 반대가 되면 공기가 밀려나가는 날숨(呼氣)이 된다.

폐활량은 허파에 공기를 최대한 넣었을 때의 용적을 말하는데 보통 5~6ℓ 정도 된다. 우리가 평소 코로 숨 쉬는 폐활량은 겨우 10분의 1에 지나지 않는 0.6ℓ 정도밖에 되지 않는다. 그러므로 숨을 쉬어도 허파 속에 남아 있는 잔기(殘氣)에 의해 질병이 오는 경우가 많으므로 하루 세 번 이상 심호흡을 하면 허파가 튼튼해진다. 그리고 성장기가 멈추는 나이 때인 25세 이후부터는 허파의 노화가 빠르게 진행되므로 숨쉬기에 대한 공부를 게을리 해서는 안 된다. 또 원시시대부터 인간의 폐는 성장을 계속해 오다가 19세기 이후부터 폐의 사용빈도가 낮아지면서 급속도로 심폐기능이 축소 또는 퇴화되어가는 추세에 있다.

그러므로 평소 두 팔을 귀에 대고 기지개를 펴거나 만세삼창을 하면서 심호흡을 하루 세 번이상만 해도 신진대사가 원활해진다.

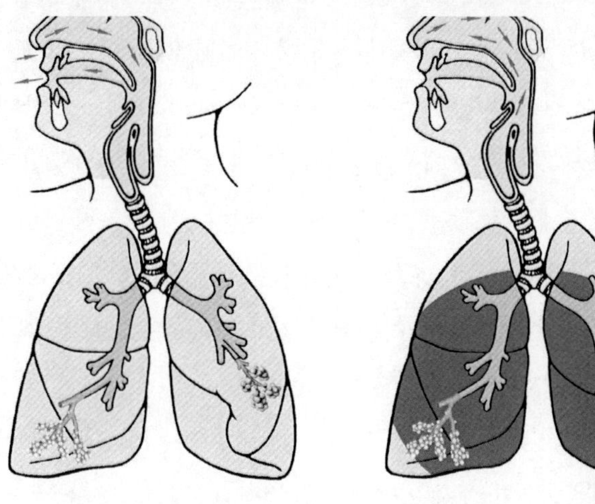

사람이 하루 동안에 들이마시는 공기의 70% 정도만이 직접 가스교환에 참여하고 나머지 30%는 무효공간에 머무른다.

사람마다 다르긴 하지만 총폐용량(total lung capacity, TLC)은 최대한 들이마신다고 가정한다면 그 공기량은 5800㎖ 정도라 한다. 그러나 일상적으로 한 번 호흡하는데 출입하는 공기의 양은 자신의 두 주먹 정도의 450-600㎖이다. 숨을 들이쉰 후 최대한 더 들이킬 수 있는 심호흡의 량은 최대 1000㎖ 정도 된다. 따라서 심호흡은 건강에 매우 유익한 호흡법이다.

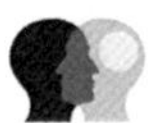 **혈류세상 공부방** ## 1. 폐의 구조와 폐포의 작용

정상적인 폐는 공기를 많이 포함하고 있어 가볍고 탄력성이 높은 장기이다. 기관지와 혈관을 제외하면, 대부분이 실질조직은 거의 없는 공기를 채우는 폐포라는 미세한 공간으로 구성되어 있다.

허파는 호흡 작용을 하는 기관으로 기관지에서 갈려 나온 22개의 실기관지와 연결되어 있고 실기관지는 3천만 개나 되는 허파꽈리, 즉 폐포와 연결되어 있다. 폐포의 벽은 극히 얇고 벽속에는 눈에 보이지 않을 정도의 모세혈관이 조밀하게 분포되어있다. 이처럼 폐에서의 가스교환이 효과적으로 행해지기 위해서는 들이마신 공기가 폐포에 잘 전달되어야 한다는 것과 폐포벽의 모세혈관의 혈류가 충분하게 공급되어야 한다. 폐포 즉, 허파꽈리는 지름이 0.1~0.3㎜ 정도 되는 작은 공기주머니로 산소와 이산화탄소를 교환한다. 포도송이와 같은 허파꽈리는 수많은 폐포들로 이루어져 있고, 이들은 표면적을 넓혀주어서 기체교환을 원활하게 한다.

산소와 이산화탄소 같은 기체의 교환은 능동수송이 아닌 확산에 의해 이루어지며, 모세혈관속의 적혈구는 산소농도가 높은 곳에서는 산소와 잘 결합하고, 산소농도가 낮은 곳에서는 산소를 쉽게 떨어트려 놓게 되는 것이다. 이산화탄소는 노폐물과 함께 혈장 속에 녹아 폐로 이동하며 확산한다. 폐포는 모세혈관이 둘러싸고 있는 적혈구가 산소와 결합하여 싣고 모세혈관을 통해 조직세포까지 전달하게 된다. 폐포는 모세혈관보다 산소농도가 높고, 조직세포는 이산화탄소 농도가 높기 때문에 교환이 이루어지는 것이다.

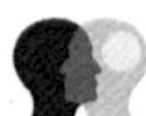 혈류세상 공부방 1) 호흡기관

날마다 우리는 깨끗한 공기만을 섭취하지는 못한다. 호흡을 하면서 오염물질인 먼지나 진균류, 바이러스 등의 입자를 200억 개나 마시고 산다. 대도시에 사는 사람들은 이 보다 더 많은 입자를 들이 마시고 산다고 한다.

간간히 사레에 걸리거나 재채기를 할 때 기침을 하는 것이 호흡기의 청소작업이며 이 과정을 통해 폐포가 깨끗해진다. 코와 입으로 "바깥공기"가 들어오면 비강과 목, 기관지에선 점액이 먼지입자를 붙여 걸러내고 이곳의 촘촘한 섬모들이 먼지투성이 점액을 아래에서 위로 쓸어 올린다. 이 점액을 반사적으로 내뱉는 것이 기침이며 고인 점액, 즉 가래를 뱉는 것은 객담, 담음이라고도 한다.

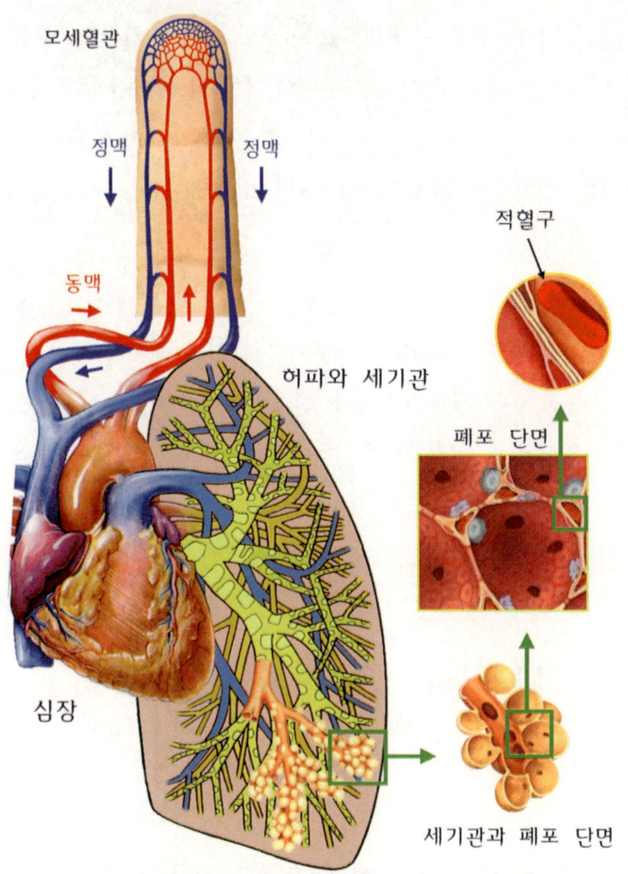

폐포에서 섭취된 산소는 양분과 함께 손발이나 오장육부의 관말지역 끝까지 전달되어야 한다.

특히 기침을 할 땐 허파 속의 공기가 초속 15m 속도로 기도 즉, 숨길을 " 쌩"하고 통과하면서 호흡기를 깨끗하게 만든다. 또 재채기를 하여 지저분한 먼지나 오염입자를 내뱉게 되는데 시속 160㎞ 속도로 코와 입에서 바람과 함께 내 뱉는 것이다.

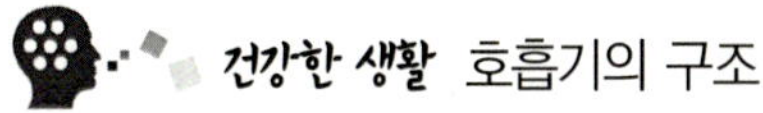 건강한 생활 호흡기의 구조

호흡기관은 코 기관과 허파기관으로 크게 이뤄지는데 여기서 기관은 "숨통을 쥔다." "숨통을 끊다."고 할 때의 바로 그 숨통이다. 숨통의 어귀인 후두덮개는 숨 쉴 때 열리고 음식이 인두로 넘어갈 때는 닫히는 "자동문"의 역할을 한다. 음식이 식도를 따라 위장으로 넘어가야 하는데 잘못 숨통으로 넘어오면 재채기로 "무단침입자"를 내쫓는데 이것을 "사레들렸다"고 한다. 공기가 드나드는 길인 숨길은 코, 목 등 상부기도와 기관, 기관지, 세기관지 등 하부기도로 나눠진다. "만병의 근원" 감기는 상부기도의 혈류가 느려서 진균이나 세균, 바이러스 등을 물리쳐내지 못하여 상부기도에 염증이 생겨난 것이다. 하부기도의 숨통은 갈라져 두 개의 허파로 들어간다. 오른쪽 허파는 3개의 폐엽, 왼쪽 것은 2개의 폐엽으로 이뤄져 있으며 왼쪽이 작은데다 혈관의 구조도 복잡해 이식수술이 더 어렵다.

건강한 생활 2) 날숨과 들숨

숨 쉴 때는 허파를 감싸고 있는 흉곽은 크기가 변한다. 가로막과 갈비뼈근육의 신축에 따라 들숨 때엔 흉곽이 넓어지고 날숨 때엔 좁아지는 것이다. 남자는 가로막이 많이 움직이는 복식호흡을 주로하나 여성은 갈비뼈 근육이 주로 움직이는 흉식 호흡을 하는 것이 특징이다. 사람은 평소 1분에 16~17번 정도 숨 쉬며 한번에 $400{\sim}600ml$의 공기가 드나든다. 최대로 공기를 들이마셨다가 내뿜을 수 있는 폐활량은 이보다 훨씬 많아 남성은 $3800{\text -}5800ml$, 여성은 $2800{\text -}4800ml$ 정도이다.

건강한 생활 3) 가스 교환장

3천만 개 정도의 허파꽈리엔 실핏줄이 거미줄처럼 얽혀 있어 가스교환이 이

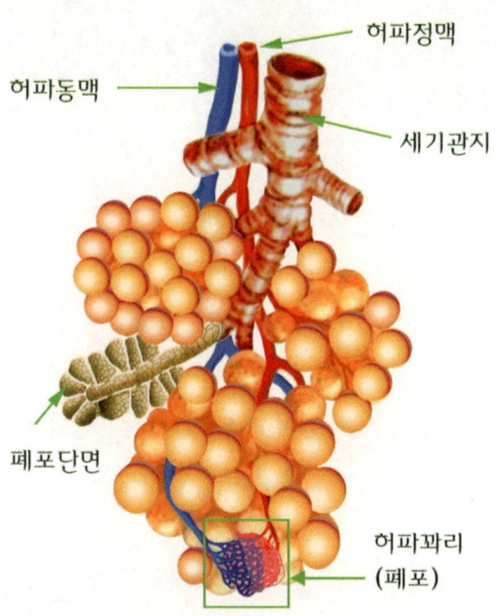

허파꽈리 하나의 지름은 0.1mm이며 그 둘레에는 눈에 보이지 않은 정도의 실핏줄이 거미줄처럼 얽혀 있다.

뤄진다. 심장에서 온 혈액은 이곳에서 이산화탄소를 버리고 들숨을 통해 들어온 산소를 갖고 다시 심장으로 "회항"한 후 온몸으로 보내게 된다. 들숨에 의한 산소의 교환시간이 0.3초라는 짧은 순간에 이루어지게 된다. 따라서 허파와 심장은 "치아와 잇몸의 관계"일 수밖에 없다.

심근경색증이나 심부전이 생기면 허파에서 심장으로 가는 혈액이 허파로 되돌아와 허파에 "홍수"가 나고 숨을 못 쉬게 된다.

또 허파가 비실대면 심장의 무리로 이어진다. 그러므로 수족냉증이 되면 적혈구 수치가 낮아지고 폐활량까지 낮아지게 되며 심장 질환도 함께 따라오는 것이다.

세포나 조직에 산소가 결핍되는 시간이 길어지면 근육이 딱딱하게 굳는다. 혈압이 떨어지고 심장박동이 약해진다. 가장 많은 손상을 입는 것은 뇌로 감각이 없어지고 잠이 온다. 이러한 상태가 지속되면 마치 따뜻하고 덥다는 환상이 생긴다. 이 같은 현상이 계속 진행되면 뇌부종이 생기고 자신도 모르는 사이에 숨이 멈추면서 죽음을 맞게 된다.

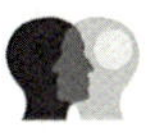 **혈류세상 공부방** 2. 호흡을 통한 건강 찾기

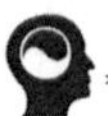 **⁂ 더불어 사는 생각 1) 산소가 풍부한 녹색 공간생활은
건강한 장수의 지름길!**

산소가 많은 녹색 공간 속에서 살면 풍부한 산소 덕분에 체내 산소 공급이 증대되어 신진대사를 원활하게 해 준다는 것을 모르는 사람은 없다. 그러나 우리는 엄청난 공해 속에서 후각마저 마비된 채 생활하고 있으므로 늘 각종 질병을 안고 살아간다. 사람의 후각은 아무리 지독한 냄새라도 수초 안에 마비되어 취약한 공기의 오염에도 불구하고 잊고 살아가기 때문이다. 따라서 약간의 냄새를 느낄 정도이면 그러한 공간에서 탈출하여 그윽한 황토 흙냄새가 물씬한 곳을 찾아 나선다. 즉, 맑고 신선한 공기가 가득한 수목 우거진 공간을 찾아가는 것이 좋다.

⁂ 더불어 사는 생각 2) 숨 쉬는 방법을 개선하여 건강을 찾는다

잠시라도 멈출 수 없고 생명이 붙어 있는 한 계속되어야 하는 것이 숨쉬기이다. 따라서 호흡을 통한 건강을 찾기 위해 주변에서는 단전호흡이니 복식호흡 또는 구강호흡 등의 방법을 연구하고 실천하는 노력들이 많다. 우리가 걷거나 달리고 혹은 헬스를 한다는 등의 모든 움직임은 좀 더 많은 산소를 섭취하기 위한 노력들이다. 즉, 폐활량을 증대하기 위한 갖가지 운동을 비싼 돈을 지불하며 까지 하고 있으면서도 정작 하루의 일과 중에서는 어찌하던 폐활량을 줄이려는 행동을 서슴지 않고 행하는지 알 수 없는 노릇이다.

평소 가슴과 배를 내미는 자세만 생활화해도 체내 산소 유입량이 증대될 수 있기 때문이다. 체육시간에 숨쉬기 운동을 생각해보라! 팔을 뒤로 하고 배와 가슴을 내밀 때가 숨을 들이쉬는 자세이고, 팔이 앞으로 오고 배와 가슴을 움츠릴 때가 내쉬는 숨이다. 그런데 대부분의 사람들이 평소 자세는 숨을 내쉬는 자세로 생활하고 있다는 것이다.

평소 날숨 자세로 허파를 닫고 살아가기 때문에 5~10% 정도만 폐포에 공기

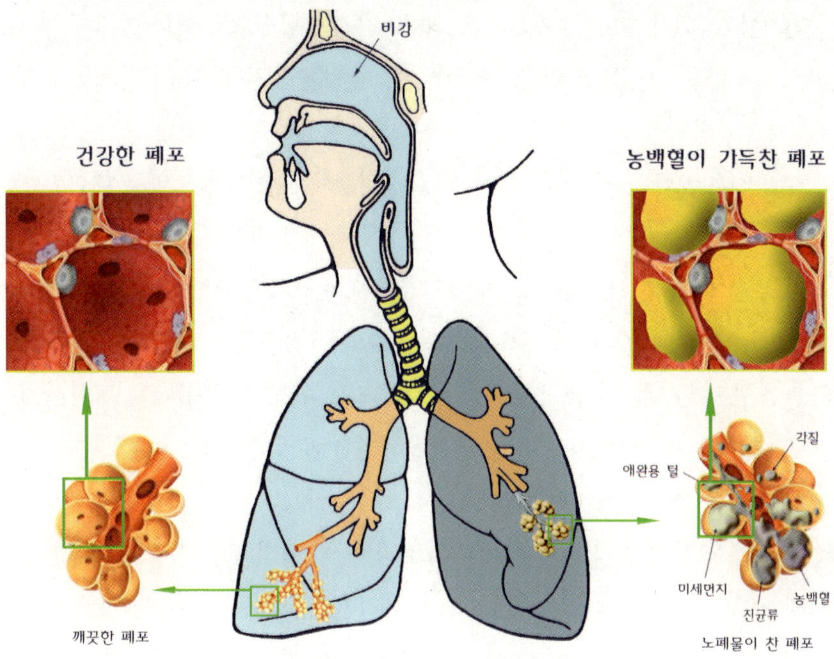

폐의 문제를 해결해야 건강해진다

가 유입되고 허파의 나머지 폐포 부분에는 잔기로 남아 항상 이산화탄소와 노폐물로 채워지고 머문다는 사실이다.

따라서 가급적 20% 이상 숨을 들이쉬고 완전하게 내뱉는 숨쉬기에 대한 현명한 자세를 가져야 건강한 생활을 할 수 있다. 숨쉬기는 생명체를 유지하는 근본이므로 장기간 지속화되는 건강한 호흡법을 익혀야 한다. 그러한 노력들은 공기 중의 산소를 최대한 흡입하면서도 신체에 부담을 주지 않는 방법을 터득하고자 하는 노력을 계속하여야 한다.

또한 저자가 수년전부터 공기의 신선도를 높이기 위해 코로 공기를 들이쉬고 입으로 내뱉는 '비흡구배' 호흡 방법을 보급하여 왔다. 처음은 저자도 언어가 생소하다고 생각했으나 해를 거듭할수록 익숙해지는 단어가 되고 있다. 한마디로 장수 호흡법이다. 그러나 이미 길들여진 호흡 방법을 개선하기란 여간 힘이 드는 것이 아니므로 평소의 생활 습관을 조금만이라도 개선하면 건강을 증진시킬 수 있다. 그것은 폐활량을 최대화시키는 방법으로 허파를 크게 하여 산소 섭취량을 늘이는 간단한 논리에 의해 방치한 건강을 되찾을 수 있는 것이다.

그 방법은 오른쪽 자세처럼 배를 내밀며 생활하는 습관이다. 배를 내밀면 가슴은 확장되고 어깨를 뒤로 젖히면 폐활량이 극대화된다. 가슴의 가로막이 올라가고 그에 따라 위장과 소화기관의 공간이 확장되어 오장육부의 기능까지 개선될 수 있다. 폐활량이 극대화되면 몸속의 산소 공급이 원활하여 체내의 혈관을 통해 에너지나 노폐물을 신속히 처리하여 신진대사를 원활하게 해주고 또 혈류가 개선되어 대뇌 작용이 활발하여 정신이 맑아지는 등 건강하고 활기찬 생활을 할 수 있는 원동력이 된다.

또 하루에 서너 번씩 만세 삼창을 해 보라! 팔이 귀에 닿을 정도로 붙이고 가슴과 배를 내밀면서 숨을 들이쉬고 팔을 내리면서 숨을 입으로 내뱉기를 5-6차례 반복해 보면 정신이 맑아지면서 스트레스가 날아가고 기력이 회복된다.

더불어 사는 생각 3) 기침을 못하면 늑막염이나 기흉이 된다

하루 생활 중 우리가 120평방미터 정도의 공기를 마시는 가운데는 바이러스나 진균, 세균, 먼지 등과 같은 인체 유해성분이 들어오면 그것들이 기관지나 허파의 점액질에 달라붙거나 일부는 폐로 유입된다. 건강한 폐포를 가진 사람은 나쁜 유해 성분이 유입되어도 이산화탄소와 결합한 각종 노폐물은 잠자는 동안 기관을 통해 올라와 식도로 넘어 가거나 입안에 고이게 된다.

폐포에 찌들어 버린 노폐물은 어떠한 검사를 해도 나타나지 않는다. 우리가 흔히 검사하는 엑스레이 검사는 허파 속에 결핵균에 감염되어 석회화된 심각한 결핵덩이 또는 단단하게 굳어버린 석회화된 폐포 덩이나 종양정도 밖에 감별할 수밖에 없다. 따라서 흉부엑스선 검사로 이상이 없다고 폐가 건강하다는 생각은 금물이다. 계단을 오르거나 조금의 운동에 숨이 차면 이미 허파의 폐

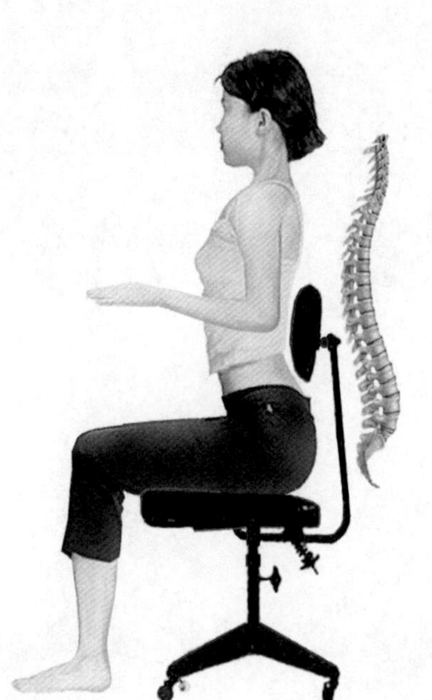

바른 자세를 유지하면 폐활량의 증가로 신진대사가 원활해져서 시력개선, 소화증진, 두뇌활동이 왕성해진다.

포가 노폐물로 가득 차 있다는 것이다.

이러한 호흡기환자들은 생활 중 좋지 못한 유해 성분이나 바이러스, 세균들이 호흡을 계속하면서 추가로 유입되고 백혈구에 의해 괴멸되어 끈적한 점액질이 차곡차곡 폐포에 차이면서 남아 있게 되는 것이다.

건강한 사람은 다행히 백혈구가 유해한 물질들은 괴멸시켜 승리하면 건강에 별다른 문제가 없으나 호흡기나 목의 혈류장애로 더 이상 괴멸시키는 능력의 한계에 다다르면 흔히 이야기 하는 감기나 몸살 증세가 생겨나게 되는 것이다. 이것은 몸에 열이 높아야 모세혈관이 확장되어 더 많은 건강한 백혈구의 지원병이 오거나 사단 규모의 대식세포가 바이러스나 세균을 물리쳐 낼 수 있기 때문인 것이다.

문제는 이러한 죽은 백혈농이나 노폐물(콧물, 담음, 걸쭉한 이물질)을 자연스레 기관지를 따라 입안으로 올라오면 건강하나 그렇지 못한 경우에는 우리 인체는 스스로 자기치유를 위해 애써 기관이나 폐포에 차인 노폐물을 빼내기 위해 기침이나 재채기를 하는 것이다.

그러나 이보다 더 심각한 사람들이 있다. 바로 기침 자체도 못하는 사람인 것이다. 흔히 기침을 하지 않으면 나는 폐가 건강한 것으로 착각하는 경우가 많은데 잘못 알고 있는 상식이다. 누런 콧물이나 가래가 폐포에서 삭아 없어지는 것으로 생각하고 있는데 아닌 것이다.

살면서 기침을 하지 못하는 사람들은 폐포나 기관지의 노폐물이 대부분 늑막으로 빠지거나 기흉으로 폐가 구멍이 나는 경우가 많다. 옛날 같으면 거의

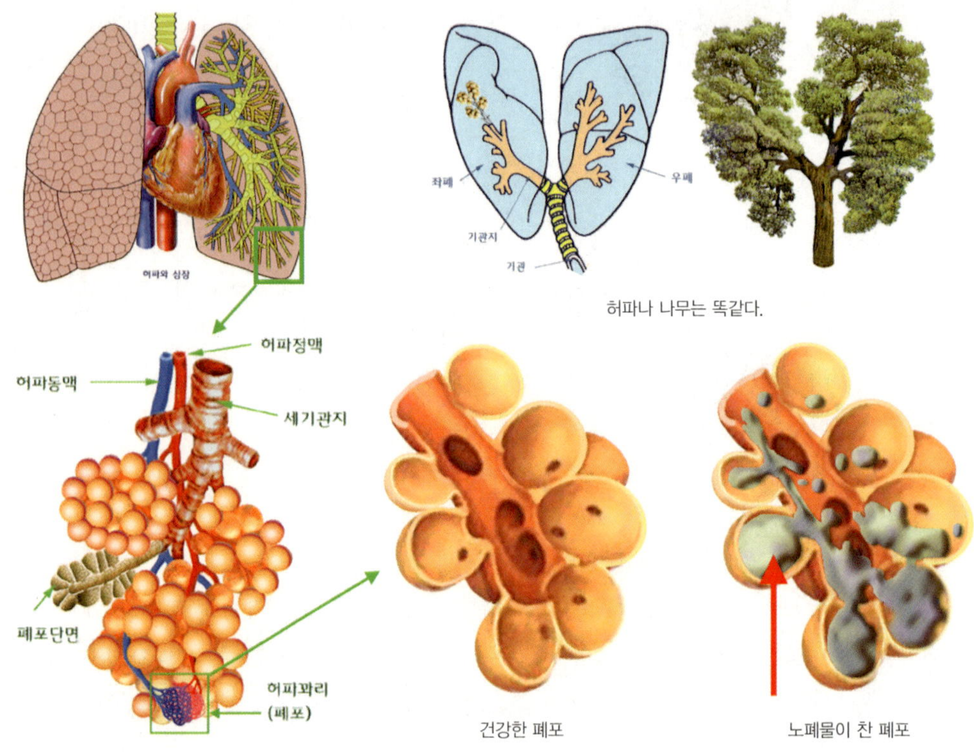

허파나 나무는 똑같다.

희생 가능성이 없는 질병이었으나 근자에는 주사기로 진물과 백혈구 농액을 빼내고 항생제 주사로 치유하여 새 생명을 찾고 있다.

따라서 기침을 하는 이유를 잘 헤아려야 한다. 건강한 사람은 하루 생활 중 체내 유입된 갖가지 유해성분들을 밤사이 허파의 세기관에서 목의 기관지를 따라 올라와 식도로 넘어가게 된다. 목의 혈류가 괜찮은 경우 기침을 하지 않아도 아침에 자고 나면 가볍게 입안에 이물질이 모이게 되어 침 뱉듯이 가볍게 내뱉을 수 있다. 그렇지 못하고 쾍쾍 거리는 사람들은 이미 목의 기관지 혈류가 느리거나 호흡기 혈류장애가 있는 것이며, 더구나 폐활량도 부족한데 기침조차도 못하는 사람들은 더욱 심각한 질병이 발병되어 있는 것이다. 따라서 기침을 못하는 사람은 늑막염이나 복막염, 기흉으로 갈 수 있는 것이다.

 더불어 사는 생각 ## 3. 미생물과 인간

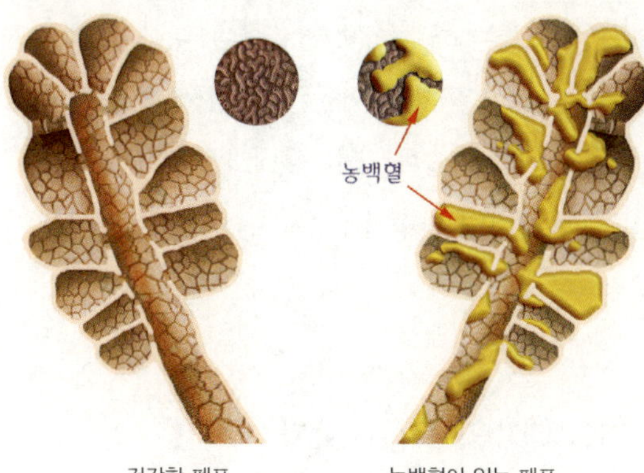

지구상에 존재하는 미생물의 종류는 5만 여종에 달한다고 한다. 이 중에서 대충 분류하여 밝혀 놓은 것은 2만 5천 종류 정도에 불과하다. 음양의 논리로 대충 따져보더라도 사람에게 이로운 미생물이 반은 있을 터이고 그 절반은 해로운 것일 수 있다. 인간이 알 수 없는 미생물을 포함하면 2만 5천 종류의 진균류나 세균, 바이러스에 노출되어 살고 있는 실정인 것이다.

더구나 건강한 생활환경을 저해하는 미생물도 변화 또는 변이되는 돌연변이나 새로운 생성을 계속한다는 것이다. 그런데 이러한 미생물의 실체를 벗기고 이를 퇴치하는 약을 만들고 임상실험을 통한 검증된 치료약을 만드는 과정까지는 보통 10년 이상이나 걸린다.

그러나 10년이 지나는 동안 미생물은 항성이나 내성이 생기고 변이를 계속하게 됨은 두말할 나위도 없다. 즉, 약으로 치료하는 것은 불가능하다는 이야기이다. 사람은 스스로 항체를 만들어 체내에 침투된 다양한 미생물을 죽이는 막강한 자위병력인 백혈구가 존재하므로 혈류개선을 통해 면역성을 키워가는 예방의학이나 대체의학 즉 인체의 시스템인 자기치유력에 귀를 기울여야 한다. 즉, 항체, 효소, 림프액, 분비액, 백혈구 등이 자신을 지키는 자위병력으로 이 중에서 가장 큰 힘을 발휘하는 백혈구를 건강하게 만드는 것이야말로 건강한 삶을 사는 지름길이다.

항생제나 진통제 등 대부분의 우리가 사랑해마지 않는 약들은 혈관 속의 살아있는 유익한 것조차 닥치는 대로 죽이는 것들이 대부분이다. 이러한 것들은 체내의 면역기능을 떨어트려 더 큰 질병을 유발한다. 더구나 우리 민족만큼 항생제나 진통제를 많이 쓰고 있는 나라는 드물다는 사실은 참으로 가슴 아픈 일이다. 항생제를 많이 사용한 만큼 장애인 수가 늘어난다. 따라서 자신의 건강을 지키기 위해서는 맹목적인 서구 외래 의술에 대한 사대사상에서 자신의 신체를 저당 잡히기 보다는 혈류를 개선하면 만병이 낫는다는 심오한 생각에 무게를 실었으면 좋겠다.

더불어 사는 생각 1) 세기의 대재앙을 살펴보자

자연은 끊임없이 변화되고 변이된다. 지구의 질서유지를 위해 약육강식의 법칙에 의하여 소멸되고 다시 탄생되면서 새로운 질서를 만들어 간다. 이러한 자연의 현상을 인간에게만은 예외일 것으로 착각하고 살아가는 경우가 많은데 이것이 지구의 대재앙을 가져오는 원인으로 작용하고 있는 있다.

14세기 중엽 유럽 전체인구 7,300만 명이 4,500만 명으로 줄어드는 사건이 있었다. 거의 3,000만 명이나 되는 사람이 호흡이 곤란해지고 정신을 잃고 발병한 지 24시간 내에 피부가 흑색이나 자색으로 변해 사망하는 흑사병(페스트)으로 죽어갔던 것이다. 뒤 이어 페스트는 1930년대 또다시 유럽을 휩쓸고 지나갔다. 1918년 4,000만 명이 사망했다. 미국에서 시작되어 전 세계를 휩쓸고 스페인에서만 5월 한 달 동안 800만 명의 사망자를 내서 이름 붙여진 유명한 스페인 독감 때문이다. 당시 1차 세계대전으로 죽은 사람보다 독감으로 죽은 사람이 훨씬 더 많았다. 그 후 아시아독감, 홍콩독감, 소련독감 그리고 2002년 11월 중국 광동성에서 시작된 급성 호흡기 증후군 SAS에 이르고 있다.

19세기말 파스퇴르에 의해 페스트균이 발견된 후 병의 원인이 세균이나 바이러스 때문임이 밝혀지게 되고 플레밍(Fleming, A.)이 세균증식을 억제시키는 페니실린을 밝혀내고 플로리(H.W. Florey)와 에른스트 체인(Ernst B. Chain)에 의해서 의약품으로써의 항생제를 만들어냄으로써 세균과의 전쟁에서 승리한 것으로 보였다. 그러나 세균과 바이러스는 항생제를 이겨내는 또 다른 변이를 계속하며 당하지 않기 위해 항생제에 대한 내성을 키우고 변종을 거듭하게 되었다.

이에 따라 항생제인 페니실린(1세대)에서 메티실린(2세대)으로 반코마이신(3세대)으로 발전하게 되었다. 그런데 어찌된 일인지 항생제의 발전 속도보다 바이러스의 변종속도가 빨라 더 이상 항생제에 굴복하지 않는 슈퍼박테리아가 출현하게 되어 인류를 공포로 몰아가고 있는 것이다.

더불어 사는 생각 2) 대재앙의 경고, 나만은 예외일 순 없다

변종의 미생물이 강세를 떨치고 위력을 발휘하는 것은 함께 공존해야 되는 지구의 질서를 사람이 파괴했기 때문이다. 그것은 자연적인 면역기능 자체로 바이러스를 이겨내는 방법보다 강제적인 약물이나 주사제로 바이러스를 인간이 공격했기 때문이다.

이런 상황에서 세계보건기구(WHO)는 조류독감에 대한 경고를 발표했다. "조류독감이 창궐하면 수주일 내 수만 명에서 최대 1억 명까지 사망할 수 있다."는 발표의 예를 들어보자면 - 2004년 11월 29일. 오미 시게루 WHO 서태평양지역 사무소장은 "앞으로 몇 년 안에 강력한 전염성을 지닌 치명적인 독감이 세계를 강타할 수 있다. 이 경우 6개월 내 수억 명이 사망할 수 있다. 현존 독감 바이러스로부터 치명적인 변종이 생겨날 것인데 가장 유력한 후보는 조류독감 바이러스다."

- 2004년 10월 28일. 러시아 의학아카데미 산하 이바노프 바이러스 연구소 드미트리 리보프 소장은 "조류독감이 인간에게 감염될 경우 1억 5천만 명을 사망케 할 대재앙을 일으킬 것이다."

- 2005년 10월 29일 데이비드 나바로(WHO 보건 전문가이자 UN 조류와 인간

의 독감 국장)는 "이런 엄청난 소식이 발표되고 있는데도 사람들은 강 건너 불구경하듯 하고 있다."라고 하였다.

건강보험료를 잘 납부하고 있으니 국가에서 알아서 해결해주리라고 생각하고 있는가? 암보험, 생명보험을 가입했으니 보험금을 탈수 있다고 생각하고 있는가? 운동을 꾸준히 하고 있으니 자신과는 상관없다고 생각하는가? 감기한번 안 걸렸으니 설마 나에게 그런 일이 일어나겠는가? 알지 못하면 용감하다는 말처럼 자신의 몸이 어떤 상태인지도 알지 못하기에 남의 일인 것으로만 생각하고 있을 것이다. 감기에 걸리면 감기약에 의존했던 사람들, 지금도 몸 어느 부위에 문제가 있는 사람들은 지금준비 하지 않으면 조류독감과 같은 바이러스나 세균의 경고를 무시해서는 안 된다.

또 항생제를 미리 비축하기에도 물량이 없는 실정이다. 월스트리트저널은 조지부시 미 행정부는 조류독감이 미국 내에 만연할 가능성에 대비해 백신과 항바이러스 약품 구입을 위한 60억~100억$를 의회에 요청하려 하고 있다고 보도했다. 여기에 뒤질세라 영국이 1,500만명 분의 백신을 비축하려하고 있고 핀란드는 2,100만유로(미화 2,500만$)의 예산편성을 의회에 요청했다. 그러나 항생제를 준비하지 못했다고 걱정할 것은 없다. 항생제로는 더 이상 바이러스를 이길 수가 없기 때문에 무용지물일 뿐이다.

🧠 *·*** 더불어 사는 생각 3) 세기의 대재앙을 이겨내는 방법

바이러스를 이길 딱 한 가지 방법은 신진대사를 원활하게 하여 면역기능을 높이는 일이다 즉, 피를 건강하게 만드는 것이다, 자신의 몸 안에 가득채운 적혈구와 백혈구 수치를 정상적으로 유지하여 면역체계를 키워가는 일이다. 그 면역체계는 피의 색상을 통해 쉽게 알 수가 있다. 혈액은 잘 익은 대추의 짙은 빨강색이라면 건강한 혈액이며 농도는 물보다 6배 정도 진하다. 너무 묽어서도 너무 걸쭉해서도 안 된다.

혈액의 색깔이 검붉은 색 즉, 흑혈농액이라면 이미 120여 일이 지난 죽은피며 여기에 4~5일 살다 죽은 백혈구 농이 찌들어 혈관을 막으면 건강이 좋지 않은 혈액이 된다. 사람은 자신의 나이% 만큼 이러한 수명을 다한 적혈구가 모세혈관에 찌들어 있다. 이러한 경우는 백혈구의 이동 통로가 차단되어 독감 바이러스뿐만이 아니라 일반 세균이나 감기바이러스를 이겨내기에도 벅차게 된다. 이런 혈액들이 몸 안에서 정상적인 일을 하지 못해 병을 만들어 낸다는 것을 현대의학을 한다는 사람들도 믿지 않으려 한다. 아니 알고 있다고 해도 혈액을 맑게 해주는 방법을 알지 못하고 있기 때문이다.

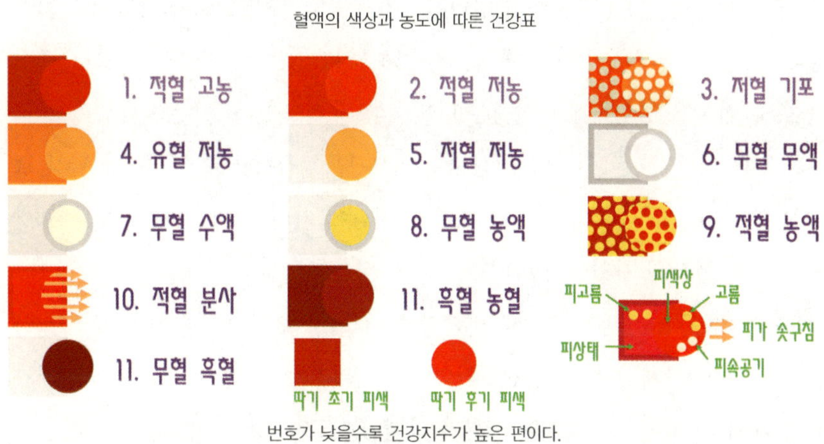

번호가 낮을수록 건강지수가 높은 편이다.

건강한 사람의 혈액 색상은 철이 산화된 것 같은 진한붉은 빛으로 보인다. 이것은 마치 잘 익어 마른 대추와 같은 색조를 띤다. 그러나 몸이 쇠약해지면 혈액의 색상이 점점 묽어져 빨강에서 다홍, 주황으로 이르다가 오렌지 색 빛을 보이기도 하고 마침내는 고름과 같은 색으로 보이게 된다. 이러한 혈액의 색상은 관절이나 심장에서 멀리 떨어진 관말지역 혈액의 색조를 이야기하는 것이다.

체질이니 유전자니 하는 모든 것들은 피에 의해 좌우된다. 그러므로 건강은 피부터라는 논리가 성립될 수 있다. 건강지수가 높은 사람들은 혈류의 흐름이 왕성하며 건강한 색상의 피를 가지고 있다.

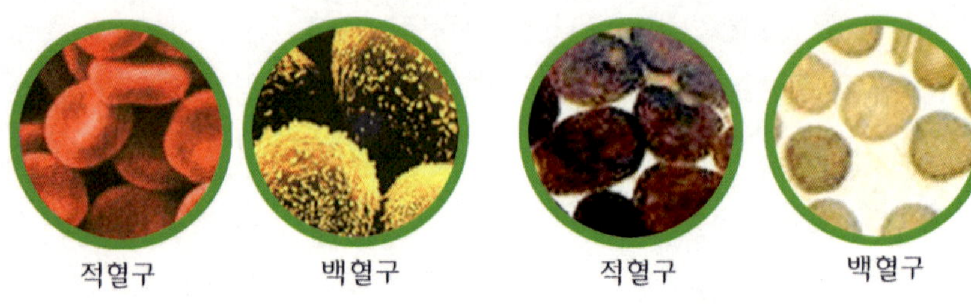

혈액의 색상을 바로 잡는 것이 건강의 지름길이다. 물과 같이 멀건 피를 가진 자는 건강을 찾을 수 없다. 건강한 피의 구성은 산소와 양분을 실어 나르는 적정한 적혈구가 유지되어야 한다. 그러나 피 속에 백혈농이 많아지게 되면 상대적으로 적혈구 수치가 낮아 산소와 양분의 공급이 부족하여 세포나 조직들이 제 기능을 상실하게 되는 것이다.

환경적인 충격으로 인하여 생긴 초기의 백혈구 시체들은 심장에서 멀리 떨어진 부분에 차곡차곡 쌓이다가 시간이 지남에 따라 혈액 속에 녹아들어 혈액 색조의 변화를 가져오게 한다.

문제는 백혈구 시체가 혈액에 퍼진 만큼 적혈구 수치가 감소되어 산소와 양분의 공급이 문제가 되고 신진대사의 장애를 가져온다. 또한 백혈구 시체가 몸 전체에 퍼져 있다가 급기야 혈류가 막힌 곳에 정체되면 산소와 양분의 공급을 차단하게 되고 이러한 막힌 상태가 지속되면 결국 해당되는 조직이나 부위에 질병이 발생하는 것이다.

따라서 건강한 혈액의 색조를 유지하면 그렇지 못한 사람보다 질병에 걸릴 확률이 낮아지거나 여러 가지 새로운 환경적인 충격이나 바이러스와 같은 침입자를 쉽게 물리칠 수 있다. 즉 적혈고농의 피가 온몸 전체에 잘 흐르고 있는 것이다. 또한 혈액이 흐르는 혈관이 막힘이 없이 잘 순환되어야 한다. 건강한 상태에서는 조류독감 바이러스가 몸 안에 침투하더라도 건강한 백혈구와 대식세포가 조류바이러스와의 전투에서 승리하게 되는 것이다.

 더불어 사는 생각 4) 폐 기능이 약하면 치명적이다

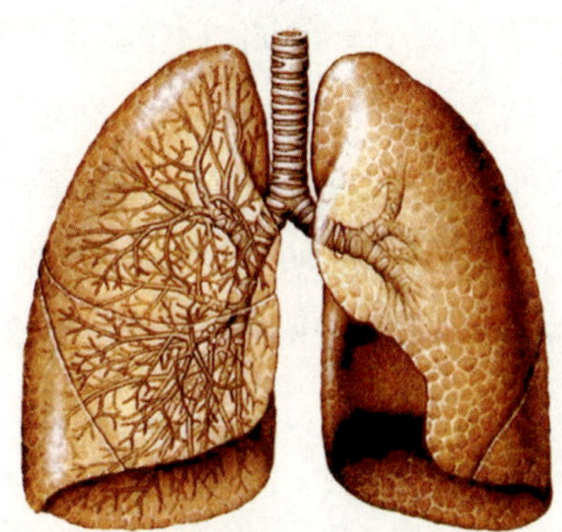

건강한 폐

90%의 잔여 폐포에 골고루 공기가
공급되어야 건강하게 장수할 수 있다.

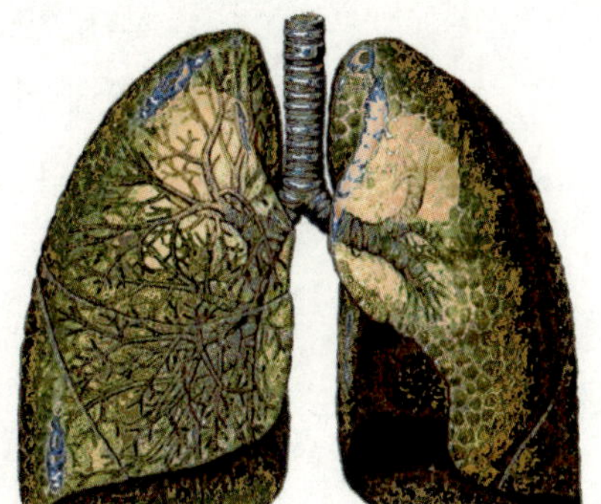

문제가 되는 폐

폐포에 노폐물, 죽은 백혈구의 고름 등이
90% 차 있어도 사는 데 지장이 없다.

가족 중 폐가 약한 사람이나 허파 경기를 한 사람, 약지손가락이 첫 번째 마디가 유난히 가늘거나 엄지손가락 끝이 뾰족한 사람들은 신종감기에 걸릴 수 있는 취약한 사람들이다.

그리고 성장기가 멈추는 나이 때인 25세 이후부터는 허파의 노화가 빠르게 진행되므로 숨쉬기에 대한 공부를 게을리 해서는 안 된다.

우리 몸에서 가장 큰 장기인 폐는 90% 정도가 노폐물이나 고름으로 차 있어도 모르고 살아간다. X-ray 사진을 촬영해도 막힌 노폐물은 찍혀 나오지 않기 때문에 현대 의학에서 가장 취약한 부분에 해당된다. 결핵으로 폐포가 석회질화된 것 정도를 볼 수 있기 때문이다. 지구의 대기에 이미 신종 인플루엔자 바이러스가 골고루 퍼져 있다. 하루에 수천에서 수만 개를 공기로 부터 유입되어지지만 감염되지 않은 이유는 비강이나 기관에서 백혈구가 죄다 잡아 죽이기 때문에 걸리지 않는 것이다. 즉 면역기능이 강력하게 때문에 내 안에서 질병이 만들어지지 않게 되는 것이다.

그러나 폐나 목의 기관 혈류가 느리거나 비강이나 편도의 혈류가 느린 사람에게는 이미 그러한 조직에는 모세혈관이 막혀 백혈구 활동이 이루어지지 못하므로 바이러스가 무제한 증식하게 된다. 즉 신종 인플루엔자 바이러스가 살아가는 최적의 상태가 되는 것이다. 숨을 안 쉬고 못 살듯이 신종 인플루엔자 바이러스를 안 먹고 살 수는 없다. 이미 우린 신종 인플루엔자 바이러스를 이겨내는 면역이 생긴 사람도 많은데 이런 사람은 손발이 따스하고 면역기능이 뛰어난 사람들이다. 신종감기는 앞의 그림의 오른쪽 그림과 같이 허파의 폐포가 80% 이상 고름이나 노폐물로 가득 찬 사람에게 치명적인 바이러스인 것이다. 따라서 다음의 방법 중 어느 한 가지라도 제대로 실천하면 신종감기에 걸리지 않거나 걸려도 쉽게 이겨낸다.

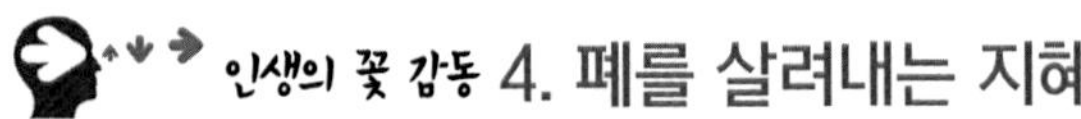 인생의 꽃 감동 4. 폐를 살려내는 지혜

다양한 종류 1) 비흡구배 호흡의 생활화

비흡구배 호흡을 하면 폐포에 있는 나쁜 노폐물을 급속하게 몸 밖으로 빼내어 오장육부가 편하여 신종플루 바이러스에 걸리지 않는다. 비행기가 뜨는 양력 원리와 유사한 분무기의 원리로 호흡해야 한다.

코로 맑은 공기를 들이쉬고 나쁜 공기를 입으로 내 뱉는 호흡방법이다. 날숨을 코로 보내지 않고 입으로 보내는 이유는 90% 가까운 폐포의 나쁜 이산화탄소나 각종 노폐물은 코로 내쉴 경우 혼탁한 공기로 인하여 비강의 정화작용에 무리한 임무가 가중되어 들숨의 정화기능을 약화시키거나 혈류장애로 호흡기 질환을 발생시킬 확률이 높아지기 때문이다. 그리고 비흡구배 호흡은 소화기의 나쁜 독소를 체외로 빠르게 내뱉어 버리므로 스트레스나 화를 몸 밖으로 버리는 호흡법이기도하다.

비흡구배 호흡은 건강한 신생아의 초기 호흡에서 볼 수 있다. 그림은 신생아

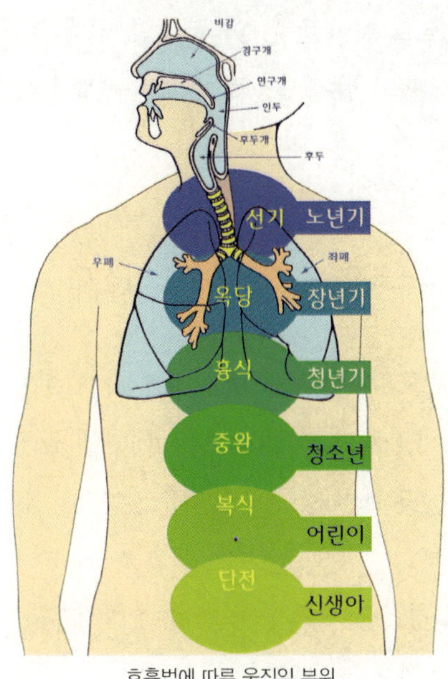

호흡법에 따른 움직임 부위

에서 아동기로 접어들수록 단전호흡에서 단순한 복식호흡으로 바뀌고 청소년기로 접어들면 복식호흡이 중완호흡으로 성인이 되면 흉식호흡으로 바뀐다.

노년기가 되면 목의 선기호흡으로 헥헥 거리다 숨을 내 뱉지 못하여 죽음에 이른다. 즉 숨을 쉴 때 몸통의 움직이는 위치가 가슴 아래로 내려갈수록 건강한 사람이고 가슴 위쪽이 움직이면 허약한 사람이다. 갓 태어난 아이가 호흡을 하는데 단전이 움직이지 않고 가슴이 움직이면 이미 폐활량이 문제가 있는 것이다.

성인들은 이미 길들여진 호흡 방법을 개선하기란 여간 힘이 드는 것이 아니므로 평소에 하루 5분 정도 비흡구배 호흡을 10회 정도만 하면 비염이나 천식 같은 호흡기성 질병은 빠르게 호전시킬 수 있고 식후에 하면 소화가 잘되어 일상의 업무 능률이 오른다.

방법은 무조건 코로 숨을 들이쉬고 입을 내뱉으면 아름다운 세상이 열린다. 내뱉는 날숨에 정맥의 피가 심장으로 가게 된다. 특히 날숨에 오장의 움직임이 가속화되고 마사지효과가 생기면서 복부정맥혈이 심장을 향해 잘 흘러 신진대사가 잘 이루어지게 되는 것이다. 숨을 들이 쉬는 것보다 어떻게 내 쉬느냐가 더 중요하다. 학생들에게 이 호흡법으로 10번을 심호흡을 시킨 결과 어떤 학생은 5번 숨쉬기를 하다가 졸도하는 현상이 있어 한동안 소동이 일어난 적이 있다. 종아리를 쳐 주어 30초 만에 깨어났으나 이런 경우는 신진대사가 잘 되지 못하는 사람에게서 나타날 수 있다.

제대로 비흡구배 호흡을 하면 죽었던 폐포가 살아나고 오장육부의 혈류가 원활하여 신진대사가 잘 되어 감기를 모르고 살아갈 수 있다. 비염, 천식이나 기관지염 같은 난치병도 삼칠일 정도만 호흡의 량을 조절하여 비흡구배 호흡의 시간을 늘여주면 깔끔하게 나을 수 있다.

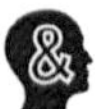 ### ✩✩✩ 다양한 종류 2) 약지손가락을 다스리면 폐 기능이 좋아진다

건강한 사람은 하루에 2조3000억 개 정도의 세포가 세포분열을 하는 것이 정상이다. 그러나 휴면 또는 수면세포가 자리를 잡고 있으면 신진대사에 장애가 생겨나고 체내 저산소증으로 피 속의 건강한 적혈구 수치마저 떨어져서 갖가지 부작용이 나타나게 된다.

과거 연탄가스 중독이나 공해지역에서 장기간 거주자 또는 불 속에서 화기를 먹은 경우, 물놀이를 하다가 폐에 물이 들어간 경우, 순간접착제와 같은 고휘발성 물질에 노출되었던 적이 있는 경우 등이 호흡경기 환자인데 이런 경우 신종플루에 감염되면 취명적인 경우에 치달을 수 있다. 증세는 조금만 뛰거나 계단을 오르내려도 숨이 찬 경우는 흔히 심장에 이상이 있는 것으로 생각하기 쉬우나 실상은 허파의 폐활량이 부족하여 숨을 헐떡거리는 것이며 그에 따라 체내 염증과다로 심장의 이상 징후가 나타나는 것이다.

이런 경우 가슴이 뒤로 젖혀지지 않거나 옷을 입으면 유난스레 겨드랑이 부분이 많이 접히는 현상이 나타나고 등이 휘어진 경우가 많다. 허파의 기능이 떨어지면 적혈구 수치가 낮아지고 그에 따른 심장의 기능도 장애가 생기게 되므로 평소 폐활량을 증대시킬 수 있는 지혜를 모아야 한다.

다음 그림은 폐활량을 관장하는 약지 손가락이다. 1번의 손가락은 매우 건강한 폐를 가진 사람이며 오른쪽으로 번호가 높아질수록 폐가 문제된 사람이다. 3번부터는 폐기능이 이상이 있는 사람이며, 특히 5번과 6번 사람은 신종플루에 걸리면 심각한 처지에 놓일 수 있는 손가락 형이다.

건강한 사람은 손가락의 젖힘이 등 쪽으로 잘 휘어진다. 병약한 사람은 손가

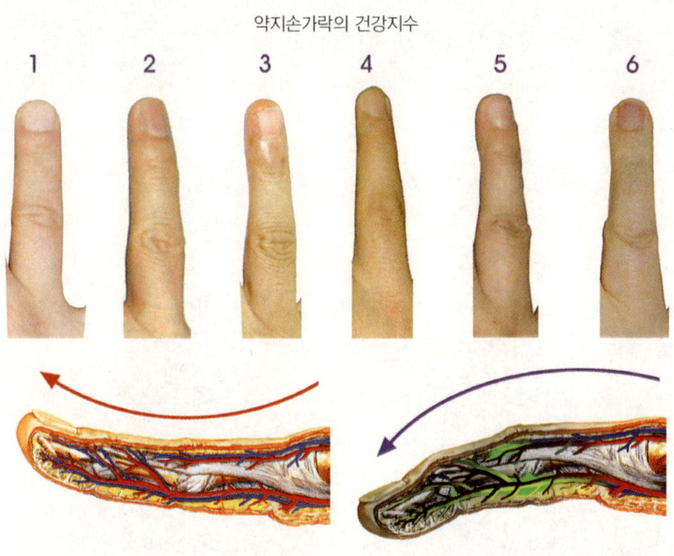

건강한 사람의 손가락 방향   병약한 사람의 손가락 방향

락 첫째 마디가 손바닥 쪽으로 휘어지고 첫 번째 마디 위가 주름이 없이 유난히 반질거린다. 이런 경우 손등 방향으로 자주 젖혀주면 숨쉬기가 한결 편안해지고 폐활량도 많아지게 된다.

약지 손가락 끝에서 첫 번째 마디 부분이 두 번째 마디보다 유난하게 가늘게 보이면 일단 허파의 기능저하로 보아도 좋다. 이런 경우에는 약지 손가락 첫 번째 마디의 가늘어진 부위를 손등 방향으로 좌우로 세게 누르거나 지압으로 만지면 몹시 아프게 느껴지는데 5~10분 정도 계속만지면 통증이 점점 낮아지고 자주 지압해 주면 3~4일 후에는 마디가 굵어지면서 숨쉬기가 한결 편해진다. 자주 지압하면 마디가 점점 더 굵어지고 폐활량이 증가되어 허파혈류가 개선된다. 또 이런 경우의 사람들은 음식을 섭취할 때 산소가 다량 함유된 채식 위주의 음식을 섭취하는 것이 무엇보다 중요하다.

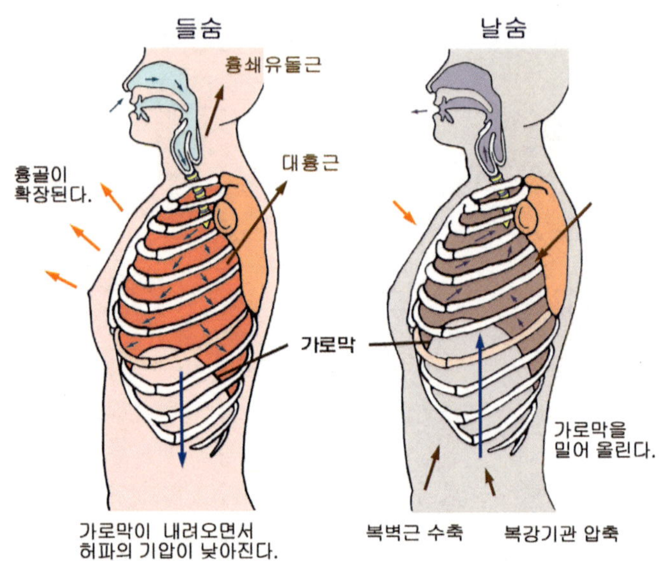

허파에는 근육이 없다. 갈비뼈가 올라가고 내려가면서 가슴통을 크게 작게 하는 움직임으로 갈비뼈에 붙은 가로막이 올라가고 내려가는 기압 차이로 공기가 들락거린다. 갈비뼈 사이의 질긴 근육인 가로막(횡경막)이 움직여 우린 숨을 쉬게 되는 것이다.

허파는 갈비뼈 안쪽에 붙어 있는 이중막인 늑막 위에 있다. 아래쪽 막은 갈비뼈 사이 근육에 붙어있고 위쪽 막은 허파에 둘러싸는 막에 붙어있다. 허파와 가슴통이 함께 커지고 작아질 때 생겨나는 기압차이로 공기가 드나드는 것이다. 갈비뼈가 올라가고 가로막이 내려가면 가슴통이 커지게 되면 부족한 공기로 기압이 떨어져 대기 중의 공기가 기압이 낮은 허파로 들어와 들숨이 되는 것이다. 반대로 갈비가 내려가고 가로막이 올라가고 복근벽이 수축하면서 가슴통이 작아져서 공기가 많아 기압이 높아지게 되면 허파의 공기가 기압이 낮은 대기 중으로 배출되는 날숨이 되는 것이다.

따라서 숨을 쉬는 방법만으로도 운동하는 것 이상의 효과를 거둘 수 있다. 즉 숨을 쉬면서 오장육부를 움직이게 하여 신진대사를 원활하게 해 줄 수 있는 것이다. 갓난아이의 단전이 움직이는 호흡법을 성장하면서 지속적으로 유지하면 더 없이 건강하고 총명한 자녀로 자라게 된다.

 다양한 종류 1) 복식호흡

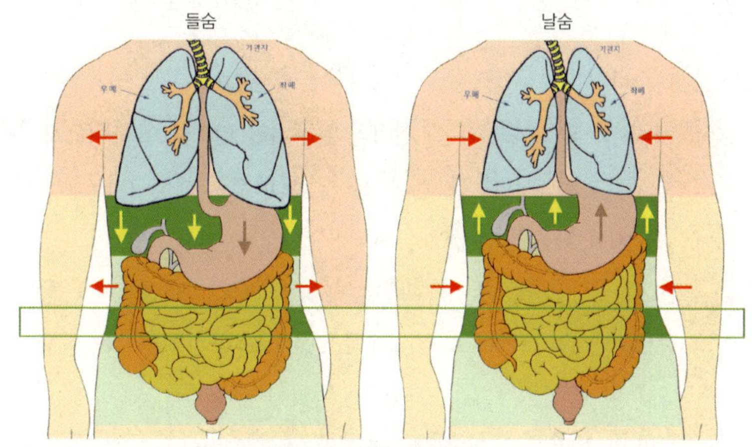

호흡에 의한 장 운동의 변화

공기주머니인 폐는 풍선과 유사하다. 숨을 들이쉬면 부풀어 오르고 숨을 내쉬면 수축되는 것으로 복식호흡이라고 해서 배로 숨을 쉬는 것이 아니다. 뇌호흡이 뇌로 숨을 쉬는 것이 아니듯 복식호흡은 들이쉬는 숨에 배가 나오고 내쉬는 숨으로 배가 들어가 움직이게 하는 호흡법이다.

아동기의 아이들이 호흡하는 법과 같다. 그러나 나이가 들수록 여러 환경적인 충격으로 들숨과 날숨에 변화가 없어지게 되고 호흡을 해도 배가 움직이지 않아 오장육부의 혈류장애까지 생겨나게 되는 것이다.

복식호흡에서 숨을 들이쉬는 과정은 ① 늑골이 올라가고 ② 가로막이 내려가며 ③ 흉곽이 확장되고 ④ 가슴속 허파의 압력이 낮아지며 ⑤ 공기가 허파로 유입되는 순서로 이루어진다. 이 모든 동작이 동시에 일어난다. 숨을 내쉴 때는 그 반대 현상으로 나타난다.

복식호흡의 효과는

(1) 배를 움직여 호흡하기 때문에 위장을 위시한 내장운동을 촉진시켜 소화, 흡수, 배설작용뿐만 아니라 소화액을 비롯한 호르몬 분비를 원활하게 해 준다. 따라서 배의 수축과 팽창으로 복압에 의한 내장기능이 강화되며 각종분비선, 심장박동, 혈압조절 기능이 향상되어 위장장애나 변비를 없애 준다.

(2) 흥분을 가라앉히는 부교감 신경이 배꼽을 중심으로 아래 부분인 단전에 있다. 따라서 복식호흡은 자율신경이 안정되어 만병을 효과적으로 예방하고 치료하며 심신이 안정되어 피로와 스트레스를 해소시켜주고 불면증이나 우울증과 같은 불안장애를 치료한다.

(3) 혈액의 적혈구에 산소공급이 원활하여 세포 재생을 촉진하며 손상된 조직의 회복 속도를 촉진케 하고 인체의 면역기능이 강화되고 백혈구의 생성 속도를 향상시킨다. 그리고 뇌파와 혈압을 안정시켜 집중력을 강화하고 전신의 혈류 순환이 촉진되어 온몸을 따스하게 만들어 준다.

🧠 다양한 종류 2) 정뇌 호흡

정뇌호흡은 뇌를 정화하는 호흡법을 말한다. 복식호흡의 호흡방법을 좀 더 유연하게 하는 것으로 1초 정도의 시간에 한 호흡이 되도록 하는 것이다. 보통 운동할 때 준비호흡이나 정리호흡으로 많이 활용한다.

그러나 심신이 약한 사람이 곧바로 실시하면 현기증으로 쓰러질 수 있으니 무리하게 해서는 안 된다. 서너 번 가쁜 숨을 쉬어보고 어지러운 현상이 있으면 시일을 두고 조금씩 늘려가야 한다.

정뇌호흡을 실시하면 머리에 막혀있던 혈액의 흐름이 왕성해지고 산소 공급이 풍부하여 뇌를 건강하게 지키는 호흡법이다. 그러나 손발이 차가운 사람 또는 위장장애가 있는 사람, 아랫배가 찬 사람들은 뇌로 급격하게 피가 솟구쳐 심한 명현현상이 가중될 수 있으므로 주의를 해야 한다.

정뇌호흡의 효과는

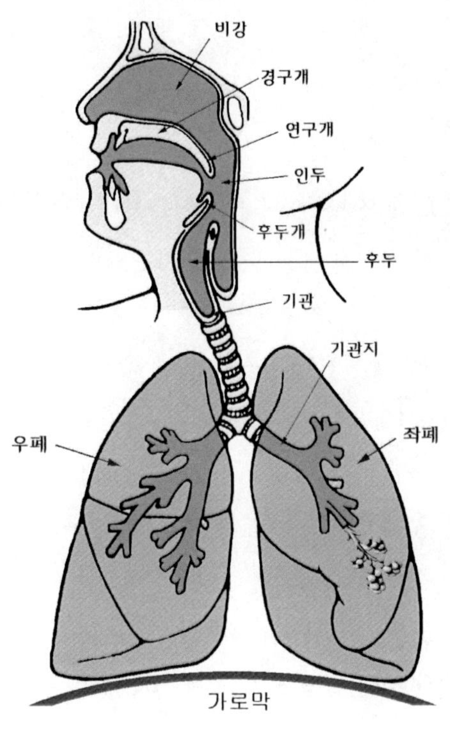

(1) 폐활량을 늘리고 폐포에 쌓인 노폐물을 정화하여 성대를 강화시켜 목소리가 부드러워지며 호흡기성 질환의 예방과 치료를 돕는다.

기침이나 목이 간질거리는 것은 허파의 폐포에 쌓인 노폐물이 몸 밖으로 내뱉는 현상이다. 빠른 호흡으로 초기에는 맥박이 점점 빨라지고 피가 머리로 솟구쳐 현기증 증세가 생기기도 하고 또 전신의 혈액순환이 왕성하게 이루어져 얼굴이 붉어지거나 온몸에 열이 발생하고 땀이 나기도 한다. 그러나 하늘이 노랗게 보이고 얼굴이 핏기가 사라져 창백해지는 경우에는 삼가야 한다.

(2) 혈액순환 장애를 예방하고 뇌를 맑게 하여 집중력이나 사고력, 기억력을 향상시켜 준다. 혈류장애가 심한 사람은 수족의 혈류가 막힌 부위가 저리거나 경련현상이 일어나기도 한다. 부분적인 경련은 산소가 다량으로 공급되면서 혈류가 개선되는 자연스러운 현상이다. 이러한 현상은 우리가 흔히 오래 앉았다가 일어서면 다

리가 저린 현상과 같은 것이다.

(3) 소화기관의 활발한 운동으로 속이 편하고 변비를 예방한다. 초기에는 속이 뒤틀리거나 배가 아파올 수 있으나 호흡이 시작되면 될수록 대정맥과 하복부의 핏길이 열려 복부기관을 강화시켜 준다. 배에서 '꾸르륵' 하는 소리가 나기도하고 화장실을 자주 찾는 현상도 생겨나기도 한다. 뱃속의 소리는 소장과 대장의 연동운동과 분절운동이 활발하게 이루어지는 현상이다.

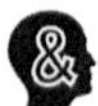 ## 다양한 종류 3) 건강한 심호흡

심호흡은 건강을 찾기 위한 호흡법으로 폐 전체에 신선한 공기를 충분하게 보내어 평소 90% 정도가 쉬고 있는 허파의 폐포 구석구석까지 공기를 불어 넣는 호흡법이다. 즉 내면의 의식과 바른 자세로 심호흡을 하는 것이다.

이 때 들숨과 날숨이 코로만 숨 쉬는 방법과 들숨과 날숨의 코와 입으로 반복되는 비흡구배 호흡법이 있는데 심호흡 자체만으로도 매우 어려운 호흡법이므로 초보자는 들숨과 날숨이 코로 이어지는 법조차도 많은 연습이 필요하다. 심호흡이 익숙해지면 심호흡을 통한 비흡구배 호흡을 하면 그 효력이 두 배에 달하게 됨을 느낄 수 있다.

(1) 조용히 눈을 감고 내면의 의식은 깨운 후 척추를 바르게 세운 후 앉거나 선다. 이 때 바른 척추란 고개를 바로 하여 경추를 바로 세우고 배와 가슴을 가볍게 내미는 자세이다.

(2) 입을 살포시 닫고 코로 공기를 서서히 들이 쉬면서 코의 비강 입구에서 들이쉬는 소리가 "흐흐"하는 공기의 흐름에 귀를 기울인다.

(3) 들숨에는 가슴을 내밀면서 복부전체를 척추의 흉추 3~4번 쪽으로 당겨 올리고 공기를 허파의 하부에서 중부로, 상부 순으로 채운 후 숨을 잠시 멈춘다. 이 때 가로막이 최대한 아래로 내려가고 흉곽은 확장되고 늑골

이 올라가면서 폐에 공기가 가득 차게 된다.

(4) 차분한 마음으로 허파 속의 폐포에 가득 찬 공기가 텅 빈 상태가 될 때까지 숨을 천천히 내쉰다. 이 때 코로 내쉴 때는 코에서 '흐음' 하는 소리가 들려야하고, 입으로 내쉴 때는 "후-우"하는 소리가 들리면 좋다. 입으로 내쉬면 효과가 두 배나 증가한다.

(5) 허파의 폐포에 찬 이산화탄소가 완전히 나가는 기분을 느끼면서 잠시 숨을 멈추었다가 다시 처음부터 자연스럽게 반복한다.

건강심호흡의 효과는

(1) 건강심호흡에서 코로 숨을 들이 쉬고 코로 내뱉는 비흡비배 호흡보다 코로 숨을 들이쉬고 입으로 내뱉는 비흡구배 호흡이 몇 배 많은 효과가 있다. 질병 치료를 위한 호흡법이라 할 정도로 하루 10여분 정도만 해도 일주일 후에는 속편한 일상이 찾아오게 된다.

호흡기관의 혈류를 극대화하고 최상의 폐활량을 늘려내는 호흡법이므로 체내 용존 산소량을 극대화하여 신진대사를 원활하게 한다. 혈액순환 장애로 생겨난 갖가지 질병을 서서히 물리쳐 내는 위력을 가진다. 그리고 뇌를 맑게 하여 기분 좋은 일상을 즐기는 시간이 많아져서 얼굴의 화색까지 밝아지게 된다. 또 암이나 악성종양이 제일 싫어하는 것이 산소이므로 암을 물리쳐 내기도 한다. 즉 모세혈관을 통해 산소만 공급되면 암부터 모든 질병을 물리쳐 낼 수 있게 된다.

(2) 체내 질펀하게 채워진 폐포에 쌓인 수년 전의 노폐물과 함께 이산화탄소를 완전하게 내 뱉음으로써 호흡기관과 기관지와 후두, 인두, 편도의 혈류를 개선하고 성대가 강화된다. 하루 10분 정도의 건강심호흡을 일주일 정도 계속되면 서서히 들숨과 날숨에 의해 심호흡이 진행되면서 폐포가 되살아나고 건강해져 달리기나 심한 운동에도 숨 쉬는데 호흡이 가빠지는 현상이 서서히 사라진다.

(3) 건강호흡법은 평소 10% 정도의 폐포를 사용하다가 폐부까지 깊숙하게 파고드는 심호흡으로 흉곽이 최상으로 확장되고 가로막의 오르내림이 극과 극으로 움직여 소화기관의 활달한 운동으로 이어져 차츰 속이 매우 편안해진다. 또 소장과 대장의 연동운동과 분절운동이 극렬하게 활동하면서 체지방이 낮아져 뱃살이 빠지고 세포재생력이 뛰어나 피로와 스트레스에서 벗어난다.

다양한 종류 6. 사람을 살리는 비흡구배 호흡

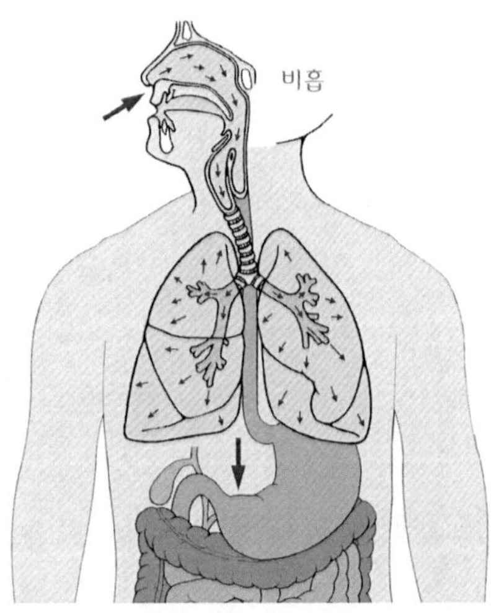

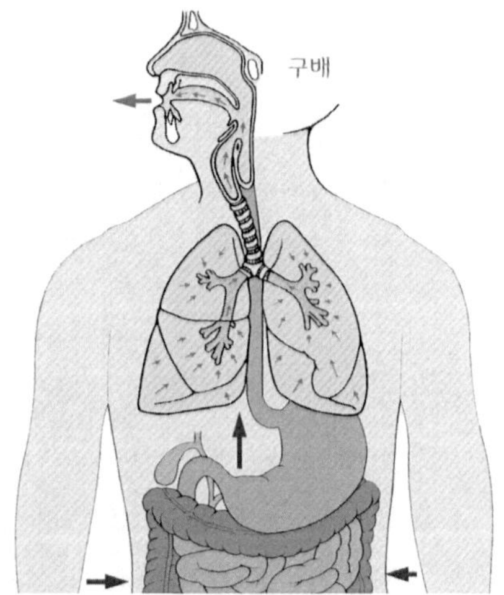

살면서 가장 공부를 많이 해야 하는 첫 번째 습관이 호흡이다. 저자가 주장하는 사람을 살려내는 호흡법이 바로 비흡구배 호흡이다. 별의별 호흡을 주장하는 많은 논리와 사람들 틈에서 발견한 호흡법이 비흡구배호흡 즉 코로 숨을 들이마시고 입으로 숨을 내뱉는 호흡법이다. 숨 쉬는 방법은 복식호흡법과 유사하나 들숨과 날숨이 호흡 위치가 다르며 가로막의 오르내림이 숨 쉬는 공부를 하면 할수록 복부의 움직임의 위치가 달라지는 것이다.

최상의 신선한 공기를 섭취하기 위해 코로 숨을 들이쉬고 입으로 내뱉는 '비흡구배(鼻吸口排)' 호흡 방법은 장수의 비결이다. 코로 맑은 공기를 들이쉬고 입으로 나쁜 공기를 내 뱉는 방법인 것이다. 날숨을 코로 보내지 않고 입으로 보내는 이유는 90% 가까운 폐포의 나쁜 이산화탄소나 각종 노폐물을 코로 내쉴 경우 혼탁한 공기로 인하여 비강의 정화작용에 무리한 임무가 가중되어 혈류장애가 발생되어 다음 들숨의 정화기능을 약화시키거나 호흡기 질환이 발생될 확률이 높아지기 때문이다.

그리고 입으로 내 쉬는 사이에 몸 안의 위장 내 가스나 세기관의 독소를 빠르게 배출할 수 있고 생활 중에 발생한 스트레스나 화를 몸 밖으로 내 뱉는 과학이 숨겨져 있다. 따라서 수년간 수많은 사람들에게 권장하고 홍보 한 결과로 얻어진 지상 최고의 숨 쉬는 방법을 발견한 것이다.

건강한 신생아의 초기 호흡에서 숨을 쉬는데 아랫배가 움직이므로 아이는 운동을 하지 않아도 오장육부가 호흡에 따라 움직이므로 신진대사가 잘 되는 것이다. 그러나 이처럼 소중한 비흡구배 호흡도 신생아에서 아동기로 접어들수록 단순한 복식호흡으로 전개되고 청소년기로 접어들면 복식호흡 조차도 이루어지지 않는 경우가 많다.

이미 길들여진 호흡 방법을 개선하기란 여간 힘이 드는 것이 아니므로 평소에 하루 5분 정도만 비흡구배 호흡을 하면 비염이나 천식 같은 호흡기성 질병은 빠르게 고쳐갈 수 있다.

특히 스트레스를 받는 사람들은 비흡구배 심호흡을 10번만 하고 나면 내 몸 안에 쌓인 스트레스가 호흡과 함께 빠져나가게 된다. 비흡흡구배 호흡으로 심호흡 열 번하고 빙그레 한번 웃기만 하면 머리로 솟구친 화가 내려와 정서가 안정되고 또 스트레스로 인한 암의 증식은 사라지고 생각의 여유까지 생겨나게 되는 것이다. 머리로 솟구친 피가 대뇌를 자극하여 높아진 안압이나 이명,

시력, 불편한 속까지 편하게 만들어 주므로 꾸준하게 하면 오래된 홧병도 사라지게 된다. 따라서 비흡구배 호흡은 체내 노폐물을 입으로 내뱉는 것이므로 질병자체를 치료하는 최상의 호흡법이다.

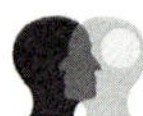 **소통 나눔이야기 1) 비흡구배 호흡의 효과**

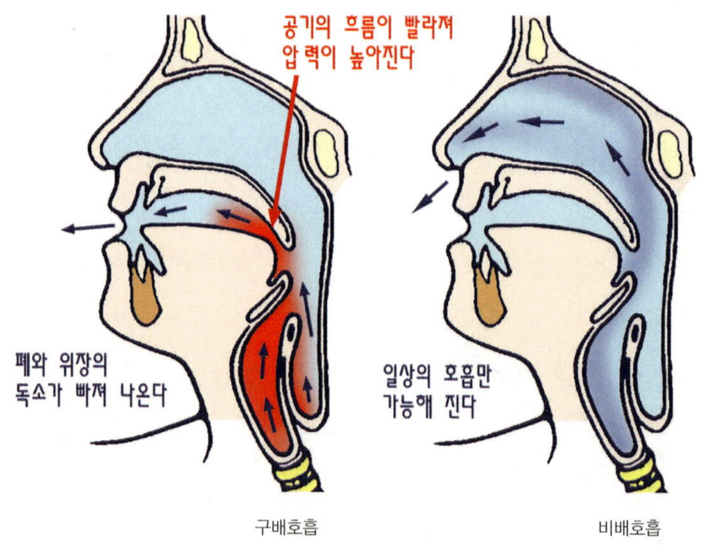

(1) 비흡구배 호흡은 복식호흡보다 두 배 이상의 효과가 있다. 여과장치가 완벽한 코를 통해 숨을 들이쉬어 비강의 기능을 강화하고 폐활량을 늘리어 체내 용존 산소량이 풍부해져 피부를 유연하게 만든다. 코를 통한 들숨은 혈액순환 장애를 예방하고 뇌를 맑게 하여 집중력이나 사고력, 기억력을 향상시켜 준다.

(2) 체내 폐포에 쌓인 노폐물을 이산화탄소와 함께 입으로 내뱉으면 좁은 입안을 통과하면서 공기의 압력이 높아져 기관지와 후두, 인두, 편도에 쌓인 노폐물이 함께 빠져나와 목의 혈류를 개선되고 성대나 갑상선 기능을 강화시킨다. 하루 5분 정도의 비흡구배호흡을 계속하면 서서히 날숨에

의해 체내 노폐물 청소가 원활해져서 허파의 폐포에 찌들어 버린 노폐물 (누런 점액질, 가래 등)이 쉽게 빠져 나오고 아침에 자고나면 입안에 가볍게 모이게 되기도 한다. 그리고 잠자는 사이에는 후두에서 식도로 그냥 넘어가 아침이 편해진다. 이때가 되면 서서히 목소리가 부드러워지며 호흡기성 질환의 예방과 치료가 된다.

(3) 비흡구배 호흡법은 그 자체가 심호흡을 하게하므로 흉곽이 확장되고 가로막의 오르내림이 왕성해진다. 또 소화기관의 활발한 운동으로 속이 편하고 소장과 대장의 연동운동과 분절운동이 활발하게 이루어진다. 그리고 활발한 장운동은 칼로리 소비량을 증대하여 쓸데없는 수면세포를 체외로 빠져나가게 하고 뱃살이 빠져 다이어트에 최적의 호흡법이다.

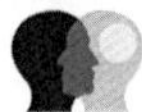 **소통 나눔이야기 2) 비흡구배 호흡의 원리**

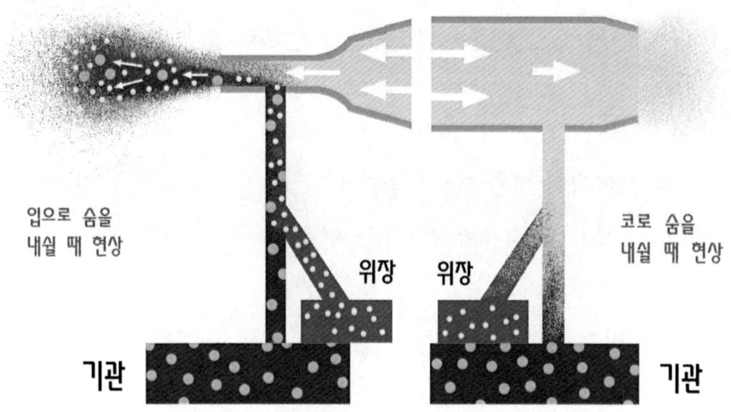

비흡구배 호흡은 병에 물을 넣고 빨대를 꽂고 빨대 끝 쪽으로 공기를 빠르게 입으로 불면 병에 있는 물이 빨려 올라와 물이 분사되는 베르누이의 원리와 같은 호흡법이다. 유체역학자 1738년 D.베르누이는 유체가 규칙적으로 흐르는 경우에 대해 속력과 압력, 높이의 관계에 대한 법칙이다. 굵기가 변하는 관

에 공기를 흐르게 하고 굵기가 다른 부분의 아래로 가는 유리관을 연결하면 가는 쪽에 연결된 물기둥은 높이가 높아진다는 법칙이다. 같은 높이에서 유체가 흐르는 경우 유체의 속력은 좁은 통로를 흐를 때 증가하고 넓은 통로를 흐를 때 감소한다. 베르누이의 정리에 따르면 유체의 속력이 증가하면 유체 내부의 압력이 낮아지고, 반대로 속력이 감소하면 내부 압력이 높아진다. 압력이 높아지면 유리관 속의 물기둥을 더 세게 누르므로 물기둥의 높이가 낮아지고, 압력이 낮아지면 유리관 속의 물기둥을 약하게 누르므로 물기둥의 높이는 높아진다는 것이다. 따라서 비흡구배 호흡에서 입으로 내뱉는 구배호흡은 그림과 같이 몸 안의 모든 독소를 처내는 가장 이상적인 호흡법이 되는 것이다. 입으로 숨을 내뱉으면 코로 내뱉는 통로보다 관이 가늘기 때문에 베르누이의 정리가 성립되어 소화기관의 악취나 폐의 노폐물이 쉽게 빠져 나오게 된다. 이러한 원리는 우리나라의 전통 구들장의 아궁이 구조에도 적용되고 있다.

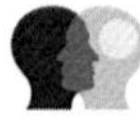 **소통 나눔이야기 3) 비흡구배 호흡의 단계별 호흡 방법**

비흡구배 호흡은 처음부터 무리하게 시작하면 현기증이나 어지럼증으로 쓰러지기도 한다. 따라서 처음부터 폐활량에 자신하지 말고 다음의 단계에 따라 1개월 단위로 그 난이도를 조금씩 올려서 연습하는 것이 좋다.

(1) 1단계 : 비흡구배 단순호흡

편하게 시간 날 때마다 코로 숨을 들이쉬고 입으로만 내쉰다. 이 때 장에서 소리가 나거나 트림이 나기도하고 약간의 현기증이나 배고픔이 생길수도 있다. 일주일 정도 수시로 편하게 하여보고 숨 쉬는 것이 좀 편해지면 2단계로 넘어간다.

(2) 2단계 : 비흡구배 심호흡

숨을 들이쉬고 내쉬는 사이에 숨을 조금 참고 버텨보는 호흡이다. 숨을 참

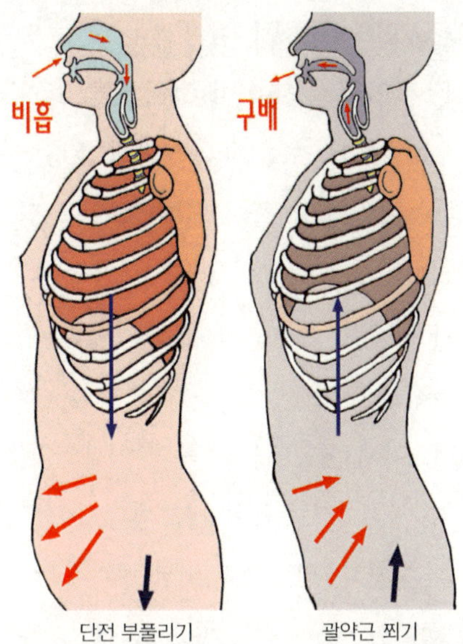

는 시간은 10초 내외로 가볍게 하다가 점차 늘리도록 한다. 20초 정도까지 들숨과 날숨의 호흡의 길이를 늘여 보기를 일주일 정도 자연스럽게 호흡이 되면 다음단계로 넘어간다.

(3) 3단계 : 구배 시 괄약근 쬐기 호흡

코를 숨을 들이 쉴 때 편하게 들이 쉬고 숨을 내 쉴 때 항문의 괄약근과 아랫배에 힘을 주고 조아 본다. 이렇게 하면 8.5m나 되는 소화기관의 혈류가 좋아져서 아랫배가 점진적으로 따스해지고 신진대사가 원활 해진다. 천식이나 비염 등 기관지계 질병이 서서히 사라진다.

일주일 정도 편하게 하면 화색이 좋아지고 속이 점점 편해짐을 느끼게 되고 괄약근을 쬐었을 때 서서히 장의 움직임이 느껴지지 시작하면 다음 단계로 넘어간다.

(4) 4단계 : 비흡 시 심호흡하고 구배 시 하하 호흡으로 괄약근 쬐기

숨을 들이 쉴 때 최대의 폐활량이 되게 하고 숨을 내 쉴 때 괄약근의 쬐면서 하하 호호하며 폐의 나쁜 잔기를 완전하게 웃으며 빠르게 내뱉어 본다. 입으로 숨을 내쉴 때 최대한 하하 또는 허허하며 내쉬는 시간을 조금씩 늘려본다. 이때쯤이면 머리가 맑아지고 기분이 상쾌해지며 얼굴과 상체가 찌릿하기도 하는데 적혈구 수치가 높아져 가는 시기이다.

이 정도의 숨쉬기가 편하게 이루어지면 밤에 잘 때 배를 보면 흉식 호흡에서 복식 호흡의 움직임을 보이게 된다. 열심히 노력한 사람은 숨을 쉬는데 단전이 움직이기 시작하는 경우도 있다.

4) 수승화강의 비흡구배 호흡법 – 대장질병 예방법

(1) 비흡 시 단전 내밀기 구배 시 단전, 괄약근을 조이며 하하호호 하기

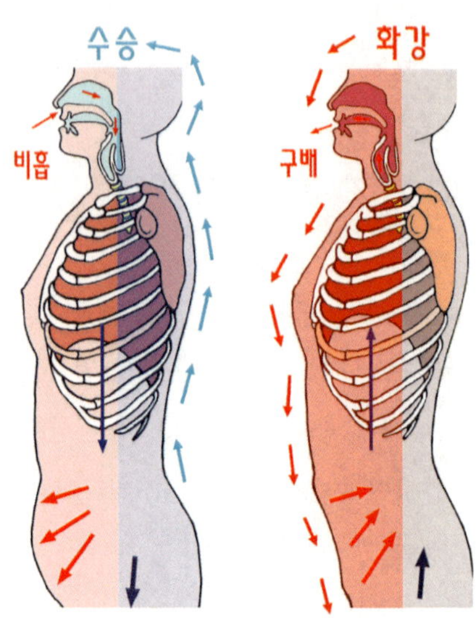

수승화강의 기운호흡법

비흡구배 호흡의 완성단계 호흡이다. 코로 숨을 들이 쉴 때 단전을 당겨 올리고 부풀려 소장을 팽창시켰다가 내쉬며 자연스레 괄약근을 쬐며 단전을 최대한 쬐이게 하는 호흡법이다. 이때 비흡 시 등 쪽의 신장의 물기운을 머리로 올린다는 생각으로 숨을 천천히 들이 쉬고, 구배 시 머리에 있는 열기를 단전을 통해 팔다리로 내린다는 생각으로 하면 팔다리에 찌릿한 전기적 반응도 생겨나고 열이 발까지 열이 내려가는 느낌을 받게 된다.

이러한 기운을 느낄 때가 되면 손발이 따스해지는 기운이 감돈다. 이제 호흡을 통해 오장육부가 제대로 움직여 신진대사가 잘 이루어지는 시기이므로 호흡법이 완성의 경지에 이르렀음을 자신이 느끼게 된다. 이런 경지에 다다르면 특별한 운동 없이도 호흡만으로도 늙고 병들지 아니하는 건강한 삶을 살 수가 있게 된다.

최상위의 호흡법으로 잠을 자는 동안에도 숨 쉬는 것만으로도 오장육부가 같이 움직이므로 특별한 운동을 하지 않아도 신진대사가 절로 이루어진다.

비흡구배 호흡이 생활화되면 폐활량이 증대되어 적혈구 수치가 높아져 체질까지 바뀌게 된다.

다음 그림에서처럼 한국인에게 잘 나타나는 대장암의 예방은 물로 대장의 연동작용이 활발하여 대장용종 등 대장관련 질병이 치유된다. 또 간과 비장의 혈류가 개선되어 지칠 줄 모르는 원기 왕성한 젊음을 유지할 수 있게 해

준다. 호흡으로 신진대사가 서서히 정상화되어 피부가 부드럽고 맑아지며 노폐물로 두껍게 되어버린 피부나 근육조직들이 유연하고 부드러워지며 얼굴 안색이 화색이 감도는 등 신체 전반의 기운이 왕성해진다. 호흡으로 혈류가 개선되는 건강을 찾는 제일 현명한 생활습관이므로 잘 실천하기 바란다.

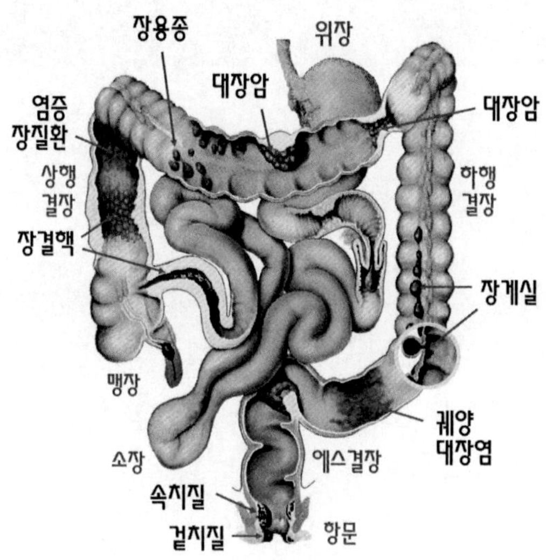

폐활량이 낮아지면 대장의 연동작용이 느려진다.

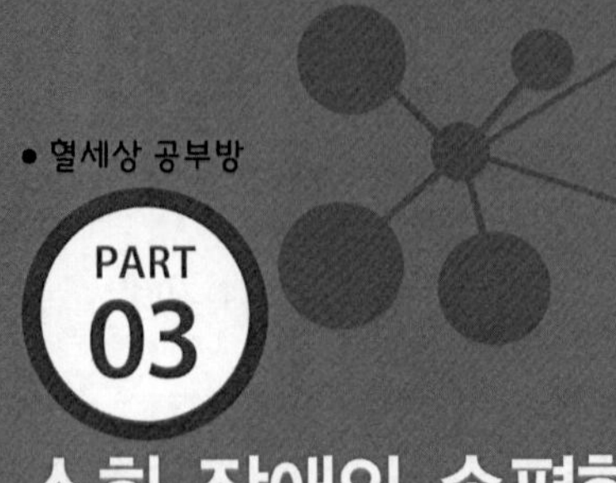
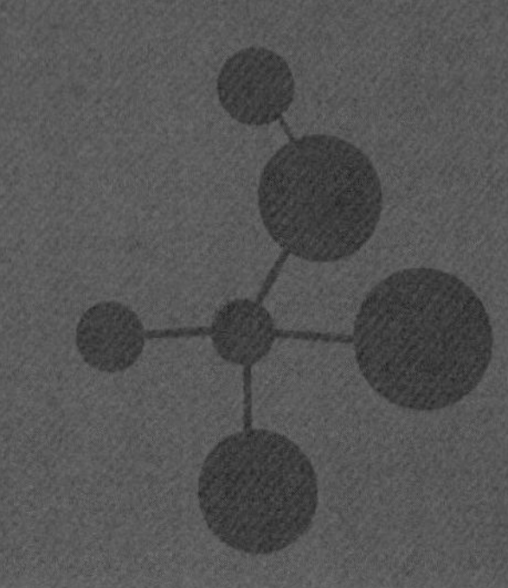

PART 03

소화 장애와 속편한 음식섭생
– 먹어서 병을 만드는 이야기

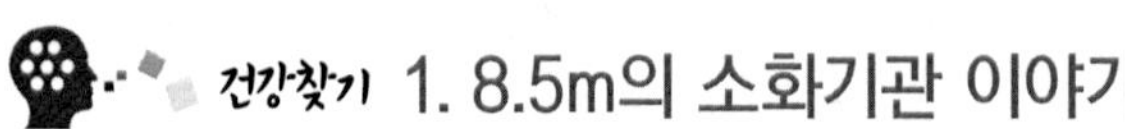

건강찾기 1. 8.5m의 소화기관 이야기

사람의 소화기관은 식물의 뿌리에 해당되는 것이다. 피부가 공기에 맞닿아 있다면 소화기관은 땅에 뿌리를 내리는 것과 같이 몸속에 있지만 몸의 바깥에 있는 격이다. 그러므로 양분을 흡수하기 위해 길고도 험난한 여정과 복잡한 과정을 거치는 것이 소화기관이다.

음식물은 입에서 식도로, 그리고 위장에 넘어온 음식물은 멸균과 분해를 위해 강산죽으로 만들어 내려 보낸다. 십이지장에서는 담낭에서 나온 비눗물과 췌장의 알칼리수가 만난다. 십이지장에서는 약알칼리의 농도가 되면 새끼손가락 굵기의 7m의 소장을 거치는 동안 체내 유익한 영양소를 흡수한 뒤 1m의 대장에서 발효와 탈수의 과정을 거치며 약 24시간의 여정을 거친 후 우리 몸을 떠나게 된다.

사람은 일생 동안 50톤가량의 음식물을 먹고 산다. 음식은 대부분 매일 같이 8.5m의 소화기관을 거치게 된다. 그러나 배부름을 느낄 정도로 음식을 섭생한다면 소화의 정상적인 과정을 거치기보다는 먹은 식사량에 의해 밀어내기를 한다는 사실이다. 위장이 정상적으로 움직이는 사람은 머리가 맑고 늘 속이 편하여 미소를 머금는 즐거운 일상을 만들어 간다. 그러나 식탐이나 과식, 폭식자들은 배고픔을 참지 못한다. 이미 과식으로 오장육부가 문제되어 있음에도 불구하고 스스로의 악순환을 되풀이 하고 있는 것이다.

뱃속에 있는 모든 장기들은 첫째 숨을 쉬면서 가로막의 오르내림으로 움직이고 두 번째로 위장이 움직일 때 오장육부가 제 기능을 한다. 위장에 음식이 2~4시간 머물게 되는데 가득 찼다고 대뇌가 느끼는 시간은 식물성 섭생민족은 40~50분, 동물성 섭생민족은 한 시간 가량이 지나야 대뇌가 배부름을 느낀다. 그런데 우리는 고작 일이십 분 만에 음식을 톡 털어 넣는 섭생에서는 배부름을 느낄 때는 이미 위장에 음식물이 가득 차 꼼짝달싹도 못하는 지경임을 명심해야 한다. 그러므로 음식을 천천히 꼭꼭 씹어서 먹으면 300㎖ 정도의 음식만 먹어도 서서히 배부름을 느끼게 된다.

음식은 빨리 그리고 다급하게 먹을수록 장애나 질병이 많은 사람이다. 우리나라 사람이 위장이나 대장암이 많은 이유도 여기에 있다.

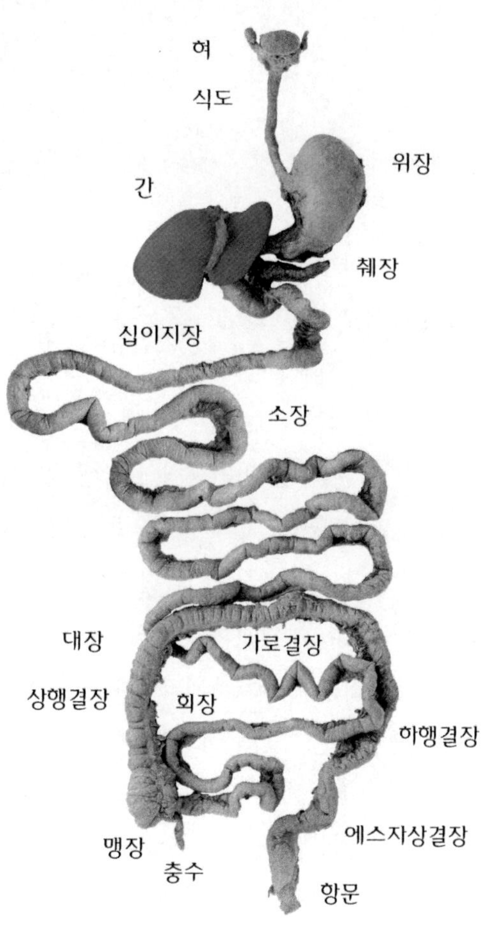

음식은 긴 여정을 거쳐 몸 밖으로 배출된다.

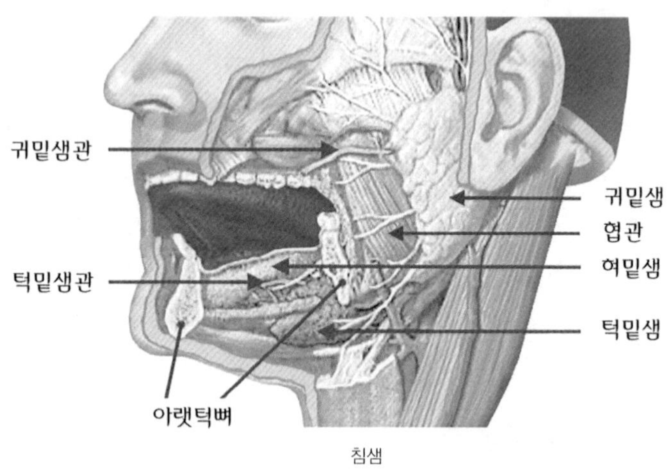

침샘

　눈으로 음식을 먹을수록 건강하다. 눈으로 음식물을 볼 때 대뇌가 이를 감지하여 음식에 따른 소화효소를 준비하고 침이 분비되어 소화 작용을 촉진하기 때문이다. 따라서 음식을 먹을 때는 시각, 후각, 촉각, 미각을 자극하여 그에 따른 오장육부가 호르몬이나 소화효소를 준비할 수 있는 시간을 주어야 한다. 허겁지겁 먹게 되면 음식에 대한 정보를 뇌가 감지하지 못한 상태에서 입안에 음식이 들어오면 후두와 인두가 음식을 조절하지 못하여 그냥 식도로 넘어가게 된다. 예를 들면 기름진 고기를 보면 대뇌가 고기를 섭취하려는 것을 인식하고 담낭에서 유화제를 더 많이 준비하라는 명령을 내려서 장차 십이지장으로 내려올 기름을 녹이기 위해 유화제를 더 많이 준비한다는 것이다. 시각이나 후각으로 접수된 정보에 따라 침샘을 자극하고 갑상선에선 티록신 분비를 촉진하고 위장에서는 강산에 위를 보호하기 위해 점액질을 분비하는 등 음식 섭취를 위한 충분한 준비를 마친 후 식사를 하는 것이 좋다.

　음식을 보거나 섭취하면 침이 분비된다. 침의 성분은 뮤신·요소·아미노산·나트륨·칼륨·칼슘 등의 무기염, 아밀라아제·옥시다아제 등의 효소가 함유되어 있다. 침샘에서 분비되는 염화나트륨은 아밀라아제를 활성화한다. 또, 침에 함유된 탄산칼슘은 치석의 원인이 되는데 뮤신이 이것을 방지하는 작용을 한다. 사람의 침에는 아밀라아제만이 아닌 약 30가지가 넘는 성분이 들어 있으며, 소화효소도 열 가지에 이르며, 비타민, 무기원소 등도 각각 10여 가지 넘게 가지고 있으며, 호르몬 성분 등도 포함되어 있다. 이들의 주 기능은 소독작용에서 음식물에 섞여 들어온 독성물질을 무력화시키며 아플로톡신, 벤조피렌 같은 발암물질을 비활성화 시키는 역할도 한다. 이 중에서 비타민C와 퍼옥시디아제라는 성분은 소독효과를 발휘한다. 그러므로 오래 씹으면 씹을수록 농약이나 중금속까지 중화되는 것이다.

따라서 이러한 침의 효능으로 음식물을 잘 씹어 먹어야 할 필요성이 충분하다. 입안 침의 하루 분비량은 1.5l 정도이며 창과 방패를 지닌 우리 몸의 수문장이다. 평상시에도 분당 0.5ml정도씩 계속 분비된다. 우리 몸에는 여러 개의 침샘이 있는데 안정한 상태에서 분비되는 침은 pH가 6.0정도의 약산성을 띠고 있으며 점도도 낮다. 그러나 외부에서 자극이 가해지면 분비량은 분당 4ml까지 늘어나고 pH도 7.0~7.3 정도로 증가되어 중성 또는 약알칼리성을 띠며 점도도 증가하게 된다. 침은 많이 분비될수록 치아에서 척추까지 좋아지며 신진대사를 원활하게 하는데 그 침은 다음의 역할을 한다.

1) 침은 입안을 깨끗이 유지해 준다

침은 99%가 수분이며, 이 수분이 입안을 흐르면서 입 안이 마르는 것을 막아 주고 점막세포를 보호하며, 구강내의 음식물 찌꺼기, 특히 당분을 씻어 내어 세균이 자라는 것을 막아 청결을 유지하는 역할을 한다.

2) 윤활작용을 한다

침이 약간 끈적끈적한 것은 침 속에 있는 뮤신이라는 물질 때문이다. 뮤신은 당과 단백질이 결합된 물질로 수분과 함께 구강점막을 덮고 있어 입안을 마르지 않게 하고 기계적으로 보호한다. 또 음식물을 삼키기 쉽게 하며, 말을 하는데도 불편이 없도록 해준다.

3) 소화 작용을 한다

침 속에는 알파-아밀라아제라는 소화효소가 들어있다. 아밀라아제가 녹말을 분해하여 맥아당을 만든다. 밥을 입에서 오래 씹으면 단맛이 나는 이유가 밥 속의 녹말성분이 침에 의해서 소화되어 단맛을 띠는 맥아당으로 변했기 때문이다. 그리고 음식물 생각하거나 눈으로 보는 등의 자극으로 침의 분비량이 많아지면 pH가 7까지 증가된다. 이것은 구강 내 환경을 아밀라아제가 작용하기 가장 적절한 산도로 유지하려는 반응이다. 그러나 수면 중일 때는 당연히 식사를 하지 않고 음식을 보거나 생각하지도 않으니 침을 흘리지 않게 된다. 그러므로 잠자는 동안에는 입안의 점막을 부드럽게 유지시키는 정도밖에 침이 분비되지 않으니 침을 삼킬 필요가 없다.

그리고 평상시에도 침을 질질 흘리는 사람은 소화 장애가 있기 때문이며 꼭꼭 천천히 씹지 않고 황급하게 먹는 사람은 후두덮개가 고장이 나서 그냥 음식이 넘어가게 되는 등 오감이 이미 실종되어 장애지수가 높은 사람에 해당된다. 그리고 침이 자주 분비되는 사람은 소화 장애를 고치려 하는 것이므로 침은 내뱉지 말고 삼켜야 한다.

건강찾기 3. 위장의 저체온은 만병의 근원

속편한 사람은 웃음을 잃지 않고 긍정적이고 늘 자그마한 일에 행복해 하는 시간을 즐긴다. 또 스스로 에너지를 만드는 일상의 연속으로 얼굴의 인상까지 호감 형으로 바뀌게 된다.

그러나 속이 불편한 사람은 늘 화를 내거나 짜증 또는 부정적인 생각에 사로잡히거나 나약한 정신으로 남의 탓만 하게 되거나 조상 탓만 하게 되어 인상이 좋지 않게 된다. 정신이 온전하지 못하여 잡귀를 논하거나 자신의 머릿속에서 자신만의 생각의 늪에 빠져 다른 사람의 이야기를 믿지 않으려는 경향이 있다. 이것은 속이 불편하여 피가 머리로 솟구쳐 대뇌의 압력이 가중되어 머리가 제 역할을 못하여 생기는 현상이다.

흔히 속 열이 많다는 사람들이 여기에 해당되며 음식에 대한 집착이 많다. 과식, 폭식, 식탐자들이 가장 잘 만드는 질병이 위장병에서부터 당뇨병에서 췌장암이다. 평소 과식에 의한 위장의 움직임을 원활하게 해 주지 않았기에 췌장의 움직임이 둔해지고 간이나 소장, 대장, 신장, 방광 등 생리나 정력까지 문제가 생기는 것이다. 그러므로 과식이 생활화된 한국인에게 소화기관의 암이 많이 발생하는 것이다.

적게 먹을수록 속이 편해지고 장수한다. 더구나 현대인은 영양과잉으로 스스로 질병을 만드는 경우가 대부분이다. 성인 남자의 경우 위장의 용량은 500ml정도이다. 즉 자신의 두 주먹 크기 정도가 한 끼 음식 섭취의 최대량이다. 위장이 정상적으로 움직이려면 400ml 이내를 섭취하는 것이 좋다. 따라서 과식할수록 오장육부가 움직일 수 없게 되어 스스로 병을 만들어 낸다. 과식에 의한 주요 문제를 살펴본다.

1) 허파의 기능이 저하된다

음식을 많이 섭취하면 허파의 가로막의 움직임을 느리게 만들어 숨쉬기가 곤란해지면서 위장대동맥이 압박되어 피가 머리로 솟구쳐 머리가 어지럽거나 졸음 또는 피곤함이 가중되고 머리에 땀이 나거나 쉬고 싶고 눕고 싶어지게 된다.

2) 췌장의 기능이 저하된다

과식은 팽배해진 위장에 췌장이 짓눌려 췌장액을 분비하지 못하게 한다. 그러므로 소장이 산성화 되어 소화흡수를 못시켜 세포에게 양분을 공급할 수 없게 된다. 살이 빠지거나 마르게 되는 경우가 많다. 또 인슐린 분비의 이상으로 세포에게 영양을 공급하는 길을 열어주지 못하게 된다.

3) 간 기능이 떨어진다

위장이 팽배하여 간을 압박하게 된다. 간은 거대한 화학공장으로 세포를 먹여 살리는 어머니이다. 간이 압박되어 혈액순환이 안 되면 담관이 막혀 기름진 음식을 유화하지 못하여 소장에서 영양흡수를 하지 못하게 된다. 초기에는 메스꺼움, 구토, 식욕부진, 상복부 통증이 있다가 점차 악화되면 황달, 쇠약한 무력감, 부종, 위장관 출혈, 빈혈, 정맥류 등이 생기게 한다.

4) 신장의 기능이 저하된다

신장은 우리가 먹은 음식의 폐수 처리장이다. 신장을 통과하는 순간, 혈액 속의 각종 쓰레기들이 그 속으로 빨려 들어가 혈액이 놀랍도록 깨끗하게 정화한다. 위장이 팽창하게 되면 신장을 짓눌러 제 기능을 못하게 하여 인체는 곧, 각종 노폐물로 인하여 세포나 조직이 심하게 오염되어 질병을 만들고 살이 찐다.

5) 소장이 짓눌려 영양소 흡수장애가 생긴다

위장에서 넘어 온 강산 죽을 십이지장에서 담즙과 췌장액을 혼합하여 영양흡수를 잘 되게 만든다. 소장은 영양 흡수는 알칼리에서 기능을 발휘하며 세포에 필요한 각종 영양소를 흡수해야 한다. 소장이 산성화되어 제대로 된 양분의 흡수가 일어나지 못하면 제 아무리 영양가 높은 음식이든 산삼을 먹어도 약효가 없게 되고 아무리 먹어도 살이 오르지 않는다.

6) 대장의 가로결장이 짓눌려 체내 쓰레기를 처리하지 못하게 된다

소장을 통해 넘어온 음식물 중에서 재활용을 할 수 있는 물질은 다시 흡수하고 나머지는 찌꺼기로서 배설하는 공장인 대장의 연동 작용이 느려져 치질에서 변비, 설사, 대장암에 이르는 질병이 생긴다.

7) 오장육부의 핏길이 막혀 심장펌프의 이상 압력으로 심장기능의 이상을 초래한다

오장육부가 위장의 압력으로 압박되어 핏길이 느려지게 되어 심장의 펌프질에 동맥의 부하가 걸려 심장의 피가 갈 곳이 없어져 심장 박동이 빨라지는 등 심장병이나 협심증, 빈혈 등 심장 가동의 이상 현상이 나타난다.

건강찾기 4. 음식의 선택과 섭생 과정

우리의 소화기관은 피부나 입보다 근육이 연하고 부드럽다. 갓 태어난 아기에게 자극적인 음식을 먹게 하면 구토에서 갖가지 문제를 일으키게 되는 것이 바로 그것이다. 그러나 나이가 들수록 소화기관의 조직세포들이 피로와 수면 세포로 인하여 감각이 무디어지게 되는 것이다. 따라서 음식을 짜거나 맵고 자극적인 음식을 좋아할수록 소화근육의 장애지수가 높다는 것이다. 즉 피부에 음식물이 닿아서 따갑거나 반응이 생기는데 먹어서 그러한 반응이 없다면 이미 소화기관은 감각을 상실한 것과 다를 바 없다.

또한 음식 섭생은 어떠한 음식이든 꼭꼭 씹는 것이 좋다. 입에서 녹말이 엿당으로 바뀌므로 오래 씹을수록 노화예방에서 척추가 바르게 되고 소화기관이 건강해 질 수 있다. 물이나 우유까지도 씹어서 먹는 게 좋다. 또 입 안에 침이 많이 분비될수록 신진대사가 잘 이루어지고 위장의 부담을 줄여주게 되므로 노화 예방은 물론 나쁜 유해성분까지 중화한다. 그러나 건강을 잃어버린 사람이나 장애가 심할수록 목의 혈류가 느리고 오감이 마비되거나 위장 괄약근이 문제가 생겨 음식을 씹지 않아도 그냥 넘어가게 되는 것이다.

음식이 식도를 따라 분문을 내려가면 세 가지 일들이 일어난다. 우선 염산

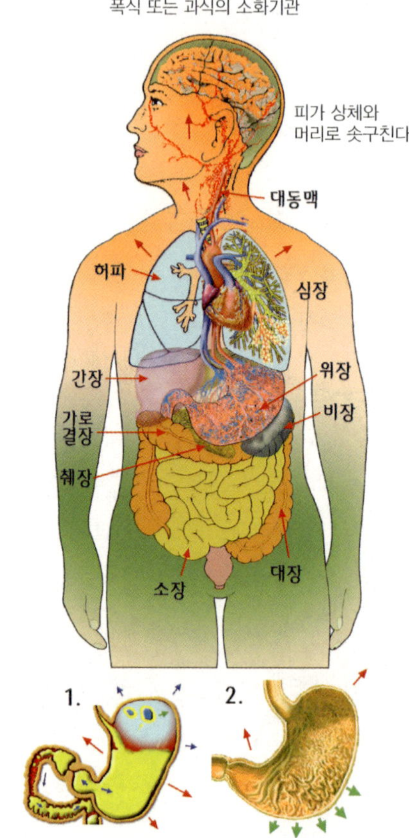

과식이나 폭식은 간장을 밀어올리게 되고 췌장과 비장이 짓눌려 피가 머리로 솟구쳐 머리에 열이 오르거나 허파 운동을 방해하여 대뇌 저산소증을 유발하므로 피곤하고 잠이 온다.

에 녹지 않을 정도의 점액을 내뿜어서 0.6㎜ 정도의 두께로 위벽을 도포하고 나면 혈액이 위벽으로 몰려와 위가 꿈틀거리면서 염산이 만들어진다. 음식은 위샘에서 나온 강한 염산과 만나게 되면서 세균도 죽이고 음식도 삭힌다. 이러한 강한 염산은 지방이나 단백질을 많이 섭취하거나 과식을 하면 더 많이 분비되어 속이 쓰리거나 신트림이 나기도 하고 소화를 시킬 때 피까지 빨아 먹으면서 팔다리가 나른해지고 졸음이 오게 된다.

위장에서는 단백질이 펩톤으로 분해되므로 지나친 단백질의 섭취 또는 과식이나 폭식을 하게 되면 위는 분문을 닫고 소화를 할 수 없으므로 위장이 강하게 수축되어 토하게 되는 것이다. 또 위산이 분비되기 전에 혈류장애로 점액이 뿜어져 나오지 않으면 위 속의 강산이 분문과 식도까지 염산 세례를 퍼붓는 경우도 있다. 따라서 과식이나 갑작스런 기름진 음식을 연일 계속하여 먹게 되면 명치끝이 쓰린 이유도 위산이 식도에 상처를 만들어 가슴앓이를 하게 된다. 이러한 상처에서도 과식을 계속하면 궤양이 생기고 분문도 제 기능을 상실하여 식도로 위산이 역류하는 등 소화기관의 고질병이 되기도 한다.

자칫 화가 난 상처세포들이 오래되면 부종이나 종양을 만들고 그러한 가운데 계속적인 혈류가 통하지 않으면 암세포로 돌변하여 위암이 되는 것이다.

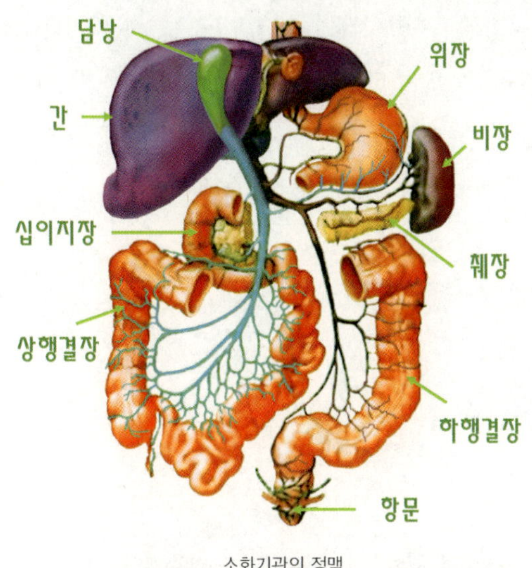

소화기관의 정맥

또 과식을 하거나 스트레스, 황급히 먹게 되면 위액의 분비가 많아져 위산과다가 된다. 문제는 기준치보다 높은 강산 죽이 내려오면 십이지장의 내벽이 손상을 입게 된다. 유문에서 보내어진 기준치 이상의 강산 죽이 십이지장으로 내려오면 담낭즙과 췌장액이 분비되어도 중화될 수 없어 결국 소장으로 산도 높은 강산 죽이 내려가게 되어 소장에서 소화흡수가 제대로 일어나지 못하게 되는 것이다. 췌장액이나 장액 속의 소화효소들은 알칼리에서는 활동할 수 있으나 산성에서는 활동을 할 수 없게 된다.

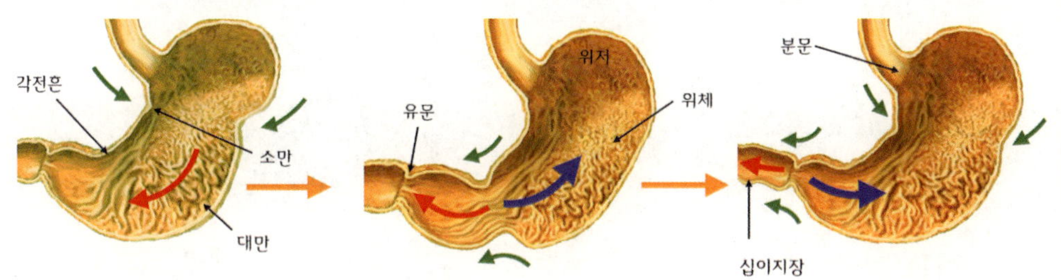

위장의 연동운동으로 음식물이 십이지장으로 간다.

소장의 연동작용은 알칼리에서 제대로 된 기능을 발휘하여 세포에 필요한 영양소를 흡수하게 된다. 그러므로 산성도가 높으면 7m정도의 손가락 굵기의 소장을 지나고 대장에서의 대장균 활동이 일어나지 않게 되어 음식물이 부패하기 시작하는 것이다. 뱃속이 부글거리거나 방귀가 나오는데 이런 경우가 심할수록 변에서 신 냄새가 나거나 심하면 썩은 하수도와 같은 냄새를 풍기는 것이다.

이런 경우에는 굶는 것이 좋으나 참지 못할 지경에 이르면 죽을 써 먹거나 밥을 꼭꼭 씹어서 입안에서 암죽처럼 묽게 만든 후 넘겨서 하루 이틀을 먹으면 호전된다. 이 때 자극성이 전혀 없는 음식을 섭생해야 한다. 또 소화 장애병에는 쑥 생즙이 좋은데 삼일 마시고 사일은 먹지 않는 게 좋다.

5. 소화 작용과 소화불량

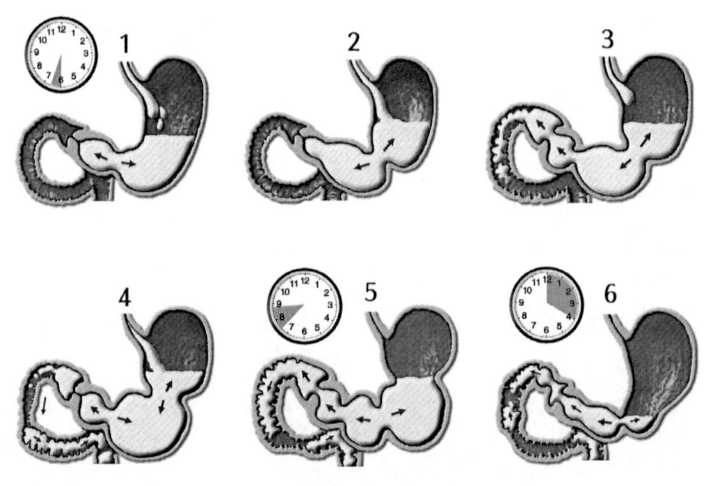

정상적인 소화작용

위장은 음식을 잠시 저장하면서 1분에 서너 번의 연동운동으로 1㎜ 이하로 음식을 잘게 부수고 소화 흡수가 잘 되게 쉽게 녹인다. 또 음식과 함께 들어온 세균과 오염물질을 살균 소독하는 역할을 한다. 잘게 부수기 위해 평활근이라고 하는 강력한 근육덩어리로 과일이나 고기를 잘게 갈아 부수는 운동을 한다. 따라서 천천히 꼭꼭 씹지 않은 음식은 위장의 평활근육을 힘겹게 하며 위장 동맥과 정맥의 혈액을 많이 필요하게 하므로 과식이나 폭식은 피로로 이어진다. 위장에 혈류가 잘 공급되려면 목의 대정맥(핏대)이 부드러워야 한다. 위장정맥의 혈류가 느리면 '소화불량'이나 가슴이 답답하고 식은땀이 흐르는 등 체한 증상이 나타난다. 위장에서 음식을 갈아내고 살균하는데 필요한 것이 위산이다. 위산은 위벽의 벽세포라는 곳에서 분비되어 위장근육의 움직임에 의해 음식과 섞이게 된다. 위액은 위에서 분비되는 가스트린이라는 호르몬의 자극을 받아 3만 5,000개 정도의 위샘에서 하루에 약 2~3l 의 위산이 분비된다. 아주 강한 산성으로서 우리가 먹은 모든 음식물을 녹여 죽으로 만든다. 강력한 위산이 음식만 녹이고 위벽을 녹이지 않는 이유는 식사 전 위벽에서 항펩신 물질인 뮤신이라는 점액이 다량 분비하여 위벽을 보호하기 때문이다.

위염이나 위궤양, 소화불량, 속 쓰림 등이 바로 위벽이 손상된 것으로 급하게 먹은 음식으로 인한 마찰이나 정체, 위산세례, 펩신부족 등이 원인이다. 또 혈류가 느려 음식이 들어왔는데도 위장혈류가 문제되어 펩신점액이 분비되지 못하면 위장병이 만들어 진다.

반대로 '위산과다'라는 것은 '위산'이 너무 많이 분비되거나 위장을 도포하는 점액이 부족한 것이다. 위장에 병이 나면 위산을 제거하는 '제산제'를 먹으면 위산이 중화되므로 속이 쓰리지 않게 된다.

제산제를 먹는 것보다 위장의 점액생산을 늘리기 위해서는 위장으로 가는 혈액의 양을 늘리는 것이 더 중요하다.

그러므로 스트레스나 짜증으로 목의 대정맥 핏길이 막히면 자율신경계 이상에서 신경성으로 인한 위염이 발생한다. 스트레스나 화냄으로 교감신경이 흥분하게 되면서 심장의 피가 위장으로 내려가야 할 우리 몸의 혈액이 어깨나 목, 머리, 얼굴 상체로 몰려간다. 그래서 얼굴이 화끈거리거나 두통, 위장 장애가 생기면서 심장은 콩콩 뛰고 두근거리기도 하고, 안압이 높아 눈이 따갑고 충혈 되기도 하고, 귀가 윙윙 거려 이명 현상이 생기거나 입이 마르고, 등모세 근육이 경직되어 어깨가 굳어진다. 더 나아가 손에 땀이 나거나 가슴 위쪽에서 머리까지 식은땀이 나기도 한다.

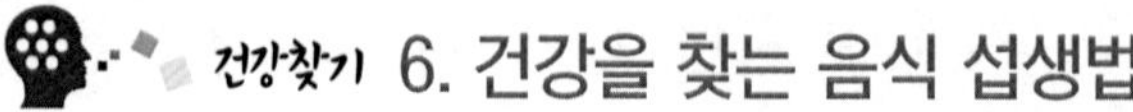 6. 건강을 찾는 음식 섭생법

하루에 120평방미터의 공기를 먹는 것 다음으로 많이 섭취하는 것이 물과 음식이다. 물은 생명체의 근원이며 음식이나 양분은 생명체가 성장하는 에너지원이다. 먹지 않고 살 수 없다고 해서 아무 것이나 닥치는 대로 먹을 수만은 없다. 정결하고 깨끗한 물을 마시며 신선하고 산소가 다량 함유된 음식을 섭취하는 것은 건강을 유지하는 최상의 방법이다. 먹는 음식은 각종 양분이나 영양소를 지니고 있으므로 가급적 건강에 유익한 에너지원을 고루 섭취할수록 좋다.

건강한 신체를 유지하고 장수하려는 인간의 욕망은 끝이 없다. 그러나 정작 음식을 대할 때면 분별없이 먹는다. "먹고 죽은 귀신은 때깔도 좋다."라는 속담이 있는 것만으로도 먹고 살기가 암담했던 과거의 굶주려 배를 움켜잡던 시절의 속담을 대뇌이며 짐승처럼 먹어대는 경우를 많이 본다. 그러나 많이 먹을수록 빨리 죽는다. 사람의 위장은 수명이 있고 위장에 부담을 주면 췌장의 기능이 떨어지고 신장이나 간에서 소장, 대장 등 오장육부의 기능저하를 가져오게 되어 결국 혈액순환 장애로 에너지원이 문제가 되어 살이 붓는 듯 찌고 근육은 경직되는 등의 악순환이 반복되는 것이다.

배가 부르다고 느끼면 과식인데 과식에 의한 과잉영양 섭취로부터 자신을 되돌아보아야 한다. 천천히 꼭꼭 씹어서 소식할수록 장수한다. 그러면 어떤 음식이 몸에 이로운지 살펴보자.

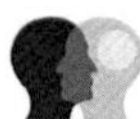 소통 나눔이야기 1) 신선한 물은 체내의 신진대사를 정화하여 세포 분열을 돕는다

우리 민족은 탕족이다. 우리나라의 물이 유럽과 같은 석회수였거나 오염 또는 물이 부족했다면 국물을 즐겨 먹을 수 없었을 것이다.

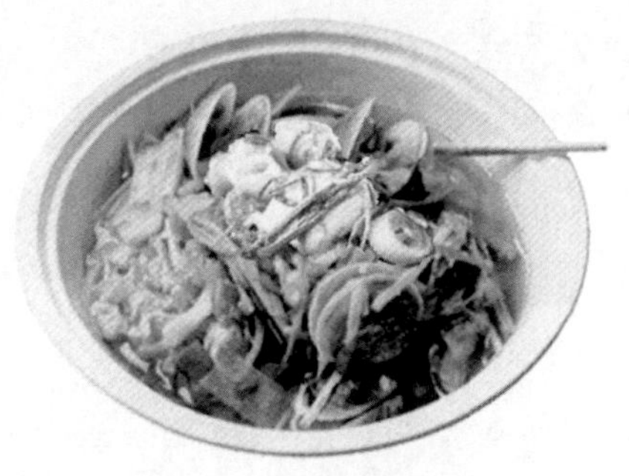

탕은 음식의 유효성분을 물에 용해하여 체내 영양의 흡수율을 높인다.

물은 생명의 근원이며 양분이나 영양소, 체내 노폐물 등을 삼투현상으로 조절하여 신진대사를 원활하게 해 주는 생성 물질의 기초가 된다. 생명체에 있어서의 물은 소화기에서 에너지를 생성하여 혈관을 통해 신체 조직의 세포로 이송하며 생명을 유지하게 된다.

좋은 물은 흐르는 황토 흙에서 정화된 물일수록 산소와 미네랄이 풍부한 건강하고 신선한 물이다.

신선한 물은 용존산소의 함유량이 높다. 산소가 풍부한 물을 섭취하면 체내의 세포분열이 왕성해지고 노폐물을 몸 밖으로 빠르게 빼낼 수 있다. 그리고 암이 가장 싫어하는 것이 산소이니 만큼 좋은 물은 암까지도 물리쳐 낼 수 있는 것이다. 또 몸속의 수명을 다한 백혈구의 농이나 요산 등의 노폐물을 물이 희석하여 신진대사를 원활하게 하는 작용을 한다.

따라서 우리의 음식 섭생도 이제부터 달라져야 한다. 굽고 튀기는 요리에서 국물로 울러 낸 그윽한 향이 물씬 풍기는 미각으로 탈바꿈 시켜야 한다. 그리고 갖은 자극적인 양념으로 음식 고유의 맛을 잃어가는 미각도 되찾아야한다.

유럽이나 중국 등 대부분의 나라들은 석회암 지대이므로 고도의 정수처리를 하지 않으면 먹을 수 없는 물이 대부분이지만 우리는 깊은 산속의 계곡 물은 어디서나 먹을 수 있는 천혜의 혜택을 받고 있다. 그러나 근자에는 환경오염으로 인하여 일부지역에선 마실 수 없는 것이 안타깝다. 그러나 지금부터라도 자연 환경을 되돌릴 수 있는 황토가 사방으로 널려 있으므로 오염원을 줄이고 자연생태계로 복원 또는 환원시켜 가는 노력을 계속한다면 최상의 물을 마음껏 마실 수 있을 것이다.

최근에는 맑은 물을 마시기 위해 고도 정수처리인 역삼투압 방식을 이용한 정수기 사용자들이 늘고 있는데 이러한 물은 미네랄이 없는 증류수와 같은 것이므로 과용하지 말고 생수를 마시도록 노력해야 한다. 그리고 우리가 즐겨 사용하는 수돗물은 침전을 이용한 여과 방식을 택하는 경우가 많으므로 물에 녹아 있는 세제와 같은 유기물은 인체에 악영향을 끼칠 수 있다.

공기는 풍부하여 부족함은 잊고 살 수 있지만 마실 물은 한시라도 없어서는 안 된다. 더구나 인체의 절대적인 비중을 차지하는 물은 음식 중에서 절대로 가볍게 치부해서는 안 되는 것이므로 신선한 물을 적당히 섭취하는 것은 건강을 찾는 지름길이다. 그러나 식사 중에는 가급적 물을 먹지 않는 것이 좋다. 한편 숨 쉬는 방법을 개선하여 건강한 호흡을 하면 물은 인체 내에서도 충분하게 만들어진다.

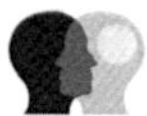 **소통 나눔이야기 2) 산소가 풍부한 식품을 섭취하면 건강을 되찾을 수 있다**

신선한 공기와 물이 건강한 환경을 만드는 데 중요한 기초가 되는 것처럼 우리가 하루 세끼 먹는 음식 또한 건강을 찾는 중요한 요인 중의 하나이다.

음식물은 인체를 움직이며 삶을 영위하는 에너지원이므로 어떤 종류의 음식을 어떻게 섭취하느냐에 따라 건강이 좌우될 수 있다. 식품은 가급적 소화기계통에 부담을 주지 않으면서 산소가 다량 함유된 야채나 녹황색 식물성 식품을 섭취하는 것이 위장에 부담을 줄이고 에너지원을 손쉽게 만들 수 있다.

그러나 동물성 식품은 식물성에 비해 산소가 부족하고 지방질을 분해하는 데 위장이나 담낭 등의 부담이 가중되어 간과 담낭의 기능 장애를 초래하는 등 소화기관에 부담을 주므로 건강의 저해 요인이 된다. 동물성의 기름진 식품은 체내에서 나노소포체들이 메탄이나 이산화탄소를 다량 만들기 때문에 건강을 해치게 된다. 대부분의 식물성 식품은 동물성 식품에 비하여 산소와 수분이 풍부하고 섬유질이 많으므로 소화 기관을 개선하는데 유익한 건강식품에 해당된다.

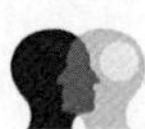 **소통 나눔이야기 3) 산소가 풍부한 요리를 하자**

식품의 신선도도 중요하지만 어떻게 요리를 하느냐에 따라 인체에 유익할 수도 있고 악영향을 끼칠 수도 있다. 흔히 우리민족을 국물을 많이 섭취하는 "탕족"이라고 얘기하는 것은 유해한 동물성 식품을 끓는 물에 고아서 인체에 유익한 성분으로 전이하는 과정이라 할 수 있다.

선인들은 지혜를 빌리자면 식생활뿐만 아니라 생활 전반에 슬기로운 생활 과학이 숨겨져 있는 것들이 무수히 많다. 다음은 요리 방법에 따른 건강에 유익한 식품의 순서이다.

(1) 날것 먹기 : 날 것이나 생식은 산소 함유량이 높고, 영양소가 체내 쉽게 흡수된다.

(2) 데쳐 먹기 : 생식의 맛을 일부 음미하면서 고유한 양념의 영양까지 섭취한다.

(3) 익혀 먹기 : 생식의 맛이 사라지긴 하나 먹기는 편하고 소화 작용을 도와준다.

(4) 끓여 먹기 : 위장의 부담을 줄여 주면서 국물에 녹아난 유익한 영양을 섭취한다,

(5) 고아 먹기 : 위장의 부담이 가장 적으면서 탕 속의 유용한 영양소를 듬뿍 흡수시킨다.

날것으로 먹을 수 있는 식품들은 건강을 찾는 가장 좋은 식품으로 식물성의 채소류나 과일, 어패류의 횟감, 동물성의 육회 등은 건강식품이다. 가급적 껍질까지 먹는 것이 좋으며 여기에 발효식품을 첨가하면 금상천하이다.

물속에서 요리되는 음식은 보약이다. 물은 아무리 끓여도 100℃를 넘지 않으며 그에 따라 물속의 용존 산소가 풍부하게 녹아 있기 때문이다. 끓여 먹는

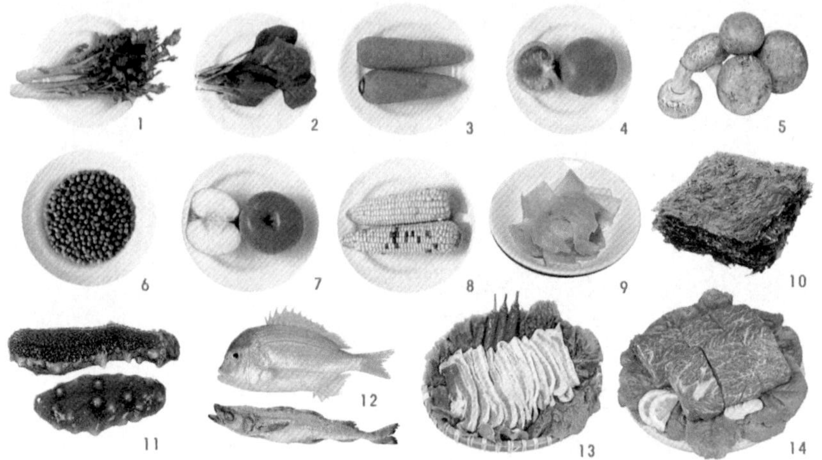

산소가 많은 음식일수록 신진대사가 잘 된다. 번호가 낮을수록 건강에 유익한 음식이다.

음식은 생것의 성분이 일부 파괴되거나 변이되어도 끓는 물속에서는 인체에 유익한 성분으로 잔류되어 있기 때문이다. 한약을 딸일 때를 생각 해 보면 이해가 빠를 것이다. 보통 탕재를 두세 시간 달이는데 제대로 유익한 성분을 뽑아내기 위해서는 적어도 3시간 이상을 달여야 약효의 효험을 제대로 볼 수 있는 이치와 같다.

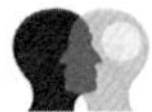 **소통 나눔이야기 4) 노점상의 음식에서 어묵은 보약이나 핫도그는 살찐다**

길거리에서 허기를 달래기 위해 간간히 손쉬운 음식을 먹을 경우가 있다. 그러나 자칫 배는 채울지 몰라도 백해무해 한 행동을 하는 경우가 종종 있다. 은근하게 끓어오르는 물에 있는 어묵은 그나마 괜찮지만 기름에 튀긴 핫도그는 오히려 먹지 않음만 못하다는 것이다.

왜냐하면 기름이 끓는 온도는 대부분 200℃가 넘기 때문이다. 식용유의 끓는 온도가 240℃라면 음식이 누렇게 변하는 온도가 되려면 적어도 400℃ 정도가 되어야 하기 때문이다. 즉 기름에 구워내는 모든 음식은 용존산소가 없다.

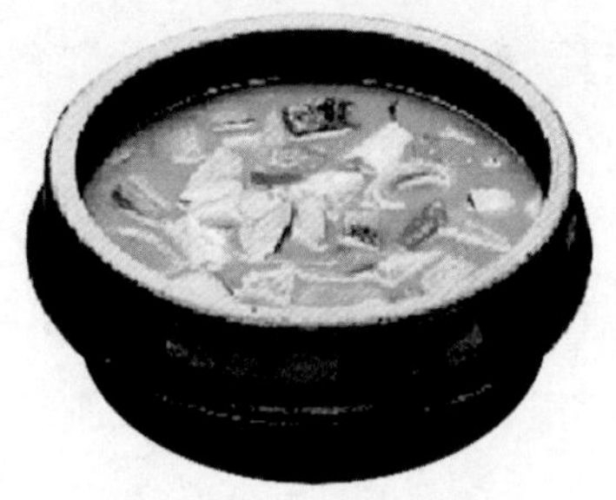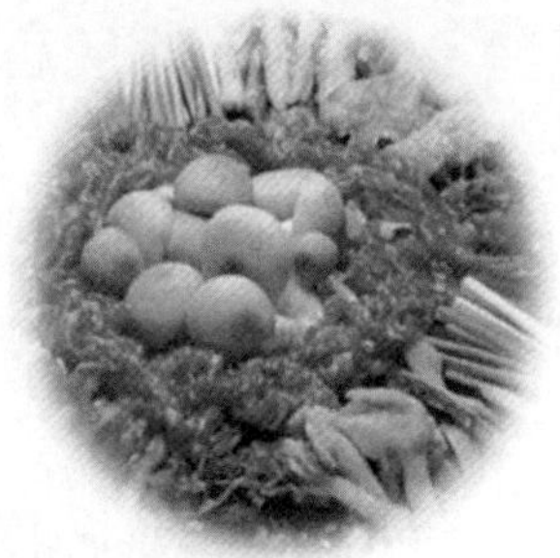

생식은 건강에 좋다. 발효음식은 소화기관의 소화효소 작용을 돕는다.

더구나 모든 영양소는 파괴되어 버린 채 체내 축적되는 것이다. 즉 산소가 없기 때문에 세포분열을 저해하는 요소로 작용하여 살이 붓거나 찌는 요인 또는 암세포가 가장 좋아하는 영양작용을 한다.

햄버그를 오랫동안 먹으면 돼지가 되고, 기름에 튀긴 라면을 줄 곳 먹으면 얼굴이 부옇게 부어오른다. 이러한 것을 보고 살이 쪘다고들 하는데 살이 찌는 이유가 바로 세포분열의 문제가 생길 때 나타나는 현상임을 명심해야 한다. 돼지고기도 삶아 먹으면 보약이 되지만 삼겹살을 기름이 지글지글 끓은 상태로 노랗게 변하거나 태운고기는 쥐약에 해당된다.

따라서 다음은 금기해야할 음식이다. 즉, 음식의 산소 용존량이 낮아지는 순서이다.

(1) 기름에 볶아 먹기 : 낮은 온도에서 살짝 볶아내는 것이 현명하다.

(2) 구워 먹기 : 불에 살짝 데쳐 먹을 정도가 좋은데 보통 새까맣게 태워 먹는 경우가 많다.

(3) 기름에 튀겨 먹기 : 누렇게 변한 튀김은 삼가야 한다. 삼겹살을 누렇게 태우는 것도 마찬가지이다.

(4) 태워 먹기 : 태워 먹는 것은 바보짓이고 안 먹는 것이 좋다.

기름으로 요리되는 먹을거리는 인체에 유익하지 못하므로 가급적 삼가하고 가장 해로운 음식은 지나치게 태운 것으로 독약을 마시는 격이다. 외식 또는 야외 요리 시에 고기를 지나치게 태워 먹는 것은 먹지 않는 것만 못함을 명심해야 한다.

사람이 움직이고 살아가는 모태는 동맥의 모세혈관으로 산소와 양분을 실어 보내면 세포가 이를 받아서 제 기능을 수행하게 되고 쓰고 남은 것은 정맥 모세혈관으로 요산과 이산화탄소 노폐물을 회수하여 몸 밖으로 배출하는 과정을 거친다. 이러한 과정이 잘되면 사람은 늙거나 병드는 일이 없다.

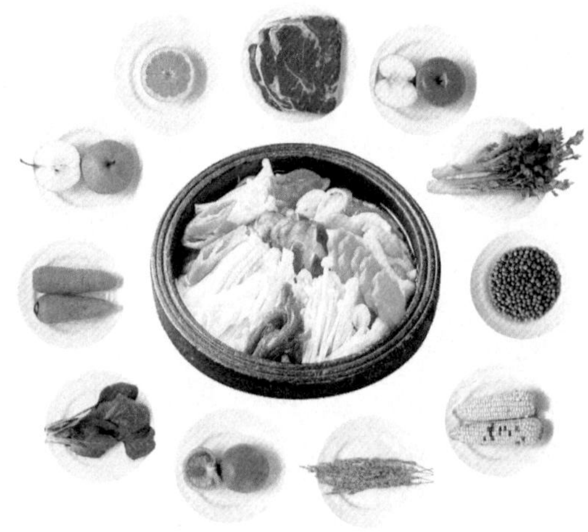

채식 위주의 식단에 최소한의 육류만 첨가한 전골은 탕문화의 유산이다.

나이가 들수록 체내 노폐물이 축적되어 모세혈관이 막혀 늙고 병들어 가게 되는데, 이요인 중의 하나가 짠 음식 즉 나트륨 섭취의 과다이다. 따라서 병약한 사람일수록 자극적이고 짠 음식을 선호하게 된다. 혈류장애로 후두가 마비되고 입맛이나 냄새를 느끼는 미각이나 후각, 촉각 등의 오감이 사라져서 그 예전의 맛을 찾으려고 자꾸 짜게 또 짜게 하여 입맛을 느끼려고 하는 악순환이 반복되는 것이다. 정작 자신의 오감에 질병이 생긴 줄은 모르고 과거에 맛있는 음식을 찾으려는 바보 같은 짓을 계속해야만 맛있는 음식을 먹은 줄로 착각하며 살아가는 것이다.

짠 음식을 먹으면 질병이 오는 이유는 간단하다. 세포가 쓰고 난 찌꺼기를 몸 밖으로 빼내는 임무를 하는 정맥의 삼투압 현상에 문제가 생기기 때문이다. 정맥이 삼투현상을 일으킬 수 있는 한계 농도 이상의 짠 음식물을 섭취하면 노폐물의 회수가 어려워지게 되는 것이다. 짠 음식은 적혈구 연전현상을 심화시켜 정맥혈류를 느리게 하거나 심지어 피가 역류하는 경우도 생겨난다.

그래서 짠 음식을 섭취하면 할수록 체내 노폐물이 자꾸 축적되고 세포분열이 지연 또는 정지하여 42일간 수명을 다한 세포가 그대로 몸에 달라붙어 쉬고 있기 때문에 신진대사 장애가 찾아오고 그에 따른 부위에 살이 찌거나 질병이 여기저기 나타나는 것이다. 짠 음식의 섭취는 정맥의 삼투압을 방해하여 심장의 피가 인체의 요소요소에 제대로 보내지 못하게 되고 결국 혈압이 상승하여 목덜미가 뻣뻣해지고 얼굴이 상기 되는 등 갖가지 성인병을 유발하게 되는 것이다.

그런데 작금의 현실은 이러한 것이 성인에서 점점 나이가 어린 청소년, 심지어 유아에게도 나타난다는 사실이다. 음식은 제각기 다른 향내와 체취를 지니고 있다. 그러한 독특한 맛을 향유하고 즐기려는 생활태도로 임하면 절대 짜거나 자극적인 음식을 먹을 수가 없다. 자극적이거나 짠 음식을 즐겨 먹는 사람은 이미 미각이나 후각 장애자이다. 대수롭지 않게 생각해서는 안 된다. 짠 음식은 피를 거꾸로 역류시켜 뇌압을 높게 하기 때문이다.

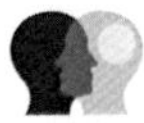 **소통 나눔이야기** 7. 위장의 명약 쑥 이야기

1) 쑥의 효능

쑥은 코피가 나면 말린 쑥을 비벼 코를 막아주기도 하였고, 모기를 쫓는데 쑥을 태워 이용하기도 했다. 쑥 잎은 복통, 토사, 식중독, 냉증, 자궁출혈의 치료에 쓰이고 뜸으로 이용하고 있는데 그 효능은 놀라울 정도이다. 벌레에 물렸

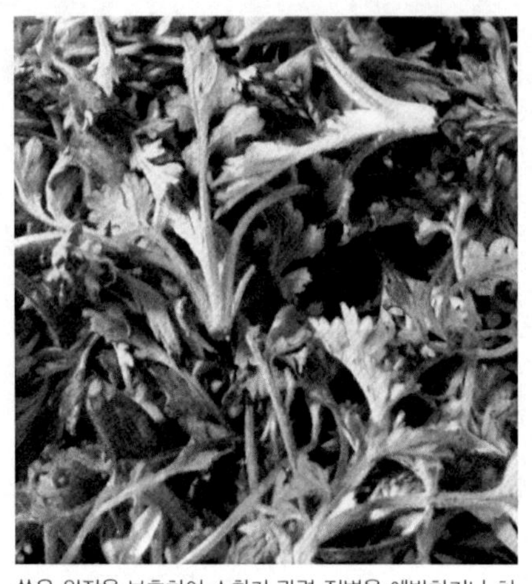

을 때나 코피가 날 때 상처로 인한 출혈과 타박상 등에도 생잎을 찧어서 환부에 붙여 치료한다. 그러나 쑥을 오랫동안 많이 먹으면 간의 기가 상충하여 눈이 어두워지는 수가 있으므로 반드시 3일 먹고 4일을 쉬어 주는 것이 좋다. 장복 하고자 할 때에는 감초와 검은콩, 대잎을 함께 달여서 마시면 간의 부담을 줄여 준다.

쑥은 위장을 보호하여 소화기 관련 질병을 예방하거나 치료하는 명약이다.

2) 쑥의 약효

쑥이 암을 예방하는 데 가장 주요한 성분은 비타민 A와 베타카로틴으로 항산화활동성이 매우 높아 활성산소를 제거하는 데 탁월한 효과가 있다. 이뿐 아니라 쑥이 함유하고 있는 다양한 성분들이 암을 예방하는 효과를 지니는데, 그 대표적인 성분으로는 요모긴과 아르테미시닌을 들 수 있다. 그 중 요모긴은 암세포의 자살 유도하여 암을 예방하는 역할을 한다. 쑥의 독특한 향기는 치네올이란 성분에 의한 것인데, 이것은 섭취 시 소화액 분비를 촉진시켜 위장을 보호해 주고, 또 다른 성분인 유파틸린은 위벽의 보호 기능과 함께 위암의 발생을 예방하는 탁월한 효험이 있다.

3) 쑥의 성분

엽록소와 식물성 섬유소, 미네랄, 비타민, 칼슘, 카로틴 등을 함유하고 있으며 쑥에는 칼슘과 철분이 많이 들어 있어서 쌀밥 위주의 식생활로 인한 체질의 산성화를 막는데도 효과적이다. 쑥은 다년초로서 참쑥, 물쑥, 약쑥, 쑥 등의 종류가 있다. 비타민A, C, 칼슘과 카로틴 성분은 시력을 보호하고 감기 예방에 도움을 주며 섬유소는 쾌변과 콜레스테롤 배출을 도와 피부, 간 기능, 체질개선 등 광범위하게 건강을 지켜주는 보조하는 식품이다.

4) 쑥의 섭생 방법

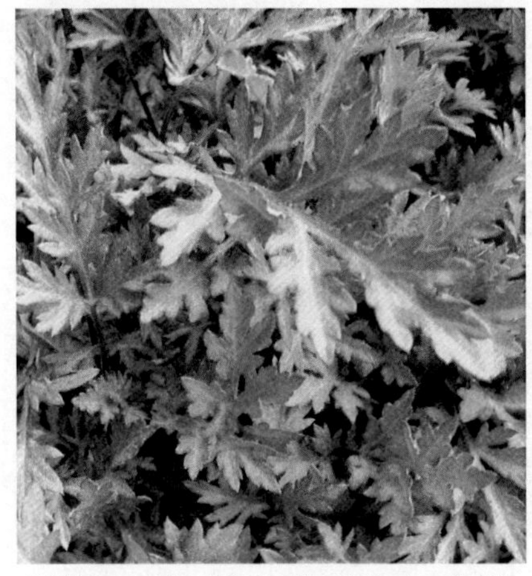

제철 쑥으로 요리를 해서 먹으면 소화기능이 크게 개선된다.

(1) 연한 어린 쑥 잎은 생으로 그대로 먹어도 되고 살짝 데쳐서 먹거나 쑥국으로 먹는다.

(2) 제철에 캔 쑥은 말리거나 데쳐서 한번 사용 할 분량만큼씩 둥글게 빚어 물기를 꼭 짠 다음 포장 냉동시켜 저장하면 년 중 언제라도 먹을 수 있다.

(3) 쑥의 연한 잎을 말려 찐 다음 즙을 만들어 마시면 해열과 진통작용, 해독과 구충작용, 혈압 강하와 소염 작용 등에 효과가 있다.

(4) 음력 5월 단오를 전후해서 쑥 잎을 뜯어 말린 후 달여서 마시면 여자들의 아랫배를 따뜻하게 하는 보약이 된다.

(5) 쑥을 건조시켜 차로 수시로 마시면 쑥 특유의 쓴맛과 몸을 덥게 하는 성질로 기혈을 따뜻하게 하고 소화기를 활성화시켜서 식욕 증진과 저체온의 복통에 효과가 좋다.

(6) 예로부터 쑥을 섞어 빚은 떡을 먹는 이유는 고운 빛깔과 향미 때문만이 아니라 산성 체질을 중화하고 위장의 보호하며 오장육부의 혈류흐름을 원활하게 해 준다. 따라서 제철에 쑥떡을 만들어 냉동 보관한 후 여름철 기가 허할 때 수시로 먹으면 기운생동 하는 여름을 즐길 수 있다.

배가 아픈 통증이 발생하는 경우는 여러 가지이다. 급체나 폭식으로 장 내벽에 염증이 발생했거나 그 염증이 주기적으로 반복되는 위염, 저체온의 시간이 경과되어 종양 또는 암으로 변한 경우이다. 또 상한 음식을 먹어서 탈이 난 경우, 차가운 음식을 많이 먹거나, 밤에 잘 때 배를 덮지 않고 잠을 자는 경우에도 발생한다. 위장 장애는 활발하게 움직이는 낮보다는 해가진 밤 그것도 새벽 3~4시에 주로 많이 발생한다. 상한 음식이 몸 안에 들어가면 구역질을 통해서, 아니면 설사를 통해서 몸 밖으로 재빠르게 배설하게 된다. 위장의 혈류가 극도로 느려지면 위벽을 수축시켜 구역질을 일으키게 하고 소장이나 대장근육에 경련을 일으키면서 빠르게 설사를 하게 되는 것이다. 이럴 즈음에는 설사와 함께 현기증이 동반된다.

또 차가운 음식을 먹게 되면 먼저 차가운 음식과 접촉하는 피부가 수축하게 된다. 피부가 수축된다는 것은 피부나 근육에 퍼져 있는 혈관이 수축한다는 것이며 혈관 안에 들어있는 혈액의 이동속도가 느려진다. 차가운 음식물이 식도를 타고 위까지 내려가는 과정에서 가슴 중앙을 따라 내려가는 혈관을 수축하게 만들며 차가운 음식물이 위에 도착하면 위를 차갑게 만드는 것이다. 이때 위경련이 일어나거나 혈관이 수축함에 따라 소장과 대장까지 혈액순환이 원활해지지 못하면서 피가 머리로 솟구치게 된다. 찬 아이스크림을 먹으면 머리가 찡하게 되는 것과 같은 이치이다.

이때 소장이나 대장에 혈액순환능력이 떨어지면서 복통이 나타나게 되는 것이다. 잠을 잘 때 이불로 배를 덮지 않고 잠을 자는 경우 또한 마찬가지이다. 잠을 잘 때에는 몸의 움직임이 떨어지고 혈액의 혈류량이 떨어지게 된다. 따라서 당연히 체온도 내려가며 그 영향을 직접적으로 받는 곳이 위장과 소장, 대장 쪽이므로 복통으로 나타나게 되는 것이다.

그런데 어떤 사람들은 그런 상황에서도 멀쩡한데 유달리 복통이 심한 사람

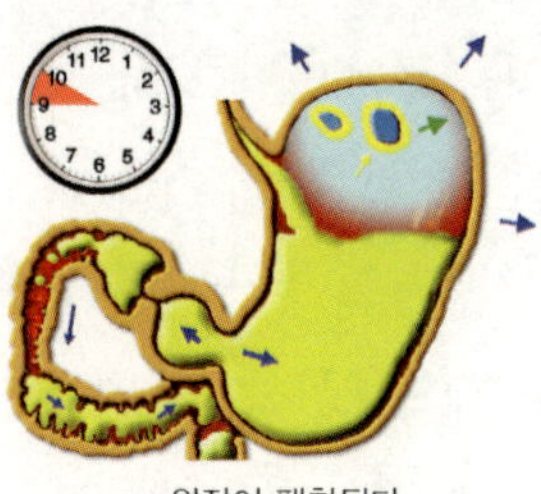
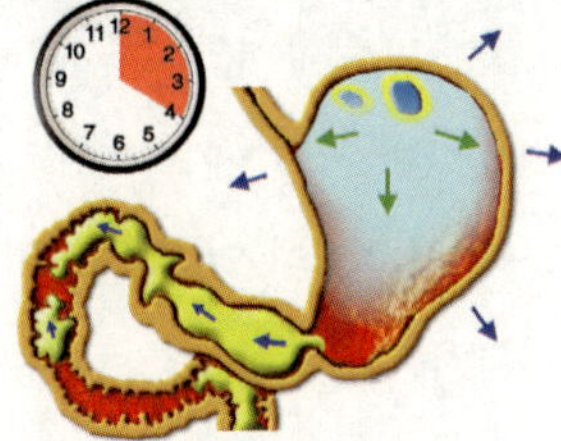
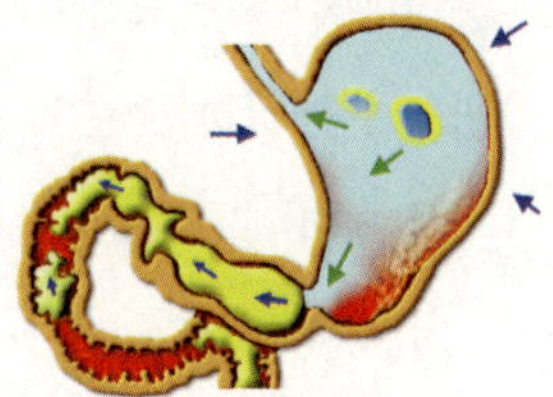

급체 시 지압 및 혈류따기 후의 위장변화

위장이 팽창된다　　　위장의 움직임이 정지된다　　　트림이나 방귀가 난다

이 있다. 그것은 소장과 대장이 위치한 배 부분을 관할하는 신경과 관련이 있다. 이 신경은 척추 중 요추 1번에서 뻗어 나와 관할하고 있는 부위에 문제가 발생했기 때문이다. 이곳이 틀어지거나 협착 되면 그 부분의 신경이 눌리게 되어 척추를 감싸고 있는 근육에 혈액순환이 되지 못하면서 생긴다. 이 부위의 혈류가 느려지면 굳어지는 정도가 다르게 되는데 굳어진 쪽으로 척추가 틀어지게 되는 것이다. 또 그와 연결된 근육이 굳으면서 그 안에 있는 신경도 기능을 상실하여 통제 불능의 문제가 발생할 때 복통이 발생하는 것이다. 이것은 가끔가다 한 번씩 나타나다가 시간이 지나면서 빈도가 높아지고 다른 장부에 영향을 미치게 되며 결국에는 더 큰 병으로 이어지기도 한다.

건강찾기 9. 배설의 기쁨과 황변 이야기

음식물은 입에서부터 8.5m 거리를 이동하면서 인체 유익한 에너지를 섭취하고 노폐물은 배출한다. 이처럼 엄청난 과정과 기나긴 여정을 거치는 이유는 섭취한 음식물의 자양분을 완전하게 처리하기 위한 것이다. 따라서 배설물은 영양소가 소화과정을 거치는 과정에서 완전하게 흡수하면 솜처럼, 아니 스티로폼처럼 가벼워 물위에 둥둥 떠 있게 된다. 건강은 먹는 것 보다 더 중요한 과정이 몸 밖으로 내 뱉는 배설이 잘되어야 건강한 사람이다.

변은 소화과정의 최종산물로 항문에서 배설되는 분변을 말한다. 여기에는 음식물이 미처 소화되지 못한 것, 소화액, 소화기관 상피가 떨어져 나간 것, 장내세균 등이 배출된다. 우리는 서구인들에 비하여 채식이나 생식을 즐기는 편이므로 음식에서 산소가 다량 함유되어 있어 건강한 신진대사를 이루어 낼 수 있다. 그러나 소화 장애가 생기면 오히려 가스를 많이 만들어 낸다. 주변에서 방귀와 관련된 우스운 소리를 많이 듣는데 이것이 한국인이라서 유난히도 가스를 많이 생산하는 것은 아니다. 채식이나 생식식품들이 가스를 유발하는 것은 사람의 소장에 분해할 효소가 부족하여 음식물이 제대로 산화되지 못하고 부패하여 생기는 현상인 것이다. 정상적인 산화 과정을 거치면 방귀가 생겨나지 않는다.

예를 들어 우유를 마시면 '가스'가 생산되는 경우가 많다. 소화기의 혈류 장애로 유당을 분해하지 못하거나, 분해 능력이 떨어진 노인이 우유를 마셨을 때 '가스'가 발생되기 쉽다. 그래서 대용으로 유산균이 든 요구르트 등을 먹으면 가스 발생 가능성이 낮아지게 되는 것이다. 그러나 정상적인 방귀 횟수는 하루 평균 5회 정도 그리고 10회까지는 정상적인 것으로 본다. 그러나 잦은 트림이나 복부팽만 등 가스와 함께 복통, 식욕부진, 체중 감소, 불규칙한 배변 등이 동시에 나타나면 직장암, 대장질환, 영양분 흡수장애의 신호일 수 있으므로 주의가 요망된다. 또 입 냄새나 변의 고약한 악취는 소화 장애에서 발생되는 것이므로 소화기관의 혈류를 개선해 주어야 한다. 그렇다고 무조건 냄새가 고약하다고 해서 대장 질병이 있다고 연관지울 필요까지는 없다. 대개는 계란이나 육류, 단백질을 과다하게 섭취하면 유황 성분이 많이 포함되어 평소보다 냄새가 심해진다.

냄새가 지독한 가스는 계란을 섭취한 후이다. 계란 흰자의 풍부한 단백질과 관련이 있다. 반면 쌀밥, 보리밥 등 탄수화물 식품을 섭취한 뒤에 나오는 가스는 소리만 요란할 뿐 냄새는 심하지 않다. 방귀 소리는 대장의 연동작용으로 생긴 포화된 가스가 작은 구멍을 통해 가스가 한꺼번에 배출되면서 항문 주위가 떨리는 노랫소리이다. 방귀를 줄이는 방법은 소화기관의 혈류를 개선하거나 단백질이나 지방질, 물을 적게 마시거나 음식을 천천히 꼭꼭 씹어서 먹으면 발생 횟수를 줄일 수 있다.

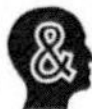 다양한 종류 1) 대장의 연동운동과 배설의 과정

입에서 섭취된 음식물이 식도와 위를 거쳐 십이지장에서 소화준비를 마치면 대부분의 영양분은 소장에서 흡수된다. 따라서 소장의 연동작용이 뛰어나면 자양분의 섭취가 좋아져서 배설물이 가벼워지게 되는 것이다. 그런 연후에 주물럭주물럭 연동작용에 의해 맹장을 지나 대장으로 옮겨지게 되고 대장에서는 수분을 포함하는 일부 영양분이 추가로 흡수된다. 여기서 맹장은 소장의 음식물과 대장 속에 우글거리는 세균을 차단을 하는 역할을 한다. 즉, 대장에 득실대는 세균이 소장으로 침투하는 것을 방지하는 파수꾼인 셈이다.

대장에는 각종세균이 득실대고 있다. 대장에는 인체에 유익하고 선량하게 공생공존 하는 세균이 수백여 가지가 우글거리며 함께 살고 있다. 이들은 해로운 세균을 막기도 하고 인체에 필요한 비타민을 합성해 주기도 하는 등 신체활동에 도움을 준다. 이 공생공존 하는 세균들의 시체가 대변의 3분의1을 차지하고 있다. 대변의 냄새 원인이 바로 이 공생세균들이 뿜어내는 가스와 음식물의 불완전한 산화에서 생겨나는 것이다. 보통 창자 안에는 하루에 600~800cc의 가스가 생성되는데 이는 200여 종의 다양한 가스가 합쳐진 것이다.

음식물의 종류와 분량, 소화 흡수상태에 따라 각각 대변량 및 횟수는 다르게 배출되지만, 대략 하루에 100~200g이며, 1일 1회가 보통이다. 일반적으로 동물성 식품을 많이 먹었을 경우에는 식물성 식품을 많이 먹었을 때에 비해서 양이나 횟수가 모두 적어진다. 우리 몸의 에너지원인 음식물도 소화과정을 거치게 되면 반드시 찌꺼기를 남기게 된다. 이 찌꺼기의 대부분은 대장에서 수분이 흡수된 후 체외로 배설하게 된다. 그런데 이 체외로 배설되기 전에 많은 세균(대장균)이 기생하면서 끊임없이 발효작용을 일으키기도 하고 반대로 혈류가 느리면 부패하여 썩기도 한다.

문제는 정상적인 발효가 아니 부패함에 있다. 이러한 부패되는 배설물에서는 인체에 해로운 화학물질을 생성해내고 있으며, 이 유해한 화학물질들이 수분과 함께 체액으로 흡수되어 핏길을 따라 돌면서 자기중독 현상을 일으키고 이로 인해 여러 가지 신체장애가 발생하기도 한다.

대장 내에 오랫동안 정체되어 있으면 일산화탄소, 암모니아가스, 아황산가스 등 유독가스가 발생하고 이들이 혈액 속으로 유입됨으로써 혈액이 산성화되어 각종 질환이 일어나게 된다. 더구나 우리의 식생활 습관이 채식에서 영양 위주의 단백질과 지방섭취가 증가하면 나노소포체가 내 뿜는 독성이 강한 배설물이 되어 요즘의 변은 개도 안 먹는다고 한다. 한 실험보고에 의하면 5일 동안 체내에 정체되었던 변을 쥐에게 소량 투여했더니 그 자리에서 즉사였다고 한다. 요즘 아이들의 변은 항생제를 많이 먹고 주입한 탓으로 농작물에게 치명적이어서 농사용으로도 쓸 수가 없다. 식물까지 죽을 정도가 되어버린 것이다. 시골에 가서 어린아이 변을 보면 할머니들이 화를 내는 세상이 된 것이다.

예로부터 많은 사람들이 숙변이 곧 만병의 원인이라고 지적하고 있는 것이다. 숙변은 노화의 가장 주된 원인이 될 뿐 아니라 고혈압, 뇌출혈을 일으키는 주범이다. 이외에도 숙변은 사지냉증, 치질, 눈병, 구내염, 치은염 등을 일으키며, 입 냄새, 부스럼, 여드름, 얼굴의 기미, 검고 창백한 피부 등도 숙변을 제거함으로써 호전된다.

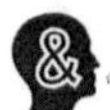 **다양한 종류 2) 황변보기와 물에 뜨는 변**

변은 소화기관의 움직임이 느려져 있는 새벽녘이나 이른 아침에는 변의 수분이 가장 많을 때이다. 따라서 변비 환자들은 가급적 이른 새벽에 변을 보는 습관을 길들이면 좋다. 그러나 시간이 지날수록 대장의 연동운동이 활발하여

수분이 흡수되어 저녁 무렵에는 가장 단단하게 된다. 따라서 대변은 아침에 일어나서 30분내지 1시간 안에 볼일을 보는 것이 가장 좋다.

좋은 변을 보기 위해서는 식사를 거르지 않고 규칙적인 식습관을 가져야 하고 꼭꼭 잘 씹으면서 소식하는 것이 매우 중요하다. 또한 음식을 골고루 섭취하되 섬유질이 많은 현미나 채식을 위주로 하는 것이 좋다. 그리고 배변의 시간 때도 가급적 아침에 볼일을 보는 것이 장의 연동 활동에 도움이 되어 속이 편안해진다.

음식물에 있는 영양분을 완전하게 흡수하면 음식물 자체가 솜처럼 가벼워진다. 나무토막이 물에 뜨는 이유와 유사하다. 나무토막이 물속에 오랫동안 있게 되면 물기가 차이거나 썩게 되면 수면 아래로 가라앉는 것과 같은 이치이다. 즉, 소화기관이 매우 건강하고 왕성하면 음식물에 있는 자양분을 모두 빨아내었으므로 마치 스티로폼처럼 가벼워지고 물에 뜨는 것이다. 그리고 휴지가 필요 없는 변이 좋은 변이다. 그러므로 건강한 어린이의 변은 물에 둥둥 떠다닌다. 그러나 나이가 들수록 소화 장애가 생겨 양분을 제대로 흡수하지 못하여 점점 수면 아래로 가라앉게 되는 것이다.

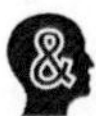 ☆☆☆ **다양한 종류 3) 변색을 통한 건강 찾기**

순위	대변색	건강 상태
1	황색	매우 건강한 변으로 황금빛깔을 띠면서 물에 뜰수록 좋다.
2	황갈색	건강한 변으로 갈색빛이 감도는 황색으로 물에 중간 정도 뜬다.
3	암갈색	술이나 과로 등 소화 장애가 있는 경우 물에 가라앉는다.
4	흑색	위, 십이지장 궤양 시 출혈 때문 : 궤양치료와 빈혈 치료를 해야 함.
5	적색	대장의 출혈, 식중독 치질이 있음. 암적색은 소장출혈
6	황록색	경기로 인한 소화 장애로 담즙분비 이상, 설사나 머리에 열이 경우
7	녹색	심한 경기 후유증으로 대뇌 질환이 동반되는 경우가 많다.
8	청색	경기 후유증이 심화되어 뇌질환 장애가 심한 경우
9	백색	췌장염증 ,간장 질환, 황달, 담낭 질환의 경우.

변의 황금색은 담낭 즙의 색소로 인해서 황색을 드러내지만 육식의 양이 많아지면 갈색 또는 흑갈색이 되기도 한다. 소아나 어린이에게 많이 나타나는 설사는 노란연두색이나 황록색 변을 보게 되는데 이것은 소화경기의 초기 증상으로 소화혈류의 흐름이 장애를 받는 경우에 발생한다.

그리고 각종 약을 복용했을 때에도 여러 가지 색이 나타난다. 선짓국과 같은 철분류를 주성분으로 한 지혈제나 보혈제 등의 약을 복용한 경우에는 암적색이나 흑색으로 배변되기도 하고, 규소산 알류미늄제 일 때는 은회색이 된다. 대장암에 걸리면 응어리진 검붉은 변이 나온다. 또 상부 소화관 즉, 위장이나 소장에서 출혈이 있을 경우에는 타르 모양의 검은색 진흙과 같은 상태의 변이 된다. 이 외에도 신진대사 장애 즉 소화혈류의 흐름이 문제되어 수분이 많은 설사 변과, 배변 횟수가 건강할 때에 비해 양이 적고 가늘어 불쾌감이 따르는 변비가 생기기도 한다.

입 냄새가 유난히도 많이 나는 사람은 위장 또는 신장의 기능장애가 심하면 위장에서 음식물이 산화되지 못하여 부패한 가스가 입으로 나오기 때문이다. 입 냄새가 역겨운 사람은 대변의 냄새보다도 더 건강상태가 안 좋은 것이므로 그냥 가볍게 넘겨서는 안 된다. 또 대변의 냄새를 보면 그 사람의 건강을 알 수 있다. 나쁜 냄새는 암모니아 및 황화수소 따위로 인한 것이며, 채식보다 육식을 많이 했을 때 악취가 더 심해진다. 건강한 변의 냄새는 역겹지 아니하다. 그러나 소화 장애가 심할수록 하수구에 가까운 악취를 동반하게 되는데, 그 악취에 따라 자신의 소화기관이 문제가 있는 것이다.

건강찾기 4) 병의 근원 숙변과 태변에 대하여

보통 여러 날 동안 변을 못 보면 그로 말미암아 변의 덩어리가 대장 안에 정체되어 있는 것을 '숙변'이라고 생각하는 사람들이 많다. 그러나 이것은 배설되지 못한 묵은 변일 뿐 병이되는 숙변은 아니다. 묵은 변 덩어리가 장 속에 있

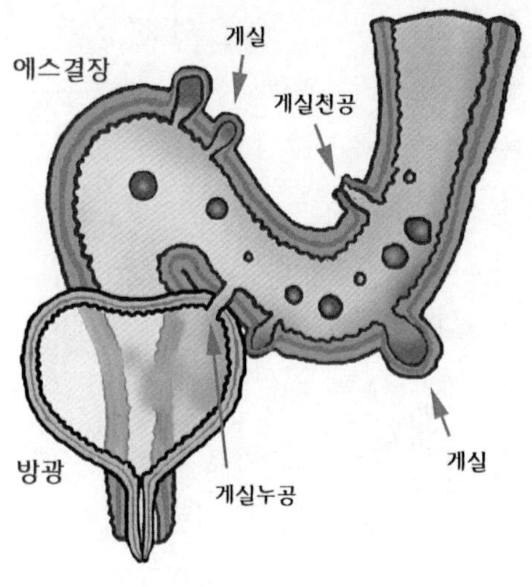

는 것도 매우 좋지 않지만 이러한 변의 덩어리라면 관장이나 장세척을 통해 쉽게 배설시킬 수가 있다.

숙변이란 그렇게 간단히 배설되는 것이 아니라, 장벽 안에 상당히 오랜 기간 동안 달라붙어서 누적되어 온 오래된 변을 말한다. 노폐물이 장의 연동작용력이 떨어진 부위에 집중적으로 누적되어 쌓이다보면 공간을 차지하게 되고 새로운 노폐물을 받아들이기 위해 장이 늘어나거나 겹치거나 꼬이는 경우도 있다. 또 장벽 바깥쪽으로 혹과 같이 변의 압력으로 밀려나 부풀게 되는 '게실'도 생긴다.

이렇게 장 바깥쪽으로 주머니 모양의 게실이 형성되면 그 속으로 계속 내용물이 들어가서 쌓이므로 시간이 흐르면서 점점 주머니가 커지고 아래로 처지면서 입구가 좁은 자루 같은 모양을 형성하기도 한다. 그 주머니 속에 정체되어 있는 노폐물은 장기간에 걸쳐서 부패하면서 유독한 독소를 뿜어내게 된다.

이 같은 오래된 변은 질병의 주범이 된다. 숙변이 만병의 원인이라고 하는 것도 이 때문이다. 창자 속에 숙변이 끼여 있으면 질병을 일으킬 수 있는 각종 세균이 번식할 수 있는 좋은 장소를 제공한다. 또 숙변은 창자 속에서 계속 부패하게 되고 그것이 분해되면서 나오는 독소가 자연스럽게 배출되지 못하고 체내에 쌓이게 되고 정맥혈류를 따라 몸 전체를 돌다가 자신의 혈류가 느린 부위에서 질병을 만들게 한다.

숙변 중에는 태변이라는 것이 있다. 태아가 경기를 하거나 냉한 환경의 어머니 뱃속에 있는 열 달 동안 아기가 섭취한 영양분의 쓰고 남은 노폐물이 아기의 몸속에 그대로 간직되어 있는 것이다. 그 태변이라는 것이 아기의 출생 직후에 배설된다고 생각하는데 태아가 장의 혈류가 느리면 고스란히 태변으로

장 속에 오래도록 머물게 된다. 적절한 조치를 취해 주지 않으면 아기가 성장하면서 그 태변을 고스란히 간직한 채 자라면서 어려서부터 잦은 병치레를 한다. 자주 보채거나 놀라고 정서적으로 불안하고, 잘 먹이는 데도 살이 오르지 않으며, 편도선염이나 장티푸스 등과 같은 전염병 등, 감기도 자주 하고, 열이 잘 나고 임파선이 붓는 등, 성질이 급해지고 하는 것들의 다양한 유아기 질병들이 태아 때 경기로 인한 대장의 연동작용이 문제되어 태변으로부터 질병이 생겨나기도 한다.

요즘 아이들에게 만연하고 있는 아토피 피부염이라든가 소아천식 같은 알레르기성 질환, 장염 등의 소화기 질환, 그 밖에도 자폐증, 간질 등 각종 난치병의 원인도 태변을 배설하지 못한 후유증일 수 있다. 귀여운 아기의 비운을 지켜보면서도 어머니들은 어찌할 방도를 못 찾고 눈물만 흘리고 있는 경우가 많은데 우선 장의 혈류를 개선하기 위해 늘 배를 따스하게 하고 장운동에 유익한 음식섭생을 시켜주고 아랫배를 따스하게 하고 장운동을 활발할 수 있도록 혈류 따기를 하여 태변을 쳐내주는 것이 좋다.

해가 있는 낮 시간은 양기가 강하여 위산을 위시한 효소작용이 활발하여 음식물의 산화가 잘 되어 신진대사가 원활해진다. 그러나 해가 진후에는 음의 기운이 강하여 위산분비가 위축되어 음식물을 제대로 태우지 못한다. 밤에는 세포 문지기가 문을 닫는 인슐린의 저항성 때문에 혈당이 세포에서 분해되지 못하고 내장과 간 등에 지방으로 축적되어 비만이 되는 것이다.

따라서 잘 밤에 먹은 음식은 고지혈증, 고혈압, 당뇨, 관상동맥 질환, 역류성 식도염을 발생시키거나 수면호르몬 멜라토닌과 식욕억제 호르몬 렙틴을 저하시키는 등 호르몬 교란을 일으켜 건강 전체를 위협한다. 따라서 저녁은 해질녘에 섭취하는 것이 가장 좋다.

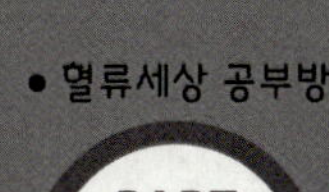

PART 04

위장장애와 갑상선, 급체 비방
– 목을 살려내는 삶의 지혜

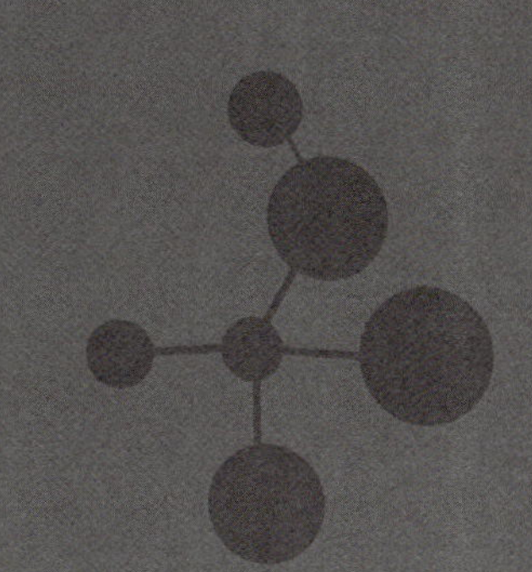

위장장애가 생기면 갑상선 혈류가 느려진다.

1. 목의 중요성과 갑상선

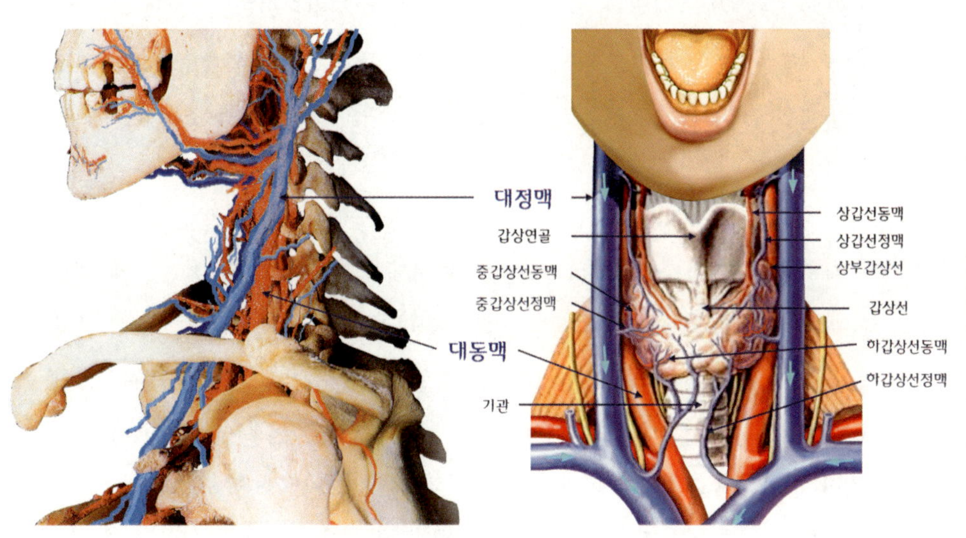

대동맥과 갑상선

손과 발 다음으로 많이 사용하는 부분이 목이다. 가장 많이 사용하는 손과 발에 인체의 모든 정보가 담겨져 있다면 그 정보의 통로가 목이다.

따라서 손과 발 다음으로 많이 사용하는 목을 잘 다스리면 오장육부와 대

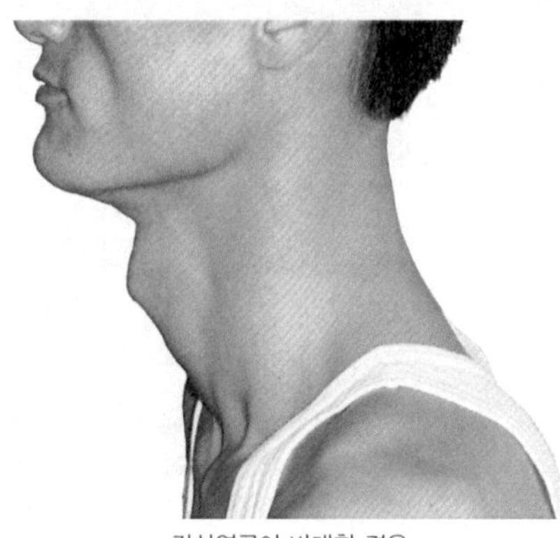

갑상연골이 비대한 경우

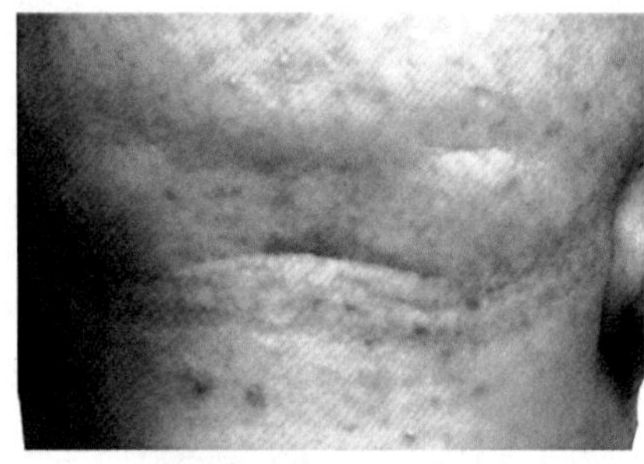

경추 쪽 목덜미에 심하게 살이 찐다.

뇌의 혈류흐름이 좋아져 신진대사가 원활해지는 것은 물론 대뇌의 정보가 원활하여 속이 편해진다. 그러므로 목이나 목덜미가 문제가 되는 사람들은 난치병에 걸리는 경우가 많다.

갑상연골이 부어오르거나 경추 쪽 목덜미가 살이 오르거나 부어 오른 사람에게는 비교적 고치기 힘든 난치병이 발생하는 경우가 많다. 또 핏대가 서면 스트레스로 말미암아 갑자기 쓰러지거나 중병이 생긴다. 목에는 대동맥과 대정맥 그리고 갑상선이 전면에 위치하고 있으며 식도의 음식통로와 기관의 공기통로를 조절하는 후두가 중앙에 자리하고 후면에는 수많은 대뇌 신경조직의 정보를 전달하는 회선들이 즐비하게 자리를 잡고 있다.

갑상선은 티록신을 분비하는 곳이다. 티록신은 모세혈관의 말초 조직에 산소 소비량을 증대시켜 신진대사를 촉진하게 한다. 그러므로 적정한 티록신의 분비는 심장의 전기에너지를 향상시켜 심장박동압력을 증가시켜 혈액순환을 촉진시키는 젊음의 샘이다. 그러나 대정맥의 혈류장애로 과잉분비가 되면 턱이 늘어나 얼굴이 길어지거나 손과 발이 변형되어 커지는 병이 생기고 반대로 갑상선 기능이 저하되면 제대로 성장하지 못하게 되어 왜소한 형태가 되기도 한다.

사람이 노쇠화 또는 질병에 걸리면 갑상연골이 튀어 오르거나 목에 주름이 생기기도 하고 목이나 목덜미가 부어오르게 된다.

따라서 갑상선이나 목으로 내려오는 대정맥 혈류만 잘 지압해도 건강을 찾아 갈 수 있다. 100조개의 세포들이 서로 원활한 정보를 주고받으며 활기차게 살 수 있도록 해 주는 것이 바로 목이다. 목의 혈류가 원활하면 대뇌의 정보들이 제대로 세포로 전달되어 신진대사가 원활해진다. 그리고 목의 혈류가 좋아지면 씹지 않고 황급하게 먹거나 식탐이나 과식하는 병도 고쳐지게 된다.

2. 소화 장애 진단과 치료

1) 귀를 통한 건강진단법 – 귀의 온도로 위장장애를 알아보는 방법

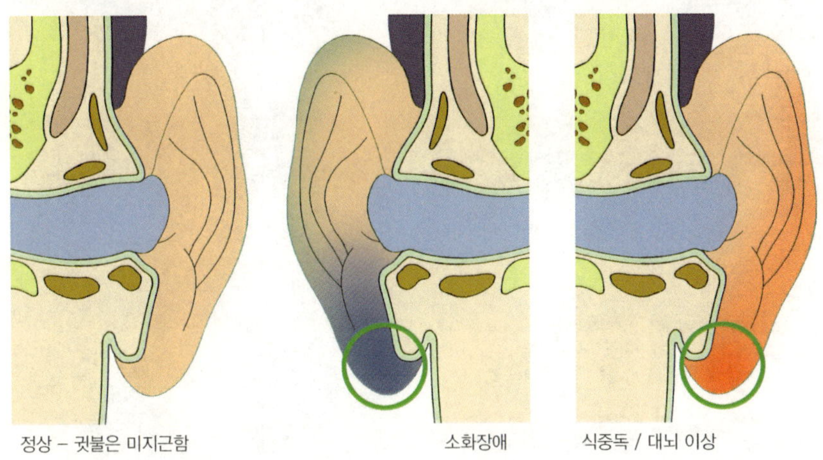

귀는 우리인체의 축소판이다. 귀에 인체의 건강 정보가 고루 나타나 있기 때문에 가벼운 질병은 이침으로 치료하기도 한다.

귀의 아랫부분인 두툼한 귓불은 사람의 머리에 해당하는 부위이다.

위장장애가 생긴 사람은 이 귓불의 온도만 체크해도 건강상태를 알 수 있다. 정상적인 사람은 자신의 귓불을 만지면 온도의 변화가 없다. 그러나 정상적인 혈류를 가진 사람이 귓불을 만졌을 경우 귀가 차가우면 소화 장애이고 귓불에 열이 나면 식중독 또는 경기 후의 대뇌혈류 이상이 있는 것이다. 특히 유아의 소화기 장애는 귓불을 만져보고 차가운 기운이 감돌면 속이 불편하여 보채거나 우는 것이므로 등을 쳐 주거나 지압을 하고 음식을 섭취한 후 반드시 트림을 시켜야 정상적인 성장발육이 된다.

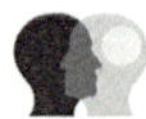 소통 나눔이야기 2) 눈을 통한 건강진단법
– 눈동자의 흰자위를 보고 위장장애를 알아보는 방법

눈동자의 흰자위색을 통해 보는 건강

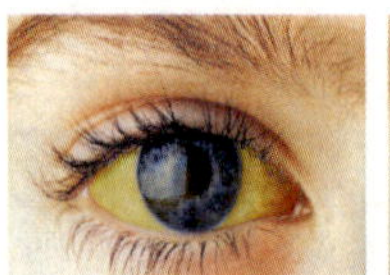 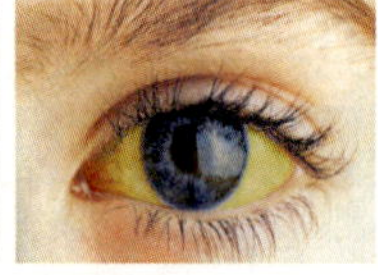 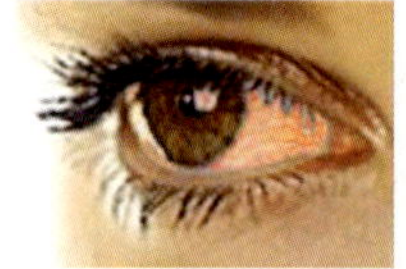 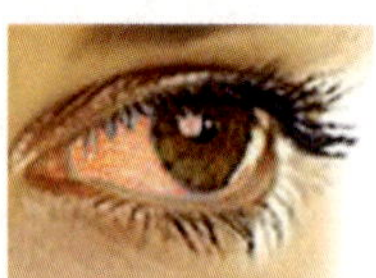

황달, 간기능 혈류장애　　　　　　　　　시각혈류장애

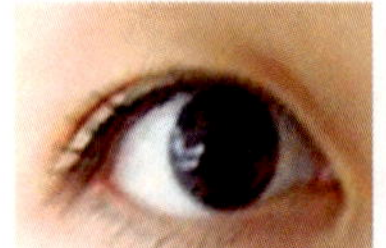 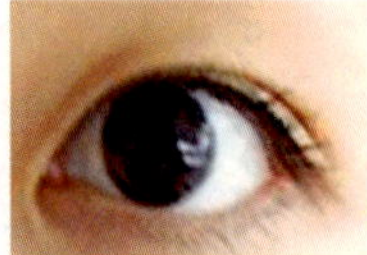 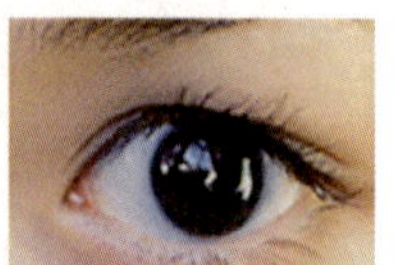

정상인　　　　　　　　　　위장장애 및 체기

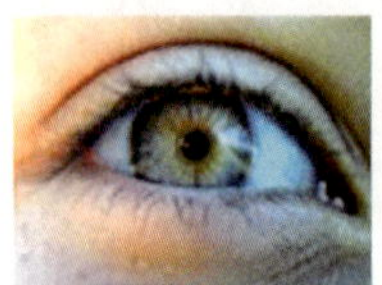 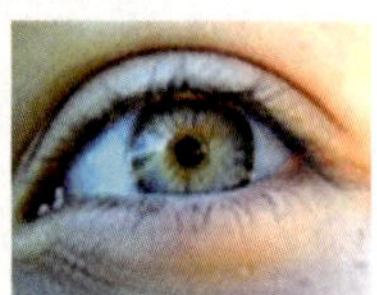 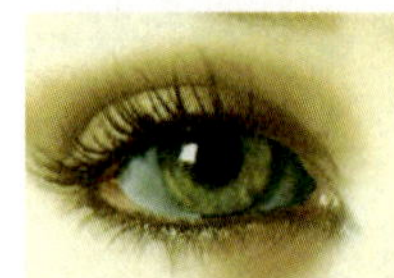 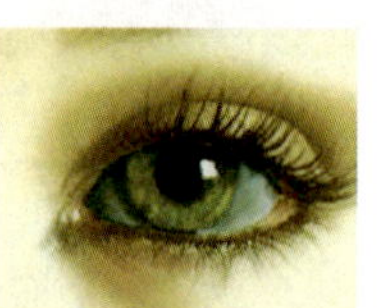

상습체증 및 위장장애　　　　　　　　중증체증 및 소화장애

눈의 흰자위의 색이 푸른빛을 띠거나 짙을수록 위장장애가 심해진다.

눈은 귀보다 더 많은 인체의 건강정보가 실려 있다. 홍채를 흔히 우리 몸의 블랙박스라 칭하는 이유도 여기에 있다.

그러므로 소화 장애의 현상도 눈에 잘 나타난다. 건강한 사람은 눈의 흰자위는 맑은 흰색이다. 그러나 오장육부의 장애가 생기면 심장의 피가 머리로 솟구치면서 안압을 증가시켜 모세혈관의 정맥 핏줄이 붉게 충혈 되어 보이게 된다. 그러나 소화 장애가 생기면 정맥의 모세혈관에 이산화탄소와 노폐물이 가득차서 흰자위가 푸른빛을 보이게 된다.

앞의 그림을 보면 눈을 보면 흰자위 색깔이 각각 다르게 나타나 있다. 검은 눈동자 가까이 흰자위가 푸른빛이 강하게 나타날수록 위장장애가 오래 된 것을 말해준다. 눈의 흰자위가 전제적으로 푸른빛을 띠면 소화 장애를 위시한 위장장애를 가지고 있기 때문에 화를 내거나 불편한 심기를 내뱉는다. 아이의 경우에는 보채거나 잘 놀지 않는 등 짜증을 내기도 하고 심한 경우 기운이 없어 너무 얌전하거나 늘어지기도 한다. 또 눈동자의 흰자위가 붉은 기운이 있거나 충혈 되는 유아는 시각경기의 후유증인데 눈 뿐만 아니라 귀, 코 즉, 이비인후의 문제가 생겨나 있는 경우도 있다.

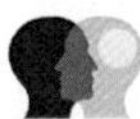 소통 나눔이야기 3) 신생아의 트림 이야기

어른들은 유아가 음식을 섭취한 후에는 반드시 트림을 시켜주었다. 이것은 유아가 먹은 음식은 처음 접하거나 부모의 선택에 의한 분별없는 섭취에 의한 소화 장애인 경우가 많기 때문이다. 스스로 선택한 음식이 아니기에 위에 들어간 음식이 산화되어 소화되는 것이 아니라 음식물에 위산이 닿으면서 썩어 부패한 가스를 빼내어 위장의 움직임을 강화하는 생활의 과학이다.

따라서 유아가 눈의 흰자위가 푸른빛을 띠면 다음의 흉추 4, 5, 6번 주위를 손으로 가볍게 쳐서 위장의 신경을 자극하면 위장의 움직임이 잦아져 정상화 되면 트림이 나오면서 속이 편해진다. 등을 쳐준 후 등줄기가 매우 아픈 통증을 느끼게 되는데 등줄기의 아픈 통증이 없어야 위장장애가 사라진다.

유아나 아동들이 잘 놀지 않고 짜증내는 등 대부분의 원인은 바로 속이 불편해서 생기는 표현이 대부분이다. 따라서 유아는 반드시 음식을 섭취한 후 등을 가볍게 두들겨 트림을 시켜야만 잠을 잘 자고 잘 뛰어 놀고 건강하게 성장한다.

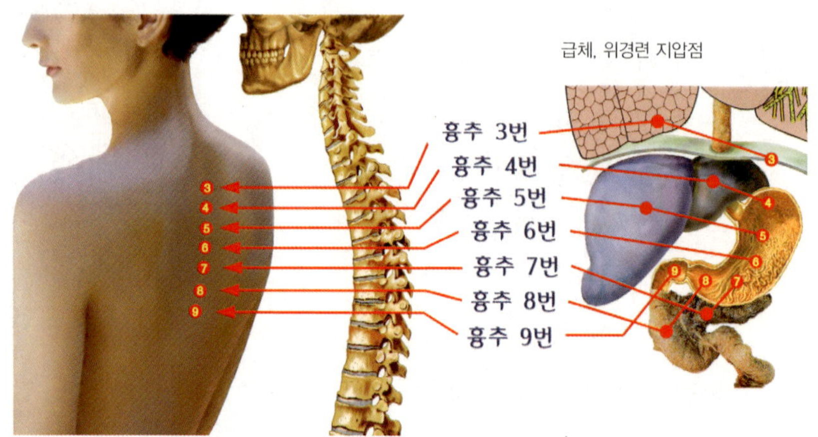

흉추 3번에서 6번까지 두들겨 아픈 곳을 찾아내고 그곳부터 두들겨 체증이 사라지면 차츰 아래로 내려가는데 아프지 않을 때까지 두들겨준다.

　신생아나 유아기에는 모유를 제외한 모든 음식은 사실상 첫 경험이다. 따라서 자칫 조급한 부모 마음에 갑자기 많은 음식을 먹게 하거나 폭식을 하게 만드는 경우가 대부분이다.

　많이 먹여 빨리 키우려는 어리석음은 자칫 더 큰 화를 불러일으킬 수 있으므로 각별한 주위가 필요하다. 또 자칫 첫 분유의 섭생법이 잘못되어 돌이킬 수 없는 질병을 만드는 경우도 있으므로 유의해야 한다.

　따라서 티스푼에 입술을 적시는 정도로 시작해서 후각이 마비되는 5초 정도를 기다린 후 차츰 음식에 적응케 하는 배려가 반드시 있어야 한다. 그리고 등을 두들겨 초기의 음식물이 위산과 맞닿았을 때 생겨나는 가스는 반드시 몸 밖으로 배출시켜 주어야 한다. 가장 편한 방법이 등을 두들겨 주는 방법이다. 따라서 물 한 모금을 먹어도 등을 두들겨 트림을 시켜야함을 잊지 말아야 한다. 등을 두들겨 트림을 시키지 않으면 위장에 가득차인 가스로 인하여 복부가 팽만해지고 그에 따른 대정맥의 혈류까지 막혀 버린다. 그냥 두면 뇌압이 점점 높아지고 보채고 울게 되므로 반드시 등 두드리기를 하여 혈류를 개선시켜 얼굴에 화색과 생기가 돋으면 스스로 잠에 취하게 됨으로 늘 음식섭생은 서너 템포의 여유를 가지고 음식을 먹어야 한다.

척추는 대뇌의 신경조직의 통로이다. 대뇌의 명령이 차단된 부분은 아프다. 흉추 3, 4, 5, 6, 7, 8. 9번은 위장을 관장하는 혈류의 통로이다. 따라서 이 부분을 두들겨 아프면 위장의 혈류가 차단되어 위장의 움직임에 장애를 가져오게 된다. 따라서 초기 급체일 경우에는 명치끝이 아프게 되는데 이때에는 흉추 3번 부위가 매우 아프다. 아프지 않을 때 까지 지압하게 되면 다음은 흉추 4번 부분이 통증을 느끼게 된다. 이렇게 하여 흉추 5, 6번으로 내려가며 아픈 압점이 달라지게 된다. 8번까지 압통점이 내려오면 체기는 거의 사라지게 되는 것이다.

등줄기를 때리거나 지압을 하고 나면 굳었던 위장이 움직여 트림을 하거나 방귀가 나올 수 있다. 한편 이제 배는 아프지 않는데 등줄기가 몹시 아픈 현상을 보인다. 이 등줄기 통증은 이삼일 지속되는 데 이 등줄기의 통증이 완전히 사라져야 위장장애가 해결된다.

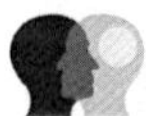 소통 나눔이야기 5) 음식에 대한 아픈 정보에 대하여

위경련이나 급체는 반드시 무엇을 먹은 후 위장장애가 생겼는지 면밀히 생각해 두어야 한다. 우리의 대뇌는 자신이 먹고 탈이 난 아픈 정보를 가지고 있기 때문에 다음에 또 유사한 음식이 들어오면 대뇌는 알레르기나 위경련을 일으키게 된다. 즉 거부반응을 보이게 되는 것이다. 저자는 중학교 때 시골에서 상한 멍게를 먹고 심하게 탈이 난 적이 있다. 그래서 20년이 지나서도 멍게와 유사한 향이 있는 미더덕이나 해산물을 먹으면 탈이 나곤 했다.

음식 섭생이 잘못되어 소화경기를 하게 되면 대뇌는 그 아픈 정보를 수십 년 가지고 있다가 유사한 음식이 들어오면 거부반응을 보이므로 성장기 아이들은 특히 조심해야 한다. 그러므로 자신이 소화 해 낼 수 있는 식음료의 섭생

방법과 그 기준을 만들어 두는 지혜가 필요하다. 그리고 한마디 덧붙이면 자신이 섭취해 낼 수 있는 음식의 양 범위 내에서 먹는 식생법과 습관을 가져야 한다. 과식과 폭식은 췌장을 치명적으로 만들기 때문이다.

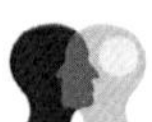 소통 나눔이야기 6) 급체는 창백한 얼굴을 만든다

위경련이나 급체가 오면 얼굴이 창백하거나 누렇게 변한다. 위장의 장애가 오면 얼굴이 창백해지지만 위장이 제대로 움직이지 않으면 위벽세포에서 내인 자를 만들지 못하여 얼굴색이 누렇게 되는 것이다. 비타민12를 내인자가 안아야 하는데 비타민12를 안지 못하여 생산이 중지하게 되므로 소장에서 비타민 12를 만들 수 없게 된다. 따라서 소장에선 비타민12를 흡수할 수 없게 되고 비타민 12가 없으면 골수에서 적혈구를 생산하지 못하게 되는 것이다. 적혈구가 제대로 생산되지 못하면 핏속에 혈장 성분이 많아져서 얼굴이 노랗게 보이는 것이다.

또 대동맥의 혈류의 압력이 높아져 적혈구 수치가 부족한 상태의 피가 머리로 솟구쳐 머리가 어지럽고 현기증이 나거나 빈혈 증세를 보이기도 하고 신진대사 장애로 말미암아 온몸을 비트는 경련이나 간질증세로 나타난다. 또 몸에 열을 내어 오장육부를 살려내려고 감기나 몸살 준비를 하게 되기도 한다.

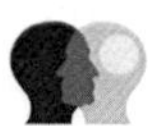 소통 나눔이야기 7) 위장장애는 감기 몸살로 이어진다

과식으로 복부가 팽만해지면 오장육부의 혈류를 막아 신진대사 장애가 시작된다. 따라서 잘못된 음식섭생이나 폭식 후 4시간에서 10시간 사이에 급체 위장장애가 발생하는 경우와 1일에서 3일 사이에 호흡기 장애와 감기 몸살 또는 자신의 가장 취약한 부위의 질병 징후가 나타난다.

사람들은 감기나 몸살 등 일상적인 질병의 원인을 보통 바이러스 등의 외부 침입에 의하여 질병이 온다고 믿는 경우가 많다. 그러나 실상은 외부에서 오는 것이 아니라 자신의 음식섭생의 문제에서 내 안에서 내가 질병이 만든다는 사실을 아는 이가 적다. 따라서 내안에 생기는 질병의 첫 번째 원인은 과식이나 폭식 또는 다급한 음식습관이 잦은 질병을 유발하게 되는 것이다. 위장의 움직임이 둔해지면 우선 간과 췌장의 기능이 저하되고 그에 따른 장의 연동 작용이 문제된다. 그러한 상태에서 하루를 넘기게 되면 급기야 가로막의 움직임이 느려지게 되고 뒤이어 허파의 활동까지 장애를 유발하게 되는 것이다. 그러므로 위장장애가 생기면 가슴이 답답하고 숨쉬기가 불편해지는 것이다. 그러하기를 하루 이틀 지나면 서서히 감기와 몸살 같은 호흡기성 질환으로 바뀌게 되는 것이다.

그러므로 어린이의 경우는 음식물 섭취 후 반드시 트림을 시켜 위장의 움직임을 개선하지 않으면 질병을 달고 다니거나 연일 짜증을 내거나 성질 자체가 괴팍하게 바뀌어 질 수 있으므로 부모들의 관심이 무엇보다 중요하다.

성인의 경우에도 속이 불편하면 짜증을 낸다. 그리고 반드시 하루 이틀 뒤 신체의 이상 징후가 나타나고 급기야 감기나 몸살 또는 예전에 생겼던 병이 재발하게 되는 것이다. 어린이들이 감기에 걸리면 배가 아프다는 이유가 바로 여기에 있다. 따라서 속편한 일상을 만드는 게 건강을 찾는 지름길이다.

3. 소화불량과 급체 치료의 다양한 대처방법

다음 그림은 비정상적인 음식섭생 후의 위장의 변화를 저자가 그림으로 그려 본 것이다. 체한 음식은 내리거나 올리지 않으며 수십 년 동안 위의 상부인 위저부분에 오르락내리락하며 머물게 된다.

흔히 사람들은 내시경 검사를 했는데 아무 이상이 없다고 체기가 있는 것을 믿지 않은 경우가 많다. 내시경 검사관은 자기 스스로 90° 이상 휘어져 위의

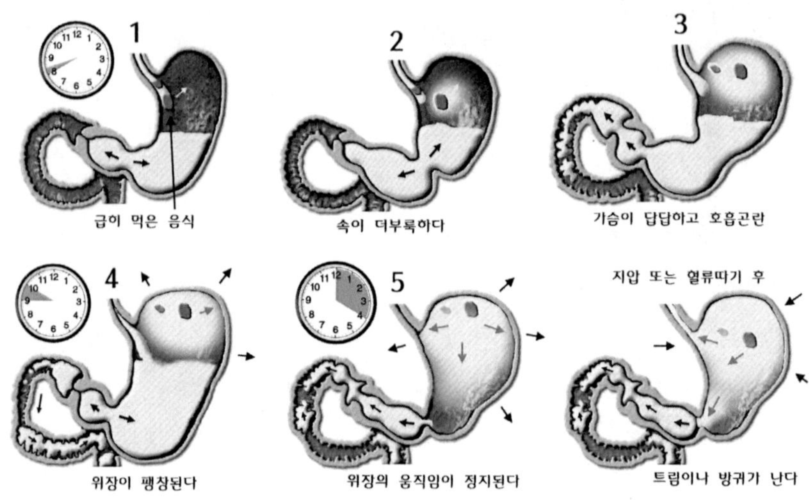

소화불량, 급체 시 위장 움직임

상단인 위저부분을 볼 수 없기 때문이다. 따라서 위장의 체기는 다스리지 않으면 신진대사 전반의 다양한 질병을 유발하는 원인이 되므로 다음의 응급처치 방법을 잘 익혀 건강을 찾았으면 한다.

응급조치 1) 새벽녘 위경련은 사망사고를 부른다

소화기관은 식물처럼 해가 지고 어두워지면 서서히 휴식하기 시작한다. 밤이 가장 깊은 새벽녘은 위장의 연동 운동이 최저가 된다. 특히 새벽 3시에서 4시 사이에는 위장의 움직임은 낮에 비해 1/3로 낮아지므로 이때 위장에 너무 많은 음식이 있거나 소화하기에 거북한 너무 큰 음식물이 있게 되면 위장의 일부분이 정지를 하게 되는데 이것이 위경련, 또는 급체라 한다.

해가 있는 낮의 경우에는 생활동작에 의해 그저 속이 거북하거나 답답할 정도이지만 밤에는 대뇌부터 모든 기관의 활동이 느슨한 휴식기이므로 이 때 위장의 장애는 치명적일 수 있다. 건강한 사람은 위장장애가 있으면 곧바로 입으로 올리거나 트림이 가중되면서 방귀를 동반한 내림이 진행되나 그렇지 못한 사람의 경우에는 복부가 팽만하고 그 압력으로 오장육부의 혈류가 느려져서 손발이 싸늘해지고 머리에 엄청난 혈압이 가중되어 신체를 가누지 못하거나 뇌사상태까지 가는 경우도 있다.

따라서 저녁에 황급하게 음식을 먹거나 너무 많이 섭취하여 생겨난 급체로 인한 사망사고에 대비하여 다음의 대정맥 지압법을 평소 숙지해 두기 바란다.

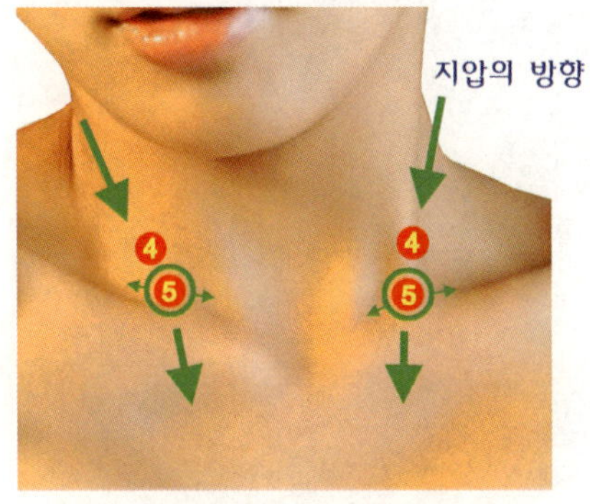

급체 지압점과 주무르기 방향

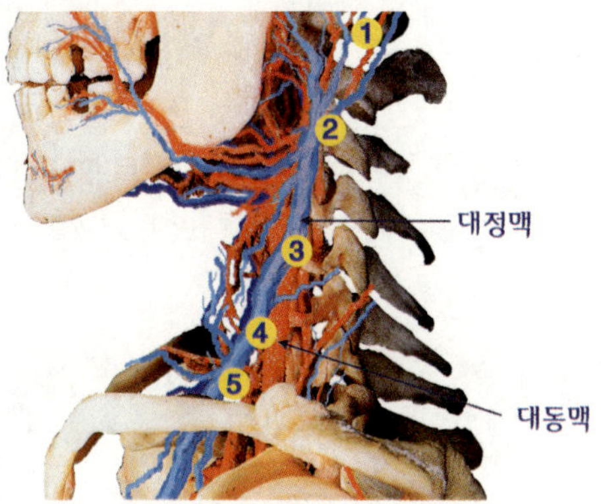

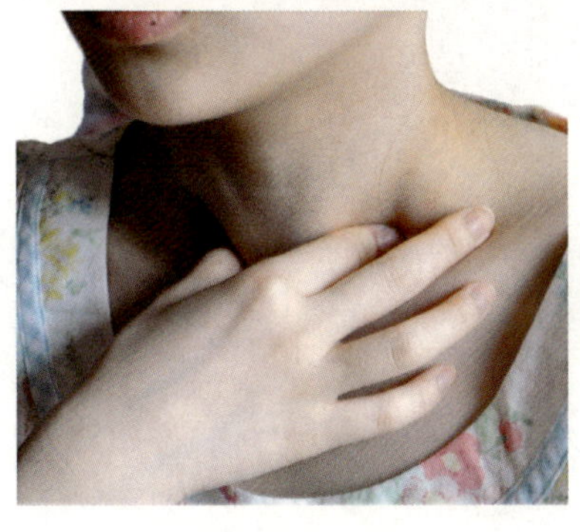

(1) 엄지와 검지 두 손가락을 6~8㎝ 정도 벌인 후 쇠골 윗부분 ⑤에 갖다 댄다

(2) 대정맥을 찾는다. 누르면 단단한 힘줄 같은 게 느껴지는데 이것이 핏대 즉 대정맥으로 등쪽 방향으로 누르면 눈물이 날 정도로 아픈 부위이다.

(3) 등 쪽 방향으로 힘 있게 누른다. 단단한 부분이 대정맥 즉, 핏대로 정상적일 때는 아주 부드러우나 체기 때에는 쇠파이프처럼 딱딱하면 막힌 것이다.

(4) 가볍게 눌러 상하좌우로 움직이면서 단단하게 굳은 대정맥을 지압하여 부드럽게 풀어준다. 눈물이 날 정도까지 아픈데 많이 아플수록 체기가 심한 것이다. 3~10분 정도 누르고 지압하면 서서히 배가 아픈 통증이 낮아지게 된다.

(5) 이때 배를 내밀고 가슴을 펴고 S라인 자세를 취하게 하고 비흡구배 호흡
을 한다.

(6) 차츰 아픈 통증이 약해질 즈음 트림을 하거나 방귀가 나올 수 있다.

(7) 배의 통증이 사라지고 창백한 얼굴의 안색에 화색이 오른다. 그냥 중지하
면 위장이 또 정지할 수도 있으므로 계속적인 비흡구배 호흡을 하면서 트
림을 계속한다. 다음날까지 아주 큰 트림을 하면 체기가 내려 간 것이다.

응급조치 2) 대정맥 쓸어내리기로 뇌압내리기
– 대뇌의 기능을 살려내고 위장의 움직임을 가속화한다.

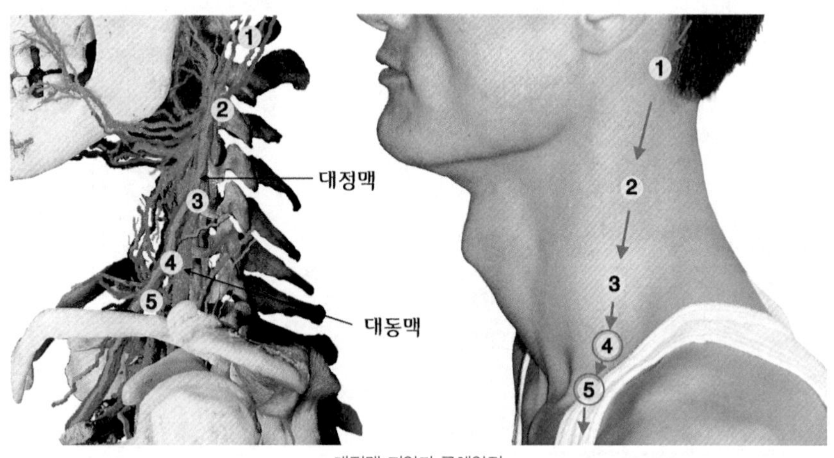

대정맥 지압과 급체압점

체기로 인하여 피가 머리로 솟구쳐 대뇌의 혈압이 상승되어 있으면 안압이
나 청력 등 대뇌의 기능이 문제가 생겼을 수 있다. 그간 피가 머리로 솟구쳐 정
체된 정맥혈류를 돌려주면서 위장정맥으로 혈류를 이동시켜주는 지압법의 그
림이다.

대정맥의 혈류 개선으로 얼굴에 생기가 돌고 화색이 감돌면 양손 오지로 ①
의 귀 뒤를 양손으로 짓누른 후 목의 ⑤의 쇄골방향으로 쓸어내리기를 10회

정도 해 준다. 대뇌에 차인 노폐물을 빠르게 쓸어내리는 지압 방법이다. 이 방법은 모든 대뇌 질병을 치유하는 좋은 방법이다. 대정맥의 혈류가 막혀 버리면 소화기관에 심각한 문제가 발생되므로 반드시 대정맥을 혈류를 개선한 후 그 다음 체기를 다스리는 흉추 두들기로 혈류를 개선하는 것이 좋다.

한편 이 방법은 생활 중 스트레스를 받거나 두통 등 대뇌의 질환 치료에도 매우 좋은 지압법이다. 아침 운동으로 하루 10번만 계속하면 장수할 수 있는 지압법이다.

응급조치 3) 등 두들기기 – 흉추 지압의 방법

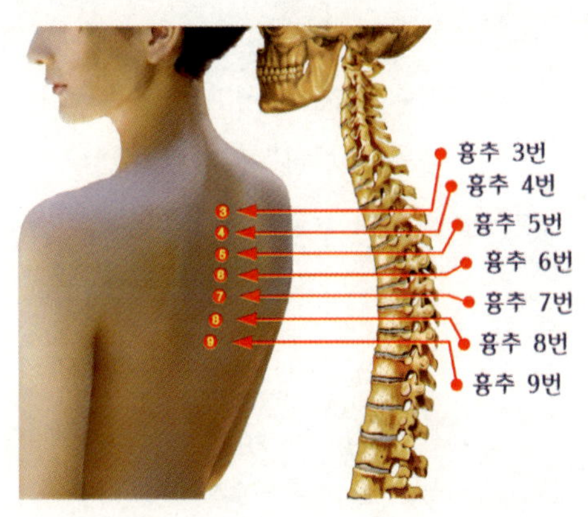

척추는 대뇌의 신경조직의 통로로 대뇌의 명령이 중추로 전달되는 과정에서 장애가 있는 부위의 혈류가 차단된 부위는 아프게 느껴진다. 흉추 4, 5, 6, 7번은 소화기관의 주위를 관장하는 혈류의 통로이다. 따라서 이 부분을 두들겨 아프면 위장의 혈류가 차단되어 위장의 움직임에 장애가 있는 것이다.

따라서 초기 급체일 경우에는 명치끝이 아프게 되는데 이때에는 흉추 3번 부위가 매우 아프다. 아프지 않을 때 까지 지압하게 되면 압통점이 아래로 이동하고 그 다음의 흉추 4번 부분이 통증을 느끼게 되는 것이다. 역시 두들겨 아프지 않을 때까지 지압하면 또 아래로 압통점이 내려가게 된다. 이렇게 반복하여 흉추 5, 6번으로 내려가며 아픈 압통점이 달라진다. 8번까지 압통점이 내려가면 체기는 거의 사라지게 되는 것이다.

등줄기를 때리거나 지압을 하고 나면 굳었던 위장이 움직여 트림을 하거나 방귀가 나올 수 있다. 한편 이제 배는 아프지 않는데 등줄기가 몹시 아픈 현상을 보이면서 두들긴 등 부위에 멍이 들거나 붓기도 한다. 붓는 이유는 혈류량을 높이기 위해 모세혈관이 확장되면서 생겨나는 현상이다. 이 등줄기 통증이나 부기는 이삼일에서 보름정도까지 지속되는 데 이 등줄기의 통증과 부기 또는 멍이 완전히 가셔야 위장장애가 해결될 수 있다.

응급조치 4) 종아리 혈류를 개선
– 제2의 정맥심장을 다스려 소화 장애를 살려낸다.

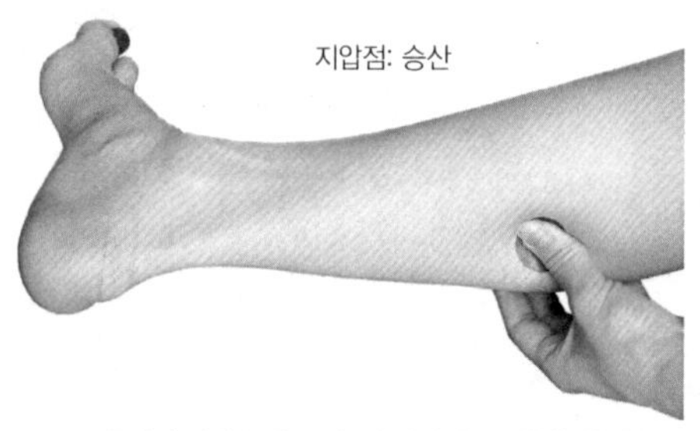

지압점: 승산

종아리 아래 부위로 제2의 정맥심장 역할을 한다.

등을 두들기거나 지압을 하면서 다음을 함께 해 본다.

급체나 위장 장애가 생기면 피가 머리로 솟구쳐 있으므로 빠르게 발로 피를 내려주면 대동맥궁과 위장 대정맥의 혈압이 낮아져 빠르게 혈류가 개선된다. 이 지압은 어린이에게 지압하면 빠르게 호전되면서 뇌압을 낮추게 되고 성장발육이 촉진되는 지압점이다. 종아리에 근육이 뭉쳐지면 성장장애가 생겨 발육에 문제가 생기게 되는 것도 '승산'이라는 코피혈류가 느리기 때문이다. 평소 수시로 지압하고 주물러 주면 키도 쑥쑥 잘 자라고 머리까지 맑아지고 속이 편해진다. 코피를 흘리거나 배 멀미 등 뇌압이 높은 사람들에게 응급조치 지압점에 해당되는 위치이다.

응급조치 5) 팔의 혈류를 개선 – 위장 연동작용을 강화한다

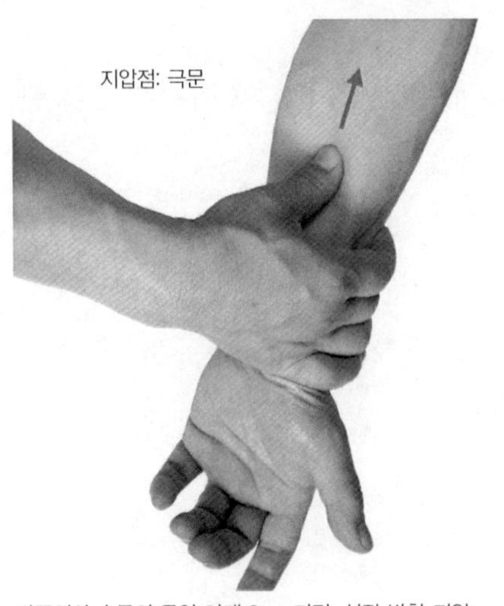

팔꿈치와 손목의 중앙 아래 2cm 지점, 심장 방향 지압

종아리 지압은 코피를 멈추거나 멀미와 같은 뒤집힌 속을 편하게 하는 지압점이다. 극문의 지압은 양쪽 팔을 번갈아가며 심장 쪽으로 누르며 지압하는데 3~4회 정도 왼팔을 그리고 오른팔을 3~4회 번갈아가며 해 주는 것이 좋다.

극문 지압을 하고나면 손의 혈류가 개선되어 찌릿한 반응을 보이거나 손의 온기가 돌아오면서 머리가 시원해지며 속이 좀 더 편해지게 된다.

이 지압점도 종아리 밑 승산 지압점과 같이 급체나 위장 장애가 생겨 피가 머리로 솟구쳐 있는 대뇌혈압을 빠르게 손으로 내려주는 지압점이다. 오래된 소화기관의 질병을 호전시키는데 좋은 지압점이다.

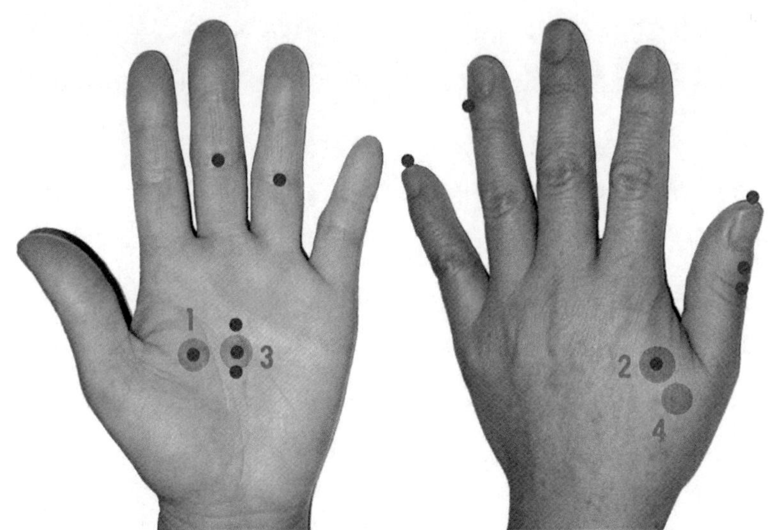

라12, D+10, 다11, 다10, 다9, 다4, 나4, 가, B-, E2, E1, 마

위장장애 혈류딸점

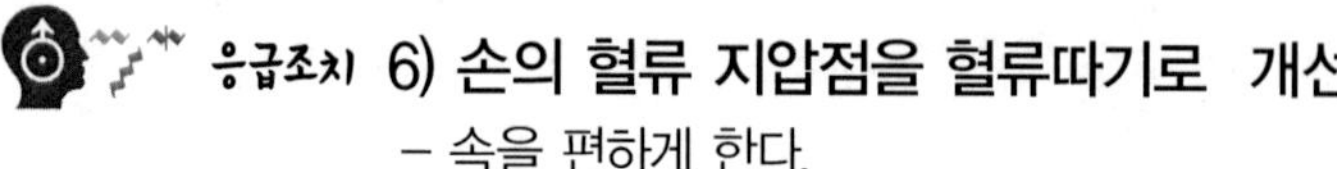

응급조치 6) 손의 혈류 지압점을 혈류따기로 개선
– 속을 편하게 한다.

(1) 손등의 지압점 원안의 1, 2, 3, 4 순서로 지압하였을 때 아픈 통증이 센 부위부터 지압하여 압통이 없을 때까지 지압을 한다.

(2) 라12 부위를 엄지와 검지로 집게 모양으로 손바닥과 손등의 두께를 집어 만지면 몹시 단단하고 누르면 아픈 통증을 느끼게 된다. 유연하고 부드러워지고 아프지 않을 때 까지 지압을 계속하면 트림이 나거나 방귀 등이 나오면서 속이 편해지기 시작한다.

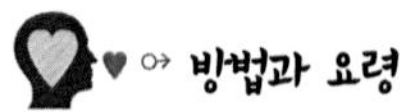
방법과 요령

다음의 위장장애 딸점의 순서대로 다스려 준다.

딸점이 많은 경우에는 라12, 다4, B-, 가, 마 정도를 1차로 따주고 나머지 딸점은 다음 날 따주어도 좋다. 소화기관을 다스리는 방법을 다양하게 소개한 이유는 사람마다 혈류가 다르기 때문에 치료 가능한 방법을 모두 제시한 것이다. 이렇게 하면 잦은 트림을 계속하여 속이 점점 편해지는데 다음날 아침까지 아주 큰 트림이 나오면 위저에 붙어있는 체한 음식이 십이지장을 통과하였으므로 급체가 완전하게 낫게 되는 것이다. 이렇게 해도 체기를 내리지 못했다면 이젠 올리기 방법을 선택해야 한다.

PART 05

운동으로 질병을 치료하는 지혜

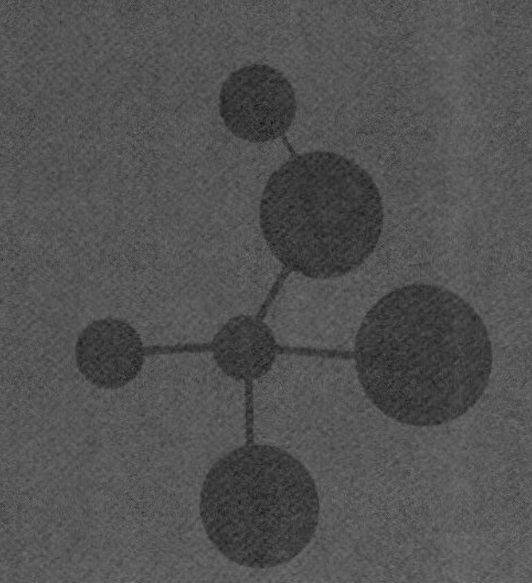

움직임 즉, 운동을 하는 것은 살아 있는 것만 하는 것이 아니다. 지구가 움직이고 우주도 움직인다. 생물이든 무생물이든 움직여야 살아 있는 존재의 현상으로 인정된다. 구르는 돌은 이끼가 끼지 않는다는 속담처럼 사람도 자연에 순응하면서 함께 움직여 가는 것이 습관화 되어야한다. 거창한 우주의 운동에 대하여 관심을 갖기보다는 자그마한 일상생활 속의 움직임을 통해 건강을 찾아가는 방법을 모색해 보는 장이다.

우주의 모든 것들은 탄생과 소멸의 과정을 거친다. 사람도 예외가 될 수 없다. 식물은 씨앗이 땅에 떨어져 새싹이 돋아 성장을 거듭하고 열매를 맺은 후 흙으로 돌아가듯, 사람 또한 체내에서 생성된 남성의 정자가 씨앗이 되어 텃밭인 모체에 착상되어 성장을 거듭하다가 태어나고 성장을 지속하다가 결국 노화되어 한 줌의 흙으로 돌아간다. 자연섭리에 따라 탄생과 소멸의 과정 그 자체가 움직임의 영속성이며 삼라만상의 원리이다.

움직이는 기능은 신체의 이동이나 몸의 공간적인 변화뿐만 아니라 몸 안에서도 끊임없이 일어난다. 먹은 음식물을 꼭꼭 씹어 식도로 내리고 위장을 움직여 소장으로 내려 보내는 일, 마신 공기를 허파에 넣었다가 내 뿜는 일, 심장 펌프가 가동되어 혈액을 순환시키는 일, 각종 분비물을 방출하거나 노폐물을 이곳에서 저곳으로 옮기는 일, 말을 하고 노래를 부를 때 성대를 움직이는 일, 수만 가지의 모양을 보고 느끼며 생각하는 일 등이 모두 보이지 않는 가운데 일어나는 근육의 움직임이다. 사람의 몸에서 이러한 모든 움직임을 일으키는 주된 기능은 근육을 이루는 근육세포가 하는 일이다.

운동을 하면 근육에서 열이 만들어지고 이들 열에너지는 혈액에 의해 온몸의 세포 곳곳에 분배된다. 특히 운동은 몸이 움직이면서 산소를 취하고 노폐물인 이산화탄소와 일산화탄소, 휘발성 유해물을 폐에서 방출한다. 또 산소는 지방, 콜레스테롤, 불필요한 노폐물 등을 태워버리고 혈액을 정화시켜 암과 같은 질병을 예방한다.

우주의 모든 것들은 끊임없이 움직이고 있다. 움직이지 않으면 썩는다. 흐르는 물은 썩지 않는다는 이야기를 곧잘 하면서도 정작 자신의 신체에 대하여서는 예외를 두는 경우를 많이 본다. 이것은 운동이라는 특정개념에 사로잡혀 있는 탓에 운동을 시간과 공간 속에 행해지는 구속력을 우위에 둔 인식의 문제일 수가 있다. 따라서 갖가지 구속과 짓눌림으로 이해되는 운동에 대한 개념을 "움직임"이라는 인식으로 생활 운동의 개념에서 운동의 진가를 찾아보고자 한다.

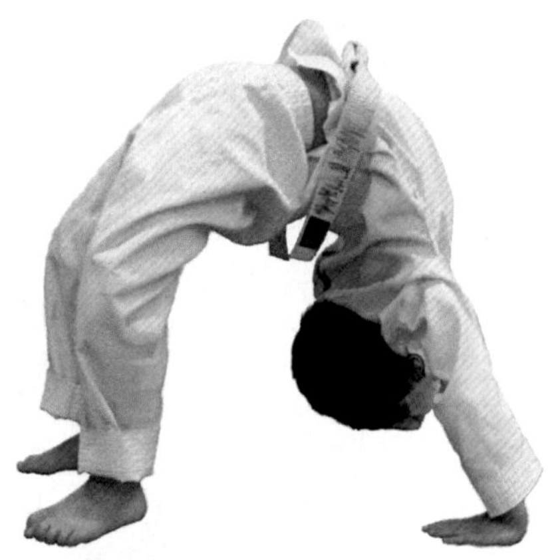

나이가 어릴수록 근육의 연성이 좋다.

1. 움직임과 근육의 연성

근육이 늘어나는 연성이 클수록 건강한 생활을 할 수 있다. 갓 태어난 아기나 어린이들은 몸을 자유자재로 움직일 수가 있는 것은 뼈와 골격근, 신체 부위를 관장하는 650여 개의 근육들이 연성이 있기 때문이다.

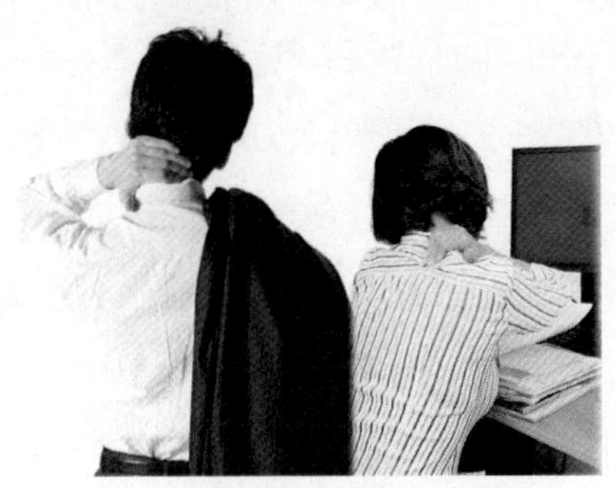

근육의 연성을 잃으면 결림현상이 생긴다.

소아의 근육은 고무줄과 같이 잘 늘어나고 수축 복원되는 근육 연성이 매우 좋다. 그러나 이 골격근이나 근육들은 성장을 계속하여 성인이 될수록 근육의 사용 빈도가 줄어들거나 특정 근육에 한정되어 사용되면서 근육연성에 문제가 되어 혈류의 흐름이 막히는 부위가 많아지게 된다. 고무줄처럼 잘 늘어나는 근육의 연성은 퇴화가 되면 될수록 근육이 단단해지고 탄성만 높아져 순간적인 힘은 강해지나 유연성이 사라지는 노쇠 현상이나 질병을 만든다.

근육의 연성이 낮아지게 되면 혈액순환 장애로 산소와 양분의 공급 문제가 생기면서 체내 노폐물이 축적되어 그 부위가 살이 찐 것처럼 보이기도 하고 단단하게 근육으로 경직화되거나 퉁퉁하게 부어오르는 등의 문제가 생긴다. 이런 경우에 갑자기 그러한 부위의 근육을 사용하면 근육 경련과 같은 질병이 유발하게 되는 것이다. 따라서 근육의 연성을 잃거나 근육의 퇴화 즉, 노쇠화되는 근육 부분이 어디냐에 따라 그에 상응하는 질병을 수반하게 된다.

간혹 평소에 사용하지 않았던 근육 부분을 갑자기 사용하거나 심한 운동을 하게 되면 근육경련현상으로 나타난다. 근육이 뭉쳐지기도 하고 담과 같은 통증이 나타나기도 하는데 이것은 근육의 연성이 부족하여 굳어 있었던 근육을 늘어 트려 놓았기 때문에 상대적으로 수축되는 복원력이 문제되어 생기는 현상이다.

한편 근육이 늘어나면서 혈관도 함께 늘어나서 모세혈관의 핏길이 달라져서 통증을 수반한다. 이것을 푸는 방법은 근육을 더욱 더 유연하게 늘어나게 하는 자세나 운동을 함으로써 건강을 되찾을 수 있다. 그런데 이때에도 "아픔만큼 성숙"하는 논리처럼 통증이 오게 되는 데 건강을 되찾기 위해 근육을 늘어트리는 노력을 평소 지속하는 것이 좋다.

사람의 근육은 사용할수록 발달한다. 더구나 매일 사용하는 손과 발은 더욱더 그러하다. 과거에는 밭을 일구다가 아이를 낳는 일은 예사였다. 이것은 손과 발을 많이 사용하는 여인들은 그 만큼 건강한 신체를 유지하기 때문에 출산도 순조로워 졌다는 것이다. 과거 세탁기가 없을 때에는 산부인과 병원이 거의 없었으나 세탁기가 생산되어 가정에 보급된 수만큼이나 산부인과 병원이 많이 생겼다는 이야기와 상통하는 의미일 것이다. 사람이든 동물이든 일이나 적당한 운동은 하면 할수록 자연에 순응하는 건강을 찾을 수 있고 또한 근육의 연성을 강화시켜 건강한 생활을 할 수 있도록 해 준다.

에어로빅이니 수영, 테니스, 스포츠 댄스, 등 대부분의 운동들은 근육의 연성을 키워가는 방법이다. 축구나 테니스와 같은 구기 운동들은 근육의 대부분을 사용하지 못한다. 요가와 같이 전신의 근육을 최대한 이완시키는 동작들은 건강을 찾는 지름길이기는 하나 생활화하기란 결코 쉬운 일이 아니다. 따라서 손쉽게 할 수 있는 "앉고서기 건강법"을 통한 근육의 연성 찾기를 만들어 보았는데 하루 10개 정도를 실천하면 신진대사가 잘 이루어지고 근육의 연성이 향상된다.

2. 발달연령에 따른 운동의 방법

건강한 신체를 만드는 것도 때가 있다. 운동을 통한 신체의 단련은 인체의 구조나 조직이 활성화되는 성장 시기를 놓쳐서는 안 된다. 성장기에는 운동을 할수록 건강해 질 수 있으나 정체기나 쇠퇴기에는 운동을 할수록 피부의 노쇠화가 가중되어 빨리 늙어버릴 수 있으므로 발달연령에 알맞은 운동을 하는 것이 중요하다.

1) 유아기는 자연환경의 적응기로 소식하며 잘 노는 것이 최상의 방법이다

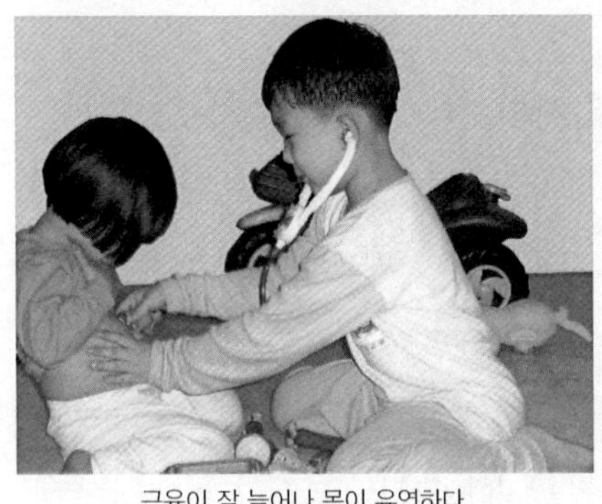

근육이 잘 늘어나 몸이 유연하다.

신생아나 유아기는 스스로 근육을 사용할 수 없는 경우가 많기 때문에 주위에서 돌보는 사람이 시도 때도 없이 자주 주물러주고 움직여 줄수록 혈액순환과 신진대사가 좋아진다. 유아기에 가장 유의해야할 일은 과잉영양으로 신체의 특정 부위에 살이 찌는 것이다.

살이 찌는 부위가 혈액순환 장애부위이기 때문에 그 부어오른 부위는 근육이 생기지 않도록 자주 지압하여 혈액순환을 도와주어야 한다. 특히 유아기는 음식섭생을 주의해야 한다. 위장장애가 생기면 발이 부어오르거나 종아리 살이 오르고 단단해진다.

종아리가 단단해진 유아는 성장발육이 현저하게 떨어진다. 키가 크지 않는 가장 큰 이유에 해당된다. 또 감기와 몸살이 잦아지면 위장장애가 있기 때문인데 특히 소화 장애로 인하여 오장육부의 성장발육의 차가 심하여 잦은 병 치레를 하는 경우가 많다. 유아기의 병은 부모가 많이 먹여서 질병을 만든다.

2) 아동기는 인체 구조가 현격하게 성장되는 시기이다

골고루 적당히 먹고 잘 노는 것이 최상의 아름다운 유아기 삶이다. 아동기 때 무리한 운동은 연성 있는 근육 조직을 강성의 근육질로 바뀌게 만들므로 발육이나 성장에 장애가 생길 수 있다. 따라서 반복된 훈련으로 특정한 부위의 근육을 강화하는 일체의 운동은 문제가 된다. 바른 걸음걸이와 바른 자세 등 일상 활동을 능히 해 낼 수 있게 하여 근육을 부드럽게 자리 잡게 함과 동시에 자유자재로 움직일 수 있는 다양한 놀이가 적당하다.

특히 종아리에 근육이 생기면 이미 혈액순환 장애가 있는 것이므로 종아리에 근육이 생기지 않도록 해야 성장장애가 생기지 않는다.

3) 청소년기인 10대는 평생의 건강을 좌우하는 가장 중요한 시기이다

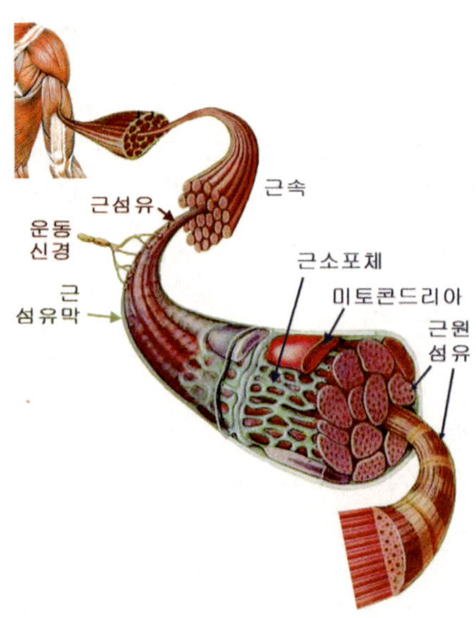

근육은 평소에는 부드럽다가 힘을 줄 때 단단해야 한다.

유아기나 아동시절에 자연환경에 이미 적응되어 있으며, 신체의 구조나 650여 개의 근육 조직들이 제 위치를 찾아 성장을 계속하거나 고정되는 시기이다. 또 성장의 정점에 치닫는 시기로 골격이 완성되고 굳어지는 시기이므로 바른 자세를 지속적으로 유지 시켜 주어야 한다.

이때에는 운동을 한 만큼 건강할 수 있는 절대적인 활동시기이다. 운동이나 등산 등으로 인내심과 끈기, 건강에 대한 자신감을 키울 수 있는 시기가 되어야 한다. 그렇다고 하여 지나친 운동으로 근육을 만드는 일은 삼가야한다. 혈액순환 장애가 있는 청소년일수록 근육이 잘 생기므로 운동 후 생긴 근육은 반드시 유연하게 풀어주는 것이 좋다. 그러나 애석하게도 우리네 청소년들은 암기력 학습에 노예가 되다보니 절대적인 운동 부족으로 제대로 쪼그려 앉을 수 있는 학생이 별로 없을 만큼 근육의 문제가 많아 안타까울 뿐이다.

4) 청년기는 신체 발육이 끝나고 제대로 된 힘과 정력을 발휘하는 시기이다

이 시기는 모든 근육을 골고루 사용할 수 있는 방향으로 인체의 근육을 사용하는 것이 좋다. 그렇다고 청소년기의 운동 이상으로 무리한 근육을 지속적으로 사용하면 골근육계 질환이 생겨날 수도 있다. 청년기의 무리한 운동은 근육의 장애를 가져와 혈류의 흐름이 막혀지고 그에 따라 피부나 근육의 노쇠화를 촉진하여 늙게 만들 수도 있다.

따라서 근육을 최대한 늘려주는 부드러운 운동이나 자세를 생활화하는 것이 좋다. 근육이 생기지 않을 정도의 등산이나 빠른 걷기 등으로 근육의 연성이 지속화 될 수 있도록 해야 한다.

5) 장년기는 근육경련과 노쇠화 시기이다

이때의 무리한 운동이나 일은 급격한 노쇠화를 촉진시킬 수 있어 심한 운동은 삼가야 한다. 즉 운동으로 인체의 100조개나 되는 세포가 쓰고 난 노폐물을 정맥으로 회수할 수 있는 한계를 초과할 수 있기 때문이다. 정맥혈류가 막히게 되면 특정 관절 부위가 부어오르거나 특정부위에 땀이 나는 등 신진대사 장애를 가져오게 되는 것이다.

건강한 사람은 일상생활에서의 운동만으로도 심신이 가볍고 상쾌하다. 그러나 혈류가 막히고 속이 불편한 사람들은 헬스장이나 등산 등 운동에 목숨을 거는 경우가 많다. 이것은 운동 할 때는 혈액순환이 되다가 며칠만 운동을 하지 않으면 몸이 여기저기 불편하므로 이삼일을 못 참고 무리한 운동을 계속하게 되면서 급기야 관절이 붓거나 또 다른 질병에 시달리기도 한다.

또 피부가 급격하게 노쇠화 되어 버리는 경우가 많아질 수 있다. 따라서 가벼운 산보나 한 두 시간 정도의 등산 등으로 근육의 연성을 키우는 방법을 지속적으로 해 주는 것이 좋다.

6) 노년기는 건강을 잃어가는 쇠태기다

건강에 이상이 생기기 시작하다보니 어이쿠 이래서는 안 되겠다 하여 갑자기 운동을 시작하는 경우를 많이 보게 된다. 운동을 한다고 젊어지거나 몸이

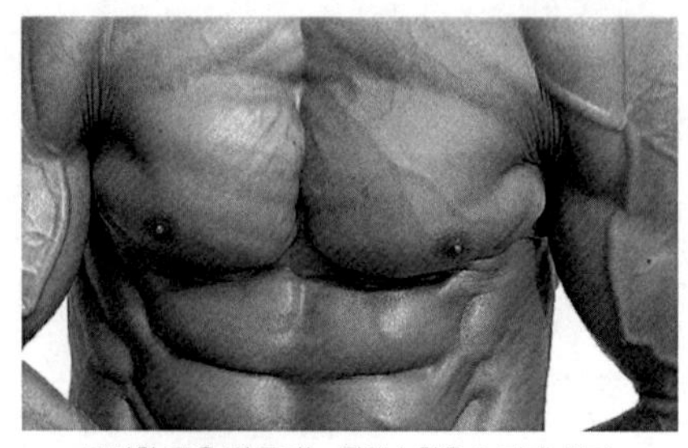

무리한 근육 만들기는 혈액순환을 느리게 한다.

개선되기는 힘들므로 무리한 운동은 피하고 근육을 연성 있게 만들어 혈액순환이 잘되도록 한다. 또 운동이나 자세는 서서히 취하여 현재의 건강을 지키려는 가벼운 운동을 생활화하는 것이 좋다. 이시기는 자연환경에 대한 적응력이 약해지는 시기인데 특히 온도에 대한 적응력이 문제가 되는 경우가 많다. 갑자기 찬 공기를 쐬면 피부가 수축되어 혈압을 상승케 하여 뇌졸중 또는 중풍, 경풍과 같은 혈류 장애가 생길 수 있으므로 아침저녁 때의 찬 공기나 낮은 온도로 접근할 때는 반드시 5~10분정도 몸을 움직여 혈류를 개선한 다음 새로운 온도 환경으로 접근해 가는 것이 좋다.

근육을 움직이는 방법을 연령별로 간략하게 설명했으나 문제는 어떻게 하면 자신의 근육을 최대한 연성 있게 만들 수 있는가 하는 것이다. 어린이든 노인이든 일상생활 중에는 650여 개의 근육 중 50% 이내의 근육을 이용하며 살아간다. 사용하지 않는 근육이 많을수록 그에 관계된 인체의 조직이 제 기능을 잃게 되거나 노화되어 질병을 더 크게 만들게 되는 것이다. 따라서 평소 생활습관 속에서 생활운동이나 생활 중 올바른 자세를 제대로 취한다면 자신의 근육조직의 80% 정도를 연성 있게 만들 수 있다.

3. 운동의 다양한 효과

운동 즉, 움직임은 혈류를 개선하는데 중요한 역할을 한다. 운동은 혈액순환을 촉진하여 신진대사를 원활하게 해 줄 뿐 만아라 기운이 솟구치고 젊음을 유지하는 가장 좋은 방법이다. 특히 인체가 성장의 정점에 이르는 청소년기에 하는 운동은 운동을 한만큼 건강하고 장수한다. 즉, 성장기인 청소년기의 건강이 평생을 좌우하므로 운동은 가급적 성장기에 집중하여 심신을 단련하는 것이 제일 좋다.

그러나 30대 이후가 되면 인체는 정체기 또는 쇠퇴기로 접어들 게 된다. 이 때 지나친 운동은 피부노쇠화를 초래할 수 있으므로 적당한 운동이나 생활 속의 일상적인 움직임으로 건강을 유지하는 방법을 찾는 것이 좋다. 예를 들면 아침에 잠자리에서 일어서기 전에 수면근육 늘이기 운동을 한다든지, 계단을 오를 때 두 계단씩 오르기를 생활화 한다든지, 머리를 감을 때 바닥에 놓인 세면대를 이용하거나 신발을 신으면서 허리운동을 한다든지, 양치질을 하면서 목운동을 한다든지, 방바닥을 닦으면서 전신운동을 한다는 등 생활 속의 일상의 움직임에서도 운동의 효과를 톡톡히 볼 수가 있다.

따라서 운동은 가급적 평소 사용하지 않는 근육을 당겨줄 수 있는 자세를 취함으로서 인체의 혈류를 고르게 개선시켜갈 수 있다.

운동은 적당히 해야 한다. 몸 짱을 만든다고 야단법석인 여성들! 절대 근육을 만들지 마라. 여성이 남성보다 장수하는 이유가 근육이 없기 때문인 것을 아는가? 어린아이가 근육이 있으면 성장장애를 가져온다.

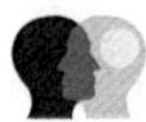 **행복한 생활이야기** ## 1) 근육에 대한 운동효과

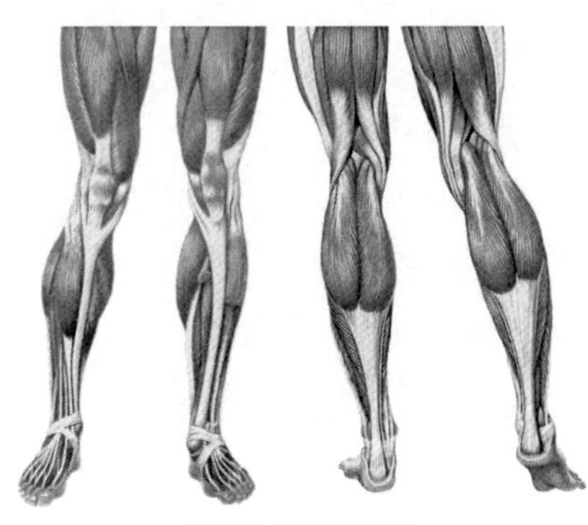

근육에 대한 운동효과

근육은 산소와 양분을 공급 받은 조직세포가 움직일 때 뼈를 잡아당겨서 우리 몸을 움직이거나 지탱하는 역할을 한다.

산소와 양분을 공급받지 못하면 근육이 약해져서 큰 힘을 내지 못하여 무거운 물건을 들거나 갑자기 강한 운동을 할 때 근육의 경련이나 파열 등의 상해를 입게 된다. 또한 몸을 지탱하기가 힘이 들거나 바른 자세를 유지하기도 힘겨워 자세가 삐뚤어진다. 바르지 못한 자세는 결국 사지의 저림이나 요통과 같은 질병이 생긴다.

따라서 근육을 튼튼하게 발달시키는 일은 건강하고 활기찬 생활을 영위하기 위한 필수 요건일 뿐만 아니라 뼈를 튼튼하게 하고 균형 잡힌 아름다운 몸매를 가꾸기 위해서도 반드시 필요하다. 일반적으로 움직임과 운동은 근육의 두께를 증가시키거나 근육의 연성을 강화하여 순발력 있는 기운찬 힘을 발휘하게 하거나 오랜 시간 반복해서 움직일 수 있는 지구력을 향상시켜 준다.

무거운 무게를 가지고 하는 운동은 근육의 부피와 힘은 증가시키는 효과가 있고 가벼운 무게로 장시간 하는 운동은 근육의 지구력을 증가시키는 효과가 있다. 여성은 운동에 의해 힘은 증가하지만 남성에 비해 근육의 부피는 잘 증가하지 않는다. 그러므로 남녀노소를 막론하고 근육의 연성을 발달시키는 일은 건강과 체력의 증진은 물론 아름답고 멋있는 균형 잡힌 체격을 갖추는 데 필수적이다. 그러나 강직한 근육은 혈액순환 장애가 있는 부위이므로 반드시 운동 후 경직화 된 근육은 유연하게 풀어 주는 것이 좋다. 근육은 힘을 줄 때 생겨야 하고 힘을 가하지 않을 때는 생기지 않아야 한다. 균형 잡힌 체격은 갖추되 힘을 가하지 않는데 근육이 생기는 운동은 피해야 한다. 평상시에도 근육으로 뭉친 사람은 오래 살지 못하고 단명한다.

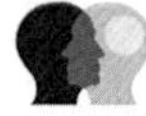

2) 혈류에 대한 운동효과

운동은 혈관의 수축과 이완을 도와준다. 즉 근육이 늘어날 때 혈관도 함께 늘어나 핏길이 좁아지게 되고 근육이 수축되면 혈관이 확장되면서 혈관의 직경이 넓어지게 된다. 이 때 넓어진 동맥혈관으로 혈행이 개선되어 세포와 조직을 살아 움직이게 하고 정맥은 노폐물을 빠르게 심장으로 이송시켜 신진대사가 잘 된다. 다음 그림의 종아리 정맥혈관은 제2의 심장이라고 할 만큼 중요한

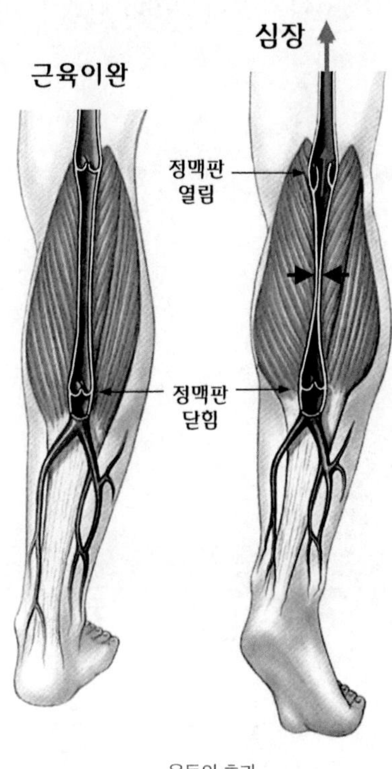

운동의 효과

부위이다. 따라서 종아리 근육은 뭉침이 적고 유연해야 건강하다.

혈관 속의 혈류는 심장을 기점으로 하여 동맥, 정맥 및 모세혈관을 통해 각 조직이나 세포로 순환하며 신체 조직에 영양분을 공급하여 생명체의 내적 환경을 적절하게 유지하게 한다. 또한 호흡기능으로 이송된 산소는 허파를 도와 산소를 각 조직으로 운반하고 각 조직에서 나온 이산화탄소를 정맥을 통해 폐로 운반한다. 소화기관에서 흡수한 영양물질을 각 기관과 조직세포로 운반하고 세포의 대사로 인하여 생성된 노폐물을 신장, 폐, 피부, 장 등의 배설기관을 통해 배설시킨다.

격렬한 운동 직후에 혈액 속에서 산소운반을 담당하는 적혈구의 수를 5~10% 증가시킨다. 또 병원균의 침입으로부터 신체를 보호하는 역할을 담당하는 건강한 백혈구의 수를 증가시킨다. 운동은 혈류량이 많아지고 혈관이 확장되고, 운동의 에너지로 혈액이 맑어져 혈관을 막는 연전된 적혈구의 어적혈을 빠르게 이송, 제거시키는 효과도 있다. 장기간의 운동효과는 혈관 내에 들어 있는 콜레스테롤의 양을 감소시키며, 혈관 내에 콜레스테롤이 쌓이는 현상을 방지하는 고밀도 단백질의 농도를 증가시키는데, 이러한 콜레스테롤의 유익한 변화는 동맥경화와 고지혈, 고혈압을 치료하거나 예방하는 효과가 있다.

그러나 정맥으로 회수할 수 있는 처리의 한계 내에서 운동을 해야 한다. 정맥모세혈관의 혈류가 막힌 냉중환자들은 자칫 무리한 운동은 관절부위에 어적혈이나 백혈구 농, 노폐물, 요산 등을 모이게 하여 무릎이 붓거나 다리에 털이 나는 등 질병을 앞당길 수도 있다.

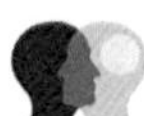 **행복한 생활이야기 3) 심장에 대한 운동**

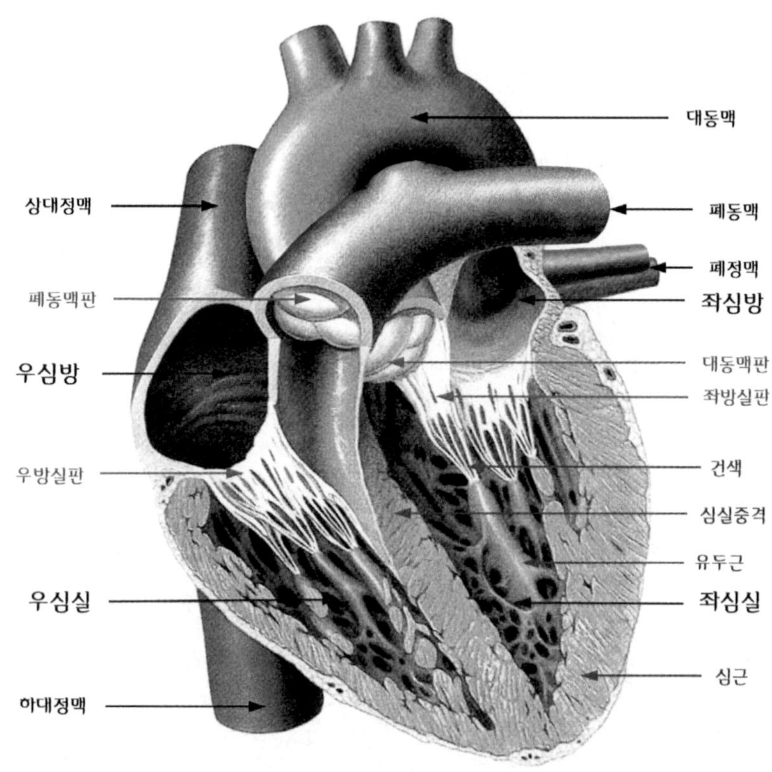

심장의 내부구조

심장에서 힘차게 내 뿜은 피는 필수 영양소를 대동맥을 통해 각 조직으로 운반하고 불필요한 노폐물을 제거하는 혈액순환의 원동력으로 생명유지에 가장 중요한 역할을 수행하는 기관이다. 규칙적인 운동은 심장기능을 증대시켜

주는 효과를 가져다줌으로서 활기찬 생활을 영위할 수 있게 한다. 장기간의 규칙적인 지구력 운동은 심장을 튼튼하게 하여 혈액순환을 원활하게 한다.

운동은 각 조직으로 운반되는 산소나 영양분의 양을 증가시켜 원활한 조직의 활동 수행능력을 발휘할 수 있게 하여 건강하고 균형잡힌 신체조건을 갖추게 한다. 뿐만 아니라 혈관의 연성과 탄력성이 향상되어 동맥경화나 협심증, 심장병 같은 성인병을 예방해 주고, 운동 시의 혈압의 상승폭을 적게 해줌으로써 운동을 지속할 수 있는 능력을 더욱 향상시킨다.

심장의 기능을 향상시키기 위해서는 강도 높은 운동을 단시간 실시하는 것보다 낮은 강도의 운동을 오랜 시간 동안 지속하는 조깅이나 수영, 자전거 타기, 등산 등이 좋다. 이러한 운동을 무리하지 않은 강도로 30분 이상~1시간, 일주일에 3회 이상 지속하면 효과적이다.

수족냉증이나 다한증으로 인한 심혈관계 질환자나 허약한 사람은 갑작스런 지나친 운동이 심장의 펌프질이나 심전도에 큰 부담을 주어 위험을 초래할 수 있으므로 운동 강도를 가급적 낮게 설정하여 심장의 펌프질을 무리하게 해서는 안 된다.

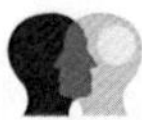

행복한 생활이야기 4) 뼈에 대한 운동효과

206여 개의 뼈는 인체라는 움직이는 자연적 구조물을 지탱하는 지주 역할을 하며 동시에 근육과 더불어 인체를 움직이게 하는 역할을 수행하고 있다. 뼈는 일정한 나이가 될 때까지 성장도 하고, 파손되면 회복도 할 수 있는 살아 있는 기관이다.

뼈의 주요성분은 칼슘 등의 무기질이며 이로 인해 딱딱하고 튼튼한 특성을 가지게 된다. 그러나 나이가 들면서 혈류가 막혀 산소와 양분의 공급이 느슨해지면서 뼈의 무기질 성분이 점차 손실되어 뼈의 강도가 약해지게 됨으로써 골절이나 파손이 잦아지며 회복 속도도 느려지게 된다. 이러한 현상이 아주 심해

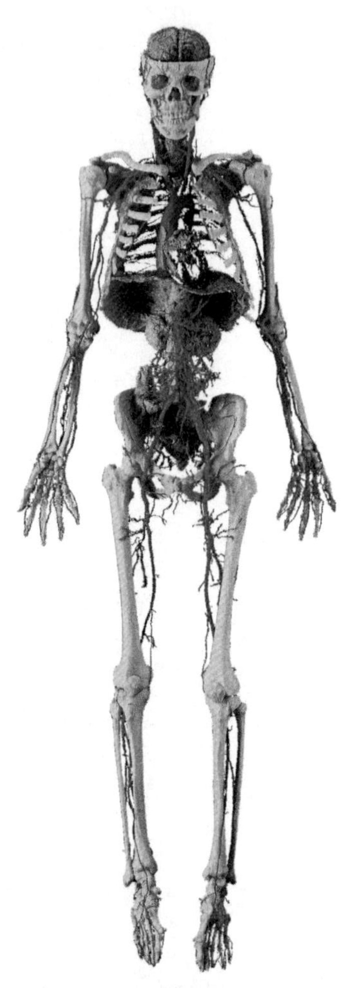
인체의 골격과 동맥

지면 골다공증이라고 하여 보행에 불편을 겪는 수준까지 진행될 수 있다.

인체에 비교적 강한 부하를 주는 웨이트트레이닝, 조깅, 걷기, 등산 등은 나이가 듦에 따른 자연적인 무기질의 감소를 지연시키거나 골 밀도를 증가시킴으로써 뼈를 튼튼하게 만든다. 뼈를 튼튼하게 하려면 우선 햇빛을 많이 쬐야 한다. 비타민D를 보충하기 위해 필수적인 요소가 햇빛이다.

특히, 폐경기 이후의 여성이나 중년 이후의 남성들에게 뼈의 무기질 손실이 급격히 늘어나게 되는데 이것은 신진대사가 문제되어 생기기도 하지만 더 큰 원인은 햇빛을 피해 다니기 때문이다. 따라서 이시기에는 반드시 햇빛을 쬐이면서 가벼운 운동을 해야만 막힌 모세혈관이 열려지고 비타민 D가 생성되어 뼈를 튼튼하게 만들어 준다.

중년기 이후에 튼튼한 뼈를 유지하기 위해서도 성장의 정점인 25세 전에 운동을 통해 최대의 골밀도가 되도록 튼튼하게 할 필요가 있다. 따라서 생장이 가장 왕성한 중·고등학교 시절에 가장 많은 운동의 시간을 갖는 것이 평생의 건강과 직결되어 있다. 나이가 들어 성장이 정체되는 시기에는 무리한 운동을 삼가고 가급적 햇빛을 보면서 가벼운 생활운동으로 청소년기의 튼튼한 뼈를 유지하고 지속시키는 방법으로 운동을 하는 것이 좋다.

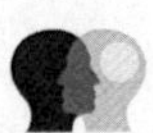 **행복한 생활이야기 5) 신경계에 대한 운동효과**

신경계는 크게 중추신경계와 말초신경계로 구분된다. 중추신경계는 신경계에서 통합, 판단, 명령을 내리는 중추적 기능을 갖고 있으며 뇌와 척수에 위치한다. 말초신경계는 다시 체성신경계와 자율신경계로 나누어지며, 체성신경계는 다시 감각신경과 운동신경으로 구분되고 자율신경계도 다시 교감신경과 부교감신경으로 세분된다. 생리적 조절을 담당하는 신경계는 신체기능 전반의 조절에 참여하며 내분비계와 기능적으로 연결되어 우리 몸이 노출되어 있는 환경의 변화를 받아들이고 종합, 분석하여 그에 적당하도록 신체의 각 부분을 조절하여 반응하도록 하는 기능을 담당하고 있다.

일시적으로 운동을 할 때에는 주로 자율신경계의 역할이 커지게 된다. 자율신경계는 인체기능의 자율적 조정을 주로 담당하고 있는 신경으로서 체내의 심장, 혈관, 소화관, 내분비선 등에 분포하고 있다. 자율신경계는 운동에 적응하기 위한 노력으로 교감신경을 흥분시켜 심장의 박동 수와 혈압을 증가시키는 반면, 소화운동을 억제시킴으로써 보다 많은 혈액을 활동 조직, 특히 근육에 보낸다.

한편, 장기간의 유산소성 운동은 부교감신경인 미주신경의 긴장도를 증가시켜 안정 시와 운동 시 심장의 박동 수를 감소시킨다. 장기간의 근력 훈련은 운동신경을 발달시키는데 이러한 운동신경의 발달로 인하여 보다 많은 근섬유를 수축시킬 수 있게 됨으로써 더욱 큰 힘을 발휘할 수 있게 되는 것이다. 따라서 움직임이나 운동은 근육의 연성을 강화시켜 몸속의 생리적인 기능은 물론 신경계를 활성화함으로서 신진대사를 원활하게 하는 것이다.

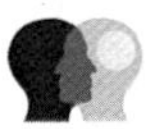 **행복한 생활이야기 6) 호흡계에 대한 운동효과**

호흡계는 폐를 중심으로 한 인두, 후두, 기관, 기관지 등으로 구성되어 있다.

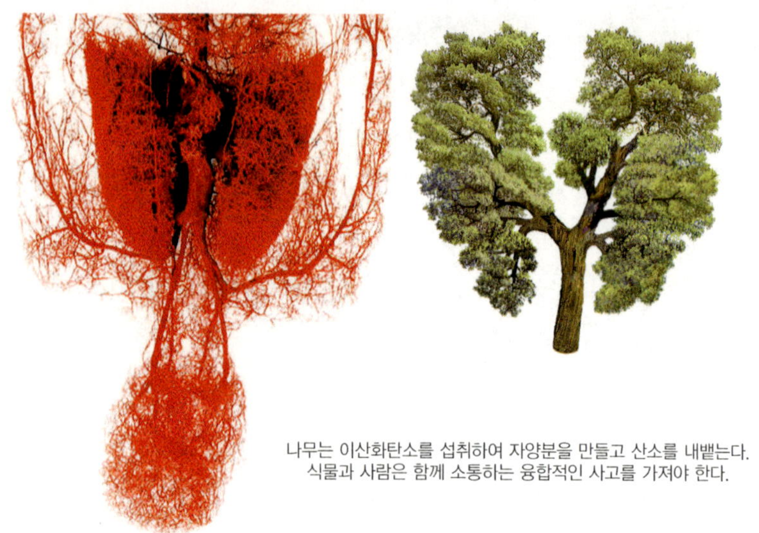

나무는 이산화탄소를 섭취하여 자양분을 만들고 산소를 내뱉는다.
식물과 사람은 함께 소통하는 융합적인 사고를 가져야 한다.

호흡계는 공기 중의 산소를 흡입하여 신체 조직에 보내고, 각 조직의 대사 과정에서 생성된 이산화탄소를 신체 밖으로 배출하는 작용을 한다.

규칙적이고 지속적인 운동은 호흡에 참여하고 있는 근육인 가로막과 늑간근육을 발달시켜 폐의 환기능력 및 산소섭취 능력을 향상시킨다. 즉 호흡 능력이 향상됨으로써 산소를 더 많이 섭취할 수 있게 되는 것이다. 산소를 많이 섭취할 수 있게 된다는 것은 힘든 운동을 더 오래 지속할 수 있게 된다는 것을 의미하기 때문에 건강과 체력에 아주 중요한 의미가 있는 것이다.

또한 지구력 운동은 흉곽의 확장능력을 향상시켜 호흡수를 감소시키는 효과도 있다. 이러한 흉곽의 발달은 성장기에 현저하게 나타나기 때문에 성장기에서의 운동이 효과적이라고 할 수 있다. 호흡능력을 향상시키기 위한 트레이닝의 형태로 대표적인 것은 장거리 달리기라고 할 수 있는데 이 트레이닝 방법은 어떤 운동을 시작해서 끝날 때까지 쉬지 않고 계속하는 방법을 말한다. 다음으로는 인터벌 트레이닝을 들 수 있는데 이 인터벌 트레이닝은 운동을 반복하면서 사이사이에 적절한 휴식시간을 갖는 운동방법이다.

숨은 잠시도 멈출 수가 없다. 건강한 삶은 심폐기능이 뛰어난 사람에게서 시작된다. 좋은 산소를 섭취하는 것도 중요하지만 들이쉰 공기 중의 산소를 섭취하는 능력을 증대시키는 것은 끊임없는 움직임으로 혈류를 개선하는 운동이 최상의 방법인 것이다. 그러나 운동 중 콧물이 나오거나 기침을 할 수도 있다. 이것은 운동에 필요한 산소량이 절대적으로 부족할 시에 허파 속에 있는 노폐물을 빼내어 폐포를 재생하는 인체의 가자치유기능이므로 가급적 나오는 대로 흘리거나 기침을 하여 내뱉는 것이 좋다. 살면서 공부를 제일 많이 해야 하는 학문이 숨 쉬는 방법을 공부하는 것이다.

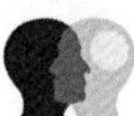 **행복한 생활이야기 7) 발달단계에 따른 운동의 방법**

(1) 유아를 위한 운동

유아기의 운동은 대부분 부모의 놀이 환경의 연출이 중요하다. 생후 2개월부터 6세까지로 이 시기는 정상적인 성장발육의 밑바탕이 되는 중요한 시기이다. 유아의 근육과 골격의 발달은 물론, 신경계, 심장, 폐, 소화기관 등을 골고루 발달시켜야 한다. 유아기는 호기심이 강하고 주의력과 조심성이 부족하기 때문에 안전에 유의하는 것이 필수적이다. 운동 프로그램은 부모와 함께하는 신체접촉 운동이 필수적이다. 혼자서 운동을 하기가 힘든 시기이므로 부모의 도움이 절대적이다. 사지를 주물러서 혈류를 개선시켜주거나 평소 취할 수 없는 자세를 부모가 취하도록 도와주어야 한다.

2~3세에는 부모와 함께 사지의 발달을 위한 프로그램을 구성하는 것이 좋다. 손이나 발을 자주 어루만져 심장에서 보내온 산소와 양분이 몸 전체에 고루 이송되도록 혈류를 개선시켜 주는 것이 고른 성장을 돕는 일이다. 따라서 손이나 발의 사용빈도를 높게 만들어 주는 놀이 운동의 장면을 연출해 준다.

3~4세에는 혼자 하면서 자립심을 키우는 프로그램을 구성한다. 주위에 갖가지 놀이 도구를 준비하여 스스로의 반복된 놀이 운동과 움직임 속에서 혈류를 개선시켜 줄 수 있는 환경을 만들어 준다.

5~6세에는 놀이를 통한 또래와의 사교와 학습능력에 도움을 줄 수 있는 프로그램을 구성한다. 집 밖에서 또래들끼리 놀기를 좋아하는 시기이므로 자신의 운동 능력에 대한 자신감이 커져 시간이 날 때마다 날고뛰기를 좋아한다. 차고 달리는 도구를 통해 심폐기능을 향상시켜주고 근육의 연성을 키워갈 수 있도록 도와주는 자세가 필요하다.

유아기에는 발육에는 한계가 있으므로 그다지 높지 않은 강도에서 주로 흥미, 기초체력 향상, 지능 및 감각발달을 위주로 움직여야 한다. 같은 자세를 영속적으로 훈련하는 것은 성장 장애를 초래할 수도 있으므로 운동선수와 같은 동일한 움직임은 좋지 않다. 특히 성장장애를 유발하는 종아리 근육이 생기지 않도록 해야 한다.

운동은 가벼우면서 즐거운 운동으로, 그리고 지구력 운동으로 진행시키는 것이 중요하다. 강한 운동은 1~2분 정도로 짧게 해주어야 흥미를 지속시킬 수 있다. 운동 후에는 걷기나 체조 등으로 정리운동을 실시하거나 사지를 주물러 주고, 미지근한 물로 샤워나 목욕을 하여 피부 호흡을 할 수 있도록 해 준다. 한편 유아기의 수면은 성장에 가장 중요한 부분이다. 잘 밤에 음식 섭취를 삼가고 잠을 청할 때 세포가 생성되고 근육이나 뼈 등 신체의 모든 부위가 생장한다. 따라서 운동 후에는 충분한 수면을 취하는 습관을 길러주는 것이 정신의 건강까지 조화로운 성장을 돕는 일과이다.

(2) 어린이를 위한 운동

7세부터 12세까지의 시기에는 신체활동 뿐만 아니라 호기심이나 탐구심이 왕성해지는 시기이므로 잠시도 한 곳에 머무르기를 싫어한다. 새로운 환경에서 다양한 경험을 쌓을 수 있는 기회를 찾기 위해 집 밖으로 뛰쳐나가려고 몸부림치는 시기다. 또한 건강한 생활습관이 몸에 배일 수 있도록 규칙적인 습관 지도는 물론 올바른 판단력을 가질 수 있도록 도와야 한다.

이 시기는 잘 먹고 잘 노는 것이 중요하다. 활달하게 뛰어노는 어린이는 건강하다. 이 시기는 운동은 매일 할 수 있는 가벼운 운동이 이상적이지만 매일 할 수 없다면 놀이를 통한 신나는 몸놀림을 유지할 수 있는 정서를 만들어 주는 것이 좋다. 어린이는 여러 가지 격렬한 운동과 장기간의 지구성 운동을 극복해 낼 수는 있지만, 단조롭고 장시간 하는 운동보다는 다양하고 흥미 있는 운동을 짧게 하는 것을 좋아한다. 권장하는 운동으로는 손이나 발놀림이 잦은 줄넘기, 자전거 타기, 달리기, 수영 등이며, 놀이를 동반하여 흥미를 유발시킬 수 있는 운동이 좋다.

가벼운 운동의 경우는 식후 1시간, 강한 운동의 경우에는 식후 2시간이 지나서 운동하도록 한다. 준비운동을 통해 체온을 서서히 올려주어 장차 운동으로 인한 상해를 예방하도록 한다. 또 정리운동을 통해 자극되어 있는 내장기관이나 신경계를 안정시키고 순환계의 정상적인 작용을 원활히 하게 해 준다.

아동이 30분 이상 운동을 할 경우에는 탈수현상이 일어나기 쉬우므로 갈증을 느끼면 매 15~30분마다 50~100ml 정도의 수분을 보충해 준다. 땀 흘린 뒤의 샤워, 목욕, 휴식, 수면 등으로 피로를 풀어주며 만족감을 느끼게 해 준다.

(3) 청소년을 위한 운동

청소년기는 일생에서 가장 왕성한 성장을 보이는 12세부터 21세까지를 말하며 신체적, 정신적, 사회적으로 가장 급격한 신체의 변화를 겪는 시기이다. 이 시기의 움직임과 운동은 평생의 건강을 좌우하므로 건강한 삶을 살아가게 하기 위해서는 이 시기를 놓쳐서는 안 된다. 체격이 발달하고 운동능력이 급속하게 향상되는 시기이므로 운동 기술의 발달은 근육 및 신경계 발달, 성격 형성, 행동의 발달 등 성장과 성숙에 밀접한 영향을 끼치게 되므로 생활의 일부분으로 운동하는 습관을 가지는 것이 좋다.

청소년기에 권장되는 운동은 심폐지구력, 근력, 유연성 등의 건강 관련 체력과 순발력, 민첩성, 협동성 등의 기능 관련 체력을 고르게 발달시킬 수 있는 운동을 한다. 신체의 모든 조직이 정비되고 성인의 인체 구조에 이르면서 체형이

고정화되는 시기이므로 운동을 통한 심신을 함께 단련해야 한다. 건강한 심폐기능을 강화하거나 지구력 운동으로 권장되는 것은 걷기, 달리기, 줄넘기, 에어로빅댄스, 수영, 축구, 배드민턴 등이며 각종 구기 스포츠 종목과 병행하면 흥미와 효과를 배가시킬 수 있다.

유연성 운동으로 가장 널리 이용되는 것은 정적 스트레칭으로, 한 동작의 스트레칭은 6~12초 정도가 적합하며, 빠른 향상을 기하려면 하루에 수회를 연습해도 좋다. 기능관련 체력을 향상시키는 방법으로는 여러 가지 스포츠를 다양하게 경험하는 것이 바람직하다. 이 시기에 경험하고 습득한 스포츠 기능은 장기간 유지되어 일생 동안 건강을 유지하는 데 큰 역할을 하게 된다.

식후 1~2시간 후에 운동하도록 하고 운동 후에는 충분한 휴식 후에 식사하는 것이 좋다. 이 시기에는 무리한 경쟁의욕으로 자칫 부상이나 안전사고의 위험성이 높기 때문에 평소 안전수칙 준수, 준비 및 정리운동의 생활화, 충분한 휴식, 소식으로 천천히 꼭꼭 씹어 먹는 습관과 적절한 영양섭취 등 바른 운동습관을 기르는 데 주력하면 감기 한 번 안 걸리는 건강한 청년기를 맞이하게 된다.

(4) 중년남성을 위한 운동

지나친 운동은 체내 노폐물을 증가시키고 그에 따른 혈류장애로 노폐물이 관절 또는 근육에 축적되므로 오히려 수년 후에 닥쳐올 질병을 앞 당기는 결과를 초래할 수 있으므로 주의를 요한다. 중년기는 35~60세의시기로 신체적인 노화현상이 뚜렷해지기 시작한다. 근육세포도 지방조직으로 변하면서 연성을 잃고, 골격 및 근육의 기능도 점차 약화되어 요통이 발생하고 골격의 정밀도가 감소하는 시기이다.

최근 생활수준의 향상과 급변하는 도시문화의 발달로 우리나라 중년남성은 각종 성인병과 직업적 스트레스로 40대 사망률이 세계 1위로 부상하고 있는 실정이다. 특히 45세 전후로 급격한 질병이나 노화가 생겨나는 경우가 많으므로 40세 전후로 건강을 미리 체크하고 혈류따기로 수십 년 적체되고 막힌 혈류를 개선하여 사전에 예방하는 것이 좋다.

중년기 남성의 건강상 위험요인을 사전에 예방하거나 제거하기 위한 각별한 관심이 필요하다. 중년 남성에게 있어서 건강한 일상생활을 영위하고, 건강한 노년기를 맞이하기 위해서는 건강한 체력 요소를 증진시키는 것이 중요하다. 건강 체력 요소에는 심폐지구력, 근력, 근지구력, 유연성, 체지방량 등이 있는데 어느 것 하나 소홀히 다룰 수 없다.

이러한 체력 요소를 증진시키기 위한 운동을 지속적으로 실시하여 근육의 연성을 유지해야 한다. 그러나 생활운동을 벗어난 지나친 운동은 근육의 피로현상이 가중되어 경직된 수면세포의 량이 증대되어 세포노화가 촉진될 수 있으므로 근육이 다져지는 지나친 운동은 삼가야 한다. 이 시기는 운동 한만큼 체내 노폐물이 쌓이므로 건강하지 않는 사람이 지나친 운동을 하면 초기에는 건강이 호전되어 보이나 노화현상이 심화되어 빨리 늙어가게 됨을 잊지 말아야 한다.

건강이 문제가 있는 것으로 생각되는 사람은 생활습관부터 고쳐야 한다. 부족한 심폐기능의 향상을 위해 가슴을 펴고 배를 내미는 자세를 지속적으로 유지하면, 폐포의 산소 유입이 정상화되고 그에 따른 혈액의 양이 증가하여 혈압이 낮아지거나 심장질환의 위험이 줄어드는 효과가 있다. 또 체중의 감량을 도와주며 심리적으로도 안정을 갖게 해준다. 이 시기의 영속적인 무리한 운동 즉, 청소년기처럼 왕성한 운동은 자칫 피부나 근육의 노쇠화로 이어질 수 있으므로 적당한 생활운동으로 혈류를 지속적으로 개선할 수 있는 운동이 적당하다.

걷기, 달리기, 수영, 줄넘기, 자전거 타기 등의 심폐지구력 운동을 권장하고 근력운동과 유연성 운동을 병행해야 한다. 각 운동은 개인의 체력에 맞게 실시해야 하고 운동을 시작하기 전에 반드시 손발이 따스한지를 살펴야 한다. 손발이 차가운 상태에서의 운동은 자칫 화를 부를 수도 있다.

심폐지구력 운동은 30분 내지 1시간 정도가 적합하며 주당 2~3회에서 4~5

회로 점차 늘려가는 것이 좋다. 이때 운동 강도는 운동 중에 계속해서 대화를 나눌 수 있는 정도로 하는 것이 무리하지 않고 적당하다. 계속해서 30분~1시간 정도 운동이 가능해지면 체력유지를 목표로 주 2회 정도 재미있는 스포츠 프로그램에 참가하는 것도 바람직하다. 이 시기의 운동은 고혈압, 동맥경화, 심장병 등의 순환계 질환의 예방은 물론 비만 방지에도 효과가 있다.

이와 더불어 근력 향상을 위한 웨이트 트레이닝을 주 2~3회 실시함과 동시에 유연성 향상을 위한 스트레칭을 매일 병행하는 것이 이상적이나 여의치 못할 경우에는 앉고서기 운동 10회 정도만으로도 건강을 유지할 수 있다.

(5) 중년여성을 위한 운동

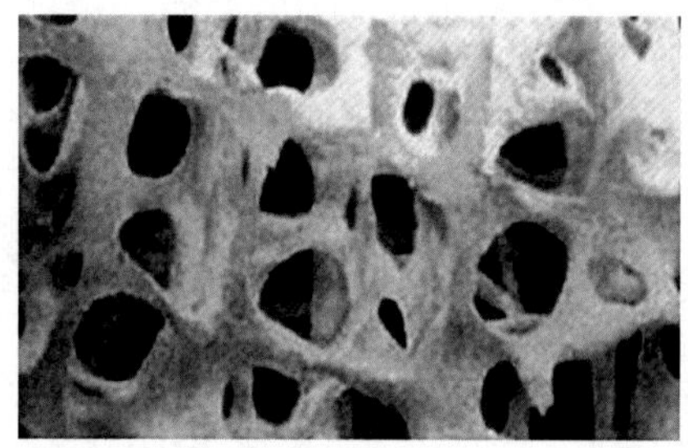

정상 골밀도

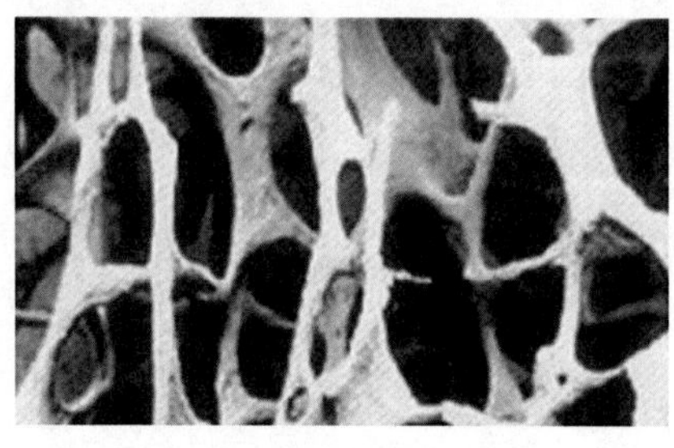

골다공증

몸 짱을 만들면 안 된다. 세포분열이 왕성한 성장기의 건강한 어린이는 근육이 하나도 없다. 군살이나 근육을 스스로 만드는 것은 노쇠화의 길을 재촉하는 것이다.

지나친 몸 짱을 만드는 운동은 체내 노폐물을 증가시키고 그에 따른 혈류 장애로 노폐물이 근육에 축적되어 탄력 있는 피부나 근육이 된다. 보기에는 좋아보일지는 모르나 관절 또는 근육에 축적된 노폐물이 혈액순환장애를 앞당겨 오히려 관절염이나 근육통 등 질병을 유발할 수 있기 때문이다.

여성은 월경, 임신, 냉증, 빈혈 등 생리적으로 많은 변화 과정을 겪게 되고 대체로 20대 후반부터 체력이 급격히 저하되는데 이러한 현상은 출산 이후에 그 속도가 더욱 빨라진다. 특히, 폐경기가 되면 심리적으로나 신체적으로 큰 변화를 겪게 되는데 특히 심리적으로 성취욕구와 집중력이 감소할 뿐만 아니라 고독감이나 우울증에 시달리기도 한다.

신체적으로는 여성 호르몬의 분비가 감소함으로써 뼈의 밀도가 떨어져 골다공증에 걸리기 쉽고 동맥경화와 뇌졸중과 같은 순환기 질환에 걸릴 가능성이 높아진다. 따라서 중년기 이후에는 남자보다 더 주의 깊은 건강관리가 필요하다. 따라서 중년기 이후의 여성에게는 심리적인 문제와 신체적인 건강을 위해서 심폐지구력 운동과 근육의 연성을 강화시키는 운동을 권장한다.

심폐지구력을 향상시키는 운동으로는 등산, 걷기, 조깅, 수영, 자전거 타기, 에어로빅, 댄스 등 장시간 지속 가능한 운동이 좋다.

그러나 몸 짱을 만든다고 유연한 근육을 경직되게 하는 운동은 피해야 한다. 보기에는 건강미가 넘쳐 보이지만 결국 뭉쳐진 근육으로 하여금 피부 깊숙한 부위의 혈류문제로 노쇠화 또는 질병유발의 요인이 되기 때문이다.

근육을 발달시키기 위한 운동으로 웨이트 트레이닝이 가장 효과적이며 걷기, 조깅, 등산, 에어로빅, 댄스 등도 효과가 있다. 여성들은 근육을 강화시키는 운동을 하지 않는다. 특히 40대 이후부터는 남성호르몬이 분비되는 양이 많아져서 운동을 하지 않아도 근육이 저절로 생기게 된다. 남자와 피가 다를 뿐만 아니라 여성이 남성보다 장수하는 이유가 유연한 피부조직에 있기 때문이다. 따라서 근육을 최대한 늘여주는 생활 속의 움직임이 가장 좋은 운동이 될 수 있으며 이러한 피부의 유연성을 가지기 위한 운동으로는 "앉고서기운동법"이 가장 효과적인 운동이다. 하루 10회 정도의 동작, 5분이면 수영 한 시간 이상의 유연한 운동효과와 근육의 유연성 효과를 가져다준다. 따라서 중년 여성의 운동은 젊을 때의 유연하고 부드러운 근육의 연성을 유지하는 방법이면 최상의 운동이다.

(6) 노인들을 위한 운동

노년기는 주변의 온도가 건강에 지대한 영향을 미친다. 노년기는 혈류가 느려지거나 모세혈관 혈행의 통로가 막혀있는 부위가 많으므로 움직임과 운동에 각별한 주의가 필요하다. 평소 꾸준한 움직임이나 운동을 계속한 경우는 별 문제가 되지 않으나 갑자기 시작하는 운동에는 충분한 준비 운동이 절대적이다. 특히 추운 겨울철 아침에 차가운 바람을 맞게 되면 피부 표피의 모세혈관의 혈류가 순식간에 막혀 중풍과 같은 엄청난 충격을 받을 수 있으므로 반드시 잠에서 깨어난 후에는 따뜻한 집안에서 가벼운 스트레칭으로 체온을 상승시켜 충분히 혈류를 개선시킨 후 운동에 나서야 한다. 혈류가 몸 전체를 한 바퀴 돌려면 최소한 20여 분 이상의 준비 운동이 필요하다. 이불이나 자리를 정리한다든지 방바닥을 닦는다든지 하는 생활 운동을 충분하게 한 후 찬 공기를 쐬어야 한다.

노년기는 60세 이상을 말하며 이때는 일반적인 노화 현상이 동반되어 체력이 현저히 저하되고 운동기능이 둔화되며, 심폐기능과 면역 능력이 저하되고 사지의 혈류가 막혀있는 경우가 많다. 따라서 쉽게 병에 걸리고 주위 환경에 대한 적응력이 저하되는데 특히 온도 변화에 대한 적응력이 낮고 정신적인 노화도 함께 나타난다. 일반적으로 감각, 지각, 지능 등과 같은 정신 및 신경 기능의 저하와 불안 또는 우울 등의 정서 및 성격의 변화가 나타난다.

노년기에 운동은 가급적 이른 아침을 피하는 것이 좋다. 노년기의 운동은 심장과 폐의 기능이 좋아지고, 근육의 기능이 향상된다. 근육의 연성을 키우기 운동은 "앉고서기운동법"을 숙지하여 하루 10회 정도의 동작으로 근육의 연성을 키우면 건강한 생활을 할 수 있다. 또한 노인성 질환의 예방 및 노년기에 급속히 진전되는 노화현상을 방지하고 그 진전 속도를 늦추는 효과를 얻을 수 있다.

한편 좋은 생각으로 정신적인 안정감을 찾아 건강하고 적극적인 일상생활을 영위할 수 있도록 해야 한다. 운동은 효과가 높으면서도 안전한 걷기, 달리기, 수영, 자전거 타기, 정적 근력운동, 체조 중 자신에게 맞는 운동을 선택해 실시한다. 이 운동들의 장점은 상해의 위험이 적고 자신의 능력에 맞게 운동량을 조절하기가 용이하다는 점이다. 또한 등산과 배드민턴, 게이트 볼 등은 운동의 효과와 즐거움을 함께 얻을 수 있는 운동들이다. 그러나 축구, 테니스, 스키, 웨이트 트레이닝 등의 갑작스럽고 빠른 동작을 요하는 종목들은 많은 산소와 양분을 필요로 하기 때문에 가능한 한 삼가 하는 것이 좋다.

운동을 실시할 때는 먼저 자신의 신체 상태를 점검하고 추운 날씨에는 갑작스런 온도 변화가 있는 환경을 피하고 충분한 준비운동을 해 준다. 더운 날씨에는 되도록이면 선선한 시간대에 실시하는 것이 바람직하며, 복장은 가볍고 흡수성과 통기성이 뛰어난 것으로 일반적으로 순면 제품이 좋다. 신발은 가볍고 굽이 낮은 것이 좋으며 종목에 따라서 특수한 것을 선택할 필요가 있다. 또 운동을 끝낼 때에는 갑자기 멈추지 말고 얼마간의 정리운동을 실시하여 완전히 피로를 푸는 것이 좋다.

노년기에는 이른 새벽녘 야외 화장실을 이용하는 경우에는 세심한 주위가 필요하다. 시골에서 대부분의 노약자들이 화장실 부근에서 쓰러져 중풍 또는 치명적인 뇌출혈로 이어지는 경우를 많이 볼 수 있다. 이것은 따뜻한 방안에서 잠을 청할 때 근육과 혈류가 완전하게 이완되었다가 갑자기 추운 온도로 인하여 근육과 혈류가 수축되어 사지의 혈류가 막히다보니 심장에서 뛰는 피가 곧바로 대동맥을 통해 머리로만 솟구쳐서 대뇌 혈압이 증가되어 모세혈관이 터지는 현상이다.

한편 사람마다 조금의 차이는 있지만 혈류가 느린 사람의 경우 70대가 되면 대부분 뇌가 현저하게 작아지는 시기이다. 모든 동작이나 생각들이 유아기 수준으로 서서히 낮아지게 되는 시기이므로 자신의 역할을 정리해야 한다. 마음은 청춘 같으나 그 생각들이 좁아지고 낮아지는 시기임을 잘 이해하고 운동보다는 기분 좋은 일상이 있는 장소를 즐겨 찾는 것이 좋다.

4. 운동과 통증

통증부위가 상체로 올라가면 병이 심해지고 손발로 내려가면 호전된다.

현대인들은 특정 근육을 혹사시키는 반면에 어떤 근육은 사용빈도가 현격하게 낮아져서 색다른 동작에 통증으로 이어지는 경우가 많다. 어깨가 결리거나 목이나 등이 뻣뻣해지고 근육을 누르면 아픔을 느끼거나 통증이 장기화 되는 경우도 있다. 우리 몸의 골격근이 손상을 받게 되면 독특한 통증 유발한다.

또한 때에 따라서는 통증이 있는 근육 부위가 아닌, 통증 부위와 멀리 떨어진 곳에서도 통증 유발점이 생길 수 있는데 이는 마치 총을 쏠 때 방아쇠를 당기면 개머리판에 받은 충격처럼 느껴진다.

근육은 산소부족으로 통증이 생긴다. 즉 근육이 경직되면 될수록 모세혈관이 막혀 통증이 유발되는 것이다. 목·어깨·등이 특별한 이유 없이 결리거나 뻣뻣한 경우에는 근근막증후군을 의심할 수 있다. 근육에는 수많은 근섬유가 모여 있으며 근막으로 둘러싸여 있다. 이런 근육들이 긴장되면 근섬유의 길이가 짧고 굵어지면서 근육 사이로 흐르는 혈관이 짓눌려 모세혈관 막혀 부분적으로 산소부족 현상이 일어난다. 근육에는 에너지를 생산하기 위해 포도당과 산소가 필요한데, 어적혈로 막혀 산소가 부족해지면 포도당의 불완전 연소로 젖산이 생산되어 쌓이게 된다. 근육이 긴장하여 근육 내 혈액의 흐름이 느려 젖산과 같은 노폐물의 대사가 원활히 이루어지지 않으면서 이들이 근육에서 통증을 유발시키는 물질로 작용하게 된다.

또한 근육 내의 산소와 에너지 공급 장애로 근육 내에서의 에너지 대사에 이상이 와서 일부 근육의 비정상적인 대사항진이 일어나 골격근이 팽팽한 띠 모양을 형성하면서 흥분점이 생기기도 한다. 이 흥분점이 통증을 유발하는 점이 되는 것이다. 사람마다 아플 때 느끼는 통점은 다르게 나타난다. 한편 음식이나 혈류따기로 모세혈관의 핏길에 열리면서 아픈 통점이 이동하는 경우도 있다. 즉, 명현현상으로 생겨나는 통점은 심장에서 서서히 점점 더 먼 곳으로 통점이 이동한다는 사실이다. 반대로 질병이 커질수록 심장가까이로 통점이 생기거나 피가 머리로 더 많이 솟구쳐 머리의 여러 조직에 질병이 발생한다.

예를 들면 나이가 들어 고관절이나 엉치뼈가 아픈 사람이 치료가 잘되어 낫고 나면 그 다음은 무릎이 아파오게 된다는 것이다. 무릎의 치유가 잘 되고 나서 그 다음은 발목에 통증이 왔다하면 이것은 질병이 생기는 것이 아니라 몸이 점점 더 건강해진다는 신호인 것이다. 따라서 통증 부위는 심장에서 먼 곳에 나타날수록 건강지수가 높은 것이다.

5. 흥미로운 생활운동 앉고서기 운동법

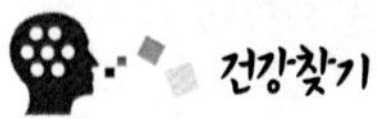

하루 10개의 운동으로 평생건강을 찾는다. 앉고서기 운동을 제대로 하면 인체의 206개의 뼈와 650여 개의 근육의 연성을 키울 수 있다.

50대 중반인 저자는 중·고등학교 시절을 제외하고는 별다른 운동을 하지 않고 있다. 그러나 30대 초반부터 몸이 이상하게 여겨질 때마다 다음의 자세를 몇 번 취하고 나면 몸이 가볍고 신진대사가 원활해졌다. 더구나 자동차 운전으로 무릎 통증을 느낄 때에도 앉고서기를 여러 차례 반복한 후에는 정상으로 돌아오곤 했다. 주위 사람들에게 권유를 자주 하였는데 관절염 환자들이 이 운동으로 무릎이 나아져 마라톤 완주까지 하게 되었다고 고마워했다. "앉고서기" 운동법은 무릎이 아픈 사람이나 허리환자, 소화 불량자 등 신진대사가 문제되는 사람들에게 권유해 본 결과 대부분 증세가 개선 또는 치유되었다.

또한 수천 명의 학생들에게 다음의 앉고서기 자세를 취하게 해 본 결과 정상적인 자세를 취할 수 있는 학생은 고작 10% 이내였다. 이것은 쪼그려 뒷일을 보는 우리네 조상들의 삶의 방식을 거부한 데 주요인이 있다. 따라서 본 운동법의 원리는 쪼그려 뒷일을 보는 자세와 산모가 아이를 낳을 때의 자세를 결합한 동작이다. 척추기능, 무릎과 같은 관절기능, 소화기능, 심폐기능, 배변기능 등 신체 전반의 기능을 출생 때 애기처럼 복원시켜 가게 할 수 있는 최고의 운동법이다. 겨우 "앉고 서는데 뭐 효과가 있겠어!"하면서 시작하지만 대부분 앉고서기 몇 개의 운동에 몸 여기저기 진땀이 나는 자신을 발견하기도하고 아예 자세가 나오지 않아 웃을 정도로 꺼꾸러지게 되면서 스스로 내가 왜 이래 하며 자신의 골격과 근육의 구조적인 동작이 문제가 있음을 자각하게 만드는 운동이다.

건강찾기 1) 앉고서기 운동이란?

여자들이 남자보다 쪼그려 앉는 자세가 많고 또 출산 시 몸을 푸는 자세에서 내장근과 하체근육의 연성이 높아져서 남자보다 장수할 수 있다.

과거의 여성들은 남성에 비하여 자세에서 오는 자유를 제대로 누리지 못하는 경우가 많았다. 팔자걸음을 걸을 수도 없었으며 앉을 때도 예외가 아니었다. 즉, 남성에 비하여 근육에 아픔을 더하는 자세를 많이 취하므로 근육의 수축과 이완 작용 즉, 근육의 연성이 남성보다 우위에 설 수 있어 건강함과 장수로 이어졌던 것이다. 그러나 근자에는 서구식 양변기 문화에 젖어있는 여성이 많아지고 생활에서 오는 자세가 남성화되어 감에 따라 그렇지 못한 경우가 많아지고 있다. 제대로 쪼그려 앉을 수 없는 사람들의 공통점은 하체와 허리가 부실하고 비만해져 있다는 사실이다. 이것은 하체 근육이 소화기관이나 허리와 연결된 내장기관들과 상호 연결되어 있으므로 하체의 부실한 근육은 결국 신진대사에 악영향을 미치게 되어 허리에 관계된 질병과 소화기관의 장애 등으로 비만을 불러오게 되는 것이다.

팔 가짐의 자세는 산모의 출산 자세에서 출발한다. 이 자세는 상체의 몸속

에 300여 개나 되는 각종 근육의 연성을 극대화시켜 신진대사를 원활하게 한
다. 그로 하여금 산모는 산고의 고통을 덜어 순산할 수 있게 되는 것이다. 최
근 수중 분만이니 쪼그려 분만이니 하여 출산의 자세가 다양해지고 있으나 주
된 순산의 비결은 몸속의 내장근육들을 부드럽게 또는 긴장을 해소하는데 있
다. 따라서 순산의 비결은 내장근의 긴장을 해소하여 근육을 최대한 늘여 주
는 연성을 갖게 해야 한다. 팔을 수평으로 하고 팔뚝을 수직으로 세운 후 주
먹을 쥐는 자세는 골격근이나 순환기근, 소화기근, 호흡기근 등 오장육부 근육
을 연성 있게 만들 수 있는 자세이다. 그러므로 가급적 배는 가슴은 내밀고 팔
은 활짝 뒤로 젖힐수록 상체의 모든 근육이 늘어나게 되는 것이다.

건강찾기 2) 처음은 힘겹지만 연습을 하면 된다

쪼그려 앉는 연습을 하면 여자가 취할 수 있는 자세를 남자도 취할 수 있다.

이십여 년 전 텔레비전 방송, "호기심 천국"을 시청하던 중 의문이 생겨 잠자
리에 들다가 저게 아닌데 하고 벌떡 일어나서 여성이 취하는 무릎을 꿇어앉아
엉덩이가 바닥에 닿는 사진의 자세를 취해 보았다. 그 당시 40대말인 나 자신

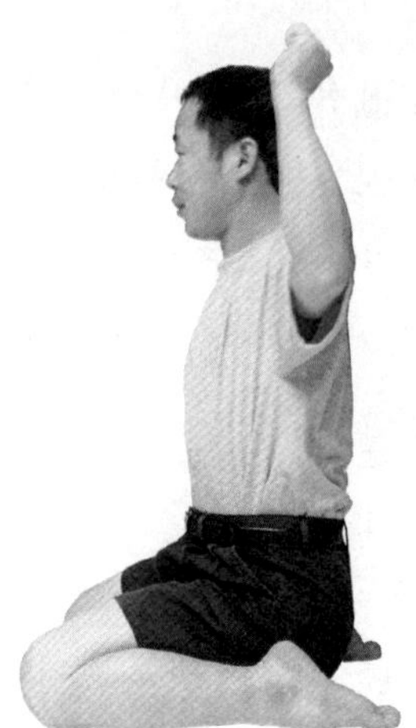

남자도 쪼그려 앉을 수 있다.

도 취해지는 자세인데 방송에서는 엉뚱한 결론을
내리는 것을 보고 화가 치밀었다.

결론은 신체 구조상 남자는 여성이 취하는 자
세를 취할 수 없다는 것이었다. 어처구니없는 방
송의 결과를 보고서 미력한 저는 홈페이지에 건
강 찾기를 위한 자그마한 이야기를 피력하게 되
는 계기가 된 것이다.

그러하기가 1년 정도 지난 시점에서 별도의 건
강교실 즉, 경기박사란 타이틀로 홈페이지를 개설
하다가 근자에는 '자연과 숨 쉬는 사람들'이란 이

름으로 카페를 운영하며 병원에서 못 고치는 환자들을 댓글로 소통하고 원격으로 치유하며 건강을 함께 나누고 연구하기에 이르렀다.

쪼그려 뒷일을 보는 자세를 취하면 여성이 취하는 자세를 남성도 능히 취할 수 있음을 밝혀 둔다. 남성도 생활하면서 여성이 취하는 자세와 같은 행동을 계속하면 여성과 똑같은 자세가 취해질 수 있다.

대부분의 남자들은 태어나면서부터 여자와는 매우 다른 자세와 동작을 취하는 생활습관이 수십 년 지속되다보니 긴발가락근이나 아킬레스건, 가자미근 등의 근육이 연성을 잃은 탓으로 그러한 자세를 취할 수 없는 것이다. 그러나 쪼그려 뒷일을 편하게 보는 자세가 편하게 나오면 그러한 자세를 쉽게 취할 수 있다. 쪼그려 뒷일을 보았던 우리네 조상들의 슬기로운 건강과학에 대해서는 앞으로 언급되겠지만 "자! 지금부터 건강을 찾기 위해서는 하루 한 차례라도 쪼그려 앉아 뒷일을 보자." 경이로울 만큼 하체의 혈류가 왕성해지고 근육의 연성이 생겨 발 가짐이 편해진다.

건강찾기 3) 앉고서기 운동법의 원리

(1) 앉고 서기의 원리

의자에 앉은 자세처럼 편하게 뒷일을 보는 서양인들과 비교하면 우리네 선조들은 참으로 불편하고 무식하게 쪼그려 앉아 뒷일을 보는 것으로 생각하기 쉽다. 왜? 수천 년 전부터 이러한 자세를 고집하며 쪼그려 앉아 배설을 하였을까? 무지해서 수천 년을 쪼그려 뒷일을 본 것일까? 천만에 여기에 신조차도 감탄해 마지않는 건강 과학이 숨겨져 있다. 즉, 쪼그려 뒷일을 보는 자세는 허리 이하의 하체 근육을 최대한 당겨주는 역할을 하기 때문이다.

오른쪽 사람의 하체 근육을 보면 다른 동물과 구별되는 강건하고 무수히 많은 근육들을 볼 수 있다. 이것은 직립보행에 있어서 매우 중요한 것으로 건강한 신체를 유지하는 데 가장 큰 의미를 부여할 수 있다. 그러나 이러한 근육들

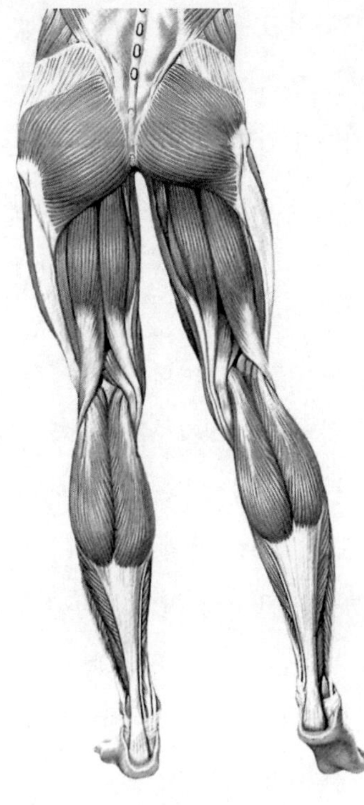

은 제대로 사용하지 않으면 결국 근육의 수축과 이완 작용이 문제가 되어 보행 장애를 유발하게 되는 것이다.

우리네 조상들은 하루에 한 차례 이상씩 뒷일을 보면서 일상생활에서 사용하지 못하는 근육을 최대한 당겨주어 근육의 연성을 키워내는 지혜로운 민족이다. 쪼그려 앉은 자세를 취하게 되면 "대퇴곧은근, 대퇴비스듬근, 긴내향근, 치골경골근, 외내측넓은근, 장단지근, 가자미근, 긴발가락펴짐근, 앞경골근, 발꿈치힘줄근(아킬레스), 반힘줄 모양근 등과 같은 하체의 모든 근육을 최대한 당겨 근육의 연성을 강화시켜 하체의 혈류를 원활하게 해 준다. 특히 장단지근의 연성을 높여 하체의 정맥류를 예방하고 하체에 고여 있던 정맥의 핏길을 열어서 소화기관의 혈류를 왕성하게 도와준다.

우리네 선조들은 배설의 고통에도 불구하고 쪼그려 앉아있을 때 근육에 아픔을 더하여 아픈 만큼 성숙해진다는 삶의 철학을 몸소 실천하면서 하체 근육의 연성을 키워갔던 것이다. 한편 쾌변을 위해 소장의 짓누르게 하고 대장의 혈류량을 증대시키며 직장의 연성을 늘려주는 과학적인 자세인 것이다.

또한 앉고서기 운동을 반복하면 몸통의 혈류를 개선해 주면서 척추가 바르게 된다. 특히 척추환자들이 앉고서기 운동을 하면 한 두개 하는 사이 척추에서 뚜두둑 하는 소리와 함께 잘못 되어진 척추가 제자리로 돌아가는 것을 느낄 수 있다. 또한 소화기와 배설기관의 혈류를 개선해 주면서 오장육부의 기혈의 흐름을 좋게 하여 신진대사를 원활하게 해 준다.

수 시간의 길을 걷거나 축구 등 심한 운동을 한다 해도 하체 전체의 근육의 연성을 강화하기는 힘이 든다. 그러나 하루에 2~3회 정도의 쪼그려 앉기를 계속하면 하체의 모든 근육을 최대한 당겨내는 효과로 인하여 평소 부실한 근육의 연성이나 막힌 혈류에서 생겨난 허리병이나 고관절 결림, 관절염과 같은 질병을 고쳐 내기도 하고 예방할 수 있다.

(2) 팔 가짐의 원리

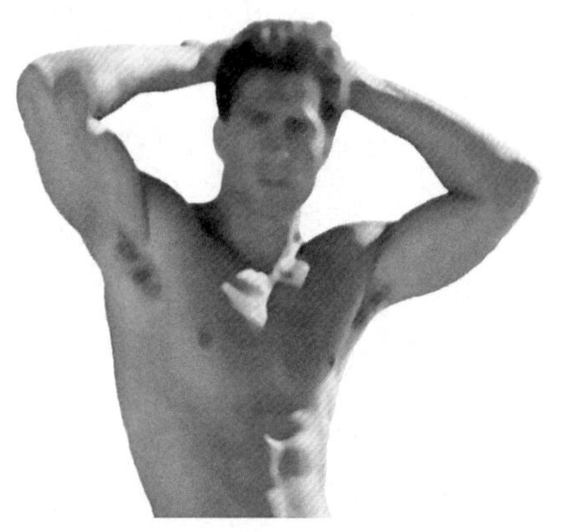

새 생명을 출산하는 산고의 아픔은 이루 말로 헤아리지 못할 것이다. 사람의 활동 중 이보다도 더 큰 힘과 에너지를 소모하는 몸짓은 없다. 흔히들 젖 먹던 힘까지 써야만 아이를 낳을 수 있다고 한다. 그러나 평소 자신의 근육을 연성 있게 만들면 출산이 순조로워 진다.

팔을 수평과 수직으로 가지는 자세는 산모가 출산 시에 취하는 자세이다. 아기를 출산하기 위해서는 온몸의 근육을 연성 있게 만들어야 출산이 순조로워진다. 그래서 옛 어른들은 출산을 "몸푼다"라고 한 것이다. 즉 아기를 출산하는 것이 아니라 근육을 푼다 즉, 근육의 수축과 이완을 계속한다는 의미로 해석함에는 그만한 이유가 있다. 출산을 건강을 찾아가는 과정으로 해석하는 이유는 그만큼 근육의 연성이 태어나는 자식의 건강한 모태가 된다는 의미이다.

출산을 몸을 푼다로 이해한 우리네 산모들이 왜 팔을 위로 향하여 아기를 낳았을까? 여기에도 신비한 인체과학이 숨겨져 있다. 팔을 수평으로 벌린 후 팔목을 수직으로 세운 자세는 몸통의 오장육부의 기혈을 살려내어 혈류의 흐름을 극대화할 수 있기 때문이다. 따라서 앉고서기 운동의 팔 가짐은 산모의 출산 자세에서 출발되어 진다.

평소 우리의 팔은 대부분 심장이하에 머물고 있다. 그리고 일상생활 중에도 팔이 머리위로 올라갈 일이 좀처럼 없기 때문에 근자의 젊은 층에서도 어깨 결림이나 오십견을 호소하는 경우가 점점 많아지고 있다. 팔을 수평으로 한 상태에서 팔뚝이 수직을 이루는 자세는 몸속의 300여 개나 되는 각종 근육의 연성을 극대화시켜 신진대사를 원활하게 한다. 그로 하여금 산모는 산고의 고통을 덜어 순산할 수 있게 되는 것이다.

최근 수중 분만이니 쪼그려 분만이니 하여 출산의 자세가 다양해지고 있으나 주된 순산의 비결은 몸속의 내장근육들을 부드럽게 또는 긴장을 해소하는 등, 그 주된 순산의 비결은 내장근의 긴장을 해소하여 근육을 최대한 늘여 주어 오장육부를 위시한 몸통의 근육을 연성 있게 하는 것이다.

건강찾기 4) 자세와 방법

(1) 서기의 자세와 유의사항

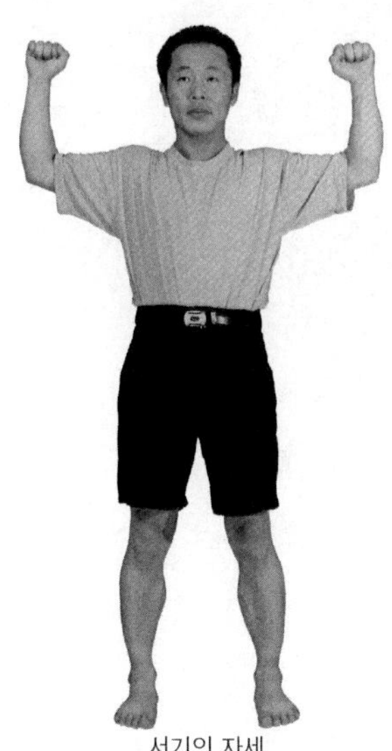

서기의 자세

• 우선 발을 어깨너비만큼 벌리고 발을 사진과 같이 11자형을 취한다. 이때 발의 중심은 발뒤꿈치와 발가락의 중지를 11자형을 만든다. 엄지발가락이 안쪽으로 약간 몰리게 발의 자세를 취하는 것이 좋다.

• 배를 최대한 내밀고 가슴을 활짝 젖히고 편다. 이때 배를 내밀면 소화기관이 확장되고 어깨를 젖히면 폐활량이 증가한다.

• 팔을 수평으로 한 후 손목을 수직으로 세워 팔꿈치를 90° 각도가 유지되게 하고 사진과 같이 힘 있게 주먹을 쥔다.

• 팔은 가슴을 젖힌 상태에서 주먹이 등 쪽에 위치하도록 최대한 젖힌다. 이것은 허파나 위장, 심장 등과 연결된 근육의 연성을 강화시켜 신진대사

를 원활하게 한다. 특히 대흉근과 앞톱니근, 삼각형근, 등모세근 등의 연성을 뛰어나게 만들어 머리와 연결된 척수의 전 기능들을 개선하는 역할을 한다.

(2) 앉기의 자세와 유의사항

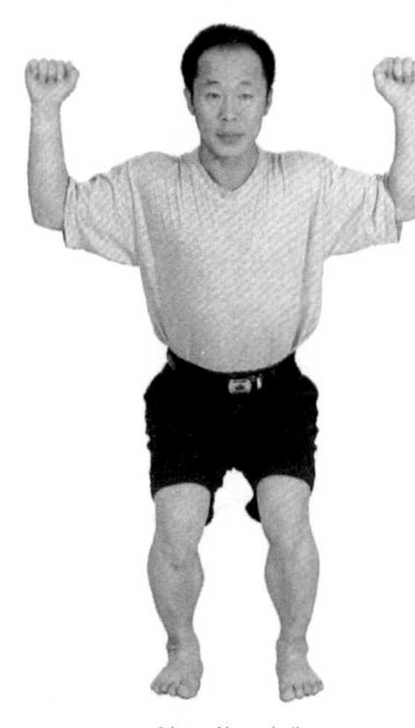

앉으려는 자세

• 발을 어깨너비만큼 벌린 11자형을 취한 상태에서 숨을 천천히 입으로 내쉬면서 그대로 천천히 앉는다. 이 때 발뒤꿈치가 들리거나 발을 움직여서는 안 된다. 처음은 앉기가 무척 힘이 든다. 이런 경우에는 발의 각도를 조금 벌려도 되나 자세가 잡히면 11자형이 되게 노력하는 것이 좋다.

• 발뒤꿈치는 바닥 면에 밀착된 상태로 천천히 앉는다. 이때 발 뒤꿈치근과 아킬레스근, 가자미근, 긴비골근, 장단지근 대퇴곧은근 등을 연성 있게 만들어 무릎과 발목에 관계된 장애를 고쳐주는 것이다. 한편 무릎이나 발목에서 "뚜닥뚜닥" 하는 소리가 날 수도 있는데 이것은 잘못되어져 있는 연골과 근육을 제대로 잡아 주는 것이므로 염려할 필요는 없다.

• 배를 내밀고 가슴을 활짝 편 상태에서 상체는 수직으로 내려와야 한다. 등뼈와 연관된 근육의 연성을 키우는 것이므로 이때 허리에 문제가 있는 사람은 뼈가 제 위치를 찾아가다보니 "뚜둑" 하는 소리가 날 수 있는 데 이것 역시 잘못 된 뼈와 근육이 제자리를 찾아가는 것이므로 염려할 필요는 없다.

• 팔을 수평으로 한 후 팔꿈치가 90° 각도를 유지하게 하고 힘 있게 주먹을 쥔 상태에서 그대로 앉아야 한다. 숨은 계속 내쉬는 상태이다.

• 엉덩이가 발목 뒷부분에 닿도록 약간의 반동을 넣는다. 엉덩이가 종아리

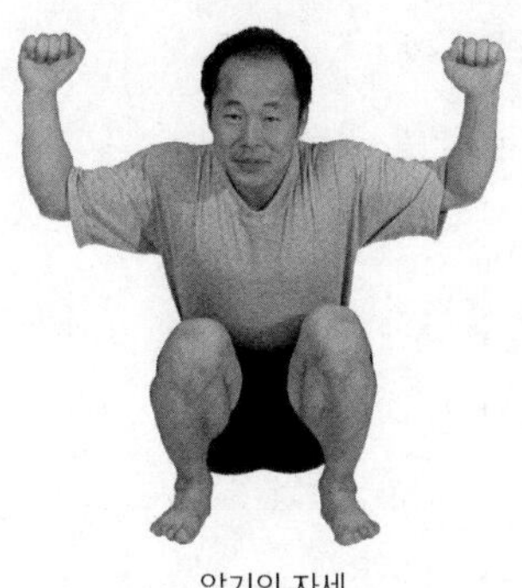

앉기의 자세

에 닿으면 내쉬는 호흡이 허락하는 동안 엉덩이로 반동을 넣어 종아리부분이 지압되게 방아를 찧는다. 이때 하체 근육의 모든 부분이 최대한 팽창되며 근육이 완전하게 이완된다.

• 팔은 가슴을 젖힌 상태에서 등 쪽으로 적당히 젖힌 상태를 그대로 유지하여 당겨진 하체 근육에서 허파나 위장, 심장 등과 연결된 근육의 연성을 더욱 강화시켜 간다.

(3) 서기의 이동 자세와 호흡법

• 일어설 때에는 상체를 수직으로 세우면서 서서히 비흡 즉, 코로 숨을 천천히 들이쉬면서 천천히 일어선다.

• 일어선 후 폐에 공기를 최대한 코로 흡입하여 더 많이 들이 쉬면서 팔과 팔목을 최대한 뒤로 젖히면서 폐활량이 최대가 되도록 가슴을 확장 시킨다.

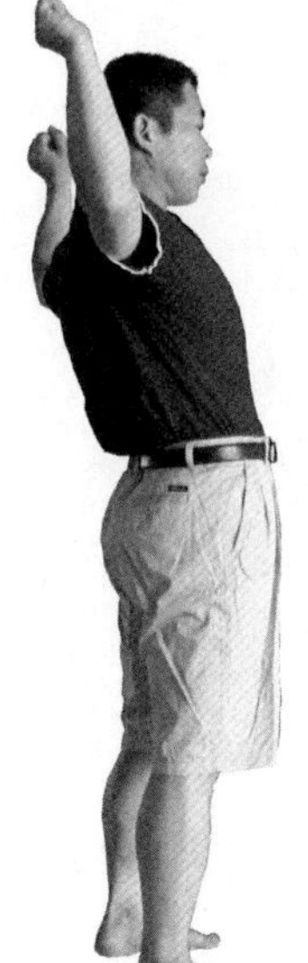

서기의 자세

• 숨을 최대한 허파로 넣은 후 참아보다가 참기가 힘들면 서서히 입으로 숨을 내쉬면서 앉기 자세로 들어간다.

호흡은 잠시도 멈출 수 없는 생명 유지의 근본 활동이다. 따라서 운동이나 움직임에는 호흡방법이 절대적인 것이므로 다음을 숙지하여 호흡기관의 근육을 연성 있게 만들어 폐활량을 증가시켜간다.

서기의 자세는 허파가 최대한 부풀어져 팽창된 상태이므로 공기를 최대한 흡입하여 폐활량이 최대가 되도록 해야 한다. 이 때 폐활량이 많아지면 폐기관을 움직이는 근육을 더욱더 늘여주어 연성을 더 좋게 하므로 심장이나 허파의 기능이 개선된다.

앉기의 자세는 소화 기관이 허파를 밀쳐 올리게 되므로

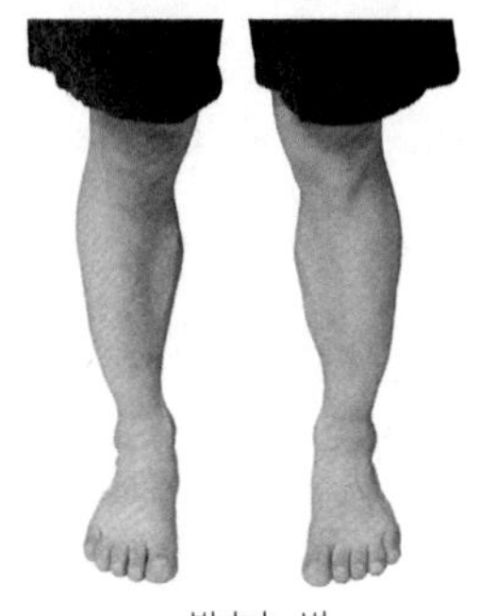

발 놓는 법

흡입한 공기가 완전히 빠져 나가도록 서서히 숨을 충분히 내쉬어 가로막을 위로 최대한 올라가게 한다.

이때에는 가로막이 올라가고 수축된 폐기관에 의해 생겨난 여유 공간은 내장기관의 팽창 효과로 소화기관의 혈류가 개선되면서 몸속의 가스가 배출되는 등 소화기능을 개선하게 되는 것이다. 이 호흡법은 저자가 강조하고 명명한 비흡구배 호흡이며 오장육부의 기혈을 빠르게 순환시켜 가게 되는 숨쉬기이다.

(4) 앉고 서기가 힘든 초보자나 자세가 잡히지 않을 때

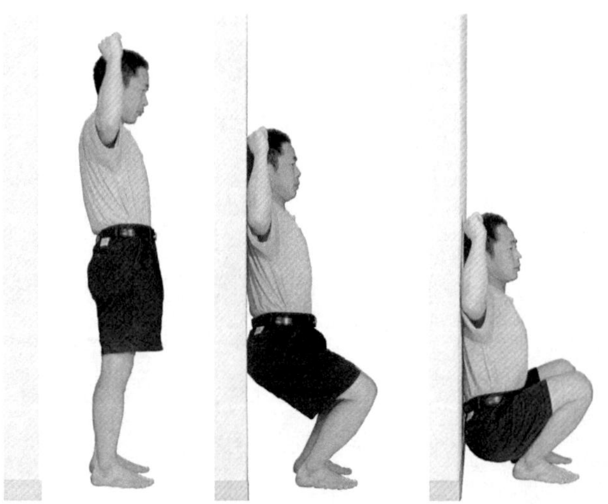

서기의 자세
벽에서 20cm 정도 띄운다.

반쯤 앉기
등과 어깨를 벽에 밀착한다.

앉기
엉덩이가 장딴지에 닿게 한다.

양변기 문화에 젖어든 사람이나 쪼그려 앉기를 수년간 해 보지 않은 사람은 단순한 앉고서기가 매우 힘이 든다. 흔히 앉으면서 이내 발이 팔자로 벌어지거나 발뒤꿈치가 들리는가 하면, 엉덩이가 솟구치기도 하고, 상체가 앞으로 숙여지면서 넘어지거나 팔이 수직이 되지 못하고 엎드리기도 한다.

이러한 현상이 나타나면 자신의 신체의 근육을 골고루 사용치 않아 근육의 연성이 사라져 근육의 노화현상이 생긴 것이다. 이런 경우를 계속 방치하면 근육통이나 근육장애가 생김과 동시에 근육 속의 혈류나 신경 조직의 이상을 가져와 자신도 모르는 사이에 서서히 근육이나 골격의 노쇠화 현상이 생길 수 있다.

앉기에서 자세가 나오지 않거나 서기에서 팔 가짐이 문제가 될 경우에는 사진과 같은 공간을 찾아 연습하는 것이 좋다.

방문과 같은 매끈한 벽면에 서서 발뒤꿈치를 벽에서 15~20㎝ 정도 띄우고 머리와 팔, 엉덩이를 벽에 붙인 채 살며시 앉으며 숨을 내쉰다. 서기의 자세도 발을 고정한 채 머리와 팔, 엉덩이를 벽에 붙인 채 살며시 일어서며 숨을 들이쉬고 가슴을 최대한 내민다.

(5) 운동 횟수

앉고서기 운동법은 그 근본 원리는 앉을 때와 설 때의 상체와 하체가 반대 현상이 생긴다. 즉, 앉을 때는 하체 근육을 최대한 이완, 팽창시켜 연성을 키우고 상체는 몸통 근육을 수축시켜 혈류와 신경계를 정상화하는 운동법이므로 처음부터 무리해서는 안 된다. 반면 설 때는 하체 근육을 최대한 수축시켜 발의 혈류를 원활하게 하고 반대로 상체와 몸통 근육을 이완, 팽창시키게 된다.

쪼그려 앉아지지 않는 초보자가 정확한 자세로 10회 정도하고 나면 온몸이 땀으로 범벅되거나 다리에 쥐가 내리기도 하고 여기 저기 뚜두둑 하는 연골의 마찰 소리가 들리기도 한다.

무리하지 않는 범위인 하루에 10회를 넘지 않게 보름 정도를 하면 앉기 자세가 서서히 자세가 잡힌다. 균형이 잡힌 한 달 후 부터는 하루 10~20회 정도로 하면 몸 전체가 어린 시절 유아기의 완전한 체형으로 자리를 잡음과 동시에 온 몸의 혈류가 개선되어 건강을 서서히 찾게 된다. 즉, 하루 10회 정도의 앉고 서기만으로도 평생의 건강을 지킬 수 있게 되는 것이다.

초보인 경우에는 몹시 힘이 들지만 꾸준하게 체형을 교정한다는 자세로 임하면 자신의 근육의 연성과 수축성이 자리를 찾아가게 되는 것이다. 만약 다리에 통증이나 쥐가 내릴 때에는 매일 10회 정도씩 이틀 정도만 하면 온몸이 개운하고 원기를 회복해 가게 된다.

환갑 나이에 초기 관절염으로 고생하던 사람이 앉고서기 운동을 생활화 한 후 관절염을 고치드니 지금은 마라톤 완주를 서너 번 할 정도의 선수가 되어 저자를 볼 때마다 감사하는 마음을 늘 전하고 있는 사람이 있는가 하면 모 대학 교수님은 발목 통증을 호소하여 지도한 결과 수십 회의 동작으로 치료되어 기분 좋은 찬사를 듣고 있다.

아무튼 실천이 중요한 관건이므로 앉기와 서기의 자세가 정확히 잡힌 후에는 이틀에 5~10회만 앉고 서기를 해도 근육의 연성 작용이 지속되므로 건강한 생활을 지속할 수 있다.

건강찾기 5) 앉고서기 운동 후의 신체 통증과 변화
– 통증은 치료의 과정이다

초보자 또는 골격이나 근육 이상자는 다음의 통증과 소리가 날 수 있다. 그러나 통증이나 소리들은 골격과 근육이 제 위치를 찾거나 신체의 이상 부위가 정상화되는 과정임을 숙지하고 더욱 더 분발하여 건강을 찾아보는 노력을 아끼지 말아야 한다.

(1) 뚜두둑 소리가 난다

무릎이나 발목, 허리, 목, 팔 등의 관절 부위에서 뚜두둑 또는 뚝뚝 등의 소리가 날 수 있다. 이것은 골격근이 연성을 잃고 있다가 "앉고서기" 자세에서 뼈와 연결된 골격근이 최대한 당겨지고 수축되는 과정에서 그 동안 사용되지 못한 연골 조직이 이동하면서 생기는 현상이다.

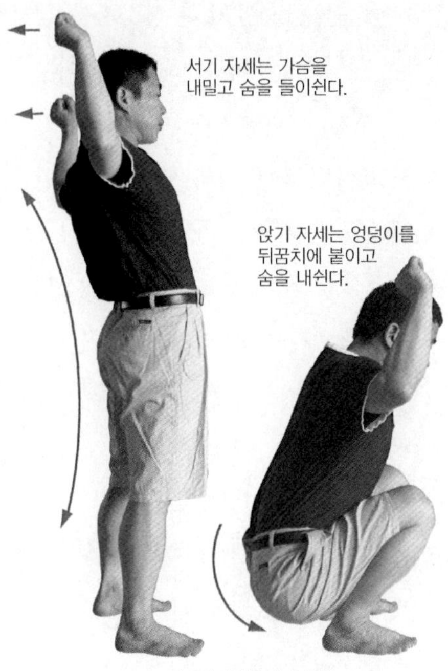

앉고서기운동의 호흡법

초기에 몇 차례 소리가 나는데 횟수를 거듭하고 반복하여 골격이나 근육이 제자리를 찾으면 소리가 나지 않는다. 운동 시 소리가 나거나 아픈 관절 부위는 골격이 구조적으로 잘 못된 것이 바로 잡히는 것이므로 염려할 필요는 없다.

허리에 이상이 있는 사람은 허리에서 소리가 나고 무릎이 잘 못된 사람은 무릎에서 등, 잘못 된 신체 부위에서 소리가 난다.

신체의 여러 부위가 뻐근하거나 아픈 통증을 느낀다는 것은 근육이 연성을 잃어 혈류가 막혀 있는 것이므로 앉고서기를 통해 혈류가 개선되고 근육의 연성이 생기면서 모세혈관이 뚫려 핏길이 열리는 현상이므로 계속적인 앉고서기를 생활화한다.

(2) 어깨가 뻐근하거나 통증을 느낀다

스트레스를 받았거나 목덜미가 뻣뻣한 사람에게 나타나는 현상으로 등모세근의 상단이 매우 단단할 경우에 생기는 현상이다. 이것은 대뇌와 척추의 척수로 연결된 혈류와 신경조직이 장애가 생겨 있던 것이 제대로 풀려가는 현상이다. 하루 10회 일주일 정도 앉고 서기를 하면 그러한 증상이 개선되고 어깨 부위의 시원함과 상쾌함을 느끼며 등모세근이 부드러워진다.

(3) 방귀가 나오거나 트림을 한다

위장과 같은 소화기관에 이상이 있는 경우에는 그 효력을 즉시 발휘한다. 앉고서기 운동은 내장 기관의 근육을 잘 풀어 준다. 만성 소화 불량자는 식사 후 5~10회를 하고 나면 즉시 음식과 위산이 만나 정상적인 산화과정이 이루어지지 않은 부패된 음식에서 내뿜는 가스가 생긴다. 위장 또는 대장 속의 가스가 몸 밖으로 빠져나오는 현상으로 배출하고 나면 속이 편해지고 위장의 혈류가 개선된다. 또한 아랫배가 아프거나 변비와 같은 질병을 가진 사람도 앉고서기 운동을 보름 정도 계속하면 대장이나 소장 근육의 연동 기능이 개선되어 속편한 생활을 한다.

(4) 척추의 등이 뻐근하다

흉추 3~5번에 이르는 부위의 혈류가 막혀 생겨나는 현상으로 앉고서기 운동으로 소화 기관과 연결된 척수가 있는 부위의 혈류가 되살아나는 것이다. 만성 위장병 증세가 있는 사람에게 흔히 나타나는 현상으로 속이 거북하거나 더부룩한 사람은 본 운동으로 그러한 증세를 호전시켜 갈 수 있다.

(5) 엉덩이의 고관절이나 요추 부위가 아프다

머리와 연결된 동맥과 정맥의 혈류가 문제되거나 소화기관 장애자, 하체의 근육에 탄성이 생긴 사람에게 나타나는 현상이다. 이런 사람은 본 운동을 수십 회하고 나면 다리의 경련이나 쥐가 내리기 쉽다. 그러나 2~3일간 계속하면 신기하게도 그러한 증세가 없어진다. 요추가 아픈 사람은 대부분 팔자걸음걸이를 걷게 되는데 앉고서기 운동을 지속하면 허리의 삼투현상이 좋아지고 옆구리 살이 빠지며 부실한 다리가 점점 편해진다. 허리가 부실한 사람에게 흔히 나타나는데 운동 후의 명현현상이다.

(6) 겨드랑이가 아프다

겨드랑이에 땀이 많은 사람이나 심장과 연결된 근육에 이상이 생긴 경우 오십견이나 어깨결림이 생겨날 수 있는 사람으로 겨드랑이 림프절의 혈류 장애자에게 나타나는 현상이다. 이런 사람은 심장근에 무리를 주지 않는 하루 5회 내외로 한 달 정도 가볍게 앉고서기 운동을 하면 겨드랑이에 땀이 서서히 줄어들거나 심장 기능이 향상된다.

(7) 가슴이 당기거나 뻐근하다

가슴에 땀이 나거나 폐 기관에 연결된 근육이 문제될 때 생기는 현상이다. 이런 사람은 폐질환을 앓았거나 심폐 기능이 저하된 사람에게 나타나는 현상이므로 꾸준하게 본 운동을 하면 그러한 현상은 사라진다. 앉고서기 운동으로 폐활량이 증가하면서 가슴주위의 꼬인 근육이 제자리를 찾아가는 호전반응이다.

(8) 현기증이 생기거나 머리가 어지럽다

갑자기 현기증이 나거나 머리가 띵하거나 어지러운 사람은 그간 다리나 팔 또는 오장육부의 핏길이 막혀 피가 머리로 솟구치는 사람이게 나타난다. 얼굴이 창백하거나 속이 불편한 사람들이 앉고서기 운동 후 핏길이 오장육부나 하체로 갑자기 뚫리고 열리면서 생겨나는 현상이다. 심장의 피가 항상 머리로 솟구쳐 대뇌 압력이 높았다가 앉고서기 운동 후 핏길이 열려 순간적으로 대뇌의 혈류량이 감소하여 일시적인 저산소중 현상이 생기면서 나타나는 증세로 한약 10재 이상의 효험을 보는 것과 같다.

(9) 심장이 갑자기 콩닥콩닥 뛰는 것 같다

수족냉중 환자나 저혈압, 아랫배가 차거나 불임인 사람 또는 면역기능이 낮은 사람들은 심장의 박동 수가 많은 대신 심장에서 내뿜는 힘이 미약하다. 앉고서기 운동으로 그간 막힌 핏길이 갑자기 뚫리면서 피를 보낼 곳이 많아지게 되어 심장이 갑자기 심하게 뛰거나 콩닥거리게 되는 것이다. 이런 경우에는 종아리 밑 코피혈을 자극하여 정맥혈류를 빠르게 돌려주면 서서히 정상을 찾게 된다. 심장이 좋아지면 아침에 자고나면 눈곱이 많아지기도 한다.

(10) 앉고서기 운동 후의 다양한 반응들

허벅지가 당기거나 아프기도 하고 다리에 짜릿한 반응이나 팔목 통증, 가려움증, 무릎 통증, 머리에 땀, 피가 흐르는 기분 등 다양한 증상이 나타날 수 있다. 이러한 현상들은 그러한 골격 부위의 혈관이나 근육 장애가 개선되는 것이므로 꾸준한 앉고 서기를 생활화하여 건강을 스스로 찾아가기 바란다.

아침에 자고 일어나서 기분이 좋지 않을 경우에 한 손으로 양치질을 번갈아 하면서 앉고 서기를 몇 차례만 하면 출근 길 몸이 가볍고 상쾌하다. 앉고서기는 근육의 연성을 키워가는 가장 좋은 운동이다. 건강 찾기는 시간이 문제가 아니고 실천의식이 중요하다. 또한 이웃 친지에게 홍보하여 함께 더불어 건강하게 살아가는 아름다운 삶을 실천해보자.

6. 바른 보행 운동법

인간은 여느 동물과는 다르게 직립 보행을 한다. 보행은 주어진 목적지에 빠르게 도달할수록 높은 성취동기가 유발된다. 바른 걸음걸이는 건강한 체력을 증진하는 중요한 요소이다. 그러므로 세계 도처의 대부분의 특수부대에서는 초기 교육의 대부분을 보행과 관련된 제식훈련에 많은 시간과 노력을 들이고 있는 것이다. 이것은 걷는 걸음걸이가 인체의 균형 감각은 물론 다수의 군인들이 특정한 임무를 수행할 때 일사분란하게 유사한 행위를 같이 할 수 있도록 해 주기 때문이다.

보행의 습관은 하루아침에 이루어지지 않는다. 따라서 꾸준하고 영속적인 훈련에 의하여 치료되는 것이므로 특수부대에서는 하찮게 보일 수 있는 제식훈련에 많은 시간을 할애하고 있는 것이다.

사람이 걸어가게 되면 인체의 모든 골격과 근육들이 작용과 반작용을 거듭하게 된다. 산소와 양분을 공급받은 수조개의 세포들이 기관을 만들거나 조직군이 되고 무수한 기관이나 조직군들의 에너지로 근육을 움직인다. 이러한 650여 개의 근육들이 수축과 이완을 계속하여 206여 개의 골격이 유연하게 움직이면서 이동해 가는 것이므로 바른 걸음걸이는 이러한 인체의 유연성과 순발력, 균형 감각을 키움과 동시에 혈류를 개선시켜 건강한 생활을 할 수 있게 해 준다.

상식   팔자가 좋은 사람이 팔자걸음을 걷는 게 아니다

1) 보행시 발 가지는 법 – 허리 병이 있으면 八자 걸음을 걷게 되고 11자 발가짐은 허리병을 고친다

할머니나 할아버지 그리고 허리병자들은 대부분 팔자 걸음걸이를 취하는 경우가 많다. 허리의 혈류가 막혀 척추에 이상이 생기면 발 가짐은 자연스레 팔자 형태를 취하게 되는 것이다. 반대로 발가짐을 11자로 가지면 허리는 곧게 퍼지게 되는 비례관계가 성립된다.

바른 발 가짐으로 걷게 되면 八자 걸음걸이보다 주어진 목적지에 빨리 도달하게 된다. 100m 달리기를 할 때 팔자 발 가짐으로 달리는 경우가 없는 것처럼 평소 걸음걸이를 11자형으로 교정하는 것이 건강을 찾는 보행법이다.

2) 보행 시 팔 가지는 법 – 유연하게 흔들어 순발력과 유연성 증대시킨다

걸음걸이에는 발과 팔은 반대로 교행 한다. 즉, 발이 진행 작용을 하기 위해서는 팔은 뒤로 후퇴하며 생겨나는 반작용의 힘을 갖게 되는 것이다.

따라서 계속되는 걸음은 두 발과 두 팔의 엇갈린 작용과 반작용의 교행으로 전진하게 되는 것이다. 이 때 인체의 골격과 근육들은 균형을 유지하며 유연성과 순발력이 향상되는 것이다.

양팔을 호주머니에 넣고 순간적인 이동을 하기란 힘이 든다. 더구나 위급 상황이 벌어지면 속수무책으로 넘어지고 만다. 빙판이나 계단에서 미끄러지게

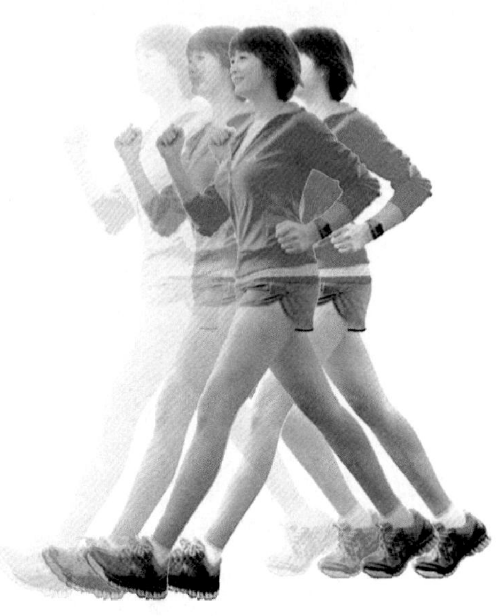
밝은 미소로 자연스럽게 걷는다.

되면 호주머니의 손은 아무런 역할을 하지 못하고 만다. 이것은 순발력이 반작용의 힘에 의해 작용되는 것이기 때문에 돌출 상황에서는 문제가 되는 것이다.

따라서 양팔은 자연스레 흔들며 걷는 걸음걸이야 말로 유연하고 균형 잡힌 골격과 순발력을 길러주는 현명한 팔의 주법이다.

3) 보행 시 자세와 걸음걸이

보행할 때는 많은 산소와 양분을 필요로 한다. 이것저것 보고, 본 것을 느끼거나 생각하기도 하고, 냄새를 맡거나 소리를 듣는 등 기계적으로 단순하게 이동하는 것이 아니라 모든 신체 조직을 총체적인 활용하게 되는 것이다. 그러므로 체내의 양분을 빠르게 산화시켜 에너지를 만들기 위해서는 우선 산소의 공급 능력을 극대화해야 한다. 따라서 가슴을 내밀고 어깨를 뒤로 젖혀 폐활량을 키울 수 있는 자세가 매우 중요하다.

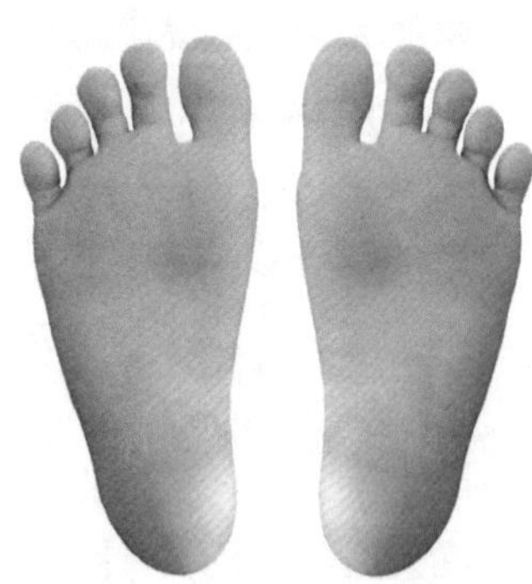
바른 보행 발가짐

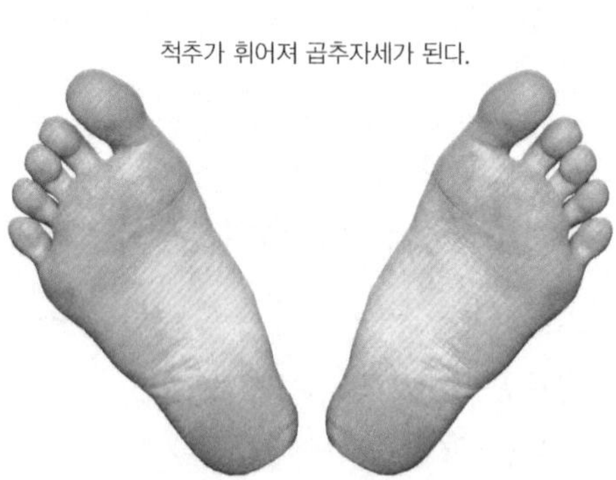
척추가 휘어져 곱추자세가 된다.

잘못된 팔자보행 발가짐

폐활량이 증가될수록 신진대사가 원활하여 노폐물이 체내에서 정상적으로 정화되어 불필요한 노폐물이 피부로 빠지지 않게 되는 것이다.

땀이란? 세포가 쓰고 남은 노폐물 또는 체내의 적정 체온을 유지하기 위해 내뿜은 수분으로 증발될 때 기화열로 인한 피부의 체온을 내리는 생리적 현상이므로 몹시 무덥거나 격렬한 운동이 아닌 상태에서 흘리는 땀은 문제가 될 수 있다.

걸음걸이는 양발과 양팔에 똑같은 힘을 주되 엄지발가락에 힘이 집중되는 기분으로 가볍게 걷는 것이 좋다. 한쪽 발이나 손에 힘이 가해지면 상대적으로 척추가 휘어져서 허리병이 생겨나므로 좌우 균형을 이루게 힘을 가해주는 것이 좋다. 걸을 때에는 발가락에 힘을 주고 걸으면 중력에 대응하여 몸을 바로 유지할 수 있는 항중력의 기능이 크게 향상된다. 항중력의 기능이 뛰어날수록 노화가 예방되고 젊어진다. 따라서 보행 시 발가락 끝에 힘을 주며 걷는 습관을 유지시키면 건강찾기에 많은 도움이 된다. 보폭이나 걸음걸이의 속도는 개인차가 생긴다. 개인의 성격이나 키와 몸무게, 유전, 이동의 목적 등 각양각색이나 앞서 제시된 자세를 중시하며 늘 좌우대칭으로 안정된 정서로 편안하게 걷는 것이 가장 좋다.

7. 손 젖히기 운동법

손의 오금을 펴지 못하면 늙고 병들어 간다. 손을 손등으로 하루 한두 번 젖혀주면 운동의 효과가 나타나 신진대사가 잘되고 골격의 유연성이 생긴다.

손은 인체의 조직 중 가장 많이 사용하는 부위로 가장 좁은 면적에 가장 많은 뼈와 근육 그리고 신경조직이 얽혀 대뇌와 가장 빈번한 정보를 주고받는다. 52개의 뼈가 일사분란하게 움직이며 대뇌의 명령을 원활하게 수행하고 있는 인체에서 기능성이 가장 발달한 감감기관이다. 손은 우리 몸의 1/100도 채 안

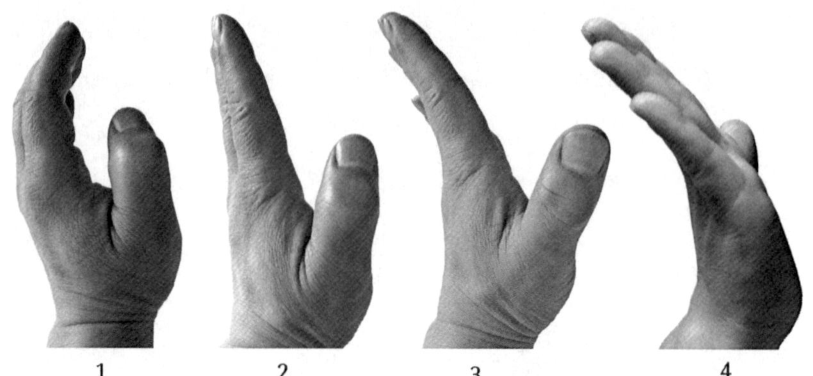

손운동을 해서 손가락이 손등 쪽으로 많이 젖혀질수록 신체가 유연하다.

되는 무게로 정교하게 움직이는 제2의 뇌에 해당된다. 그 중 쥐는 힘에 의해 인류문명을 창조해 온 위대한 신의 존재로 칭송받는 손가락이 엄지손가락이다.

손은 우리 몸에서 감각점이 가장 발달한 조직으로 손가락 끝에 집중적으로 분포하는데 이 때문에 우리는 손끝으로 미묘한 차이를 감지해낼 수 있다. 또한 손에 있는 지문은 섬세한 작업을 가능하게 하는 손의 관말장치이다.

지문이 있기 때문에 적당한 마찰력을 갖게 되어 물건이나 도구를 사용할 때 보다 안정적인 작업이 가능하다. 또 지문으로 손의 표면적이 늘어나게 되는데, 이는 감각점의 수를 늘려 더 섬세한 작업을 할 수 있도록 해준다.

그림1은 70대의 오금을 펴지 못하는 손 , 2는 40대, 3은 20대, 4는 10대의 유연한 손 모양새이다.

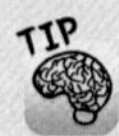

쥠쥠놀이나 손 지압은 전신의 운동 효과는 물론 특히 골격근의 유연성을 키우며 피로를 푸는데 제일 좋은 방법이다.

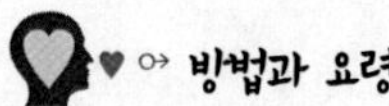

- 손바닥과 손끝에 힘을 주어 자신의 손의 모양새가 어디에 해당되는 지 비교해 본다.

- 손의 젖힘 모양새가 1, 2에 해당되면 자신의 골격이 뻣뻣하고 여기저기 혈류가 막혀 신진대사에 문제가 있는 것이므로 젖히기 준비를 한다. 운동신경도 어둔한 타입이다.

- 젖히고자 하는 손끝에 다른 손가락 골에 깍지를 낀 다음 가볍게 손등 쪽으로 젖혀준다.

- 젖히는 방법은 책상에 손바닥을 가볍게 닿게 하거나 엄지를 손등 중앙에 놓고 손바닥으로 젖혀주는 등, 손의 모양새만 그림 4 모양 이상으로 활처럼 손등으로 휘어지게 하면 온몸이 개운해진다.

- 특정한 손가락이 젖혀지지 않으면 그에 상응하는 자신의 조직에 질병이 있는 것이다.

- 이런 경우에는 지속적으로 바른 모양새가 되게 지압하여 준다. 손가락이 휘어진 경우에는 반대편으로 강하게 지압한다. 통증이 심한 경우에는 따기를 한 후 시행하면 빠르게 바로 잡힌다.

8. 물구나무서기 운동법

쉽게 할 수 있는 자세로 전신의 혈류를 돌려주어 신진대사가 원활해지고 살빼기의 효과가 좋다.

물구나무서기는 평소 지구자기장의 영향을 적게 받는 대뇌의 적혈구 흐름에 변화를 줄 수 있는 좋은 운동이다. 오장육부가 아랫배로 늘 치우쳐 내린 장의 압력을 분산시켜 오장육부의 혈류 흐름을 좋게 만든다. 또 가로막과 늑막의 역 압력으로 호흡기관을 강화하는 효과가 큰 운동이다. 이러한 원활한 혈류흐름으로 체내 정체된 체지방이 유동되어 군살이 빠지는 효과를 보게 된다.

그러나 고혈압 또는 심장이 약한 사람은 무리한 물구나무서기를 하면 일시적으로 피가 중력에 의해 머리에 집중되므로 자칫 코피나 뇌혈관이 손상될 수 있으므로 가벼운 자세로 잠시 머물기를 일주일 정도 반복 한 후 시간을 차츰 늘려주는 것이 좋다.

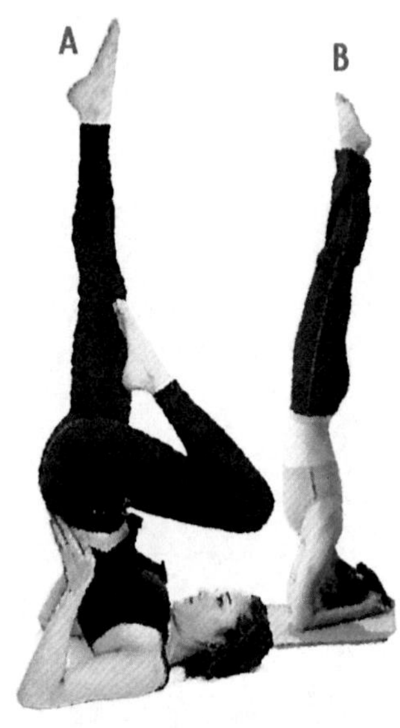

1) 바닥에 매트를 깐 다음 A나 B의 자세를 선택 한 다음 편하게 다리를 치켜 올려 본다. 이 때 팔꿈치 사이의 간격이 어깨 너비보다 넓지 않도록 한다.

2) B의 자세의 경우 손가락을 단단히 깍지로 끼우고 손을 컵 모양이 되게 한다. 깍지 낀 손가락이 느슨해지면 물구나무섰을 때 몸의 체중이 팔에 쏠려서 통증이 오므로 주의한다. 깍지 낀 손 안에 머리가 들어가도록 고개를 숙이고 정수리 부분이 바닥에 닿도록 한다.

3) A의 자세에서는 양 손바닥으로 상체의 각도를 유지하게 되는데 그림처럼 다리의 펴기와 접기를 반복할 수 있는 자세이다.

4) 물구나무 서기 자세는 자신이 행하기 쉬운 어떤 자세든 편하게 물구나무 서기를 하면 된다. 두 팔을 펼 수도 있으며 경우에 따라서는 머리만 닿게 하여 거꾸로 선다.

5) 물구나무서기 자세가 힘든 사람은 벽에 다리를 기대어 중심을 잡는 연습을 한다.

6) 물구나무서기의 자세가 나오면 호흡하는 방법을 생각해야 한다. 코로 숨을 들이쉬고 입으로 내뱉는 비흡구배 호흡을 천천히 하면 오장육부의 기

혈이 빠르게 순환되어 운동의 효과가 두 배 이상 증가하므로 숨 쉬는 연습을 꾸준히 한다.

7) 물구나무서기의 시간은 1~5분 정도 유지한 뒤 편하게 서서 호흡을 고르며 안정을 취한다.

9. 뜀뛰기 운동법

줄을 넘으면서 뛰는 줄넘기는 오장육부가 출렁거려 속이 편해지고 심폐기능과 지구력이 향상된다.

줄넘기는 전신을 모두 움직이는 유산소운동으로 신체를 고루 발달시키고 심폐기능과 지구력, 근력, 평형감각, 운동능력을 향상시켜주며 햇빛을 보며 하는 줄넘기는 골다공증을 예방해준다. 줄넘기는 몸 전체를 움직이는 운동이기 때문에 전신의 군살을 빼주어 아름다운 S라인을 만들어준다. 쉽게 빠지지 않는 뱃살이나 팔뚝살과 허벅지와 종아리의 군살을 없애주는 가볍지만 효과 만점인 운동이다. 특히 성장기 청소년들의 줄넘기는 오장육부를 균형 있게 발달시켜 준다.

줄넘기는 뛰고 착지하는 반복 운동을 통해 오장육부를 오르락내리락 움직여 신진대사를 원활하게 하며 장의 연동작용을 도와 쾌변을 도와준다.

흔히 줄넘기를 계속 제자리 뛰기만 하는 지루한 운동으로 생각하기 쉬우나 줄넘기 방법은 다양하다.

어릴 적 많이 하던 두발 모아뛰기나 뒤로뛰기 방법 외에도 줄만 들고 돌리기, 가위바위보뛰기, 옆으로 흔들어뛰기, 넓적다리 들어뛰기 등 다양한 방법을 동원할 수 있으므로 몇 가지 기본동작을 익히면 다양하게 응용할 수 있다.

또 줄넘기할 때의 지루함을 없애기 위해 음악을 들으면서 하거나 음악의 소절이나 박자에 맞추어 줄넘기 방법을 다양하게 바꾸어가면서 할 수 있어 지루

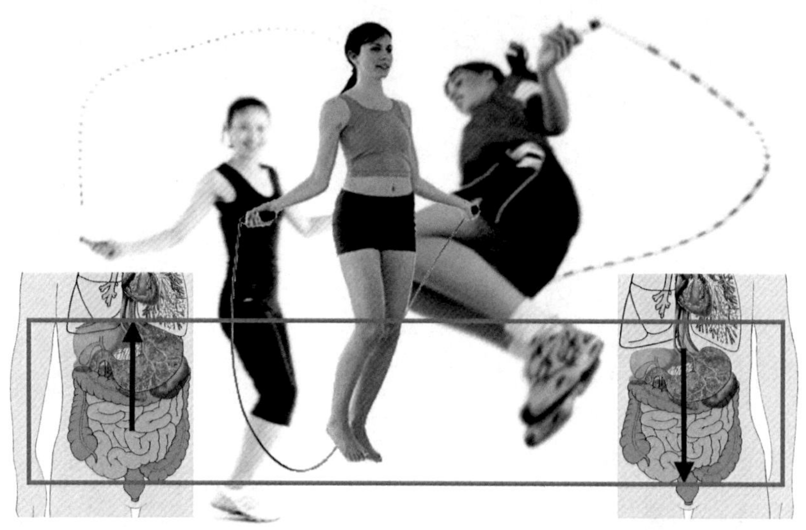

하지 않게 부위별로 살을 뺄 수 있다.

줄넘기를 하기 전 몸에서 열이 나기 시작할 정도로 준비운동을 하고 운동을 마치고 나서는 피로를 회복하고 근육통을 없애주는 정리운동을 한다. 정리 운동은 조깅이나 빨리 걷기, 스트레칭 등의 가벼운 운동이 적합하다. 줄넘기는 운동을 하고 나서 어느 정도 땀이 날 정도가 가장 적당하다.

초보자인 경우 처음부터 무리하게 하지 않는다. 1분에 120회 정도의 속도로 줄넘기를 하는데, 1분하고 2분 휴식을 취하는 방법으로 3~5회 반복해 15분 이상 실시한다.

10. 발 방아 찧기 운동법

걷기나 달리기 운동으로 회복되지 못하는 종아리 혈류를 개선하고 원활하게 해준다. 어린이가 성장장애가 있는 경우에 매우 좋은 운동과 지압법이다.

발을 상하로 움직여 종아리의 코피혈에 방아를 찧어 하체에 찌든 정맥의 혈액을 심장으로 되돌려 보내는 운동과 지압으로 하체의 막힌 혈류를 열어주는 운동이다. 또 발바닥과 발목에 고여 있는 정맥의 혈류를 원심력으로 속도를 빠르게 함으로써 혈액속의 노폐물이나 어적혈을 이동시켜 정맥혈액의 균형을 유지하며 혈액순환을 강화하는 자연치유력 향상 운동이다.

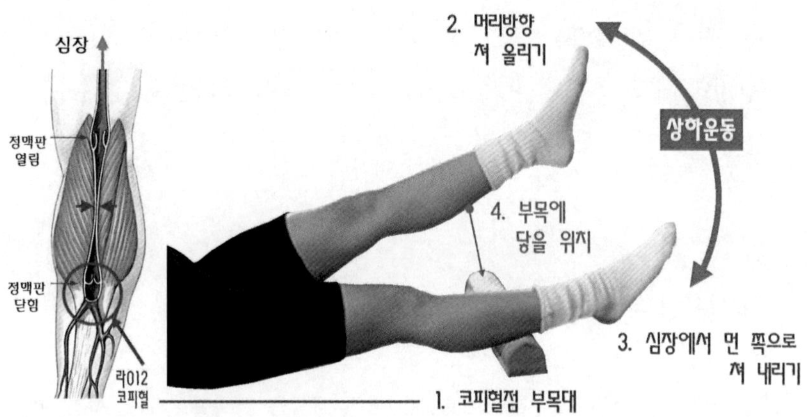

하체혈류 개선 펌프운동

1) 제2의 심장이라 하는 코피혈 부위를 지압할 부목이나 수건말이나 보호대를 1. 코피혈 부목대 위치에 놓는다.

2) 발을 머리의 방향 즉 심장 쪽으로 20㎝ 정도 쳐 올린다. 이때 중력에 의해 막혀있던 정맥의 탁한 피가 심장 쪽으로 이동하며 정맥 판막이 열린다. 이때 무릎 뒤쪽에 위치한 위중자리의 정맥판이 열리면서 정맥에 쌓인 노폐물이 빠르게 심장 쪽으로 이송된다.

3) 발을 내릴 때에는 힘을 빼고 발을 털어내듯이 발이 흔들리면 좋다. 심장에서 먼 쪽으로 빠르게 내리면 동맥혈액이 원심력에 의해 발끝으로 모일 수 있게 발끝을 자연스레 펴준다. 발끝을 펴 주면 근육이 생기면서 정맥 판막을 닫게 된다.

4) 정맥판막이 종아리의 코피혈에 부목이 닿게 되면 몹시 아픈 통증을 느끼
   는 사람은 다리혈류가 막혔거나 피가 머리로 솟구쳐 뇌압이 높아져 있는
   경우 또는 위장장애 등 신진대사 장애를 가진 사람이다. 참기 힘들 정도
   의 통증이 있을 경우에는 쿠션이 많은 스펀지 방석으로 부목 위를 덮고
   방아 찧기 운동을 하다보면 서서히 통증이 낮아지게 된다.
5) 코피혈 지압점에 부목을 놓고 방아운동을 하였는데 통증이 너무 심한 사
   람은 발목 밑 아킬레스 근육이 닿는 위치에 부목을 이동하여 300~600
   회 정도 해 준 후 일주일 정도 지난 다음 부목을 코피혈 쪽으로 이동시
   켜 발목 운동을 계속한다.

11. 도리도리 운동법

머리를 좌우로 흔들면 원심력에 의해 대뇌의 노폐물을 쳐내어 간뇌를 살려낸다.

어린아이에게 도리질을 하라는 뜻으로 내는 소리지만 여기엔 조상들의 슬기로움이 담겨 있다. 어린아이가 머리를 좌우로 흔드는 동작을 통해 뇌에 차인 노폐물을 두피로 빼내어 총명한 아이로 만들기 위한 자연과학운동 놀이이다.

일상의 생활 자체가 스트레스로 싸여 있는 현대인에게 최적의 운동이다. 스트레스가 쌓이면 피가 머리로 솟구쳐 얼굴이 상기되고 그것에 따른 여러 증상이 나타난다. 머리가 무겁거나 두통에 시달리며 목뒤와 어깨가 뻣뻣해지기도 한다. 심해지면 머리로 솟구친 죽은 활성산소가 도를 지나치면 세포의 변화를 가져오기도 하고 결국 암으로 발전하기도 한다.

'도리도리'는 목의 척수와 머리에서 중요한 간뇌와 뇌간을 살려내는 운동이다. 대뇌의 혈류를 원활하게 하여 대뇌가 안정된 정서소통이 이루어지도록 해 주는 것이다.

도리도리 운동은 초기에는 눈이 맑아지거나 귀가 밝아지고 치아 혈류가 개

선되기도 하며 코의 비강의 혈류가 좋아져 비염치료에도 좋은 운동법이다. 그러나 꾸준하게 계속하면 피부 깊숙하게 자리 잡고 있던 노폐물이 표피로 빠지면서 다양한 명현현상이 생겨 날 수 있음을 알고 운동하는 것이 좋다. 목덜미에 종기가 생기기도 하고 기미나 다크서클이 진해지기도 하고 귀청이 많아지거나 입안이 헐기도 하는 등 운동 후 호전되는 반응을 잘 이겨 내야 한다. 뇌종양이 안 생겨 다행이라는 생각으로 겸허하게 다스려 주면서 자연치유력을 즐기는 자세를 가지는 것이 좋다.

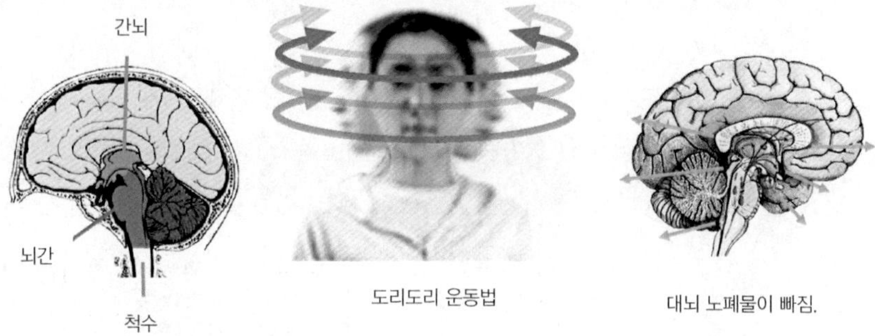

♥ ↔ 방법과 요령

- 목과 머리를 자연스레 유지하고 목에 힘을 뺀 상태에서 자유롭게 좌우로 흔든다.
- 5~10회 정도 하다보면 입술이 갖가지 뒤틀림으로 자유자재로 움직이기 시작하면 제대로 된 원심력으로 노폐물이 대뇌의 중심에서 밖으로 빠져 나오기 시작한다.
- 어지럼증이 생기지 않을 정도로 빠른 주기로 3~5분 도리도리를 계속하는데 넘어질 수도 있으므로 반드시 앉은 자세를 취하고 하는 것이 좋다.
- 이제 도리도리 운동의 방법을 터득하였으면 편하게 앉은 자세에서 수시로 도리도리를 해 본다. 노폐물이 정맥으로 회수되지 못한 경우에는 대정맥(핏대) 굳어지거나 명현현상이 오기도 한다.

- 핏대 즉, 급체 위경련 비방으로 다스려 보았던 대정맥을 양손으로 쓸어내리기를 자주 해주면 그러한 명현현상을 가볍게 넘길 수 있다.
- 도리도리 놀이 외에도 손가락 운동의 죔죔놀이, 손바닥을 자극하여 위장을 좋게 하는 곤지곤지놀이 등이 있는데 유아들에게 가볍게 하기에 좋은 운동이다.

12. 팔 비틀기 운동법

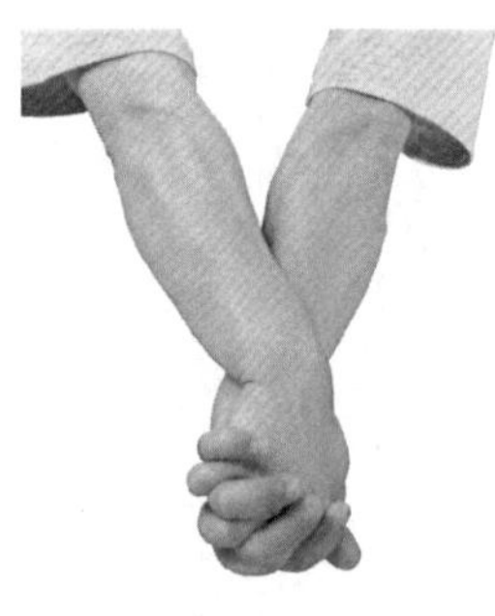

어깨와 팔을 꼬고 비틀면 오십견과 어깨 혈류가 좋아져 손가짐이 편해진다.

팔은 손 다음으로 가장 쓰임이 많은 부위이다. 그러나 하루의 일과 중 사용하는 손과 팔의 자세는 지극히 기계적인 활동에만 국한되어 나이가 들수록 어깨나 팔에 대한 통증을 호소하는 경우가 많다.

사람의 손은 자신의 신체의 모든 부위에 손이 닿아야 한다. 손으로 등에 있는 얼룩이나 때를 밀어낼 정도가 되어야 건강한 팔을 가진 사람이라 할 수 있다. 그런데 작금의 청소년들은 자세가 문제되어 자신의 등에 있는 때도 못 씻어내는 어처구니없는 일들이 벌어지고 있다.

어깨, 팔의 통증은 주로 30~40대 이후에 오는 통증으로 목 디스크를 제외하면 신경을 많이 쓰거나 자세가 나쁘거나 긴장된 생활에서 스트레스를 많이 받아 생기는데 일반적으로는 노화 갱년기 현상이라고 하는데 그 원인은 모두 혈액순환 장애에서 온다.

경추의 이상과 어깨근육 및 신경의 염증, 어깨관절의 염증, 목에서 어깨로 내려오는 인대 및 근육과 신경의 손상, 어깨뒤쪽과 어깨 쪽의 근육과 신경의 자극과 관절손상 및 염증, 어깨와 팔꿈치 사이의 팔뚝 근육의 종양과 같은 비대

중, 흉추의 스트레스 및 염증과 부종 또는 목 디스크나 경추의 퇴행성 변화로 인한 관절염과 류머티즘 등으로 나타난다. 팔의 혈류가 느리면 손목에 종양이 생기는 증상, 팔과 손에 힘이 없어지기도 하고 어깨부터 손가락 끝까지 저리고 시리며 통증이 수반되고 경우에 따라서는 두통과 어지럼증도 동반되는 경우도 있다. 잠잘 때 옆으로 누울 경우 어깨에 통증이 발생하여 잠을 깨거나 밤 또는 새벽에는 더욱 심한 통증을 느끼게 되기도 한다. 여성의 경우는 어깨 뒤 쪽으로부터 겨드랑이 밑으로 하여 가슴부분의 통증으로 나타나는 경우도 있다.

평소 앉아 있을 때 열중쉬어 자세에서 손을 가급적 흉추에서 경추로 움직이는 팔 가짐을 생활화하면 자연스레 손이 등의 어느 부위든 쉽게 닿을 수 있게 된다.

오십견과 같이 어깨가 결림을 예방하기 위해서는 팔의 근육 연성을 키워 가면 좋다. 이 운동은 어깨에서 손까지의 혈류를 개선하여 팔의 저림을 예방하는 효과가 있다.

- 손바닥을 곧게 편 후 엄지손가락이 아래를 향하게 한다. 손등끼리 마주 보게 한다.
- 위의 상태에서 오른손을 왼손 위로 옮겨 손바닥과 손바닥의 붙인 후 깍지를 끼운다.
- 손가락 깍지를 끼운 상태에서 손가락 끝이 가슴 쪽으로 움직여 180도 회전하여 팔을 쭉 편다.
- 두 번째 항의 반대인 왼손을 오른손 위로 옮겨 깍지를 끼우고 세 번째 항을 반복한다.
- 팔의 근육 연성법은 주 1회 정도만 해도 일상생활에서 팔이 불편해지는 현상이 생기지 않는다.

13. 운동에 대한 잘못된 상식 5가지

1) 여름 운동이 추운 날 보다 덜 힘들다?

– 겨울철은 모세혈관이 수축되어 뇌압을 상승시키고, 여름은 균형이 깨어져 탈진한다.

날씨가 추울 때는 모세혈관이 좁아져서 몸과 근육이 경직됨에 따라 갑자기 하는 운동은 심장의 압력이 높아져 부담을 준다. 반면에 날씨가 더우면 모세혈관이 확장되어 근육이나 피부가 유연해진 상태로 혈액을 공급하기 위해 더욱 많은 일을 심장이 해야 한다.

날씨나 운동으로 몸의 체온이 상승하면 암과 같은 몸 안의 독소가 빠지기 시작하므로 여름철에는 에어컨 온도를 25℃ 이상으로 유지하는 것이 좋다. 일반적으로 쾌적한 환경에서 자신의 최대 운동능력의 50%정도로 운동을 하면 체온은 약 1℃ 올라간다. 이 정도가 되면 시간당 에너지 생산은 6백kcal 이상이 된다.

더위 속에서 운동을 하면 체온 상승이 가파르게 올라 체온의 균형을 맞추기 위해 땀이 과다하게 분비된다. 이때가 되면 혈액순환에 의한 열 방출로 균형이 깨져 피부가 싸늘해지게 되는데 피부온도보다 외부기온이 높을 경우 열 방출이 더욱 어려워져 열로 인한 탈진이 현상이 생겨날 수 있다.

2) 물을 마시고 소금 먹어라?

– 물은 세포의 산소와 수소의 결합력을 방해하고, 소금은 정맥의 삼투압을 방해한다.

여름에 운동을 하면 수분 손실이 많다고 해서 물을 마시는 경우가 많은데 이것은 운동으로 혈류가 좋아짐에 따라 적혈구의 산소와 세포의 수소가 결합하여 물을 만드는 작용을 방해하게 된다. 운동으로 혈류 흐름이 좋아져 세포의 기능이 살아나고 있는 시기에 물을 많이 마시면 세포는 산소를 섭취하려는 노력을 하지 않게 되는 것이다. 따라서 물을 많이 마시는 사람은 기가 허하거나 약한 사람이다.

덥다고 소금을 복용하는 사람들이 많은데 이는 잘못된 상식이다. 땀을 배출하면 체내 수분이 손실되어 혈액 중에 고농도의 나트륨이 남게 된다. 이런 상태에서 소금을 더 섭취하면 체내염분 농도가 더욱 높아져 전해질의 불균형이 생긴다. 염분 농도가 높아지면 혈액이 걸쭉해지고 피가 역류하는 현상이 나타나므로 심장혈관 및 뇌혈관, 신장의 혈관 등을 수축케 하여 질병의 원인이 될 수 있으므로 소금은 평소 먹는 음식을 통해 섭취하는 것이 좋다.

3) 운동 전 물을 마시지 말고 입만 헹궈라?

– 물을 너무 많이 마셔 과하면 질병이 몸 전체로 퍼진다. 갈증이 생기면 물을 마신다.

운동 전후에 물을 마시면 뱃속이 출렁거림으로 운동 1시간 전에 적당히 마셔주는 것이 좋다. 등산이나 조깅 시에 갈증이 날 수 있으므로 물을 지참하는 것은 필수이다. 그러나 억지로 물을 마시는 것은 해로울 수 있다. 특히 여름은 땀을 많이 흘리기 때문에 갈증이 날 때에는 입안을 적실정도로 가볍게 마시는 것이 좋다.

음료는 시원한 물보다 체내 흡수가 다소 느린 단점이 있지만 에너지원이 되는 당분이 포함되어 있어 에너지를 보충하는데 적당하다. 음료가 달수록 수분 흡수율이 떨어지므로 갈증이 해소되지 않고 물을 더 당기게 하는 역할을 한다. 따라서 당도가 높은 음료는 물과 섞어 마시거나 물을 마신 후 먹는 것이 좋다.

4) 땀복을 입으면 효과를 높일 수 있다?

– 지나친 탈수와 체온의 이상 상승으로 현기증 등 다른 부작용이 생길 수 있다.

일반적으로 땀을 많이 흘리면 체중도 줄이고 운동효과도 높을 것이라고 생각해 땀복을 입지만 여름철에는 주의를 요한다. 지방을 빼내려는 생각으로 시작하지만 체내 수분만 빠져나가 자칫 탈수현상만 증가 될 수 있기 때문이다.

매우 건강한 사람은 어느 정도 지방이 빠져 나오기도 하지만 질병이 있는 경우에는 위험할 수도 있다. 여름철에는 땀이 증발하면서 피부 온도를 낮추어 체온의 균형을 찾을 수 있으나 땀복을 입으면 땀이 증발되지 않아 체온이 급상승하여 열경기를 하거나 쇼크사로 이어질 수 있다.

5) 운동은 많이 할수록 좋다?

– 지나친 운동은 체내 젖산을 축적시켜 근육통 등 혈류 흐름의 장애가 생긴다.

날씨가 덥게 되면 공기 중 상대습도가 높아져서 혈액 속의 용존 산소량이 줄어들게 된다. 따라서 더위 속에서 운동을 하면 쉽게 지치기 때문에 자주 휴식을 취해야 한다. 또 습도가 높을수록 땀이 잘 증발되지 않으므로 운동 강도를 평소보다 10~20% 낮추는 것이 바람직하다.

그리고 심한운동을 하면 피로 물질인 젖산도 체내에 많이 축적되는데 이것이 체내의 느린 조직의 정맥혈류를 막히게 할 수도 있기 때문에 질병을 악화시키는 원인이 되기도 한다.

무더운 여름에 운동을 시작하면 운동 시작 후 4~8일 정도 되어야 인체가 기온에 적응하기 때문에 더운 환경에서 시작하는 운동의 첫날에는 심장박동수와 체온이 많이 상승하고 심한 피로감을 느끼므로 무리하면 안 된다. 하지만 비슷한 강도로 4일 정도 운동을 계속하면 혈액량이 증가하고, 심장박동수도 떨어지며 소변을 통한 수분 손실과 땀의 염분농도도 줄어든다. 따라서 운동은 더운 날씨에도 무리하지 말고 꾸준하게 지속적으로 하는 것이 좋다.

14. 생활습관을 통한 운동

평균대 위에서 회전하는 체조 선수이다. 유연한 허리가 부러울 정도이다. 사람의 척추는 사진의 선수처럼 허리의 S라인이 많이 들어갈수록 건강한 생활을

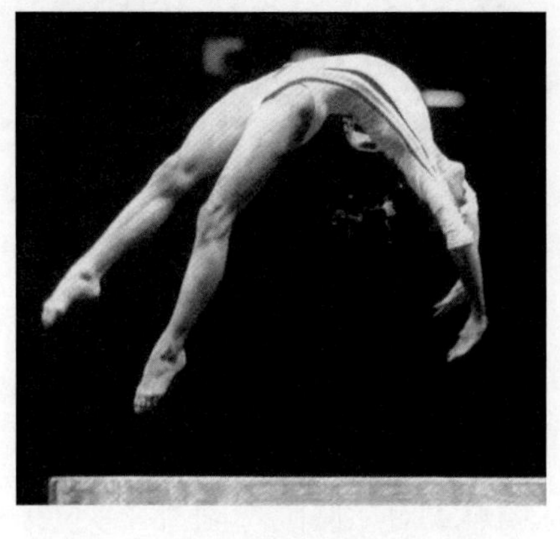

할 수 있다.

척추는 뇌로 통하는 정보의 고속도로이므로 척추가 바르지 못하면 그에 상응하는 질병이 생기게 된다. 음식을 잘못 섭취하여 위장 장애가 생겼을 때 등을 두드려 위장 장애를 해결하듯 척추에 있는 척추의 신경조직은 모든 신체의 기능과 연결되어 있으므로 바른 자세로 생활하면 건강을 찾을 수 있다. 따라서 배와 가슴을 내미는 자세로 생활하면 오장육부의 혈류가 원활해지고 뱃살이 빠지면서 S라인을 살려 낼 수가 있다.

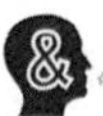 **다양한 종류 1) 바른 자세를 통한 건강 찾기**

학생들이나 사무원들은 하루의 생활 중 대부분을 의자에 의존하여 생활을 한다. 따라서 그림과 같이 옳지 못한 자세를 취하게 되면 우선 호흡기관이나

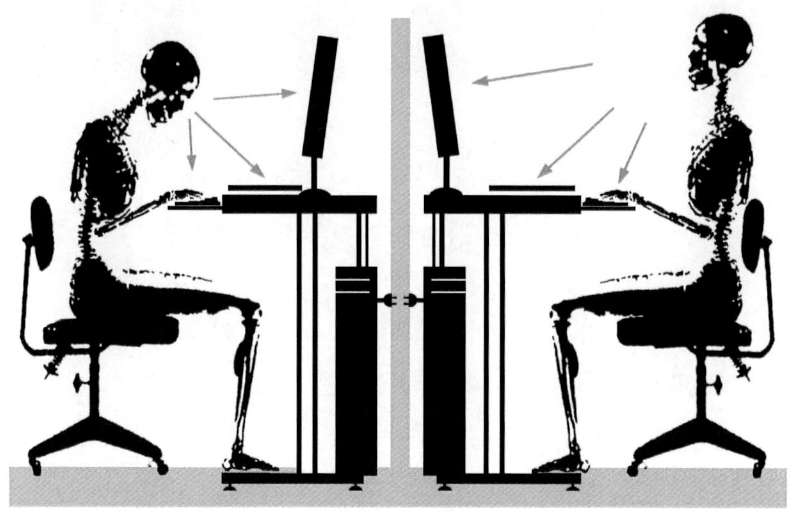

폐가 짓눌려 짐에 따라 산소가 결핍되어 머리가 어지럽거나 비강과 기도가 좁아져 코가 막히는 현상이 생긴다. 또 허파 속의 공기 유동이 나빠져서 감기와 같은 질병이 잦다.

또한 등뼈가 휘어져 척추 장애가 생겨 모든 신진대사가 원만하지 못하게 됨은 물론 가까이 물체를 봄으로 인하여 시력이 감퇴되는 현상을 초래한다. 그러나 배를 내밀고 앉는 바른 자세를 취하게 되면 시력이 온전하게 유지되고 기관지나 호흡기관이 확장되어 머리가 맑아지고 기분이 상쾌해진다. 또한 척추의 신경조직이 제구실을 함에 따라 소화가 잘되고 신진대사가 원활해져 장시간 앉아 있어도 피로함을 느끼지 못하게 된다.

근자에 청소년들이 컴퓨터 게임에 몰두하여 생명을 잃는 원인도 자세에 있다. 컴퓨터 모니터에 전개된 게임의 룰에 젖어 앉아 있는 동안 하체에 혈류가 막히고 모니터에 머리를 가까이 한 자세에서 오장육부가 짓눌려 혈류를 막아버린 상태가 오래 지속되면 심장의 피가 머리로 솟구쳐 뇌압이 높아진 상태에서 장시간 게임에 빠져있게 된다. 그리하여 뇌혈압이 상승하여 창백해지고 어지럽고 혼미한 상태에서도 게임에 더 깊숙하게 빠져 결국 심장에 이상이 생기거나 뇌혈관이 터져버리고 저산소증으로 운명을 달리하게 되는 것이다.

바른 걸음걸이와 바른 자세는 인체 내의 골격과 근육조직을 제대로 된 기능을 할 수 있게 해 주는 것으로 평상시 생활 습관은 건강과 직결되어 있음을 명심하는 것이 좋다.

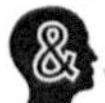 다양한 종류 2) 자세가 나쁘면 건강을 잃는 요인들

(1) 보는 대상의 거리가 짧아지면 시력이 점점 나빠진다

다음 그림과 같은 자세를 벗어나면 다음과 같은 문제가 생긴다.

눈은 멀리 보는 습관을 가질수록 시력이 개선된다. 광활하고 넓은 초원에서 생활하는 사람들의 시력이 좋다. 그러나 우리들은 하루의 대부분을 불과 몇

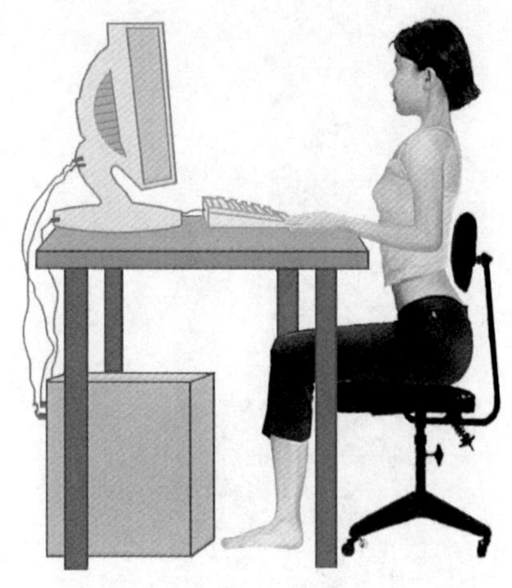

십m 이내의 물체를 보거나 심지어 책을 읽거나 컴퓨터를 할 때에는 30 ㎝도 채 안 되는 짧은 거리에서 물체를 보기 때문에 시력이 점점 나빠지고 있다. 더구나 휴대폰은 일상의 보는 시야를 손바닥 안에서 놀게 하는 게 더 문제가 되는 게 현실이다.

그러나 배를 내미는 바른 자세를 취하면 시력은 더 이상 나빠지지 않게 된다. 또한 시간이 날 때마다 멀리 바라보는 습관을 생활화하면 나빠진 시력도 개선될 수 있다. 따라서 사무나 학습, 컴퓨터 모니터, 휴대폰 등 비교적 장시간에 걸쳐 이루어지는 대상과는 거리를 멀리하는 습관을 갖도록 노력해야 한다.

학습이나 컴퓨터 모니터 보기는 대부분 초기의 보기자세나 습관에서 생기는 시력감퇴이다. 지금부터라도 모니터를 최대한 멀리 놓고 배를 내미는 자세로 대상을 바라보라! 처음은 이상하게 느껴지지만 하루 이틀만 습관을 바꿔보라 신기하게도 잘 보이기 시작하고 장시간 지켜보아도 시신경이 피로하지 않게 된다. 그러함에도 눈의 피로 또는 충혈현상이 나타나면 검지손가락을 어루만지고 지압하면 충혈 된 눈의 핏발이 사라지고 물체가 선명하게 보인다.

(2) 비강과 후두가 막혀 산소가 부족하여 어지럽거나 호흡기 질환이 생긴다

죄를 지은 죄인인양 묵념으로 고개를 숙인 자세는 신진대사의 장애를 유발한다. 건강을 찾는 제1의 조건이 산소를 섭취하는 숨쉬기인데 공짜로 먹을 수 있는 산소를 마다하는 것은 살기를 거부하는 자세와 버금가는 행위이다. 고개를 숙인 자세는 흔히들 기도가 막혔다고 한다.

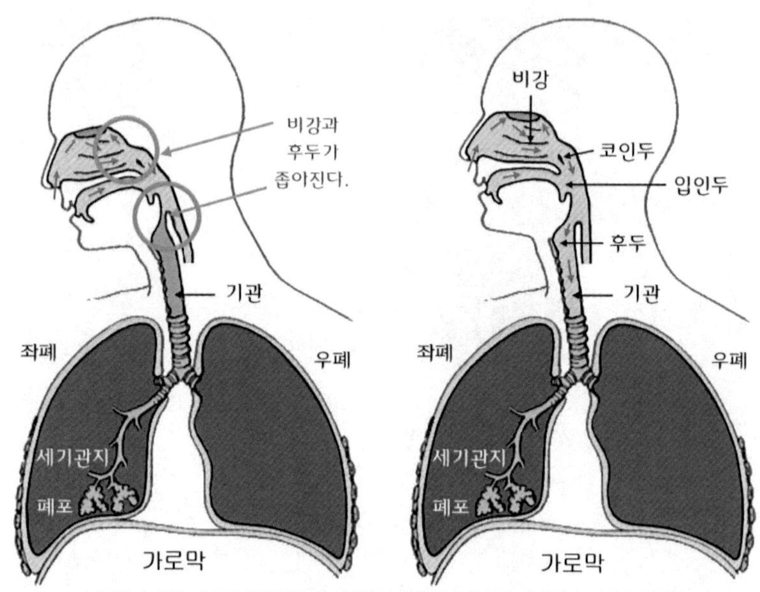

고개를 숙이면 기도가 좁아져서 산소공급이 원활하지 못하고 허파의 공기가 나빠진다.

　물에 빠진 사람을 구하기 위한 응급조치에서 제일 먼저 행하는 것이 기도를 여는 것이다. 즉, 목을 뒤로 젖히는 자세이다. 기도를 열지 않고 인공호흡을 하면 공기가 위장에 들어가기 때문이다. 꺼져가는 생명을 살릴 때 숨구멍을 여는 것이 급선무인 것처럼 평상시 고개를 숙이는 자세는 건강을 잃기 쉬우므로 바른 자세를 잡는 것이 학습이나 일의 능률을 올릴 수 있다.

　근자의 학생들은 머리를 책상에 박는 자세를 취하거나 심지어 잠을 청하는 경우가 많다. 이러한 행위는 성장의 장애요소가 되기도 하고 각종 호흡기 질환의 근원이 되기도 한다. 고개를 숙인 자세는 다음의 증세를 낳을 수 있다.

　위의 그림처럼 비강이나 입 인두에서 후두가 막히거나 좁아져 공기를 흡입하는 유동성이 나빠져 허파의 산소 섭취 능력이 저하되기도 하고 비강이나 입 인두가 협소하여 혼탁한 공기 속의 바이러스나 세균의 번식을 도와 축농증이나 비염 등의 호흡기 질병이 초래될 수 있다.

좁아진 비강은 허파의 산소 공급량을 줄임에 따라 대뇌의 산소 부족으로 몽롱한 상태가 지속되어 잠에 빠지거나 대뇌활동의 장애가 생겨 학습 장애나 뇌의 연상 작용을 저해하는 요인이 된다. 또 허파가 닫힌 상태가 되어 폐활량이 줄어듦에 따라 산소부족으로 신진대사의 장애를 가져오거나 특히 대뇌 산소 부족으로 인한 대뇌활동의 기능이 저하되어 학습장애는 물론 심하면 치매 현상을 유발할 수도 있다.

(3) 위장 등의 소화기관이 짓눌려 소화 장애로 이어진다

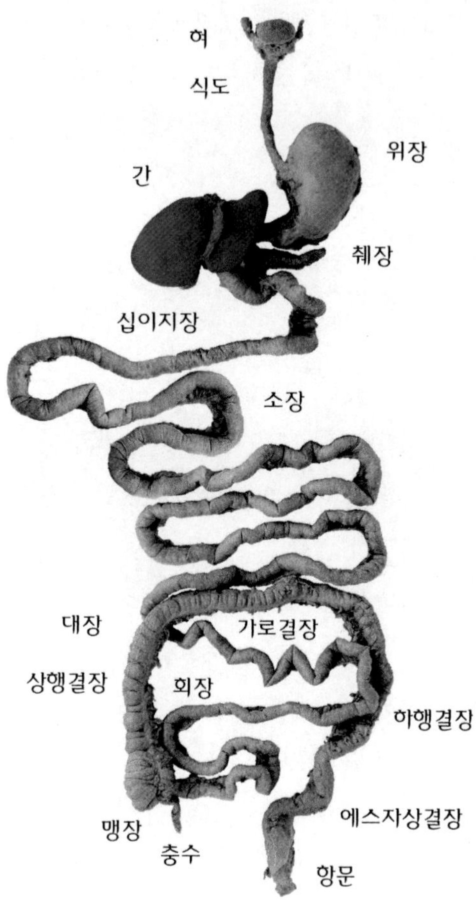

음식은 긴 여정을 거쳐 몸 밖으로 배출된다

배가 등쪽으로 들어간 자세는 가로막의 움직임을 저해하고 위장과 같은 소화기관을 압박하여 소화 장애를 일으킬 수 있다. 사람의 위장과 같은 소화기관은 죽기 전까지 움직여야한다. 위장의 움직임이 부족하면 가스가 차 배가 더부룩하거나 체기로 이어지기도 하고 급기야 위산과다, 위염 등으로 나타날 수 있다.

인체의 뱃속에는 오장육부가 자리 잡고 있는데 그 중 소화와 연관된 기관이 왼쪽 그림이다. 위장은 끊임없이 움직일수록 인체의 에너지원이 건강하여 쓸데없이 살이 찌거나 영양 부실로 인한 병약한 증세가 없어진다.

위장으로 들어온 음식물이 위산

과 만나 정상적으로 움직일 때는 음식물이 산화되어 가스가 발생되지 않으나 급히 먹거나 무의식 상태의 섭취 또는 너무 큰 음식, 과식 등에는 위장의 일부가 기가 막혀 일시적으로 정지하면 체기 증세를 보인다. 또 움직이지 않는 부분에 분비된 위산에 의해 음식물이 부패되면서 가스가 발생하여 위장의 상단 부위에 모이게 된다. 트림을 하거나 방귀를 끼는 것은 모두다 소화 장애 현상으로 음식물이 정상적으로 산화되지 못함에 따른 부패된 가스가 몸 밖으로 배출되는 현상이다.

따라서 허리나 머리를 숙인 잘못된 습관의 자세는 허파 기능을 저하시킬 뿐만 아니라 소화 장애를 유발하여 신진대사의 원활함에 절대적인 문제를 유발하게 된다. 배를 내밀지 않으면 길고 긴 8.5m 길이의 소화기관이 짓눌려져 소화장애를 가중시키게 된다.

& ☆☆☆ 다양한 종류 3) 바른 자세는 건강이다

(1) 건강하게 앉는 자세란?

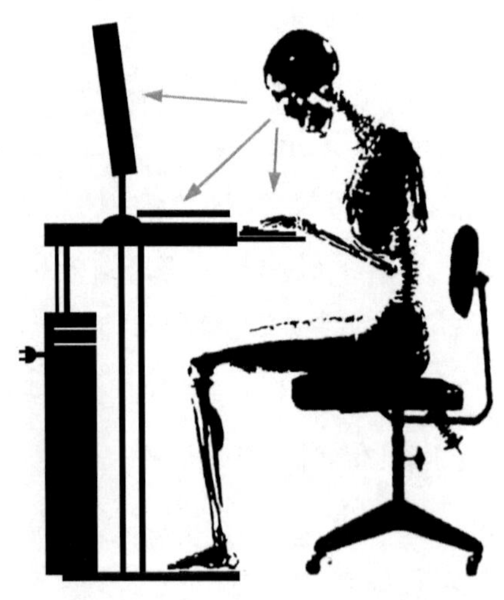

시력저하, 산소부족, 소화부진, 졸음증가

건강한 자세를 취하면 신진대사가 원활하여 건강한 생활을 할 수가 있음을 앞서 누차 강조했다. 특히 하루 생활의 대부분을 의자에 앉아있는 사무원이나 학생들의 앉아있는 습관은 절대적이다. 본 내용은 책상 앞에 앉아있는 자세를 예로 들었으나 모든 앉아있는 자세에 적용됨을 강조한다.
• 의자를 책상 가까이 당긴다. 의자는 책상과 멀수록 엉덩이가 의자 앞쪽에 위치하여 자세가 흐트러진다.

- 엉덩이를 최대한 뒤로 빼내어서 앉는다. 엉덩이가 뒤로 갈수록 배를 내밀기가 수월해진다.

- 배를 최대한 내민다. 배를 내밀수록 체지방이 분해되어 뱃살이 빠지고 S라인이 살아난다.

- 가슴을 앞으로 내민다. 어깨를 펴고 가슴을 내밀수록 폐활량이 증가하여 적혈구 활동이 원활해진다.

- 팔꿈치는 가급적 등 뒤쪽으로 가도록 한다. 팔꿈치가 등 뒤로 향할수록 가슴이 확장되어 폐활량이 증대되므로 장시간의 작업에도 피로가 쌓이지 않으며 대뇌의 산소공급이 원활하여 일의 능률이 극대화된다.

- 손이나 팔은 책상위에 가볍게 올려놓고 작업을 한다. 손이나 팔꿈치가 책상에 힘을 주고 의지하면 척추측만증에서부터 경추나 흉추, 요추의 균형이 깨지고 골반이 틀어지는 등 중추신경계 이상이 나타나기 때문에 손이나 팔에 힘을 가해져서는 안 된다.

2) 건강하게 앉는 자세에서 오는 행복

갑자기 바르고 정상적인 자세를 취하면 그 동안의 굳은 근육과 골격이 다르게 변화되면서 몸이 쑤시거나 결리고 심지어 아픈 통증까지 느낄 수 있다. 사람의 신체는 아픈 만큼 성숙하게 되는 것으로 아프다는 것은 결국 치료 과정이다.

잘못된 습관으로 인한 근육의 수축과 이완의 문제로 통증이 오게 되는 경우와 둔화된 골격의 구조가 제자리를 찾아 갈 때에도 통증이 수반된다. 또 모세혈관이 막혔거나 바이러스와 같은 식균을 물리칠 때에도 열이 나거나 통증을 느낀다.

따라서 바른 자세를 취하는 것만으로도 통증이 있다는 것은 이미 심각한 자세의 문제가 있음을 명심해야 한다. 바른 자세를 취하면 다음과 같은 엄청난 효과가 생겨난다.

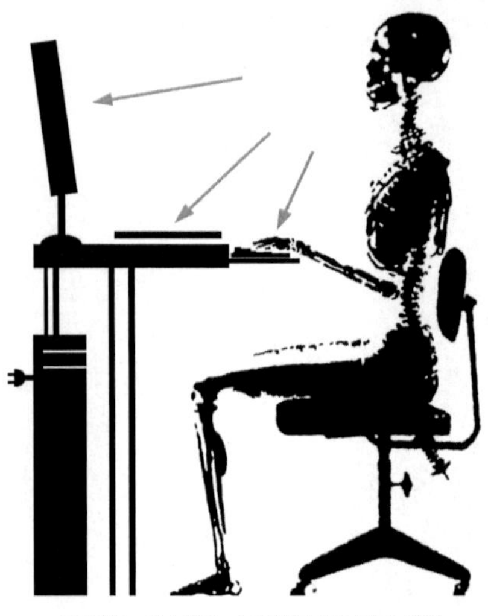

- 눈과 책상과의 거리가 안정적으로 유지되면 시력이 개선되어 학습의 능률이 높아진다. 또한 높이 나는 새가 멀리 보듯이 시야에 펼쳐진 다양한 장면들이 시야에 들어오면서 더 많이 보게 되는 내용들에 의해 연상 작용이 활발하게 이루어져서 학습이나 눈에 보이는 것들에 대한 이해력이 증대된다.

- 높이 보고 멀리 보는 관자의 자세는 진취적 기상과 남을 배려하는 이해심이 높아져 간다. 가까이서 물체를 보면 제 밖에 모르지만 높이 멀리서 보면 전체가 보이므로 세상을 바라보는 여유로움과 심오한 사고방식으로 전이되어 큰사람이 된다.

- 바른 자세는 폐활량이 증대로 인하여 대뇌 산소 공급이 많아짐에 따라 대뇌 활동이 강화되어 기억이나 연상력이 향상되어 머리가 좋아진다. 또 들숨과 날숨의 균일한 습성으로 호흡기 계통의 질환이 예방되고 비염이나 축농증 등의 질병이 호전되게 된다. 또 가로막의 원활한 동작성이 확보되어 위장 장애를 줄여준다.

- 복부가 팽창되어 위장과 같은 소화기능이 개선되며 소장의 양분섭취나 대장의 수분 흡수를 도와 신진대사가 잘 됨에 따라 피부가 고와지고 부드러워진다.

- 복부와 하복부의 공간이 팽창되어 체지방이 엷어지고 배가 들어간다. 배를 내밀수록 체지방이 엷어지나 대부부의 사람들은 배를 넣는 자세를 취함에 따라 위장, 소장, 대장을 압박하여 양분이 뱃가죽에 축척되는 현상이 심화되어 점점 배가 불러올라 체지방이 극에 달하는 경우가 많다.

- 척추의 S라인이 살아나고 바른 모습이 취해짐에 따라 옷을 입으면 건강하고 아름다운 자세가 나오게 되어 자신의 품위를 높여가게 된다. 또 쓸데없는 군살이 여기저기 빠지거나 신경계의 정상적인 작동으로 자신감이 넘쳐나고 활기찬 기분과 아울러 건강한 자신감과 의지력이 향상된다.

3) 가슴을 내밀면 폐활량이 증대되어 신진대사가 원활해진다

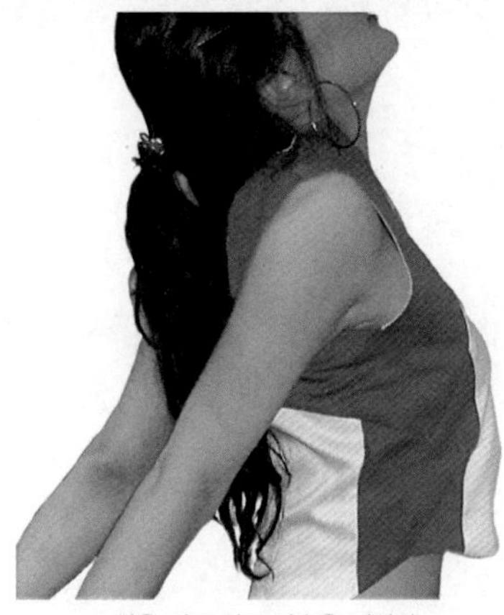

팔을 뒤로 하고 가슴을 내민다.

맨손체조를 할 때 숨쉬기 자세를 생각해 보자. 팔을 가슴 앞으로 가져가면 내쉬는 숨 즉, 날숨이 되고 반대로 손을 등 뒤로 가져가면 들이쉬는 숨 즉, 들숨이 되는 것은 모두들 잘 알고 있다.

그러나 평상시 생활 자세에서는 대부분 손이 가슴 앞쪽에 머무르는 경우가 많은데 이러한 상태에서는 폐활량이 문제되어 질병이 유발되기 쉽다. 그러나 팔꿈치를 뒤로하거나 가슴을 내민 상태의 바른 걸음걸이와 바른 자세는 인체 내의 근육 조직을 제대로 된 기능을 할 수 있게 한다. 따라서 평상시 생활 습관은 건강과 직결되어 있음을 명심하는 것이 좋다. 시골에 가면 꼬부랑 할머니와 가슴 내민 할머니를 보게 되는데 가슴을 내민 할머니들은 꼬부랑 할머니에 비하여 훨씬 나이가 많음에도 불구하고 대부분 장수를 하고 있다.

두뇌와 학습, 화상 그리고 봉합수술 이야기

1. 손 따기를 하면 성적이 쑥쑥 오른다

혈류가 막힌 사람은 머리의 압력이 높아 학습 능력이 현저히 저하된다.

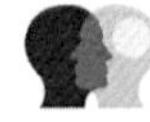 **소통 나눔이야기** 간뇌를 살리면 머리가 좋고 창의성이 향상된다

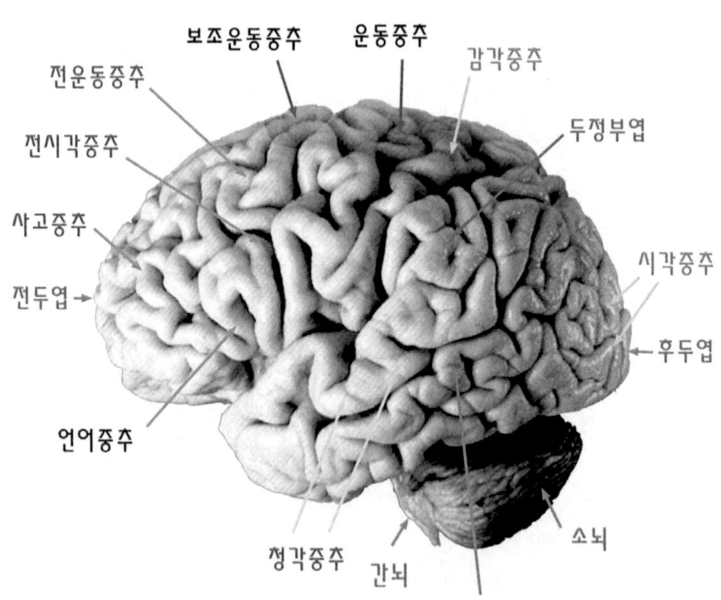

좌뇌 – 지성적, 수렴적 사고 / 우뇌 – 감성적, 확산적 사고

간뇌를 뇌간 또는 연수라고도 한다. 심장박동과 호흡을 담당하고 있으며 몸의 체온을 조절하는 자율신경조절 중추이다. 인간의 뇌는 자력을 감지하며 초능력을 불러올 수도 있다.

좌뇌의 척두엽은 지식과 노력을 대변하고 우뇌는 감성과 영감의 상상력을 발휘한다. 좌뇌와 우뇌 사이의 간뇌는 이 둘을 연결시키고 통합하는 역할을 한다. 또한 간뇌는 초능력을 발현하는 스위치 역할을 한다. 인류의 미래는 지금의 논리적인 좌뇌의 시대를 지나 상상력을 기반으로 한 감성의 시대를 만드는 시대가 된다. 우리네 조상들은 유아기 때 아이의 감성과 상상력을 길러주기 위해 머리를 흔드는 도리도리 놀이를 시켰다. 21C는 간뇌를 주목하고 계발해야만 미래의 행복한 삶은 준비할 수 있게 된다. 간뇌는 상상을 초월하는 능력이 잠재되어 있으므로 조금만 더 계발되어도 매우 큰 효과를 낸다.

학습 능력이 떨어지는 것은 대뇌의 기능을 제대로 쓸 수 없기 때문이다. 그 주된 원인은 피가 머리로 솟구쳐 뇌압이 높아져 정상적인 사고 능력을 할 수 없기 때문이다. 속이 불편하고 아랫배나 수족이 차고, 손에 땀이 줄줄 흐르는 등 신진대사 장애가 있으면 학습은커녕 대뇌는 좋지 않은 조직을 살려내고 그것을 치유하는 정보를 보내기도 바빠서 생명에 지장이 없는 덜 급한 뇌구조를 조직화 하는 학습에는 아랑곳하지 않는다.

따라서 손 따기를 하면 뇌압이 낮아지고 혈류가 정상화되므로 평소 절반의 학습에도 성적이 쑥쑥 오르게 된다. 고등학교 집단에서 보면 성적이 낮은 집단에 있는 학생들이 대부분 수족냉증이나 속이 불편한 학생들이 대부분이다. 공부를 못해서 낮은 집단에 진학한 게 아니라 몸이 불편하여 정상적인 학습을 할 수 없었기에 그러한 집단에 속해 있는 것이다.

대뇌에는 미량의 호르몬이 인간의 심성과 성격, 체격, 질병 등 모든 것을 결정짓는 역할을 한다. 따라서 피가 머리로 솟구쳐 코피를 흘린다든지, 머리에 열이 있든지, 꿈을 꾸든지, 수족이 차거나, 속이 냉하거나, 열이 상체에 많으면 상상력이나 창의성이 상실되는 것은 기본이고 좌뇌의 활동마저 저해하므로 학습의 능률은 점점 더 떨어지게 되는 것이다.

그리고 간뇌에 포함된 해마, 송과선, 시상, 제3뇌실, 뇌하수체, 시상하부 등은 뇌의 핵심적인 일을 담당한다. 어떤 물체든 중요하고 보호해야 할 것은 중심부에 위치한다. 간뇌도 뇌의 중심부 한 가운데 있으므로 평소 고개를 좌우로 흔드는 도리도리 놀이를 많이 할수록 원심력에 의해 간뇌에 있던 노폐물이 대뇌의 피질로 빠져 나가게 된다. 이것이 뇌를 숨 쉬게 하는 운동법인 것이다. 그리고 속이 편하고 많이 웃을수록 간뇌가 발달한다. 혈류따기는 간뇌를 살려내는 인체의 다스림이다.

2. 통증에 힘겨운 피부 화상이야기

화상은 초기 5~10분 이전에 치료하면 흉터 없이 깨끗하게 완치된다.

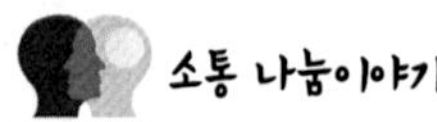

화상은 질병의 통증 중 최상위에 있다. 외부의 환경적인 공격의 지수가 가장 짧은 시간에 가장 강력하게 세포에게 충격을 주는 것이 화상이다. 다른 질병도 세포가 살수 없는 환경에서 생겨나지만 화상은 순식간에 세포를 파괴하는 아주 큰 순간적인 공격이므로 그 치료 또한 신속하게 대처해야 한다.

우리 인체의 피부가 갑자기 엄청난 온도의 뜨거운 물질이 피부에 닿으면 그것을 이겨내기 위해 기하급수적으로 백혈구가 화상주위에 몰려든다. 더구나 화상으로 피부의 온도가 높아진 상태이므로 모세혈관이 최대한 확장되어 수많은 면역세포들이 몰려들게 되는 것이다. 세포를 살려내기 위해 많은 면역세포들이 피부를 강타한 뜨거운 열기로 손상된 부위에서 열심히 싸워보지만 싸우는 족족 엄청난 위력 앞에 죽어서 염증이 되어 피부를 부풀게 하고 심하면 염증의 막까지 터지게 되는 것이다.

사력의 다하고 죽은 백혈구가 바로 끈끈한 진액으로 수포를 만들 게 되는데 물 같이 빠져나오는 진물이 바로 죽은 백혈구 시체들이다. 따라서 그 물 같은 염증을 빠르게 빼내면 화상은 깨끗하게 치유되어 더 이상의 자국은 생겨나지 않는다. 그래서 화상을 입은 후 5분 이내, 즉, 물집이나 수포가 생기기 전에 농도가 높은 수용성 액상을 발라주면 진물이나 화상의 자국이 생기지 않고 치료된다. 농도 높은 수용성 액상이라 함은 그 대표적인 것이 바로 도수 높은 소주이다.

치료의 원리는 소주가 휘발성 알코올로 확산성이 매우 높다. 그러므로 소주가 피부에 닿으면 우선 뜨겁게 아픈 통증이 기화되는 알코올로 바로 온도가 낮아져서 시원함을 느끼게 된다. 또 화상으로 붉게 상기된 피부가 10~20분 사이에 정상 피부로 돌아온다. 침투력이 좋은 알코올이 피부에 닿는 순간 화상에 의한 염증이 모공을 통해 바로 빼내는 역할을 하여 소주가 닿아있는 동안 꾸준하게 진물이 나오게 되어 수포 자체가 생기지 않게 되는 것이다. 이는 참으로 신기한 비방이다. 그러므로 어린이가 있는 집에서는 반드시 냉장실에 소주 한 병은 화상 상비약으로 반드시 비치해 둔다.

건강한 생활 화상에 좋은 농도 강한 수용성 액상의 순위와 소금

- 메틸알코올 : 가장 효험이 좋다.
- 에틸알코올 : 양주, 소주 등 알코올 도수가 높을수록 좋다.
- 이소프로필알코올 즉 소독약은 삼갈 것 제일 무난한 것은 도수 높은 소주이다.
- 소주가 없을 경우에는 소금을 화상부위에 올려두고 천으로 감싸준다.

 초기 수포가 생기기 전 화상 치료

- 신속하게 소주를 그릇에 붓고 화상부위를 담근다.
- 화상부위를 담굴 수 없을 경우에는 소주를 손수건에 흠뻑 묻힌 후 화상부위에 붙여두고 자주 소주를 손수건에 조금씩 부어 묻혀 준다.

> 딸아이가 펄펄 끓는 찌게에 손을 넣어 버렸는데도 아무 흉이 없다. 만약 그 때 소주치료를 하지 않았다면 지금쯤 오리손이 되어 있었을 것이다. 또 아들 녀석은 돌전에 뜨거운 압력밥솥에서 나오는 김이 신기하여 손을 짚고 땔 줄을 몰라 울고 있었다. 그냥 두었으면 아마도 오리 손, 그리고 석유보일러 시절, 목욕 시킨다고 뜨거운 물 내리다가 갑자기 끓는 물이 나와서 어깨에서 다리까지 딸아이를 삶았었다. 그런데 실험용 메틸알코올을 수건에 묻혀 30분정도 감싸 주었더니 물집하나 없이 깨끗했다. 아마 병원에서 이 이야기하면 미친놈 소릴 하는 줄 알고 있다. 그러나 이건 자연과학이다.

 수포가 생긴 후 화상 치료

- 수포가 생길 때에도 소주나 알코올로 부위를 적혀 주면 아리고 아픈 부위가 시원해지면서 통증이 완화된다.
- 수포가 이미 생겨 더 이상 소주나 알코올로 수포의 크기가 줄어들지 않으면 화상 부위에 몰려든 죽은 백혈구 농들이 모세혈관을 막고 있기 때문에 침이나 어적혈류침으로 빼내어 주는 것이 좋다.
- 화상 부위를 5-10㎜ 간격으로 따거나 침을 놓아 피가 나올 정도까지 가볍게 짜낸다.
- 그냥 두면 화상의 상처가 아물고 파괴된 세포가 재생되려면 삼칠일 이상

의 긴 시간이 필요하나 따주기나 침으로 찔러 모세혈관을 살려주면 세포 재생력이 빨라 현저히 빨리 낫는다.

3. 봉합수술 부위를 빠르게 치유하는 이야기

봉합 수술 부위는 부어오르거나 저체온 현상이 생겨나는데 열을 가하거나 따주기 또는 거머리를 붙여주면 아주 빠르게 낫는다.

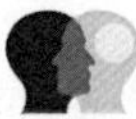
소통 나눔이야기

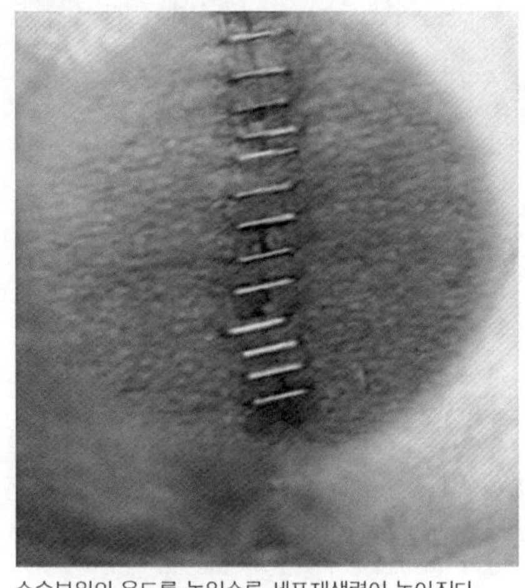
수술부위의 온도를 높일수록 세포재생력이 높아진다.

산업화로 다양한 기계와 도구로 인하여 피부가 심하게 찢어지거나 손가락이 절단되는 등의 안전사고가 많아지고 있다. 회전하는 기계를 작동 할 때는 절대로 장갑을 껴서는 안 된다. 왜냐하면 장갑의 눈에 보이지 않는 미세 섬유가 회전하는 것에 말려들어가면서 손까지 빨려 들어가기 때문이다. 자동화되는 기계는 늘고 있는데 그에 따른 경험이 부족하거나 사용이 익숙하지 못하여 피부나 손, 발 등을 크게 다쳐 봉합하거나 수술하는 경우가 잦아지고 있다. 그러나 대부분의 사람들은 통증을 줄이려는 욕심으로 냉찜질을 하여 치유 기간을 늘여만 가고 있다.

피부가 심하게 찢어지거나 절단된 경우에는 대부분 봉합수술을 받게 되는데 대부분의 사람들은 곪을까 염려하여 항생제에 의존하는 경우가 대부분이다. 그리고 신경이 살아나고 조직이 살아나면서 통증이 수반되는데 통증을 낮추려고 얼음찜질을 하는 광경을 볼 때 어처구니가 없어 보인다.

봉합수술 부위는 심장에서 비교적 가까운 부위는 세포 재생이 활성화 되어 붓거나 열이 나는 경우도 있지만 심장에서 먼 손이나 발은 피부가 싸늘해지거나 부풀어 올라 있는 경우가 많다. 특히 손가락이 절단되어 봉합수술을 한 경우에는 손가락 끝이 통통하게 부풀어 오르면서 얼음장 같이 차가워지는 경우가 많다. 그냥 방치하면 치유의 시간이 매우 오랜 시간이 필요하게 된다. 따라서 봉합수술 부위를 빠르게 치유하는 방법을 살펴본다.

 **방법과 요령** 봉합수술 부위의 혈류를 개선하면 빠르게 세포가 재생된다

- 봉합부위가 저체온이 되면 암 발생이나 모세혈관이 막혀 질병이 깊어지므로 상처부위를 가급적 뜨겁게 데워 모세혈관이 확장되도록 해 주면 세포 재생력이 빠르게 된다.
- 부풀어 오른 부위는 심장의 압력으로 피가 정체되어 풍선처럼 팽창되어 있으므로 혈류따기를 하면 피가 분수처럼 솟구쳐 나오는데 잘 나오지 않을 때 까지 짜내준다. 손끝이나 발끝이 더 심하다.
- 어떤 봉합부위 든 봉합된 자리에 흡혈귀라 불리는 거머리를 붙여주면 죽은 백혈구의 염증을 빠르게 빨아내어 빠르게 호전된다. 거머리가 뿜어내는 히멘틴은 혈관 벽에 형성된 굳은 피를 용해하는 작용으로 막힌 모세혈관을 뚫어주면서 나쁜 어적혈을 거머리가 빨아먹어 빠른 세포재생을 하게 된다. 건강한 사람도 손끝이나 발끝에 거머리를 한 달에 한 번씩만 붙여주면 불로장생한다.

만병의 근원 – 수족냉증과 다한증

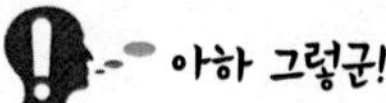

어린아이는 모든 뼈에서 피를 만들어 낸다. 어린아이는 뼛속이 붉은색을 띠는 적골수가 되지만 나이가 들면서 여러 가지 환경적 충격으로 뼛속의 골수에 지방이 침착되어 황골수로 된다. 따라서 심장에서 멀어진 잔뼈가 차가워지게 되어 서서히 골수공장이 문을 닫아 아주 큰 뼈인 골반이나 척추에서만 피를 만들어 낸다. 질병의 원인이 바로 잔뼈에서 피를 만들지 못하는 만큼 질병이나 노화를 앞당긴다.

1. 수족냉증이 생기는 이유

백혈구 고름이나 요산 등 노폐물이 오장육부로 들어가면 치명적이기 때문에 심장에서 먼 손끝 발끝으로 밀어 보내는 자연치유현상이다.

자신을 이겨내지 못할 정도의 충돌이나 세균, 온도, 소리, 음식 등의 환경적인 충격을 받은 사람은 그것을 이겨내기 위해 순간적으로 백혈구가 양산된다. 상처를 아물게 하거나 파괴된 세포를 살려내는 과정에서 수명을 다한 백혈구 고름이 노폐물과 함께 몸속에 돌거나 특정부위에 모이게 된다. 수족냉증은 몸

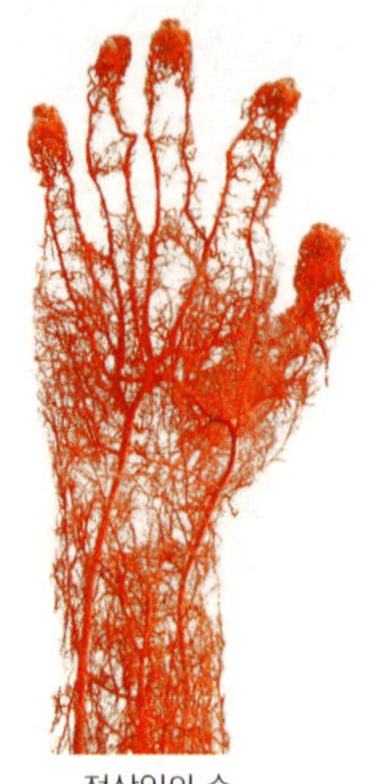
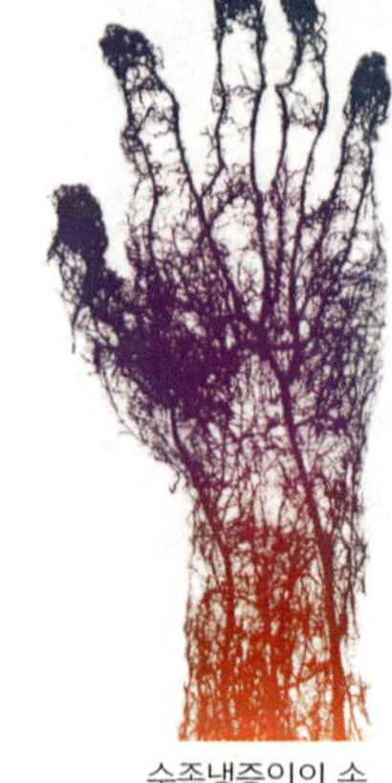

속의 백혈구 고름이 혈관 속에 있으면 대뇌나 오장육부가 손상되므로 인체는 자신의 생명을 지켜내기 위해 자기시스템을 작동한다. 따라서 가급적 심장에서 멀리 보내어 생명을 유지하려는 자연치유력으로 손발이 차가워지게 된다. 반복 된 이야기를 거듭하는 것은 질병의 근원이기에 수십 번 강조해도 지나치지 않기 때문이다.

즉 인체에서 제일 중요한 머리와 심장, 몸통을 보호하기 위해 백혈구와 같은 죽은 세포들의 시체나 모세혈관에 수액이나 고름 등 유해한 성분을 멀리 보내면서 손끝 발끝이 점점 차가워지는 현상이다. 만약 손끝 발끝으로 밀어내지 못하고 죽은 백혈구 고름이 섞인 피가 뇌에 가면 난치병에 걸리게 되기도 하고 그것이 최장에 가면 소아당뇨가 생기고 그것이 심장에 가면 심장병이 생기게 되는 것이다.

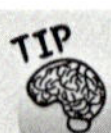

가족력은 부모에게 유전된 좋지 않았던 부위의 조직을 무력화시켜 부모보다 더 큰 아픔을 갖게 되기도 한다. 그것은 부모세대에는 약이나 주사제가 희귀하여 오직 인체의 자연치유력이 발휘되어 그저 수족만 차가울 뿐 난치질환은 생기지 않았다. 그러나 근자의 부모들은 자식이 아프면 병원에 무조건 달려가 해열제와 같은 갖가지 주사제와 약의 남용으로 온몸에 고름덩어리를 퍼지게 만들어 더욱 심각한 난치병에 걸리게 되는 경우를 많이 보게 된다. 각종 항경련제나 주사제를 맞고 심각한 질환에 걸려 있는 유아나 소아가 날이 갈수록 늘어 가는 게 안타깝기만 하다. 해열제 후유증은 5~15년 사이에 대뇌장애를 보이고 항경련제는 영원한 간질병을 만들게 되는 등 대부분의 주사제는 몇 년 뒤에 후유증이 생겨난다. 감기를 빨리 낫게 하려고 주사를 맞으면 5년이 경과 된 후 대뇌에 여러 장애가 생기는 등 심각한 난치병이 생기기도 한다.

2. 수족냉증을 방치하면 다양한 장애가 생긴다

발목이나 무릎 장애가 생겨나거나 아랫배가 차서 불임이 되기도 하고 심장병 등 오장육부의 질병에서 난치성 질환으로 이어진다.

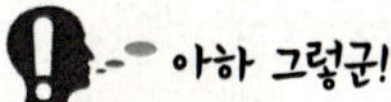

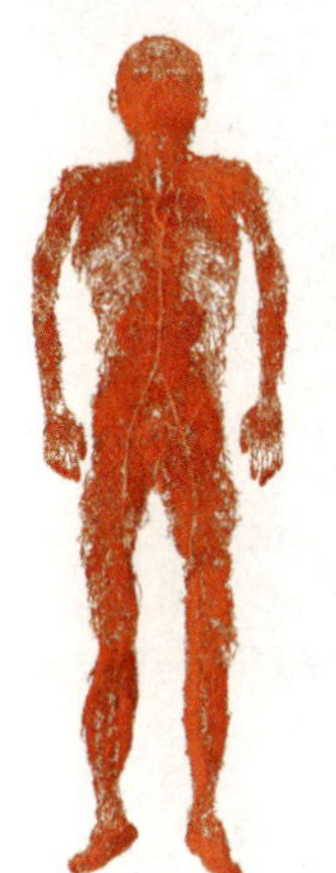
정상적인 혈류

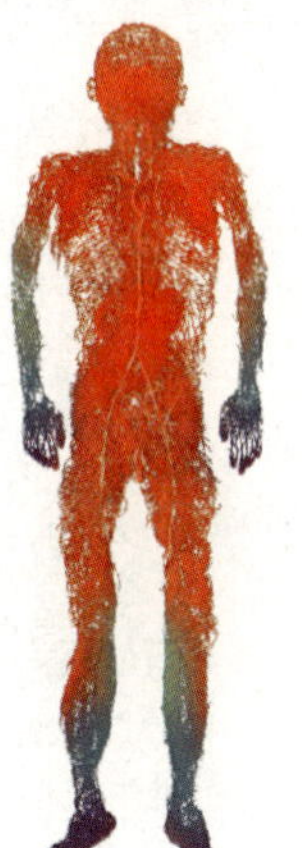
수족냉증의 혈류

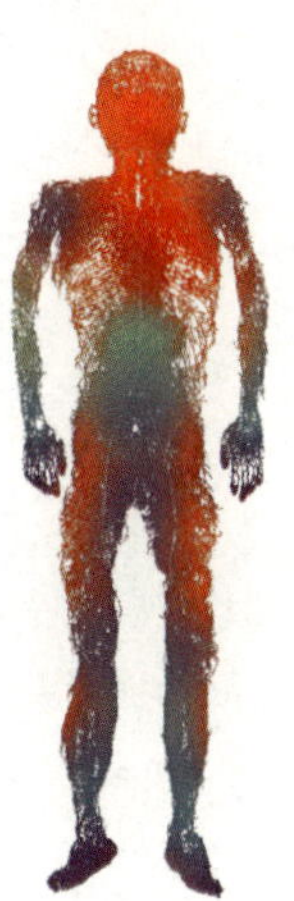
장애징후의 혈류

손발이 차가운 현상을 수족냉증이라 한다. 남성보다 여성이 수족냉증환자가 많다. 여성들은 음기로 인해 남성에 비하여 백혈구 수가 적음에 따라 자그마한 충격에도 잘 놀래고 또 되풀이 되는 환경적인 충격으로 남성에 비하여 손발이 차가운 수족냉증 환자가 많다. 대부분 치료가 불가능하다고 믿고 있는데 가장 치유하기 쉬운 질병이다.

수족 냉증을 가볍게 생각하다 보면 또 다른 환경적인 충격이 와 닿았을 때 더 많은 백혈구가 양산되게 되는데 이러한 경기현상이 가중될수록 인체의 여기저기 차가운 부위가 늘어만 가게 된다.

이때부터는 면역 기능이 상실되어 감기와 같은 잦은 호흡기성질환을 자주 앓게 되거나 점점 적혈구의 헤모글로빈 수치가 낮아져 세포나 조직의 기능이 상실되고 급기야 피 속의 염증 수치가 높아져 폐기능이 현저히 떨어지면서 심장병 등 더 큰 질병이 생겨나기도 한다.

보통 손발이 차갑다가 심해지면 발목이 부실해지거나 차갑고 뒤이어 무릎이 시린 다음 아랫배까지 차가워져 생리 이상이나 발기부전으로 이어진다. 또 위장장애나 오장육부의 기능이 떨어지기도 하고 더 심해지면 당뇨병이나 감기 끝에 백혈병이 생기기도 한다.

손발이 차가우면 사람에 따라 질병의 부위가 다르게 나타난다. 인체 중 가장 안 좋은 부위에 습진, 아토피성 피부염이나 류머티즘과 같은 증세를 동반하기도 한다. 즉, 사람에 따라 가장 취약한 부위에 질병이 발생되는데 이 모든 것이 손끝이나 발끝의 혈류가 막혀 생기는 현상이다. 류머티즘은 관절 부위에 고름이 차이는 현상이며, 아토피는 성장기 아동들에게 느린 혈류 조직에 나타난다. 보통 심장에서 가장 먼 쪽이 아닌 종아리나 허벅지, 팔, 혹은 등 쪽에 생기는 것인데 그 원인은 같다. 이것들은 혈류를 개선하는 혈류따기로 막힌 핏길만 열어주면 가볍게 호전 또는 완치된다.

또 수족냉증은 신경을 많이 쓰거나 무리한 일과 후 또는 생리 전 후만 되면 차가운 부위가 심장의 끝인 손끝 발끝에서 심장 쪽으로 그 범위가 넓어지게 된다. 아이들의 경우에는 많이 놀았거나 심한 공부, 심한 놀이, 혹은 위장장애 후에도 나타날 수 있다. 이런 경우는 대부분 4~5년 혹은 심지어 수십 년 전부터 손발이 차갑거나 땀이 나는 다한증세가 지속되다가 치료하지 않은 상태로 수년 후를 넘기게 되면 질병의 근원이 되어 자신이 취약한 조직의 부위나 혹은 선친이 앓았던 병과 똑같은 조직에서 자식에게 발병된다.

3. 저체온 조직을 방치하면 난치병이 된다

저체온 부위는 적혈구 수치가 낮아지면서 핏길이 막히고 면역기능이 점점 떨어져 코피를 흘리거나 백혈병 등의 난치병 또는 합병증이 생겨나기도 한다.

아하 그렇군!

손발이 차가우면 면역기능이 떨어진다. 왜냐하면 손발이 차가우면 그 해당되는 뼈까지도 차갑게 되는데 이럴 경우에는 골수에서 정상적인 피를 제대로 만들어 낼 수가 없다. 즉 차가워진 척추나 늑골, 흉골, 골반, 대퇴부, 팔다리뼈 같은 뼈의 골수에서 피를 생산하지 못하게 되는 것이다. 따라서 건강한 적혈구 수치가 날로 부족하게 되어 세포에게 전달해야 하는 산소와 양분의 공급이 서서히 느려지게 되고 환경적인 충격으로 건강한 백혈구 수치는 낮아지는 대신 염증 즉 죽은 백혈구 고름이 많아져 면역기능이 낮아지거나 상실하게 되는 것이다.

사람마다 수족냉증의 징후는 매우 다양한 질병 증세로 나타난다.

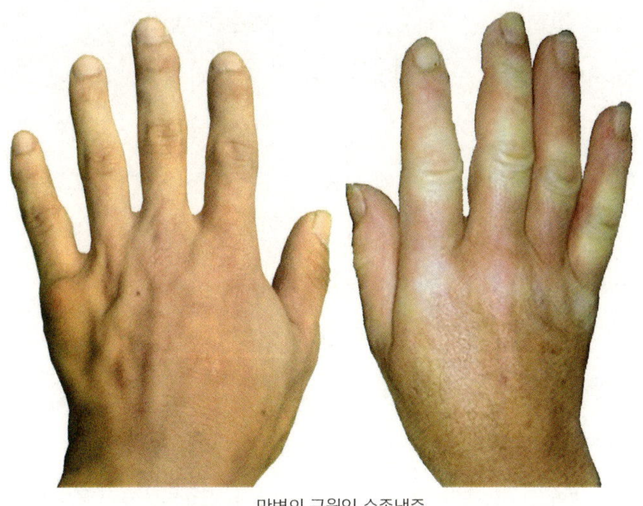

만병의 근원인 수족냉증

손끝 또는 발끝까지 건강한 적혈구에 산소를 가득 실어 양분과 함께 보내야만 세포가 재생되고 백혈구가 달려가 모든 질병을 물리칠 수 있다. 그러나 손발이 차가운 수족냉증을 방치한 결과는 매우 다양한 질병으로 나타난다.

자라나는 어린이들은 우선 정상적인 발육의 장애를 가져오는데 안압이 높아 시력의 문제가 생기거나 코의 비염, 귀의 난청, 치아가 비정상적인 위치를 잡기도 한다. 또 가벼운 감기 몸살로 시작하여 소화장애, 발달장애, 지체장애의 근원이 되기도 하고 주부습진에 이어 손톱 발톱 무좀에 이르고 급기야 손발의 끝이 썩어 갈 수도 있다.

인간은 온혈동물이다. 주위가 아무리 추워도 우리 몸은 항상 일정한 온도인 섭씨 36.5℃를 유지한다. 우리 몸의 온기를 유지하는 유일한 에너지는 폐에서 섭취한 산소와 음식의 소화를 통해 얻은 영양분을 산화시켜 얻는다. 따라서 체온이 없다는 것은 죽음을 의미한다. 우리 몸이 차가워져서 체온이 35℃ 이하로 천천히 하루 이상 걸려 떨어진다면 암세포가 무제한 증식되면서 여러 조직에 다양한 질병이 생긴다.

오장육부의 온도가 34℃ 정도까지 떨어진다면 24시간 안에 죽음이 찾아온다. 그리고 급격하게 오장육부의 온도가 32℃까지 하락한다면 인간은 1시간 안에 목숨을 잃게 된다. 또 일반적으로 체온이 27~28℃로 측정됐다면 이미 죽었다고 본다. 이처럼 체온은 우리 생명과 밀접한 관련이 있다. 감기나 폐렴 등의 염증질환, 관절염이나 류머티즘 등의 면역질환, 몸살이나 암 등 거의 모든 질병이 생기면 열을 동반하게 된다. 그러므로 열은 컨디션이 좋지 않다는 질병의 경고이자 질병을 자연치유 하려는 인체의 시스템이 작동하는 치유 반응인 것이다.

사람은 수족냉증뿐만 아니라 우리 몸의 어디든 저체온이 되면 심장의 부하로 혈류량이 떨어지게 되고 그에 따라 소화기능도 저하된다. 이는 음식물 흡수에 지장을 주고 이것이 장기화되면 만성질환이 된다. 또 저체온이 되면 혈관이 좁아지거나 막히고 가로막의 오르내림이 느려 결국 간까지 손상되어 발열

기관의 기능을 수행할 수 없어 체온이 점점 더 낮아지게 되는 것이다.

한편 저체온은 사망사고를 부르게 되는데 여름철보다 겨울철에 사망하는 사람이 더 많으며 하루 중 체온과 기온이 제일 낮아지는 오전 3~5시의 사망률이 높다. 사람은 체온이 36.5℃ 이상을 유지해야 건강과 생명을 유지하는데, 체온이 내려가면 세포나 혈액 중의 노폐물을 처리할 수 없게 되고 간에서 물질의 화학반응이 원활하지 못하게 되어 중간대사물이나 노폐물 등 체내독소물이 더 많이 생성되고 쌓여 여러 가지 합병증이 발생하거나 생명을 다하게 되기도 한다.

암이 자주 발생하는 위, 식도, 폐, 대장, 자궁 등은 속이 텅 비어 있고 주위에만 세포가 있어 체온이 낮아지기 쉬운 조직들이다. 특히 체온보다 낮은 외부와 항상 통해 있기 때문에 더욱 차가워지기 쉽다. 여성의 유방도 몸에서 돌출되어 있어 체온이 낮다. 유방암은 유방이 큰 사람일수록 잘 걸린다고 알려져 있다. 이는 유방의 크다고 하여 더 많은 동맥혈관이 있는 것이 아니기 때문에 클수록 온도는 더 낮아질 수 있다.

다리의 혈류가 냉하거나 종아리가 저체온 상태에서 생기는 다리뼈의 암인 골육종은 보통 정강이뼈에 많이 발생하는데 가벼운 근육통으로 시작하여 자신도 모르는 사이에 골육종이 심각하여 다리를 절단하는 경우까지 생길 수 있다. 그냥 방치하면 폐로 오장육부로 전이되기 때문에 절단의 수순을 밟는 것이다. 저체온은 기본적으로 혈액이 제대로 순환되지 못하거나 신진대사에 장애가 있을 때 발생한다. 몸이 차갑다는 말은 정상적인 신진대사가 이뤄지지 않고 있다는 것을 의미한다.

심장은 체중의 200분의 1밖에 되지 않지만 체열의 9분의 1을 산출할 만큼 열을 내는 기관이다. 그러므로 심장의 뜨거운 피가 온몸 구석구석까지 잘 이송되면 건강한 사람이 되는 것이다. 또 비장은 적혈구를 많이 저장하여 심장과 밀접해 있기 때문에 붉고 온도가 높다. 아랫배의 단전에 위치하는 소장도 소화를 위해 항상 격렬하게 연동운동을 하기 때문에 열을 많이 내는 것이다.

그러므로 아랫배가 따스한 사람일수록 건강할 수 있는 최소한의 요건을 갖춘 사람이라 할 수 있다.

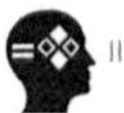 **갈수록 태산** 핏길에 따른 발병과정과 징후

1) 혈류가 정상적인 사람은 심장에서 뛰는 피가 손끝발끝까지 산소와 양분을 고르게 보낼 수 있다. 그러므로 항상 몸 전체가 따스한 온기로 넘쳐나 기혈이 왕성하고 기운생동 하는 삶을 살게 된다.

2) 혈류가 막히면서 차츰 수족냉증 부위가 넓어져가는 증세를 보인다. 이미 심장의 끓는 피가 손끝발끝까지 미치지 못하여 걷는데 신경이 쓰이거나 발바닥이 이상하게 느껴진다.

3) 수족냉증의 도가 지나쳐서 오장육부의 혈류가 막혀 소화 장애, 생리이상, 발기부전, 당뇨병 등 더 큰 질병이 생기기 시작한다.

4. 자신의 취약한 부위에 중병이 생긴다

자신의 가장 취약한 부위에 염증이 생기거나 종양, 암으로 전이된다.

아하 그렇군! 자연치유는 손끝이나 발끝으로 죽은 백혈구 고름을 내보내게 된다

다음 페이지의 그림 중 손가락 사진은 우연찮은 계기로 저자를 찾아 온 주부의 치료 중 찍은 사진의 손가락 끝이다. 이 사진은 많이 호전된 상태에서 찍었음에도 불구하고 보기가 민망스러울 정도이다. 지금은 손톱이 새로 생겨나고 생기발랄하게 살고 있지만 처음 뵐 때는 선물용 종이 가방에 와이셔츠 하나를 손으로 들지 못하여 하얀 면장갑을 두 개나 끼고서도 종이봉투 손잡이

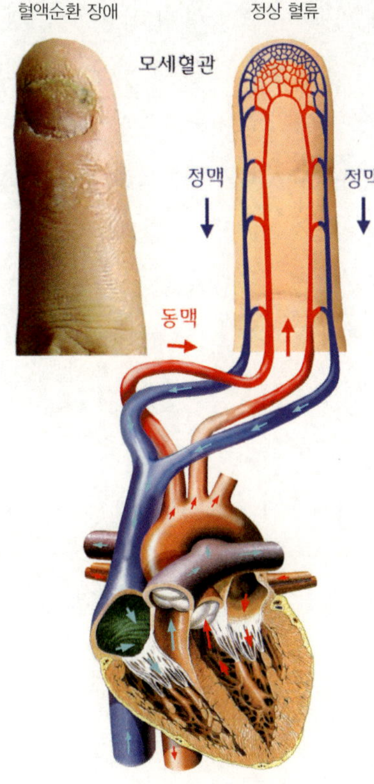

심장과 손끝의 모세혈관

를 잡지 못하여 팔뚝에 걸치고 왔을 정도였다. 이런 경우가 되면 수십 년 전에 수족냉증이 있었거나 손발에 땀이 많이 난 경험자다. 또 폭식 또는 과식의 경험이 있거나 스트레스 등으로 오장육부의 혈류장애가 생기고 아랫배가 차가워 생리현상도 비정상적일 수밖에 없으며 여기에 더하여 부정적인 사고까지 겹쳐 우울증에 시달리기도 한다.

이러한 현상은 손끝뿐만 아니라 발가락에도 끝에도 나타나기도 하고 심할 경우에는 오장육부의 특정부위에 고름 덩어리와 같은 종기가 생기거나 암으로 발전하기도 하고 심지어 통증이 없어지면서 피부가 검게 썩어 가는 등의 현상으로 나타난다.

원인은 손목과 발목 부분의 혈류가 막힌 수족냉증으로 세포가 재생되지 못한 탓이다. 모든 질병은 혈류장애에서 비롯되는 것으로 주부습진도 손발의 세포에 산소와 양분이 공급된 후 쓰고 남은 요산이나 노폐물 등이 정맥의 혈류로 회수되지 못하여 피부로 발산하는 것이다.

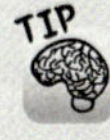

그림은 심장과 손끝의 그림이다. 심장에서 펌프질한 적혈구에 산소와 양분을 가득 싣고 손끝까지 전달되어야 42일 동안 세포가 생장하면서 완벽하게 임무를 수행한다.

그러나 핏길이 막히면 막힌 곳의 노폐물이 피부로 빠져 나오는데 초기엔 땀으로 그 다음은 아토피로 그 후에는 종기나 습진으로 빠져 나오지만 오장육부나 머리에는 종양이나 암 덩어리로 자체 노폐물을 저장하게 된다.

저자는 손발이 차가운 사람을 수천 명 완치하는 결과를 보았다. 새벽녘 사지가 새파랗게 변한 경기환자부터 췌장암환자, 백혈병환자까지 그래서 얻은 결론은 심장의 피가 손가락 끝에 최소한 32℃ 이상의 온도가 유지되어야 건강한 사람이다. 그 이하의 사람들은 수족냉증 환자 또는 예비환자이다.

5. 다한증과 땀구멍이 하는 역할 세 가지

수족냉증 상태가 지속된 후 냉열다한증이 되고 체질이 바뀌면서 온열다한증으로 진행된다.

아하 그렇군! 땀구멍의 역할에 대하여

1) 호흡 기능

피부의 땀구멍은 모세혈관에서 보내온 부족한 산소를 보충하는 허파기능을 한다. 즉, 피부 호흡을 하는 것이다. 목욕탕에 들어가서 머리만 내밀고 신체를 물속에 담구면 숨이 차는 경험을 하였을 것이다.

이것은 물속에 들어가면 땀구멍을 물이 막고 있기 때문에 피부 호흡이 차단되어 허파가 공기를 더 많이 들이마셔야 하는 부담으로 숨이 차는 것이다. 따라서 일시적으로 체내 저산소 현상이 생겨나므로 병약한 사람이 갑자기 물속에 들어가서 죽는 이유가 여기에 있다. 따라서 전신 욕을 할 때는 서서히 물속에 땀구멍이 조금씩 잠기도록 해야 한다. 여름철 습도가 높을 때 가슴이 답답하고 짜증이 나는 등 숨이 활딱 거리는 이유도 피부 호흡의 문제가 생긴 것이다.

2) 체온 유지

온도라는 환경의 변화에 따른 체온을 유지하기 위한 대문 역할을 피부가 한다. 무더운 여름철에 창문을 열고 추운 겨울철엔 창문을 닫는 것과 같은 임무를 수행한다.

우리네 선조들은 이열치열이라 하며 여름을 잘나기 위한 자연과학을 실천했다. 무더운 여름철에 뜨거운 음식을 섭취하면서 오장육부의 체온을 상승하게 하여 혈류를 개선하게 하고 그 뜨거운 열을 처내기 위해 땀을 나게 만드는 것이다. 즉, 땀이 피부에서 증발하면서 피부 주위의 열을 빼앗아 기화하기 때문에 피부가 싸늘해져 시원한 쾌감을 느끼게 되는 것이다. 무더운 여름철에 마당에 물을 뿌려 시원함을 달래는 것과 같은 원리가 피부에서 일어난다.

3) 배설 기능

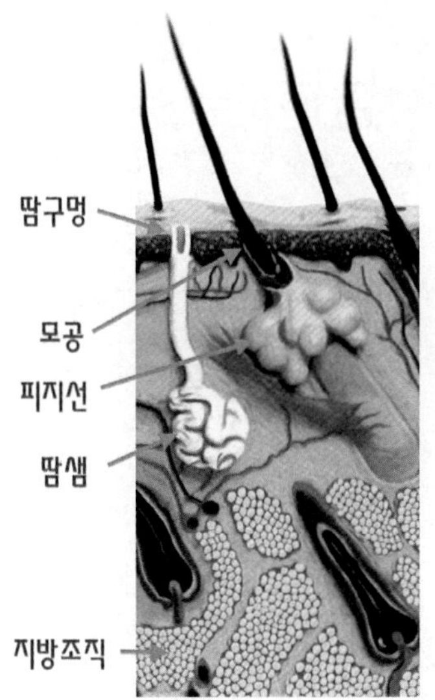

피부는 정맥의 삼투압 작용이 문제 되었을 때 노폐물을 배출하는 기능을 한다. 즉, 세포가 쓰고 난 노폐물인 요산이나 이산화탄소와 같은 체내 폐기물을 내뱉는다. 그러나 피부에서 배설하는 기능은 낮을수록 건강한 사람이다. 건강한 사람은 더위를 잘 타지 않는다. 땀도 그렇게 많이 흘리지 않으며 그 땀 또한 노폐물이 아니고 수분에 불과하여 냄새가 거의 없다. 땀이 배출되는 땀구멍은 모공과는 다르며 실제로 눈에 보이지 않는다.

그러나 병약한 사람은 체내 노폐물을 정맥으로 회수하여 대소변으로 보내야 하는데 혈액순환 장애로 정맥으로 노폐물을 회수할 수 없을 때 가까운 피부로 내 보내게 된다. 즉 피부로 소변을 본다고 생각하면 된다. 그러므로 병약한 사람의 땀은 고약한 냄새가 심한데 악취가 심할수록 신진대사 장애가 심한 사람에 해당된다.

따라서 다한증은 이러한 체내 노폐물이 피부로 과잉 배출되는 배설 기능의 역할을 피부가 수행하고 있는 것이다.

6. 냉열다한증에서 온열다한증으로 가는 경로

차가운 상태에서 땀이 나면 냉열다한증이 되고 그 반대로 열이 나는 것이 온열다한증이다. 다한증과 백혈병은 명현현상을 이겨내면 쉽게 고칠 수 있다.

아하 그렇군! 다한증에 대하여

손발이 싸늘해지는 수족냉증은 사람마다 다르긴 해도 보통 2~5년 지속된다. 여성의 경우에는 평생을 수족냉증으로 가는 경우도 있다. 이러한 현상은 손발에 그치지 않고 신체의 어떤 부위이든 올 수 있는 것이다. 겨드랑이나 머리, 목, 가슴, 사타구니, 종아리, 허리, 눈, 보이지 않는 오장육부 등 신체의 혈액순환장애가 있는 곳이면 다 나타난다.

1) 냉열다한증

경기 후유증인 손발이 찬 경우를 방치할 경우에 2~5년 후가 되면 긴장을 하거나 무리하면 서서히 손이나 발바닥에 땀이 배이기 시작하고 이러한 상태를 방치하면 손끝부터 서서히 땀이 솟구치는 다한 증세를 보인다. 이때가 되면 어린이의 경우 연필을 잡을 수 없을 정도로 심각해진다.

이것을 냉열다한증이라 한다. 이러한 경우에는 땀으로 인한 발 냄새나 신체 여러 부위에서 유난히도 냄새를 많이 풍기게 되고 아침에 자고나면 내의나 이불에서 악취를 풍기는 경우가 생긴다.

2) 냉온다한증

　초기에는 차가운 상태에서 땀이 나다가 서서히 손발이 차다 덥다를 반복하며 땀이 난다. 즉, 긴장을 하거나 속이 불편할 때 과로 등에는 손발이 차가운 상태에서 땀이 나고, 비교적 속이 편할 때는 따스한 상태에서 땀이 나기 시작한다. 이것을 냉온다한증이라 한다.

　이때가 되면 체질이 바뀌기 시작한다. 상체부위에 살이 찌거나 붓기도 하고, 특정부위가 유난히 굵어진다. 서서히 살이 찌기 시작하여 심지어 감당하기 어려울 정도로 비만이 가중되는 경우도 있으며 서서히 온열다한증으로 체질이 바뀌어 간다.

3) 온열다한증

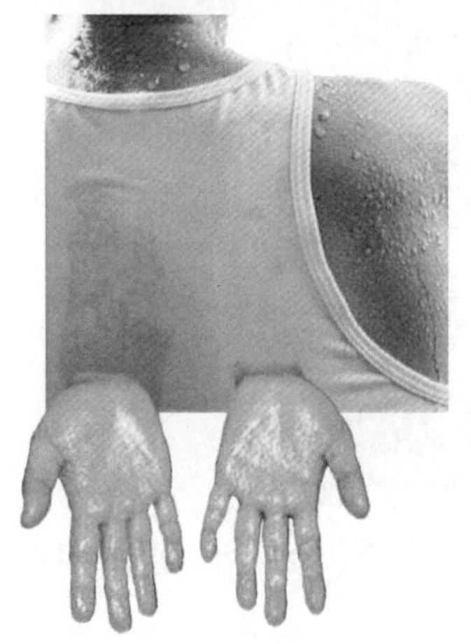

땀이 가장 먼저 나는 부위가 혈액순환 장애 부위이다.

　서서히 긴장하거나 음식섭생 후 손발에서 인체 여기저기 열이 나면서 땀이 비 오듯이 흐른다. 양말을 신으면 이내 땀으로 축축해지고 조금만 긴장을 해도 땀이 흘러내린다. 즉 정맥의 모세혈관에서 삼투작용이 중지되는 경우에 이르는 것을 온열다한증이라 한다.

　정상적인 땀은 심한 운동으로 일상의 신진대사 범위를 과다하게 초과할 경우에 땀이 나야 정상적인 사람이다. 즉, 갑작스런 심한 운동으로 세포가 쓰고 남은 요산이나 노폐물의 처리 한계를 넘은 경우에 땀이 나는 것이다.

　정맥의 기능이 뛰어나 신진대사가 잘 되는 사람은 어느 정도 운동을 해도 땀을 흘리지 않는다. 아니면 그 반대로 산소와 양분을 전혀 동맥의 모세혈관으로 보낼 수 없는 심각한 중병의 환자에게도 나타난다. 이것은 산소와 양분의 공급 자체가 차단되어 노폐물이 모공으로 나올 필요가 없는 경우이다.

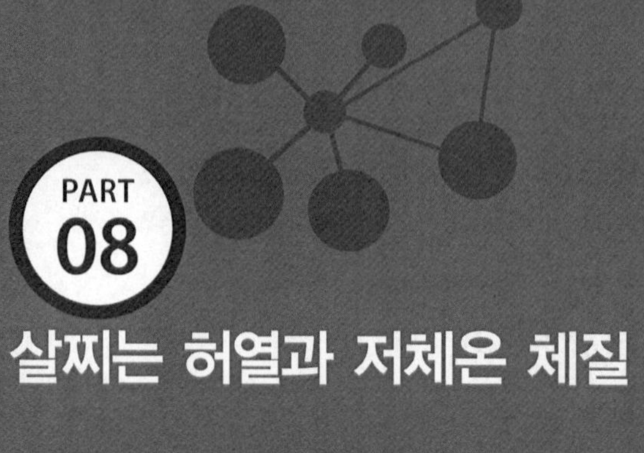

살찌는 허열과 저체온 체질

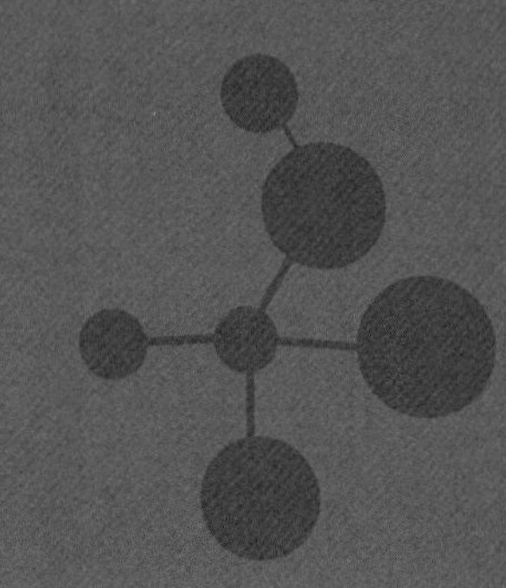

1. 물만 먹어도 살찌는 이상혈류와 허열

수족의 혈류가 막히다가 오장육부까지 혈류가 막히면 심장의 뜨거운 열기를 머리나 손발로 내보내며 살이 찌는 허열 체질로 바뀐다.

아하 그렇군! 허열 혈류란?

나는 체질이 그렇다고 포기하는 사람들이 많은데 체질이 바뀌는 이유는 혈액순환의 문제 때문이다.

정상 혈류는 정혈이 되고 이상혈류는 냉혈과 허열로 나눌 수 있다. 이중 허열의 '허하다'하는 이야기는 기가 부족하다는 것이며 기가 부족한 이유는 혈류가 막혀서 어느 한쪽으로 치우쳐 있기 때문이다.

허열이란? 허해서 나는 열로 혈(血)이 막혀 엉뚱한 부위에 나는 열을 말한다. 즉, 몸속에 죽은 적혈구나 백혈구 농이 많아서 생기는 현상이다. 손발이 차가워지기도 하고 반대로 손발이 뜨거워서 심하면 뼛속까지 뜨겁기까지 한다.

"손발 끝이 시릴 정도로 차서 너무 힘들다"고 호소하기도 하고 이와는 반대로 손발이 화끈거려서 불편하다고 말하는 환자들도 있다. 손발의 증상 중에서 손발이 뜨겁다는 것은 그 이유가 뭔지에 대해서 많이 궁금해 한다. 손발이 저

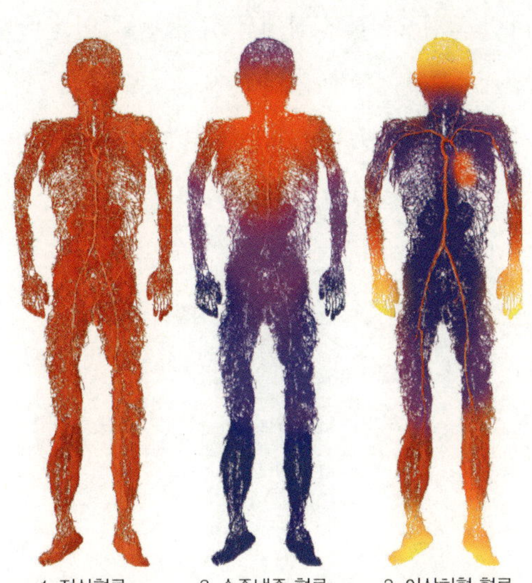

리거나 차다면 혈액순환이 덜 되는 것으로 생각할 수도 있지만 도무지 손발이 뜨거워지는 그 이유가 뭔지 모르는 경우가 많다. 손발이 뜨거워 겨울에도 손발을 이불 밖으로 내놓고 자야 하거나 심하면 자다 일어나 냉수에 손발을 식히고 잠들 때도 있다.

1) 정상 혈류

가장 이상적인 건강한 사람의 혈류 흐름이다. 그러나 그림 1의 경우처럼 정상혈류를 갖고 태어나는 사람은 드물다. 부모로부터 피를 물려받음으로써 수정 후 착상부터 부모의 혈류를 옮겨 받아 가족병력을 갖게 되기도 하고 임신 중 여러 환경적인 요인으로 여러 경기를 갖고 태어나기 때문이다.

그리고 태어나면서 여러 환경적인 충격을 받으면서 경기를 하기 때문에 정상혈류를 갖고 태어나는 사람은 드물다. 건강한 사람은 어느 정도의 환경적인 충격을 받아도 적당한 감기나 몸살을 하면서 체내 나쁜 노폐물은 피부나 정맥으로 회수하여 몸 밖으로 빼내기 때문에 수족냉증으로 진행되지 않는다.

2) 이상 냉혈 혈류

계속적인 환경적인 충격이나 공격을 심하게 받아 자신이 이겨낼 수 없는 상황의 경기가 누적되어 생기는 현상이다. 경기로 죽은 백혈구 농이나 체내 노폐물을 처리하는 한계가 넘은 경우에 서서히 차가워진 부분의 범위가 손발의 끝에서 서서히 발목이나 손목으로 차가워진 부위가 점점 넓어져 간다.

환경적인 충격에 의해 경기를 하면 그림 2처럼 심장에서 가장 먼 쪽인 손끝 발끝부터 서서히 핏길이 막혀 버리게 되는 것이다. 그것은 자연치유력으로 인체의 중요한 오장육부를 살려내기 위해 체내 농백혈이나 죽은 적혈구, 요산과 같은 노폐물을 심장에서부터 먼 곳으로 밀어 보내는 것이다.

이때부터는 조직의 부위가 서서히 차가워지고 뼈 안의 골수에서는 피 만들어 낼 수 있는 능력과 범위가 줄어들게 된다. 즉 골수에서 건강한 피를 만들어 내는 능력이 낮아져 건강한 적혈구 수치가 낮아지고 대신 혈중 농백혈 지수가 높아져서 세포나 조직이 제대로 살 수 없는 부위가 넓어지게 되는 것이다.

3) 이상 허열 혈류

이런 증상은 한의학에선 '오심번열'이라고 부른다. '오심'은 부위를 말하는 것으로 손발바닥 4곳과 심장이 있는 가슴을 의미한다. '번열'이란 갑갑하고 열이 난다는 뜻이다. 실제 체온이 높거나 국소적으로 열이 많은 경우는 거의 없고 환자들이 느끼는 자각증세이다. 자율신경이나 내분비 계통에서 문제가 나타난 것이라고도 볼 수 있는데 한방에선 오장의 음양조화에 문제가 생겨 나타나는 증상으로 보고 있다. 그러나 저자가 보는 허열의 견해는 그림 3의 그림처럼 오장육부와 그 주변의 내분비계의 혈류가 막혀 심장에서 내 뿜은 높은 압력의 피가 머리와 수족으로 손발로 우선 공급되기 때문이다. 즉 속이 냉하고 찬 사람에게 많이 나타나는 현상이다.

먼저 손발의 열과 함께 식욕이 저하되고 기운이 떨어지는 증상이 동반되면 비위 즉 소화기의 기운이 부족하기 때문이다. 증세가 심하면 움직이지 않아도 땀이 나는 다한증세도 나타난다. 혈액을 저장하는 비장의 혈류가 느리므로 열을 내리는 손 따기로 허열을 쳐내야 한다.

4) 이상 허열 혈류의 증상 – 갱년기가 허열의 시작이다

손발의 뼈 속까지 달아오르는 느낌은 신장의 문제다. 신장의 음기가 부족해져서 생겨나는 열이다. 모자람이 원인이라서 허열이라는 표현을 한다. 기침과 식은땀 증세가 같이 나타나기도 한다. 어지럽고 가슴이 두근거린다면 간이 붓거나 혈이 부족할 가능성이 높다. 피가 머리로 솟구치고 얼굴이 창백하며 맥까지 약하게 잡힌다. 심장에 부하가 많이 걸린 경우에는 심장에 열이 많아지며 조급해지고 입맛이 쓴 증세가 나타난다. 변비증세가 나타나기도 하고 소변색이 진해지기도 한다. 가슴 속에 쌓인 화를 풀어주어야 하는데 화를 푸는 제일 좋은 방법이 "비흡구배 호흡"이다. 한숨을 자주 쉬는 사람이 여기에 해당되는데 한 숨을 내쉬어야 폐활량이 증대되기 때문에 나타나는 자기치유시스템이다.

목이 마르며 눈이 자주 충혈 되고 안구가 건조해지거나 머리가 맑지 않아 약속 등을 자꾸 잊어버리며 가슴이 두근두근하는 증상이 잦아지기도 한다. 평소에 빈혈이 있으면서 식사를 제대로 못하거나 과로했을 때, 또는 여름철에 지나친 더위에 증상이 심해져서 가슴 위로 열이 오르고, 여성에게 있어서는 지나치게 속이 상하거나 화가 끓을 때도 비슷한 증상이 나타난다. 또 입맛도 떨어지며 기운이 없고 깊이 잠들지 못하는 경우도 있다.

얼굴이 갑자기 달아오른다거나 피지 분비가 많아지는 등 각종 피부 트러블이 발생한다. 평소에는 추위를 많이 타지만 갑자기 열이 올라 얼굴이 화끈거리고 가슴이 답답해지며 입 속에 염증이 잘 나타난다. 냉기와 열기의 부조화로 혈액순환이 제대로 이루어지지 않아 손발이 저리거나 붓고 두통이 생기기도 한다.

2. 저체온은 만병의 근원, 혈액순환 장애이다

위장의 혈액순환 장애를 가져오면 위장이 차서 위장병이 생기고 다리의 혈류가 막히면 다리가 차서 아프고 염증이 생기거나 붓는다.

심장에 혈류가 막히면 심장병이 생기고, 머리에 혈류가 막히면 두통이 생기거나 지능이 낮아지고, 허파에 혈류가 막히면 폐병이 생기는 것처럼 신체의 어떠한 부위이든 혈류가 막히면 산소와 영양분이 공급되지 않아 차가워지게 되고 그러한 부위에 종양이나 암세포가 살아간다. 통증은 그러한 저체온 조직부위의 막힌 혈관을 뚫는 과정에서 모세혈관이 팽창하면서 붓기도 하고 자연치유 되면서 염증이 생기고 열이 발생하며 고름이 피부로 빠져 나오기도 한다.

 **자연치유 도우미 혈액 순환을 잘 되게 하는 방법**

1) 살면서 숨 쉬는 공부를 제일 많이 해야 한다

잠시라도 멈출 수 없는 숨쉬기에서 어떻게 하면 공기 중 산소를 많이 섭취할 수 있는지 공부해야 한다. 그리고 숨 쉬기를 하면서 오장육부를 움직이게 하는 방법을 찾아 실천하면 운동을 하지 않아도 평생 건강한 생활을 할 수 있다. 그 비법은 갓 태어난 건강한 아기의 숨 쉬는 방법을 잘 살펴보면 된다. 건강한 아기들은 숨을 쉬는데 아랫배가 움직이기 때문에 소장의 혈류가 원활하여 열이 발생하며 저체온 조직이 없기에 유아기는 운동을 하지 않아도 건강하다. 그러나 부모가 무지막지하게 먹여서 위장장애가 생기게 되면 호흡을 하는데도 아랫배가 움직이지 못하면서 저체온 현상이 가속되며 서서히 복부 호흡에서 흉식 호흡으로 바뀌면서 병을 만들게 된다.

2) 그 다음이 먹고 마시는 음식섭생 방법을 공부해야 한다

위장의 용량이 자신의 두 주먹 크기다. 한 주먹 정도로 소식하며 천천히 꼭꼭 씹어서 먹으면 질병이 생기지 않는다. 과식, 폭식, 속식이 위장을 멈추게 하고 그에 따른 오장육부의 기혈을 차단하여 저체온 현상으로 나타나고 급기야 감기 몸살 등의 병을 만들게 된다. 현대인의 병은 대부분 먹어서 생긴 병이다.

또 피를 맑게 하는 음식의 섭생이 중요하다. 산소가 많은 음식을 섭취할수록 건강한 생활을 할 수 있다. 생것, 데친 것, 끓인 것, 삶은 것, 고은 것 순으로 먹는 것이 좋다. 금기해야 할 음식의 순서로는 기름에 뽁은 것, 튀긴 것, 구운 것, 태운 것 순으로 체내 질병을 만들므로 주의해야 한다. 특히 기름이 끓는 온도가 240℃ 정도 되므로 이러한 온도에서는 산소가 없는 죽은 음식이라 생각하면 된다. 따라서 물이 끓는 온도 내에서 음식을 조리해서 먹는 것이 현명한 방법이다.

3) 먹은 만큼 일을 해야 한다. 동작은 근육을 최대한 늘여 주어야 한다

심장에서 내뿜는 체온의 20%가 간으로 가고, 약 20%는 근육으로 간다. 일이나 운동을 하게 되면 근육에 더 많은 온기가 전해진다. 체온이 상승하면 신진대사가 원활해지고 암적 요소나 노폐물을 몸 밖으로 쳐낸다. 그러나 자신의 정맥혈류가 쳐 낼 수 있는 한계 내에서 운동을 하는 게 좋다. 근육이 단단할수록 혈류장애가 심한 것이므로 운동을 자제해야 한다. 건강한 어린이들은 근육이 생기지 않거나 없다. 나이가 들거나 특정 근육을 많이 사용하면 노폐물과 죽은 세포가 자리를 잡게 되면 근육이 단단해진다. 어린이들이 종아리 근육이 단단하게 뭉쳐져 있으면 외소증이나 성장발육이 잘 되지 않는 이치와 같다.

요즘 여성들 몸 짱 만드느라 정신이 없는데 큰일 날 일이다. 여성이 남성보다 10년이나 평균 수명이 긴 이유가 단단한 근육 없이 유연한 피부를 가졌기 때문이다. 여성은 45세 이후가 되면 저절로 남자처럼 근육이 생겨나기 때문에 할머니가 할아버지보다 힘이 센 것이다. 따라서 운동은 206개의 뼈를 움직이며 650여 개의 근육을 유연하게 잘 늘어나게만 하면 혈액순환이 잘 되고 건강해진다.

4) 생각하는 방법을 공부해야 한다

우리 인체는 뇌의 명령에 지배를 받는다. 생각대로 모든 게 이루어지게 되는 것이다. 따라서 좋은 생각은 아름답고 건강한 삶을 영위하게 한다. 부정적인 생각의 시작은 욕심이다. 욕심은 상대를 가리지 않고 자신의 생각주머니에 상대를 넣어야 해결되는 것이므로 나 보다 낮은 사람의 것을 밟고 일어서거나 착취해야만 해결되는 것들이다. 자녀, 부동산, 금전, 명예, 지위, 성적 등의 과욕에서 벗어나야 한다.

젊을 때는 스트레스를 받아도 곧장 잘 풀린다. 그러나 나이가 들수록 받은 스트레스나 화는 홧병과 같은 치명적인 질병을 만들게 된다. 화나 스트레스는 오장육부를 상하게 하여 오장육부의 암으로 나타난다. 화를 내거나 부정적인 사고를 가진 사람은 혈류가 막힌 부위가 점점 늘어나게 된다. 스트레스가 계속되면 그 곳에 요산이나 고름, 노폐물이 쌓여 암의 핵을 만든다.

부정적인 생각에 빠지면 점점 더 산소와 양분의 공급이 차단되어 순식간에 엄청난 암 덩어리를 만들 게 되고 급기야 혈류장애가 생긴 여기저기에 암이 생겨난다. 좋은 생각이란 내 주머니 속에 세상을 넣는 것이 아니라 내 자신이 상대나 배우자의 생각주머니 속에 들어가 보며 소통하는 것이다.

5) 몸을 따뜻하게 해야 한다

온도가 높으면 모든 것은 확장되고 늘어난다. 여름철보다 겨울철에 운명하는 사람이 많은 경우도 이 때문이다. 몸속의 혈관도 온도가 높으면 늘어나기 때문에 혈액순환이 잘 되는 것이다. 심장에서 가장 먼 쪽부터 혈관이 막히는 것이므로 날씨가 추우면 손끝 발끝이 막히다가 심해지면 머리까지 쩡해지는데 이것은 손발이나 오장육부의 혈관이 막혀 심장의 끓는 피가 머리로만 솟구치는 현상이다.

특히 노약자나 병약자들은 새벽 공기를 쏘여서는 안 된다. 갑자기 찬 공기는 쏘이면 혈관이나 근육이 수축되어 혈액순환 장애가 생기게 된다. 초기에는 얼굴이 붉어지다가 심하면 창백해지고 어지러움을 호소하다 심하면 코피를 쏟아 내거나 뇌출혈로 이어질 수 있다.

이 모든 현상이 몸이 차가워진 현상들이다. 젊을 때는 성장기이므로 몸이 차가워도 치명적이지는 않지만 나이가 들수록 저체온은 치명적일 수 있다. 따라서 몸을 따스하게 해 주면 신진대가가 잘되어 노화방지에서 장수에 이르게 된다.

6) 지압을 하거나 혈류따기로 막힌 핏길을 열어준다

민간요법으로 겨우 이어 온 손 따기는 저자가 60년대 말부터 현재까지 나 자신부터 다스려 온 방법이다. 한두 살 때부터 병약하여 하루에도 5번의 경기를 할 정도로 허약한 나를 어깨너머로 배운 방법으로 고쳐준 분이 엄마셨다. 엄마의 손따기 방법으로 따주기를 하여 이제까지 병원 문턱을 밟지 않을 수 있었다.

40여 년 동안 일가친척에서 친구나 가까운 후배들을 다스려 주었다. 7대 독자가 교통사고로 6개월간 식물인간이 된 사람을 손 따기로 일주일 만에 의식을 찾아 지금까지 잘 살 수 있게 되었으며, 친척의 암환자에서 친구의 백혈병을 손 따기로 완치한 수많은 경험이 축적되어 있다. 혈류따기는 골수에서 건강한 피를 만들게 하여 자연치유력을 극대화하여 면역기능을 높이는 인술이다.

독자 여러분 가벼운 질병은 지압으로 다스려주고 원인모를 병이나 질병은 손 따기를 하면 바로 어떠한 현상이 나타난다. 혈류따기를 하면 질병은 치유되고 기운생동 하는 삶을 살 수 있다.

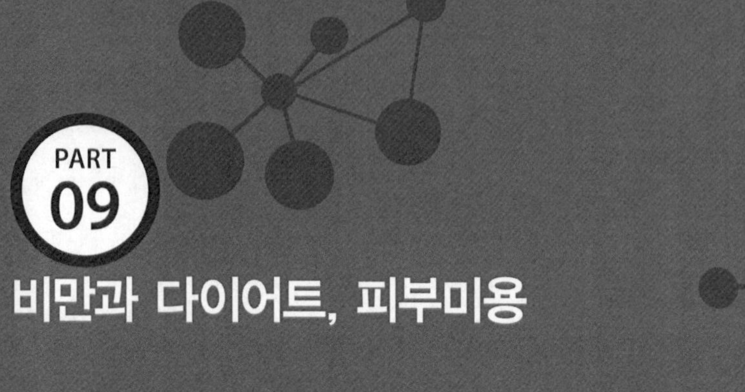

비만과 다이어트, 피부미용

1. 굶으면 체지방을 비축한다

한 끼 굶어도 식사 때 굶을 수 있음을 대비하여 인체는 체지방을 비축해 놓는다. 따라서 굶을수록 특정 부위에 비축하는 체지방이 증가하여 살이 더 찐다.

아하 그렇군!

현재 다양한 방법으로 다이어트를 해 본 경험자의 한결같은 말은 " 다이어트를 할 때는 살이 조금 빠지는 것 같지만 얼마 후 다시 살이 쪄서 다이어트 자체를 포기했다"는 말을 종종 들을 수 있다. 다들 각종 다이어트 약을 먹거나 별별 식이요법, 운동, 체지방분해약, 체지방 제거수술 등으로 다이어트를 해 보지만 결과는 대부분 여의치 못한 실정이다.

더구나 무분별한 갖가지 논리와 서구의 과학적인 논리를 내세우는 꾐에 빠져 심신이 만신창이가 되기도 한다. 또 없던 질병이 생기거나 저체온 조직의 부위를 키워 체내 노폐물을 쌓이게 하여 돌이킬 수 없는 암적 인자를 양산하는 것이 오늘날의 우리가 보고 있는 작금의 다이어트 사태들이다. 이러한 사실은 서양의 과학적인 논리를 앞세우는 어리석은 누를 계속하는 한 살이 빠질 리 없다. 음식을 천천히 꼭꼭 씹어서 소식하면 자연스레 체형이 바로 잡힌다.

1) 하루에 1조개 정도의 세포가 세포분열을 한다

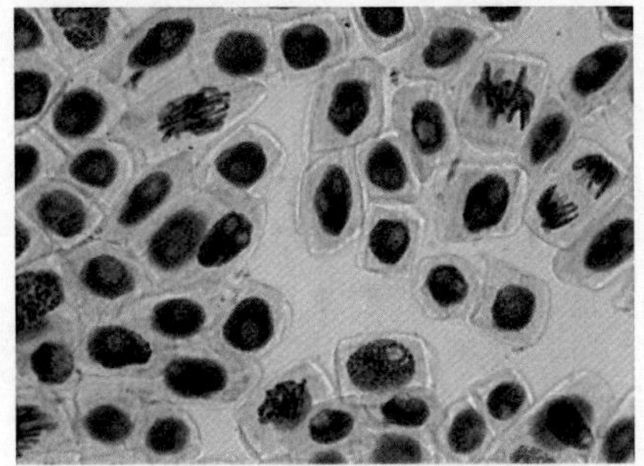

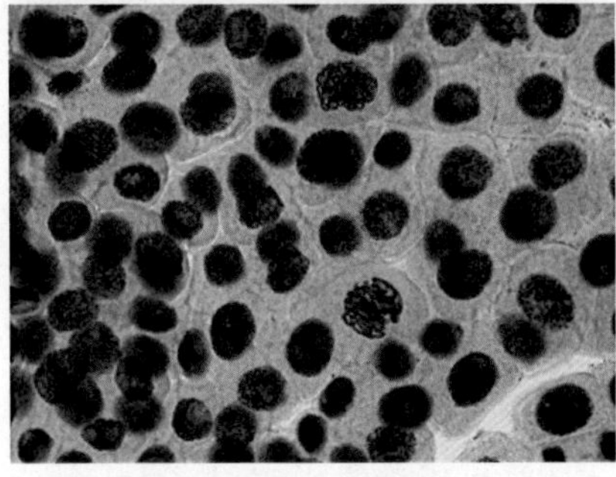

하나의 세포가 둘로 분열한다.

세포로 구성된 인체는 성장기에는 기하급수적으로 세포가 분열하여 신장이나 체중이 늘어 가지만, 성장이 정체되는 20대 후반부터는 서서히 정맥의 모세혈관이 막힘에 따라 산소와 양분의 공급이 줄어들고 세포분열 지수가 낮아진다. 노년기에 들어서면 수명을 다한 적혈구와 백혈구 농으로 피가 더욱 혼탁해져 체온이 내려가는 부위가 넓어지게 되고 세포분열이 급격히 떨어지거나 정체된다. 그리고 수면세포나 노후세포가 늘어나면서 급기야 생명을 다하게 된다. 최근에는 저체온 상태에서 무분별한 영양과잉으로 30대 초반에 노년기의 현상이 나타나기도 한다. 인체를 움직이게 하는 세포 하나의 수명이 불과 42일 전후이다. 각 세포들은 42일간의 임무수행을 마치고 나면 일부는 표피나 소화기관으로 떨어져 나가지만 대부분은 세포내 리소좀에 의해 분해되어 대소변으로 빠져 나간다.

살이 찌는 문제는 바로 여기에 있다. 문제는 세포 하나의 수명이 42일간이라면 하루에 만들어지는 세포는 최소 5,000억 개에서 1조개 정도의 세포가 나날이 생성된다. 그런데 혈액순환장애로 수명을 다한 세포들이 피부에서 떨어져 나가거나 혈장에 녹아 정맥으로 회수되지 못하고 수면하는 세포가 많을수록 살이 더 찌는 것이다. 휴면세포, 수면세포, 노후세포, 저승세포, 심지어 암세포까지 피부 속에 버티고 있는 가운데 동맥모세혈관 가까이에서 세포분열이 계속되어 살의 부피가 부어오르게 되는 것이다. 동맥가까이 또는 모세혈관으로 산소와 양분이 공급되는 부위에는 계속적으로 하루에 1조 개 정도의 세포가 세포분열을 하기 때문에 새롭게 분열한 세포 수만큼 살이 더 찌게 되는 것이다.

2) 수명을 다한 세포가 많을수록 살이 더 찐다

수명을 다한 세포 수가 많을수록 기관이나 조직의 세포수가 늘어나 살이 붓게 되고 한번 살이 찌기 시작하면 끝없이 살이 부어오르는 악순환이 계속되는 것이다. 왜냐하면 동맥 가까운 부분에는 산소와 양분의 공급을 받을 수 있으므로 하루에 1조개 정도의 세포가 분열하며 생기는 현상이다. 그러므로 저체온 조직의 혈류가 막히거나 느린 부위에 살이 더 부어오르게 된다.

운동은 하다가 넘어져 다치면 그 부위는 퉁퉁 붓는다. 이것은 넘어진 충격으로 손상된 세포를 고치거나 새로운 세포분열 또는 백혈구와 세균이 싸우는 과정에서 모세혈관이 확장되어 생기는 현상과 유사한 것이다. 따라서 살이 찐 부위는 이미 혈류장애가 발생하여 수명을 다한 세포가 오갈 곳이 없어 그대로 버티고 있는 것이다. 한편 살이 오르거나 혈류가 막힌 부위에는 무수히 많은 정맥모세혈관을 만들어 내게 하는 것에도 한몫을 하게 되는 것이다.

따라서 이러한 부위는 산소와 양분, 더구나 건강한 백혈구가 부족하여 조그마한 세균이나 바이러스도 물리치지 못하여 질병이 잦아질 수 있다. 그러므로 살이 오르는 부위는 장차 질병이나 장애가 생길 조짐을 나타내는 곳이므로 지압이나 혈류 따기 등으로 사전에 예방하는 지혜가 필요하다.

3) 혈액순환 장애로 오장육부의 기능이 떨어진 저체온 부위에 살이 찐다

사람에 따라 장기의 성능은 제 각각이다. 어린 시절 연탄가스를 들이마셨거나 물에 빠진 사람은 허파경기로 인하여 체내 산소량이 부족해져 오장육부가 제 기능을 못하는 경우도 있고, 또 어떤 사람은 태어나 돌잔치 전부터 음식물로 인한 체기로 위장경기를 하여 위장의 움직임이 미약하여 갖가지 난치병이

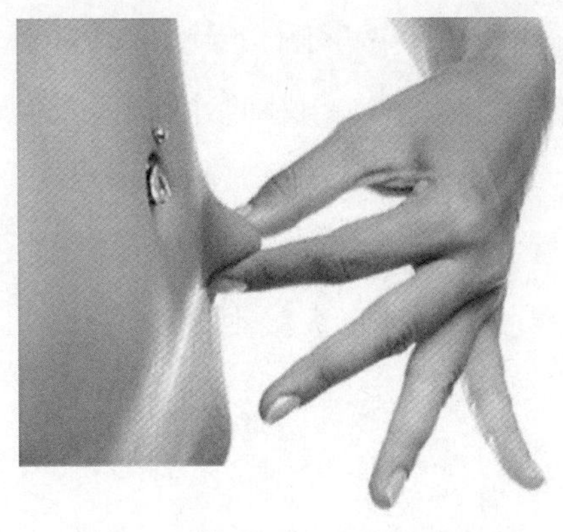

신진대사가 잘 이루어지면 피부의 두께가 얇다.

되거나 췌장 기능이 떨어져 살이 펑펑 찌다가 급기야 당뇨나 다른 합병증이 생기는 경우 등 사람마다 경기의 부위에 따라 오장육부가 부어오르는 양상이 매우 다르게 나타난다.

사람의 위장은 에너지원의 분쇄공장인데 이 분쇄기가 고장 나면 저체온이 되어 복부에 살이 오른다. 즉 만병이 생긴다. 뱃속에 있는 모든 장기들은 위장이 움직여야 췌장도 움직이고, 간, 쓸개부터 소장 대장까지 원활하게 움직일 수 있다. 폭식이나 과식 혹은 속식자들이 췌장암에 잘 걸리는 이유도 여기에 있다. 밥을 많이 먹으면 위장이 좋다고 생각하는데 잘 못된 생각이다. 이런 사람들은 음식이 그저 밀려들어가는 꼴이다. 즉 밥 두 그릇을 위장에 밀어 넣으면 두 그릇 분량이 소장에서 양분을 흡수하지 못한 채 그대로 밀려나오게 되는 것이다.

한편 소식할수록 장수한다. 폭식이나 과식을 하면 위장의 움직임이 둔해진다. 위장이 제대로 움직이지 않으면 산소와 양분의 공급이 줄어들 게 되고 급기야 위장 주위에 수면세포나 노후세포가 증가해져 배가 오른다. 똥배가 튀어나온다. 이때부터는 오장육부의 혈류장애가 서서히 시작되어 췌장이 제 기능을 서서히 잃게 되고, 그 가까이 있는 간도 산소와 양분의 공급이 부족해져 조금만 움직여도 피곤해진다. 그리고 소장이나 대장의 움직임과 연성이 부족하여 설사나 변비가 생기고, 아랫배가 차가워 생리나 불임, 정력이 감퇴되는 경우도 생겨난다. 그리고 시간이 지나면 발목을 삐치거나 발바닥이 이상하고 무릎이 붓거나 아픈 통증이 생겨나거나, 어깨가 무겁고 등줄기가 붓거나 당기기도 한다. 이러한 혈액순환 장애로 서있으면 앉고 싶고, 앉으면 눕고 싶고, 누우면 자고 싶은 충동이 가중된다. 또 자신도 모르는 사이에 수많은 병적인 증세가 여기저기 잠복되어 있다가 어느 날 갑작스런 날씨의 변화나 음식섭생, 과도한 운동 등으로 피로를 느끼거나 감기 몸살을 하기도 하고 급기야 심한 통증으로 나타나게 되는 것이다.

따라서 살이 찌는 이유는 한마디로 혈액순환장애로 저체온 조직의 혼탁한 피가 몰려 있는 부위에 생겨난다. 살을 빼기 위한 첫 번째 선결과제가 바로 피를 맑게 하기위한 노력이다.

2. 다이어트 - 비만에서 탈출하는 방법

굶지 않는 것이 비만 탈출의 첫째 조건이다. 속이 편하면 살찌지 않는다.

아하 그렇균! 자연스런 삶을 거부하면 비만해진다

사람은 지구환경의 순리에 순응하는 삶을 살아야 한다. 그러나 문명의 이기와 지나친 경쟁의 종속관계에서 치열한 선두다툼이 전개되고 이러한 전장과 유사한 논리 속에서는 비자연의 환경이 만들어질 수 밖에 없다. 이러한 그릇된 환경에 익숙한 현대인들은 자연을 역행하는 생활습관과 그로 인한 무분별한 영양섭취와 스트레스 또는 약물의 오남용으로 인하여 비만환자가 급증하고 있다. 자연스런 삶에는 비만이 생겨나지 않는다. 자연의 섭리에 적당히 순응하는 생활습관은 건강한 신체와 아름다움을 겸비한 용모를 갖출 수 있다.

1) 소식은 비만 해결과 장수의 비결

다음의 그림은 식도에서 직장까지의 소화기관이다. 위장의 용량은 자신의 두 주먹의 크기이지만 사람이 먹은 음식을 에너지로 만들기 위해 실로 엄청난 긴 터널을 지나치게 된다. 음식이 위장의 용량을 초과하면 위장 동맥의 핏길이

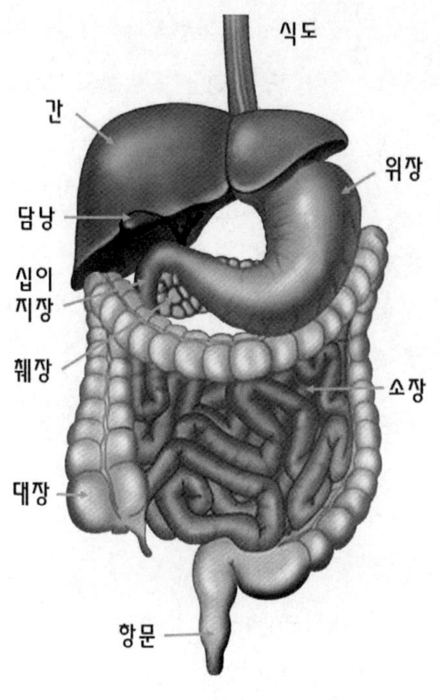

눌려 저체온이 되고 남아도는 동맥의 피는 머리로 솟구치며 뇌압이 높아져 피곤하며 살이 오르게 된다.

해가 있는 주간에 과식하는 경우는 위장의 연동작용 장애로 소장은 체온이 내려가 양분의 흡수가 이루어지지 않아 대부분의 영양분이 체내 흡수되지 못하고 강제로 밀려 내려가게 된다. 그러므로 영양의 섭취가 부족하여 정상적인 세포활동을 방해하거나 복부팽만감과 함께 무기력함과 나른함으로 피로감이 가중되는 등 기운이 상하게 된다.

그리고 해가진 후 또는 늦은 밤의 과식이나 잠자리에 들기 전에 먹은 음식은 잠잘 때 소화기관의 움직임도 쉬는 시기이므로 위장장애를 유발하거나 음식물이 정체되어 신진대사의 장애가 생겨나고 살이 찌는 요인이 된다.

따라서 잠자기 전 3시간 전부터는 물 한 모금도 주의하는 것이 좋다. 근육이나 살은 잠을 청하는 수면시간에 잉여양분으로 하여금 세포분열을 왕성하게 일으킨다. 그것도 자정에서 새벽 5시 사이에 집중적으로 살이 찌게 되는 것이다. 따라서 해가 떠 있는 시간에 음식섭생을 하고 해가 지고 난 후에는 먹지 않는 것이 비만 탈출의 첫 번째 조건이다.

2) 먹으면서 운동하고 먹은 만큼 에너지를 소비한다

먹으면서 하는 운동이란? 천천히 꼭꼭 많이 씹는 것이다. 많이 씹으면 침샘 분비가 많아져 신진대가가 좋아지고 갑상선 혈류가 개선되어 티록신의 분비를

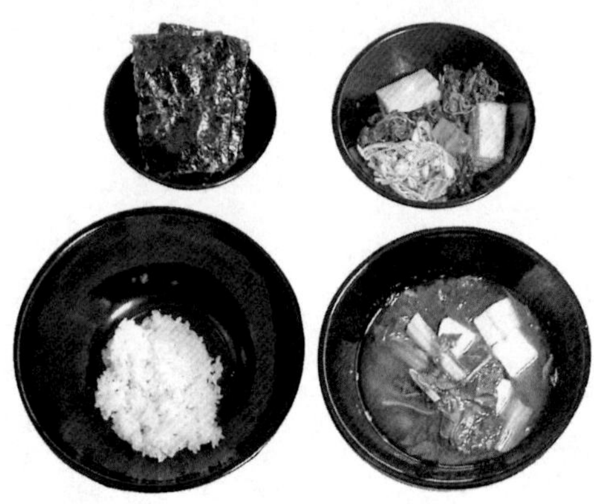

위장의 용량은 자신의 두 주먹 크기이다. 천천히 꼭꼭 씹어서 소식하면 건강해진다.

촉진시켜 척추까지 바르게 된다. 또 턱의 근육이 목의 대동맥의 움직여 위장의 혈류를 좋게 하여 소화 작용을 돕게 한다. 따라서 운동은 먹는 것에서부터 시작되어야 한다. 또 천천히 꼭꼭 씹어서 먹으면 몇 숟가락의 식사량에도 배가 부르게 된다.

영양과잉 상태가 지속되면 세포의 개체 수는 증가하나 수명을 다한 수면세포나 노후세포는 피부에 달라붙어 체중을 더 증가하게 만든다. 그러므로 체내 영양의 과잉상태가 지속되지 않도록 하기 위해서는 적당한 노동과 움직임은 건강한 생활의 필수조건이다. 우리가 눈을 지그시 감고 잠시 명상의 시간을 가지면 편안하게 느껴지게 되는데 이것은 사람이 눈으로 보는 시각 활동에 많은 에너지를 사용하기 때문이다.

따라서 눈을 뜬 상태에서는 살이 오르지 않는다. 보고, 듣고, 생각하는 자체에 엄청난 에너지가 사용되고 그에 따른 적당한 움직임이 연속되면 신진대사가 원활해지므로 살이 더 이상 오르지 않는다.

문제는 시각의 사용이 미약한 밤이 되면 체내의 잉여양분이 정체되는 휴식기로 접어듦에 따라 살이 오르게 되는 것이다. 그것도 밤이 가장 깊은 자정에서 새벽녘까지 집중적으로 살이 찌게 된다.

그러므로 적당하게 먹은 만큼 움직이면 살이 오르지 않는다. 그렇다고 하여 무리한 운동을 하면 운동으로 사용된 체내 노폐물이 증가되어 체내에 축적되므로 주의해야 한다. 따라서 과다한 영양섭취는 체내 잉여양분을 증가시키게 되므로 남아도는 영양을 해소하지 않으면 세포의 개체수가 증가하는 비만현상이 가중되는 것이다. 또한 체내 과잉영양상태가 비교적 장기간에 걸쳐 나타나는 비만현상에서는 굶으면 더 많이 살이 오르게 된다.

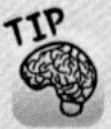
굶으면 살이 더 찌는 이유

때를 놓치고 굶게 되면 인체는 장차 다가올 굶기를 대비하여 먹은 음식을 체지방으로 더 많이 축적 해 둔다. 따라서 굶으면 굶을수록 더 많은 체지방이 만들어지고 또 굶었다하여 다음 섭취 때 더 과식하게 되고 과식한 후 또 굶을 것을 대비하여 굶은 날수의 몇 배에 해당하는 체지방을 축적하는 악순환이 반복되어 살이 기하급수적으로 찌게 되는 것이다.

이런 정도에 이르면 잉여영양분으로 세포 수가 증가의 일로를 거듭하면 할수록 그 수만큼 수면세포가 자리를 잡기 때문에 점점 비대해진다. 여기에 노후세포와 요산, 이산화탄소 등과 같은 노폐물이 모세혈관에 응축되어 순환기 장애를 동반하는 각종 성인병 증세에 시달릴 수도 있다. 최근 소아성인병, 소아당뇨 등이 급증하는 이유도 여기에 있다.

천천히 꼭꼭 씹는 습관은 몇 숟가락의 음식에 배가 불러오며 씹는 운동만으로 대동맥궁을 움직여 위장의 연동작용을 돕게 되어 신진대사가 잘 이루어지기 때문에 비만탈출의 지름길은 천천히 꼭꼭 씹는 습관이다. 보통 10번 정도 씹고 삼키는데 100번 이상 씹어서 삼키면 살이 빠진다.

3) 산소 많은 음식을 섭생하며 생각의 깊이를 더하면 살이 빠진다

사람은 체온에 알맞은 음식을 섭생해야 한다. 식물은 살아 있는 산소 자체로 체온의 개념이 없으나 동물은 생존을 위한 필수적인 요소가 온도지수이다. 따라서 사람의 체온보다 더 낮은 곳에서 살 수 있는 동물성 음식을 먹으면 혈액순환에 이롭지만 사람의 체온보다 높은 동물의 섭취는 삼가야 한다.

사람보다 높은 체온을 유지하는 동물을 섭취하면 사람의 체온에 지방질이 굳어버리기 때문에 가급적 섭취하지 않을수록 좋다 그 중 가장 심각한 동물이 소이다. 지구상에 사람에 버금가는 30억 정도의 소가 사육되고 있는데 지구 환경 중 대기오염과 수질 오염의 주범이다. 또 쇠고기의 기름은 인체의 혈액에서 굳어지기 때문에 질병의 문제와 심각성은 있는 것이다. 따라서 비만을 방지하기 위해 육류섭취를 줄이고 산소 많은 체식으로 식단을 바꾸는 것이 중요하다.

한편 먹은 양만큼 에너지를 사용하기 위해서는 운동도 중요하지만 시각, 청각, 촉각 등의 감각을 최대한 활용하는 것이 좋다. 양분을 가득 실은 심장의 끓는 피가 대동맥을 따라 곧장 머리를 향하는 것은 그만큼 산소와 양분의 소모가 많기 때문이다. 시각, 청각, 촉각 등의 감각 중 단연 짐승과 구별되는 것은 물체를 보고 감지하는 시각일 것이다. 만약 사람이 짐승처럼 흑백밖에 구분할 수 없는 생활을 했다면 오늘날의 문명의 도래는커녕 짐승과 유사한 생활을 하였을지도 모른다.

수천수만 가지의 색을 분별하고 그에 따르는 색의 감정에 따라 대뇌의 연상작용을 확장하는 작용이 수천만 년을 거듭한 결과로 볼 수도 있다. 사람의 생각은 보는데서 시작된다. 두 눈을 통해 보고, 본 것을 느끼고, 생각하는 과정이야말로 가장 많은 산소와 양분이 소모된다. 따라서 대뇌활동이 많은 사람은 살찔 시간적인 여유가 없어지게 된다. 뚱뚱한 사람은 잠을 잘 때 누가 업어 가도 모를 만큼 신경이 둔해져 있으므로 공부, 독서 등 신경 쓰일 거리를 적당하게 만드는 것은 비만예방에 유익하다.

4) 살은 야간에 그것도 자정에서 새벽녘까지 찐다

비만이 아닌 경우에는 잠꾸러기가 미인이 되지만 살이 오른 경유에는 치명적인 악순환으로 병치레가 잦아진다. 낮에 자는 잠은 맛이 없거나 자고나도 개운하지 않다. 이것은 소화기관이 왕성하게 움직이는 상태에서 잠을 청하기 때문에 신진대사의 장애로 이어지게 되고 그 시간만 되면 낮잠을 청해야 하는 악순환이 계속된다.

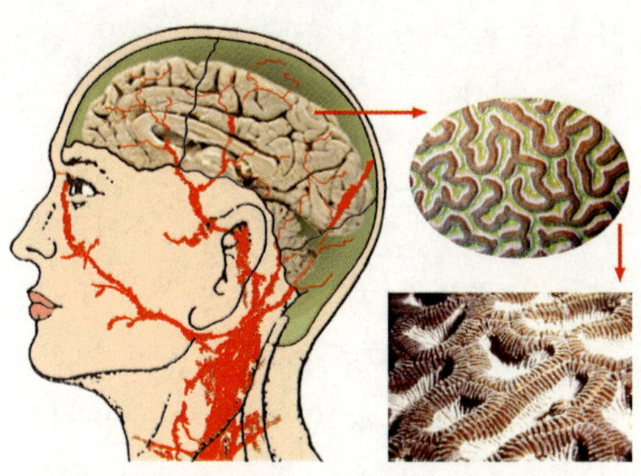

좌뇌는 언어, 논리적인 면을 담당하고 수렴적 사고를 하며 우뇌는 감성, 창의적인 면을 담당하고 확산적 사고를 한다.

그러나 밤에 자는 잠은 맛이 있다. 그것도 자정에서 새벽녘에 자는 잠은 꿀맛이다. 왜냐하면 인체의 모든 기능들이 편하게 쉬는 시기이므로 체내 노폐물의 정화가 잘 이루어지는 시간대라 그런 것이다. 더구나 자정에서 새벽 2시 사이에는 우주의 천기를 받을 수 있다. 이 시간대는 필히 잠을 청하는 것이 다른 시간대보다 지친 심신을 달래는 수면의 효율성이 극대화되어 잠자는 사이에 노폐물 청소가 잘되어 상쾌한 아침을 맞게 되는 것이다.

그러나 비만인 사람은 수면을 통제하기가 매우 힘이 든다. 살은 밤에 찌거나 수면 중에 살이 오르기 때문에 비만의 경우에는 시도 때도 없이 눕고 싶고 피로하여 아무 곳에서나 코를 골며 잠에 빠지게 된다. 따라서 비만한 환자일수록 반드시 자정에서 새벽 5시까지만 잠을 청하고 가급적 다른 시간대는 잠을 줄이는 지혜가 필요하다. 살은 잠잘 때 찌므로 수면 시간을 줄이면 줄인 만큼 살이 빠질 수 있다는 인내심으로 수면 시간을 줄이는 것도 비만 치료에 도움이 된다.

5) 피를 맑게 하는 음식을 섭생하고 막힌 핏길을 열고 생각을 바꾼다

살찐 사람은 대부분 혈액순환 장애를 가진 사람이 많으므로 산소가 듬뿍 실린 음식을 섭취해야 한다. 굽거나 태운 음식, 뽁은 것은 살이 찌는 지름길이므로 삼가야 한다. 그리고 오감이 실종되어져 있으므로 맵고 짠 자극성 음식을 피하고 담백한 음식섭생을 해야 한다.

그리고 본서에서 핏길을 여는 다양한 방법을 공부하여 비만 탈출을 시도하면 덤으로 늙고 병들지 않고 싱싱하고 기운 넘치는 인생을 여는 지혜를 가질 수 있다. 이상에서 열거한 것 중 2가지 이상을 꾸준히 행하면 비만에서 탈출될 수 있다.

한편 산업화 정보화는 현대인을 혼미하게 하거나 잡다한 정서로 어리둥절한 혼수상태로 만든다. 만병의 근원은 정신적인 스트레스를 비롯한 여러 가지 요인이 있지만 근본원인은 우선 정신이 혼란한 상태에서 먹게 되는 불규칙하고 급조된 음식의 섭생에서 오는 경우가 많다. 평소 짜증을 내거나 신경질적인 증세를 보이는 사람들은 대부분 속이 편치 못하기 때문이다.

따라서 피를 맑게 하기 위한 노력을 계속하면서 몸과 마음을 긍정적으로 만들면 비만에서 탈출하여 건강한 생활을 할 수 있다.

3. 다이어트와 주름

수명을 다한 세포가 떨어져 나가면서 살이 빠져야 주름이 생기지 않는다. 혈류를 개선하여 죽은 세포가 대소변으로 잘 빠져 나오고 속을 편하게 하여 세포 재생력을 높여야 다이어트는 성공한다.

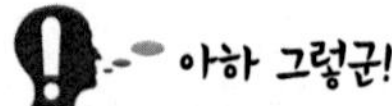

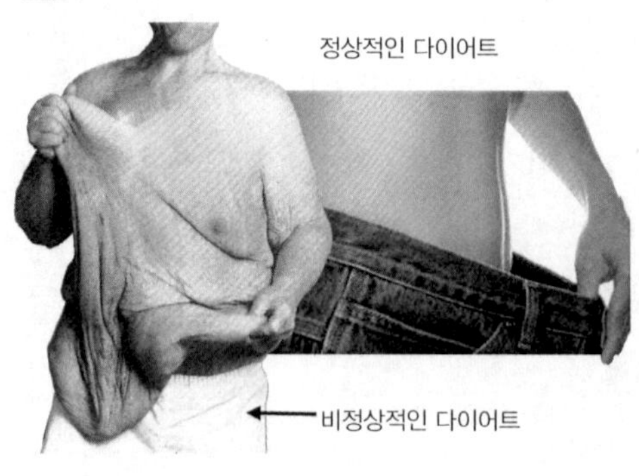

사진은 100kg가 넘는 몸무게를 60kg 정도로 빼고 난 이후에 찍은 사람이다. 우리가 알고 있는 흔한 상식으로 무작정 운동만으로 살을 뺀 결과이다.

따라서 정상적으로 살을 빼려면 혈액순환 장애부터 치료를 해야 한다. 그래야 세포 분열이 진행되면서 노후세포나 수면세포를 혈장으로 녹여서 자연스레 죽은 세포를 몸 밖으로 빼 낼 수 있으므로 사진에서 보는 것처럼 엄청난 몰골의 혐오스런 모습에서 해방될 수 있다.

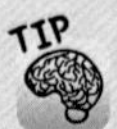
주름 이야기

　여성들의 경우 출산 후 아랫배가 쭈글쭈글해 지는 것도 같은 이치이다. 임신 중에 일어난 과잉세포분열로 늘어 난 살이 출산 후에는 복원되어야 함에도 불구하고 아랫배의 탄력은 고사하고 쭈글쭈글 할머니 주름살 모양으로 되거나 아랫배 피부가 축 처져 내리는 경우도 있다.

　이런 경우는 대부분 임신 전 전신의 혈류를 개선 한 후 아이를 가져야함에도 불구하고 식견이 부족하여 생겨난 처사이다.

　평소 아랫배가 차거나 수족냉증이 심한 경우에 가급적 아이를 갖지 않은 것이 좋다. 설령 갖는다 해도 건강한 아이를 바라는 것은 염원에 불과할 수 있다. 따라서 주름이나 뱃살 처짐 혹은 얼굴의 주름 등도 혈액순환장애로 인해 수면세포가 피부를 떠나지 못하고 각질화 되어 달라붙어 있는 상태가 지속되어서 생긴 결과이다. 뱃살의 혈류가 느리고 차서 세포 분열이 되지 않은 상태에서 수면세포가 자리를 차지하여 생긴 결과인 것이다. 출산 후 아랫배가 쭈글쭈글 탄력을 잃는 것도 마찬가지이다.

　특히 임신 중 과대하게 살이 오른 경우는 출산 후 얼굴이나 손 등에 주름이 더 많이 발생하는 것도 같은 이치이다. 그러므로 평소 혈액순환장애 즉, 저체온 상태에서 혈류의 문제가 생긴 부위에 잔주름이 생기거나 노화된 피부가 달라붙어 있기 때문에 주름이 생기고 뱃살이 처지게 되는 것이다.

4. 부드러운 피부와 건강

   속이 편하면 피가 맑아지고 피부가 고와진다. 모공이 축소되고 쓸데없는 곳에 난 털이 사라지며 피부가 유연하고 탄력이 생긴다.

아하 그렇군! 1) 피가 탁하면 적혈구 연전현상이 심해진다

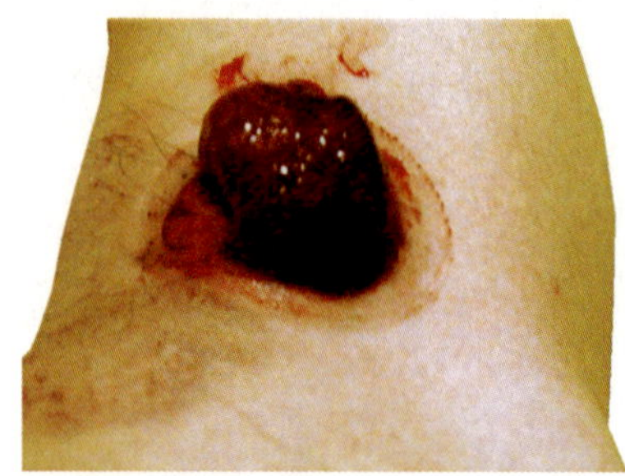

피가 탁한 경우에 나온 어적혈

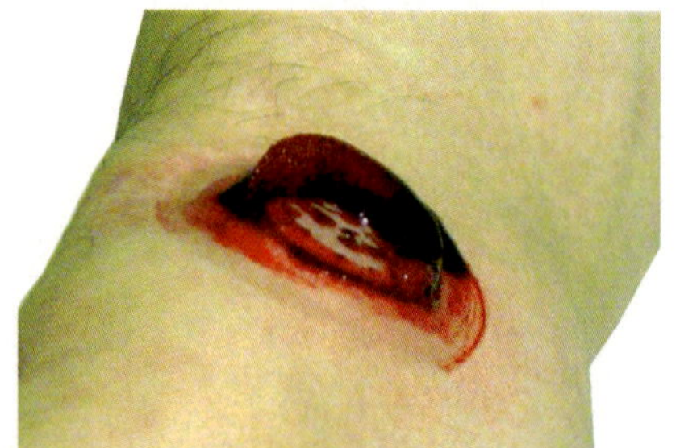

피가 맑아진 경우에 나온 어적혈

   적혈구는 심장의 압력에 의하여 모세혈관을 겨우 빠져나가는 모양으로 순환하며 120일 간의 임무수행을 마치면 죽는다. 피부에 온도가 차가워진 부분이나 모세혈관이 막힌 부위에는 적혈구가 쌓여 어적혈을 만든다. 따라서 혈류의 흐름이 느리거나 정체되면 사진처럼 어적혈이 모세혈관을 막기 때문에 그러한 부위는 염증이나 통증이 수반되고 이를 빼내기 위해 열이 나서 붓기도 하고 새로운 정맥 모세혈관이 만들어지면서 붓기도 한다.

   따라서 피가 맑으면 어적혈이 적게 나오고 피가 탁하면 왼쪽 사진처럼 거품과 함께 죽은 어적혈이 피부로 빠져 많이 빠져 나오게 되는 것이다.

아하 그렇군! 2) 피가 탁하면 피멍이 생기고 피부가 거칠다

어적혈빼기 후 피부 자국

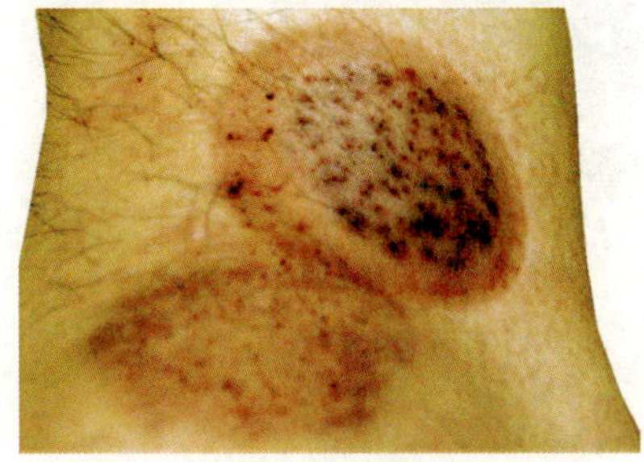

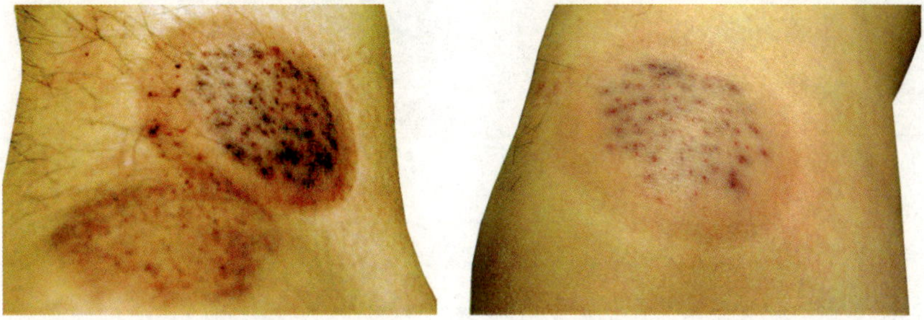

피가 탁하면 피멍이 심하다. 피가 맑으면 피멍이 약하다.

피가 혼탁하고 정맥 모세혈관이 막혀 버리면 생명이 위험하므로 인체는 스스로 새로운 정맥 모세혈관을 계속적으로 만들어 생명을 지속하게 한다. 따라서 피부가 검푸르게 되면서 정맥 핏줄이 여기저기 나타나게 된다. 그러므로 조그마한 충격에도 피멍이 잘 생기고 어적혈을 빼낸 후에도 피멍 자국이 많이 생기고 세포가 재생되어 아물기까지는 제법 긴 시간이 소요된다.

또한 피부도 부드럽지 못하고 피부 층이 점점 두터워지게 된다. 사진은 교통사고로 다친 무릎을 어적혈빼기를 한 사진이다. 왼쪽 사진은 초기 사진이며 오른쪽 사진은 어적혈빼기 후 3주 정도 지나 어적혈을 빼낸 후의 사진이다. 얼핏 보아도 어적혈빼낸 후의 오른쪽 사진이 피멍이 적게 나타나고 피부도 좋아졌음을 알 수가 있다.

아하 그렇군! 3) 피가 탁하면 모공이 커지고 염증이 오래간다

청소년의 피부를 비교해 본 사진으로 혈류따기 보름 후 찍은 것이다. 학습이나 심한 스트레스로 핏길이 여기저기 막혀 있다가 따기 후 혈류가 개선되면서 피부까지 맑아지고 모공도 축소되며 여드름도 많이 개선되었다.

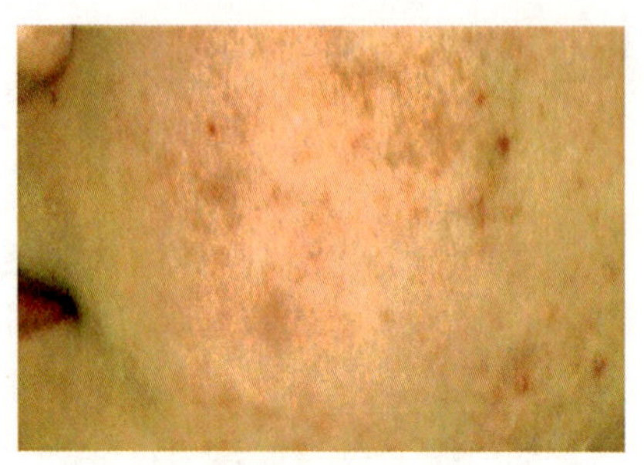

피가 탁하면 피부가 거칠다.

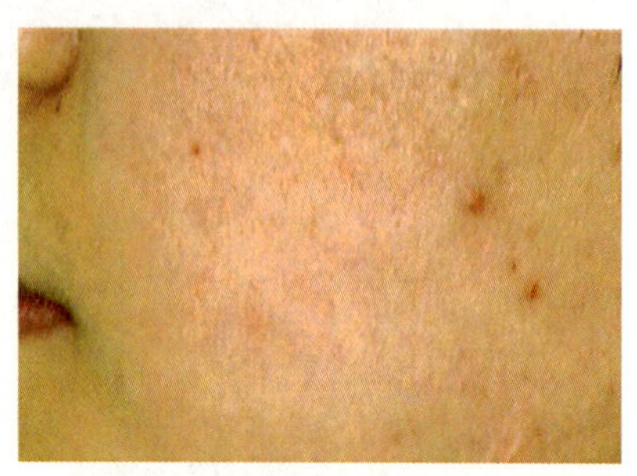

피가 맑으면 피부가 부드럽다.

피가 탁하여 정맥 모세혈관을 막고 있으면 우선 피부가 화색이 감돌지 않고 창백하거나 누렇게 또는 검붉어진다. 그리고 정맥 모세혈관에 찌들어 버린 농백혈이나 젖산, 이산화탄소 등 세포가 쓰고 난 노폐물이 이동할 수 없어 피부로 그대로 방출한다. 피부로 방출하는 증상으로는 아토피, 여드름, 부종, 뾰루지 등으로 나타난다.

그러나 피부로도 발산을 못하는 경우에는 더 큰 심각성이 있다. 피부 깊숙한 노폐물이 5~6년 후 기미나 주근깨로 나타나기도 하고 오랜 시간이 지나면 저승꽃이나 암세포를 만들게 되는 것이다.

또 간질이나 백혈병, 모야모야병 등을 유발하는 난치질환자는 노폐물이 온몸을 돌면서 오장육부의 손상을 가져오기 때문에 피부로 노폐물을 발산 하지 못하게 되는 악순환에 빠지기도 한다.

아하 그렇군! 4) 피가 탁하면 피부가 붓거나 검게 되고 털이 난다

서양인은 가슴에 털이 많고 동양인은 아랫배에 털이 많이 난다. 그리하여 서양인은 심장병 환자가 많거나 가슴이 큰사람이 유난히 많으며 우리나라 사람들은 복부나 아랫배에 털이 많거나 다리에 털이 많은데 이것은 위장이나 장의 혈류가 느리기 때문이다. 건강한 어린 아이에게는 털이 잘 나지 않는다. 아주 병약한 어린이는 온몸에 털이 난 상태에서 태어나기도 하지만 여하간 나이가

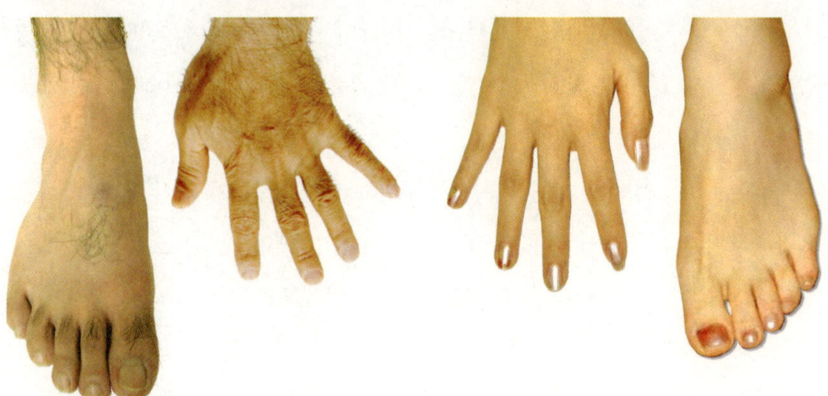

피가 탁하면 피부가 검고 털이 많다.　　　　　　　　피가 맑으면 피부가 곱다.

들면서 혈류가 막히기 때문에 여기저기 털이 나게 되는 것이다.

　털은 열을 식혀야 하는 머리, 여과나 체온 유지를 위한 구멍주위, 림프절 위치를 제외하고는 털이 나서는 안 된다. 혈류가 막힌 부위에 털이 나는 것이기 때문이다. 피부세포가 제 기능을 잃으면 털이 나서 체온을 조절해야 하기 때문에 혈액순환 장애 부위에 털이 점점 굵어지고 많이 나게 된다.

아하 그렇군! 5) 피가 탁하면 조직이 차고 암세포가 생긴다

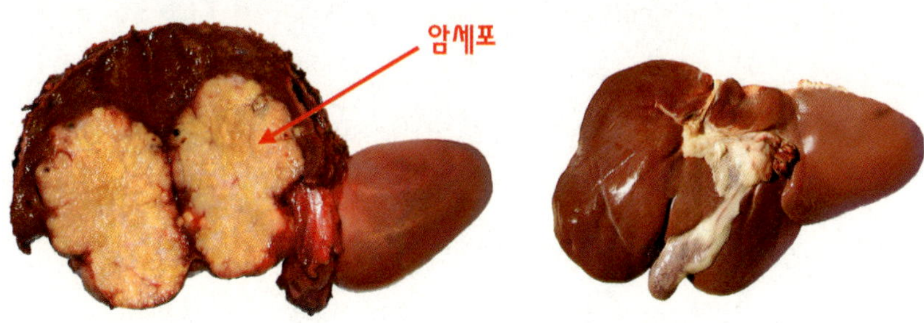

피가 탁하면 간이 커지고 암이 생긴다.　　　　　　　　피가 맑으면 간이 작고 싱싱하다.

　부딪히거나 상처가 생기면 열이 나고 붓거나 진물이 나오면서 치유된다. 그러나 열이 나지 않고 붓지 않으면 그 조직은 점점 차가워지고 제 기능을 잃게 된다. 피가 탁하여 핏길이 막힌 부위는 심장의 뜨거운 체온이 전달되지 않고 세포가 산소와 양분을 받지 못하여 조직에 염증이 모여서 시간이 지나면서 종양으로 그리고 암세포로 전이된다.

식물이 과잉 영양이나 과잉 수분을 섭취하면 웃자라다가 죽은 것처럼 사람도 마찬가지이다. 혈류가 막히면 그 조직은 체온이 내려가고 산소가 없기 때문에 암이 생긴다. 그림은 간을 비교한 것으로 암세포가 생기면 간이 엄청나게 붓게 된다.

아하 그렇군! 6) 피가 탁하면 웃자라거나 커지고 단명한다

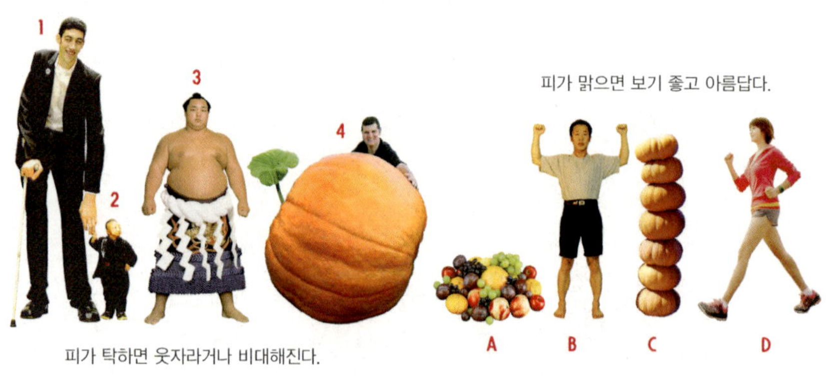

체르노빌 사고 주위에는 4~50㎝ 크기의 메기가 이상 환경으로 3~4m 크기로 서식하고 있다고 한다. 돌연변이라고 치부해 버리는데 심각한 환경의 문제로 웃자란 것으로 볼 수 있다. 피가 탁하면 이상 혈류가 되면서 그림1, 2처럼 웃자라거나 발육이 중단 또는 바로 노쇠화로 이어지는 등의 성장장애가 생긴다. 또 3의 스모선수나 4의 호박처럼 비대하거나 너무 크게 자라게도 되는데 이런 경우에는 수명이 매우 짧아지게 된다.

키가 아주 커거나 몸이 뚱뚱한 사람은 기력이 약하여 단명 한다. 한편 강직한 근육을 많이 만든 사람도 수명이 짧다. 근육은 힘을 주었을 때 탄탄한 것이 좋은데 항상 굳어있는 근육 부위에는 모세혈관이 늘 막혀 있기 때문이다. 과일이나 채소도 예외일 순 없다. 아주 큰 것이나 너무 작은 것을 피하고 중간 정도를 고르는 것이 건강한 식단을 만드는 비결이다. 그리고 벌레는 제일 맛있고 건실한 것을 골라 먹는 재주는 사람보다 더 발달해 있다. 따라서 적당히 벌레 먹은 과일이나 야채를 선택하는 주부들의 현명한 선택이 아쉽기만 하다. 주부가 현명하면 우리 땅에서 농약이 사라지게 되어 풀벌레 소리를 들으면 더불어 함께 살아가는 아름다운 삶이 될 것이다.

아하 그렇군! 7) 피가 탁하면 화를 내거나 짜증을 낸다

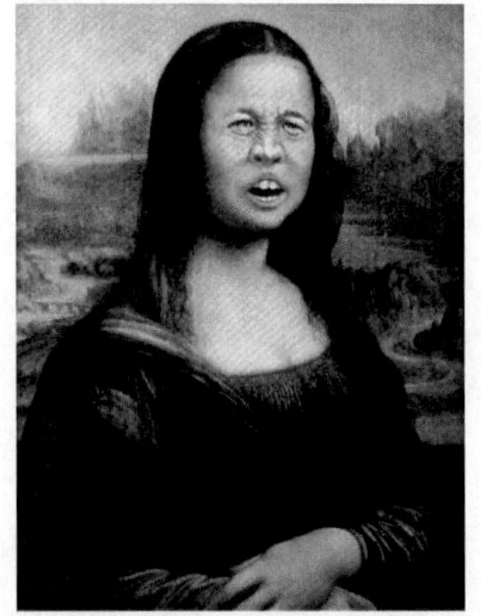

속이 불편하고 피가 탁하면 모나리자도 짜증을 낸다.

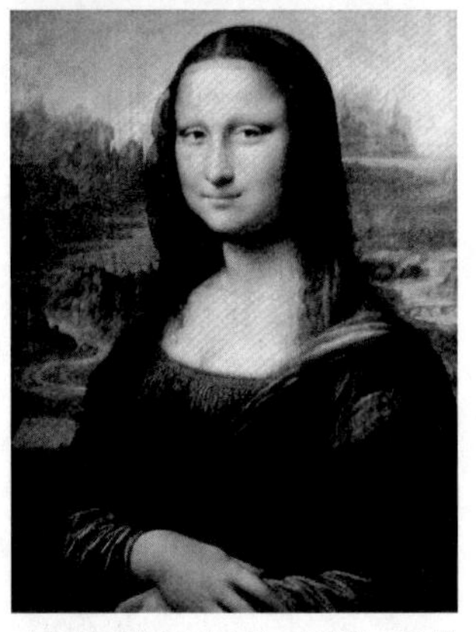

피가 맑으면 모나리자는 영원한 미소를 짓는다.

피가 탁하여 모세혈관이 막힌 만큼 심장의 뜨거운 피는 상체로 피가 솟구쳐 뇌를 못살게 구는 것이다. 질병이 생길 때가 가까워지면 사람들이 화를 내거나 짜증을 내다가 서서히 통증이 시작되는 것처럼 심장의 피가 온몸 구석구석 잘 돌면 내 안에 질병이 생기지 않는다.

몸이 병약하여 짜증을 내는 경우도 있지만 생각이 부정적이어서 화를 내는 경우도 있는데 그 생각을 부정적으로 만든 것이 바로 건강하지 못한 상태가 지속되기 때문이다.

혼자 있기를 좋아한다든지, 고독하기를 즐긴다든지, 우울증, 갱년기, 폐경기 등은 자신의 혈류가 문제되어 생겨나는 후유현상들이다.

이런 현상들을 흔히 질병이라 하는데 모든 질병은 내 안에서 내가 문제를 만든 것이다. 내가 있기 때문에 지구가 있고 내가 있기 때문에 부모가 보이는 것이다. 따라서 내안에 내가 만든 병으로 인하여 내 생각까지 부정적으로 만드는 것이다. 태양도 그대로 있고 산과들, 풀까지 그대로 있는데 내가 보는 시각이 문제되어 내 자신을 부정으로 만들게 된다. 빨강색 안경을 끼면 온통 세상이 붉게만 보이지 파랑이나 노랑색을 볼 수 없는 것과 같은 이치이다.

그 부정과 화, 짜증의 원인과 시작은 내 속에 있다. 그 요인은 외부에서 오는 것보다 내부에 내 적이 도사리고 있는 것이다. 속 편한 사람은 짜증이나 화를 내지 않는다. 속을 불편하게 만드는 것은 바로 내가 음식을 먹으면서 시작된다. 짜증을 많이 내는 사람은 음식의 씹지 않고 빠르게 삼키는 사람들이 많다. 그러다보니 배가 터질듯이 불러도 뇌가 40분이 지나야 배가 부름을 알기에 급히 먹는 시간 동안은 배가 부른지를 모르게 되는 것이다. 배가 부르면 위장 동맥과 위장정맥의 혈류가 위장의 압력으로 짓눌려 그 피가 머리를 향하게 되어 머리가 어지럽거나 잠이 오게 되거나 피곤하고 무기력하게 되는 것이다.

산소 많은 음식 즉, 채식위주의 식단으로 바꾸어 피를 맑게 하는 지혜를 가져야 짜증이나 화를 내지 않는다. 초식동물은 온순하다 사자처럼 용감한 척, 힘센 척, 화를 내려면 육식을 즐겨도 되겠다.

아하 그렇군! 8) 피가 탁하면 화장이 뜬다

청순한 이미지로 자연 그대로 살아가는 모습이 가장 아름답다. 그러나 아름다워 지고 싶은 충동에 갖가지 방법을 동원하여 보지만 결국 근본적인 문제해결을 하지 못하여 화장에서 미장으로 미장에서 가면을 쓰고 있는 장면을 연출하는 부작용을 주위에서 흔하게 볼 수 있다.

화장은 할수록 얼굴 세포의 분열을 억제하는 상품들이 대부분이다. 그러하다보니 갈수록 화장의 두께가 두꺼워지고 급기야 미장에서 가면을 쓴 몰골을 하고 다니는 여성들을 자주 접하게 된다. 화장이 떠서 지점토 종이죽 마냥 여기 저기 나돌다 보니 흡사 가면을 쓴 모습과 다름없게 되는 것이다.

자연스런 피부가 가장 아름답다. 화장의 필요성을 느끼는 순간부터 이미 자신의 얼굴 피부가 세포재생이 문제되어 수면세포나 노후세포 또는 저승세포가 피부의 표피에 자리 잡고 있다는 사실이다. 화장이 잘 받지 않는 경우를 보통 화장이 먹질 않는다고 표현한다. 즉 화장품이 세포재생을 유도하면 화장이 잘 먹게 되어 있다. 그러나 대부분의 화장 상품들은 세포분열에는 관심을 놓고 오직 빛깔 좋은 인공적인 겉치장으로 문제를 해결하려는데 그 원인이 있다.

화장이 잘 받지 않는 이유

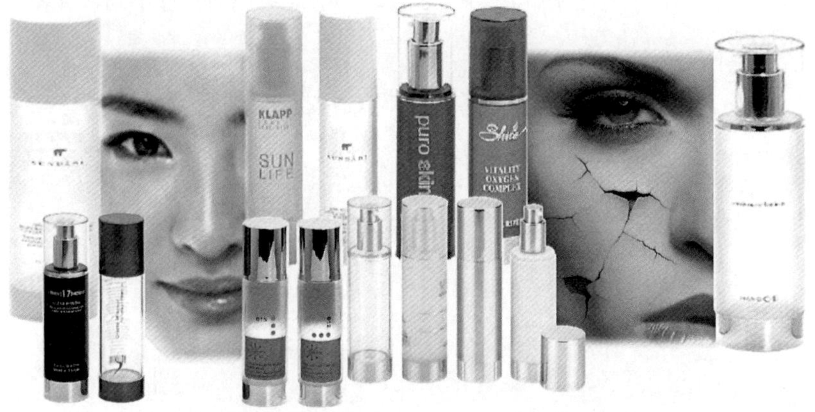

피가 맑으면 화장이 잘 먹는다.　　　　　　피가 탁하면 화장이 뜨거나 피부가 상한다.

- 속이 불편하기 때문이다. 오장육부의 혈류장애 즉, 아랫배가 차거나 소장, 대장의 기능이 문제되면 얼굴피부 모세혈관에 그대로 나타난다.
- 대정맥 혈류의 흐름이 문제되면 일상생활에서 얼굴의 세포가 쓰고 남은 요산이나 이산화탄소 또는 노폐물이 정맥으로 회수되지 못하는 경우이다.
- 얼굴 피부의 모세혈관을 노폐물이나 백혈농 또는 죽은 적혈구가 막고 있는 경우이다. 세포 수명이 42일 정도여서 얼굴의 피부세포가 다시 분열되어 재생되고 각질이 떨어져 나가야 피부가 곱고 유연해진다.

세 가지 원인들을 한 마디로 요약하면 얼굴 피부의 혈액순환 장애이다. 혈액 순환 장애가 생기면 그 부분에는 모낭 주위의 피지가 쌓이거나 여드름과 같은 얼굴피부의 노폐물이 피부를 박차고 나오고 땀구멍 속에 노폐물이 찌들어 굳어가기 때문에 피부가 숨을 쉴 수 없게 된다. 한편 혈류가 느려 정맥 모세혈관이 다시 만들어져 얼굴피부에 노출되어 보기가 흉해지기도 하고 붉은 실핏줄이 여기저기 생겨날 수도 있다.

또 광대뼈 주위나 턱살이 살이 찐 것처럼 부어오르게 되면서 얼굴의 외형이 변해가기도 하고 죽은 세포가 달라붙어서 피부 층이 두터워지면서 잔주름이 생기거나 주근깨나 기미가 생겨나기도 하고 피부가 거칠어지거나 마른버짐이 생긴다. 눈 주위나 특정부위의 피부가 검은 반점으로 나타나거나 검버섯이 여기저기 핀다.

이러한 원인은 체내 노폐물이 정맥으로 회수되지 못하여 생기는 현상인 것이다. 따라서 근본적인 문제를 해결하는 방향을 찾아야 한다. 껍질을 가리고 화장하는 것에서 속을 다스리고 건강한 피를 만듦으로써 신진대사가 원활하여 생기 넘치는 인상의 미인 형 얼굴이 된다. 청순한 이미지로 거듭 태어나야 피부가 화사하고 생기발랄한 인상의 미인 형 얼굴이 된다.

아하 그렇군! 9) 피부 호흡으로 세포를 살려야 한다

온 몸이 금가루로 덮인 피부는 구멍이 막혀 질식 상태가 된다. 피부는 언제나 산소를 흡입하고 이산화탄소와 같은 가스를 배설하여 심장의 피를 맑게 하도록 도와준다. 사람의 몸 안에 충분한 산소가 공급되지 않으면 산화 반응이 완전히 일어나지 않아 활성산소나 일산화탄소(CO)가 생긴다. 이것은 천식이나 위궤양 등 질병을 키우고 암의 근본 원인이 된다. 한편 근자에 스테로이드 성분이 포함된 여러 피부 질환 치료제나 피부 개선을 위해 사용하고 있는 경우가 있는데 이것은 림프구 수치를 떨어뜨려 면역기능을 낮게 하는 것이므로 사용을 자제해야 한다. 피부가 저체온 상태에서 면역기능이 떨어지면 대상포진이나 각종 피부염에서 돌이킬 수 없는 피부상황을 맞게 되는데 이 모든 것이 피부 조직의 혈류장애가 그 원인이 있다는 것이다.

피부 호흡을 왕성하게 하는 것은 몸 안의 일산화탄소를 제거해 원활한 혈류의 흐름을 도와 많은 병의 예방과 치료의 근본이다. 따라서 피부 호흡을 왕성하게 하기 위해서는 얇은 옷을 입고, 자주 갈아입는 것도 중요하다. 몸에 찰싹 붙는 옷은 멋은 있을지 몰라도 우리의 피부 호흡을 막을 수도 있다.

호흡은 생명유지의 최우선 행위이다. 동물은 미련한 인간이 억지로 옷을 입히지 않는 한 스스로 옷을 입지 않는다. 또한 인간처럼 밀폐된 집 안에서 살지도 않고 항상 대기와 접하며 자연의 품에서 살아간다. 따라서 동물은 완전한 피부 호흡을 행한다. 체내 산화에 필요한 산소가 피부에 의해 충분히 공급됨으로 난치병과 불치병에 허덕이는 인간에 비하여 자연과 더불어 자연스럽게 건강한 생명을 유지하며 살아갈 수 있는 것이다. 따라서 사람도 피부가 제대로 된 호흡을 할 수 있는 여건을 만들어 주면 피부의 체온이 상승하여 세포가 활성화되어 건강한 피부를 만들게 된다.

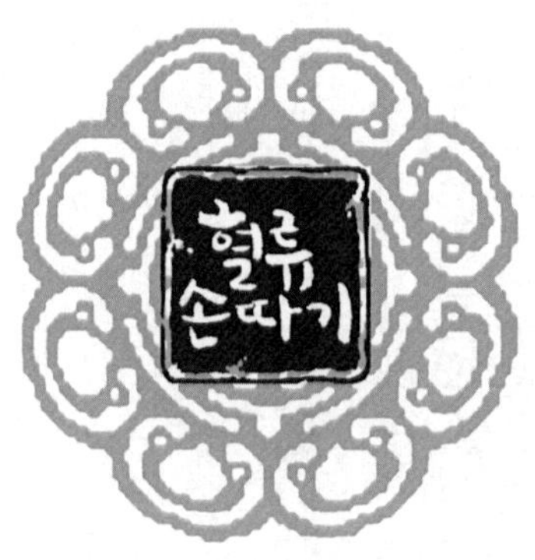

헐렁
손따기

CHAPTER

8

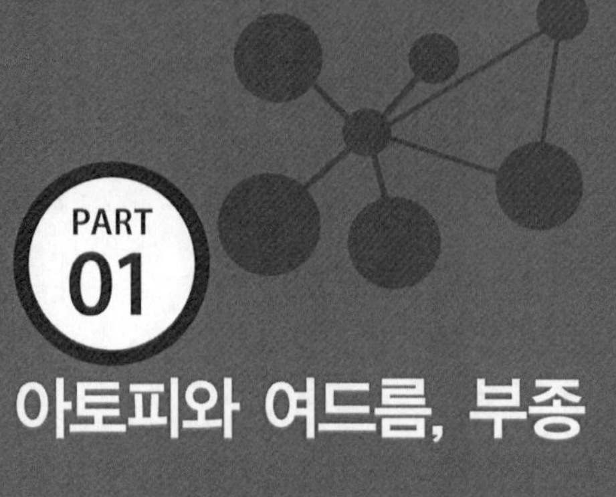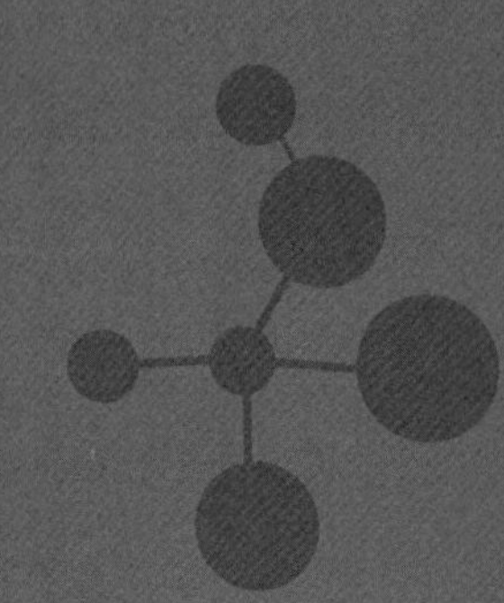

PART

01

아토피와 여드름, 부종

호전반응과 체내 노폐물 빼내기

아토피, 두드러기, 여드름, 뾰루지 등은 저체온의 조직 부위의 혈류가 살아나면서 체내 노폐물을 쳐내어 조직을 살려내는 자연치유현상이다. 정맥 모세혈관에 차어 있는 죽은 백혈구나 요산 등 노폐물이 오장육부의 신진대사 과정으로 회수하기엔 길이 너무 멀고 생명유지에 위험성이 있기에 피부로 그대로 방출하는 것이다. 그것이 피부에 머물면 신경섬유종이이나 쥐젖이 되고 속 깊숙하게 자리 잡고 있으면 종양이 되거나 암이 된다.

1. 아토피

아토피는 잘못된 음식섭생이나 공기가 탁하거나 속이나 허파가 불편한 혈액순환 장애로 저체온 부위의 조직 다음에 노폐물이 염증으로 나온다.

🗣 아하 그렇군! 1) 예전에 없는 아토피 환자가 속출하고 있는 이유?

수십 년 전에는 아토피 환자를 찾아보는 게 힘들 정도였다. 그러나 근자에는 소아나 어린이 심지어 성인까지도 아토피 염을 호소하는 사람들을 많이 본

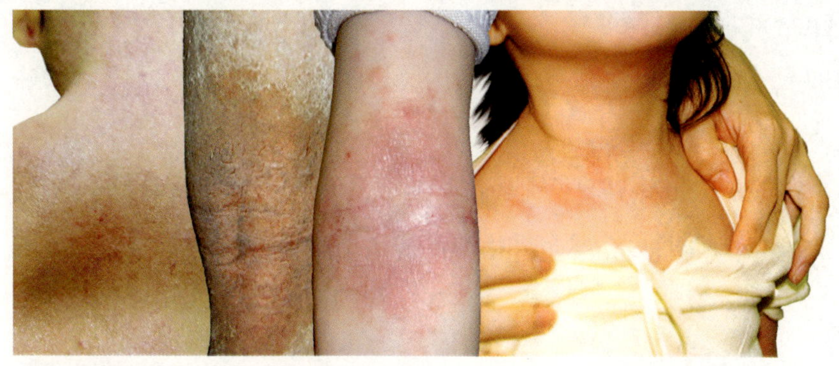

다. 대부분의 사람들은 집안의 공기 탓이나 음식 탓으로 돌리고 있다. 가공식품을 많이 먹어서 또는 농약 성분 또는 공해 탓으로 생긴다고 믿고 있는 사람이 많다. 물론 그것도 한 요인이긴 하지만 그것보다 더 중요한 요인은 다른 곳에 있다.

가장 큰 요인은 각종 주사제의 오남용이다. 해열제나 항생제와 약물의 과용에서 오는 것이다. 어린 시절 병원을 많이 찾은 유아나 어린이에게 아토피염이 많이 발생한다. 잦은 감기나 몸살로 어느 소문난 병원에서 주사를 맞으니 다음 날 거뜬히 나아 버렸던 경험이 있는 사람에게는 2년 후부터 수십 년 후까지 서서히 아토피가 생겨난다. 즉 주사제나 항생제 우휴증에서 아토피의 가장 큰 원인을 찾을 수 있다. 돈이 없어 병원 문턱을 밟아보지 않은 사람들에겐 아토피염이 잘 생겨나지 않는다. 그것은 각종 주사제나 항약재가 인체에 침투되면 몸속의 백혈구가 이를 이기기 위해 무제한 증식되어 인체가 스스로 자기치료를 하는 면역체계를 무너뜨렸기 때문이다.

이런 가운데 아몬드와 같은 견과류를 먹으면 단백질을 외부 침입균으로 오인하여 백혈구가 양산되고 그에 따른 히스타민이 기하급수적으로 생겨 염증이 혈중에 수없이 증가하게 된다. 이 염증들이 신진대사 장애로 정맥으로 미처 회수되지 못할 때 피부로 돌출되어 나오는 현상이다.

그런데 현대인들은 질병을 바라보는 요인을 모두 외부환경으로 몰아세우고 있다. 외부에서 질병의 발생 근원을 찾을수록 질병의 근원을 고쳐낼 수 없게 된다. 따라서 모든 질병이나 생로병사는 자신 몸속에서 변이되고 생겨난 것임을 명심해야 한다.

⚠️ 아하 그렇군! 2) 유전자가 잘못되어 병이 생기는 것이 아니라 질병이 생겨 유전자 구조가 달라지는 것이다

　현대의학은 유전자 구조가 잘못되어 질병이 침입하여 병이 생긴다고 주장한다. 왜냐하면 항상 병이 생긴 사람의 유전자를 대상으로 연구했기에 그러한 결과를 만들어 내는 것이다. 즉 그 질병에 걸려서 이미 달라진 유전자 구조를 보고 병의 요인이라는 밝히는 것은 잘못된 것이다. 이러한 결과로 질병을 치료하는 한 난치성 질환자는 날이 갈수록 증가할 수밖에 없다. 따라서 현대의학은 지금이라도 질병이 생기기 전에 유전자 구조가 어떠한 요인으로 인하여 유전자 구조가 바뀌어 가고 그러한 질병이 발생하였는지? 왜 유전자 구조가 바뀌는지에 대한 연구가 선행되어야 그러한 질병을 근원적으로 고쳐낼 수 있다는 주장을 한다.

　저자는 "질병은 내안에서 질병이 생겨나는 것이다"는 주장을 끊임없이 하고 있다. 건강한 유전자가 피의 구성성분이 달라지면서 질병이 생겨나고 질병이 생겼으니 유전자 구조가 다르게 변이된다는 것이다. 그러므로 질병을 지니고 있으면 그것이 가족력으로 물려주게 되는 것이다. "부모로부터 피를 물려받는다."는 것이 바로 피를 통해 부모들의 질병이 있는 유전자를 가지고 태어나는 것이다. 따라서 다음세대에게 대물림을 하지 않으려면 나의 세대에 피를 맑게 하여 좋은 유전자 구조로 맑든 후 아이를 갖는 지혜가 필요한 것이다. 그리고 우리는 왜 유전자 구조가 바뀌고 질병이 발생하는지 그 근원적인 방법을 찾으며 함께 고민하며 연구하는 환경이 만들어지면 좋겠다.

 ❖ **자연치유 도우미 3) 왜? 어린이에게 많이 발생하는가?**

어린이는 인체의 모든 조직들이 빠른 속도로 성장하는 시기이다. 오장육부에서 대뇌 그리고 조직들이 균형 있게 성장하기 위해 세포분열과 신진대가가 가장 잘되어야 하는 나이이다. 따라서 엄청난 양의 수명을 다한 세포나 노폐물이 피부로부터 몸 밖으로 빠져 나가야 함에도 불구하고 특정한 부위의 혈류가 느려 이를 미쳐 쳐 내지 못함에 따라 가까운 피부로 빼내는 자연치유 현상이 많아진다. 그러나 나이가 들면 세포분열이 느려지고 성장 속도가 둔해지면서 차츰 없어지거나 몸 안에 축적되어 없어지는 듯 보이게 되는 것이다.

아토피 염은 심장에서 비교적 먼 쪽 또는 혈액순환 장애가 있는 부위에 염증으로 나온다. 즉, 심장에서 먼 쪽인 고관관절 아래 다리나 어깨 바깥부위의 팔 같은 부위에 그러한 증세를 많이 나타나게 한다. 그리고 신진대사가 크게 문제된 어린이는 척추나 가슴 등 어디든 나타나기도 한다.

아토피 증세를 가진 사람은 대부분 평소 짜증을 내거나 화를 내는 경우가 많은데 대부분의 사람들은 성격이 안 좋다고 치부해 버리는 경우가 많다. 몸이 좋지 않아 화를 내는 줄은 모르는 경우가 많다는 것이다. 속이 편하고 스트레스를 받지 않으면 증세가 줄어들다가 속이 불편하거나 학습 및 스트레스를 받으면 갑자기 노폐물이 피부를 박차고 나와 간지러워 긁기 시작하는 것이다.

아토피 환자들은 대부분 손발이 차가운 혈액순환 장애를 가진 경우나 손발에 땀이 많이 나는 징후에 발생하고 겨울철보다는 여름철에 더 많이 발병한다. 여름철은 더운 날씨에 모세혈관이 확장되어 혈액순환이 겨울보다 더 잘되기 때문에 체내 염증을 더 많이 내뱉게 되는 것이다.

 **자연치유 도우미 4) 일상의 생활에서 아토피를 줄이는 방법**

- 산소 많은 음식을 섭취해야 한다. 또 스트레스나 화를 돋우는 일을 줄여야 한다.
- 정맥의 원활한 삼투현상을 위해 음식을 짜거나 맵게 먹지 않는다.
- 혈류가 막힌 아토피 부위를 따뜻하게 하거나 지압으로 혈액순환을 도와주어야 한다.
- 경기후유증에 따른 경기 치료를 하여 손발을 따스하게 한다.
- 피를 맑게 하는 음식을 섭취하도록 노력하고 천천히 꼭꼭 씹어 먹는다.
- 습도가 높거나 날씨가 더워지면 심하다. 낮은 온습도를 유지하면 증세를 낮출 수 있다. 그러나 근본 해결책은 혈류따기를 하는 것이다.

2. 여드름

피지선에 피지가 쌓이다 한계에 이르면 터져 나오는 것이므로 혈류를 개선하여 신진대사를 원활하게 해야 한다.

아하 그렇군! 1) 피부를 알면 여드름이 생기는 이유를 알 수 있다

피부는 체내의 모든 장기를 덮고 있으면서 외부로부터 가해지는 물리적인 힘과 광선, 미생물 등에 노출되는 등의 외적 자극에 대하여 민감하게 반응하는 장소이다. 또 면역체계 유지를 위한 거대한 태양열 축전지와 같은 기능을 가진다. 보통 사람체중의 16%에 달하는 거대한 장기인 것이다. 따라서 단순하게 상품을 포장하는 포장지의 개념으로 접근해서는 안 된다. 포장지를 걷어내고 깎아내어 문제를 해결하려는 과학적 사고에 심미적 분노를 느낀다. 수만 년 전부터 지구환경에 순응하여 완벽하게 조형된 피부를 겨우 수십 년 공부한 얄팍한 지식의 논리를 내세워 피부장기를 파괴해서는 안 된다.

피부는 표피, 진피 및 피하조직으로 크게 나눈다. 표피의 단면은 구분하면 각질층, 투명층, 과립층, 유극층, 기저층으로 되어 있으며 그 다음 층이 진피 순으로 이루어져 있다.

피하조직은 추운지방 일수록 두터우며, 열대지방으로 갈수록 얇아져 있으며, 온대지방에서는 그 두께가 자동으로 조절된다. 겨울에 추위를 탄다거나 여름에 더위를 유난히 많이 탄다면 혈액순환 장애로 피하조직이 제대로 형성되지 못한 것이다.

2) 피부의 기능

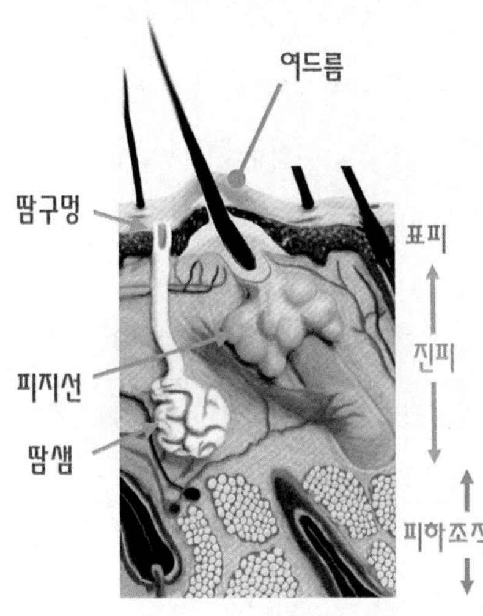

피부는 그 자체가 생명체의 생존능력을 키워가는 거대한 면역항체를 생산하는 전진기지 역할을 한다. 또 인체에서 부족한 각종 영양소를 만들어 내는 중요한 임무를 수행하는 장기이다.

식물이 광합성 작용을 하면서 성장 하듯이 사람의 피부 또한 유사한 역할을 하고 있는 것이다. 그러나 사람들은 잘못된 지식을 섭렵하여 햇빛을 차단하는 누를 계속하다보니 근자의 사람들은 햇빛을 못 본 식물과 유사한 피부가 많아지게 되고 급기야 여드름이나 아토피와 같은 피부병 환자를 양산하고 있는 것이다. 사람도 식물과 마찬가지로 햇빛을 쬐이지 못하면 노랗게 고사하고 병들어 간다. 햇빛을 보지 못한 피부는 수면세포수를 증가시키거나 피부의 면역력이 낮아져 자그마한 바이러스나 세균의 침입에도 곧장 허물어지게 되는 악순환이 반복되는 것이다. 다음은 피부의 기능이다.

(1) 외부의 물리적인 자극에 대한 방어벽을 만든다. 혈액순환 장애 부위 피부는 각층이 두터워지는 각질층을 형성한다. 손바닥이나 발바닥의 군살을 만든다.

(2) 인체에 해로운 자외선을 흡수하여 신체를 보호하는 멜라민 색소를 생산해 낸다. 햇빛을 보지 않으면 멜라민 색소의 부족으로 모세혈관의 균형이 깨어진다.

(3) 체표에서의 수분 증발을 방지하고, 항균작용을 발휘하는 지질을 분비한다.

(4) 모낭, 지선 및 땀구멍에서 각종 물질영양소의 흡수작용을 한다.

(5) 땀을 통해 체내 노폐물을 배설하고, 혈관의 수축과 확산을 통해 체온유지를 한다. 뜨거운 물에 손을 넣으면 차지고, 추운 겨울에는 열을 발산한다.

(6) 여러 가지 신경종말소체에 의해 다양한 지각작용과 감성 작용을 한다. 촉각, 온각, 냉각, 통각(압각)의 오감을 살려내고 지각하는 것이다.

(7) 가스를 발산하고 산소를 들이켜 피부호흡을 한다. 물속에 들어가면 가슴이 답답한 것이 피부 호흡을 하지 못한 체내 산소부족 현상이다.

(8) 피부의 세망내피계나 표피세포는 각종 면역항체를 생산하여 인체를 보호한다. 따라서 피부 또한 낮에는 햇볕을 쬐이고 밤이면 어두운 것을 좋아한다. 이를 역행하면 신체의 균형이 깨어지는 경우가 발생한다.

아하 그렇군! 3) 피부 질환이 생기는 원인과 여드름

여드름의 발생 원인은 크게 두 가지로 요약해 볼 수 있다. 첫 번째 원인은 대뇌에서 보고 듣고 느끼며 사용된 세포의 노폐물이 혈류가 막혀 피부로 돌출되는 형태이다. 이런 유형은 청소년기에 급격한 신체 발달과 과다한 두뇌사용에 따른 체내 노폐물이 목의 대정맥으로 회수되지 못한 탓이다.

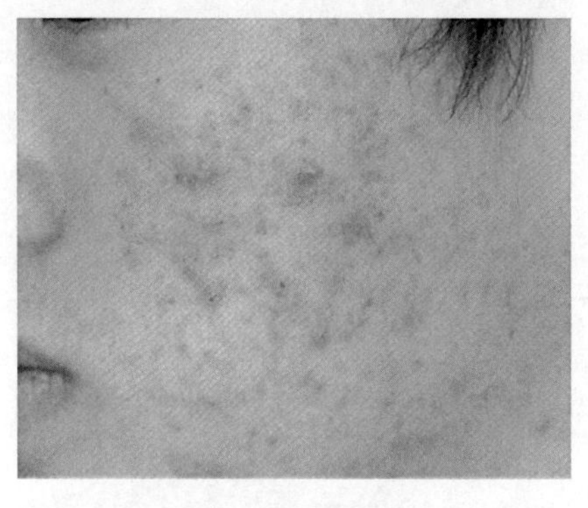

두 번째 요인은 혈류장애로 생겨난다. 이런 경우는 보통 중·장년층에서 많이 발생하는데 피부세포가 42일간의 수명이 끝났는데도 표피가 떨어져 나가지 못하고 달라붙은 상태에서 바이러스나 세균이 침입한 경우 백혈구가 이를 물리치고 죽은 진물과 염증이 정맥으로 회수되지 못하여 생기는 여드름이다.

이러한 원인에 따른 두 가지의 공통점은 한결 같이 혈액순환이 문제되는 것이다. 따라서 혈액순환을 잘 되게 해 주면 여드름은 손쉽게 나을 수 있는 것이다. 피를 맑게 하고 혈액순환을 잘 되게 하는 방법은 혈류따기를 참고하여 다스려준다.

아하 그렇군! 4) 여드름의 진행과정과 치료방법

여드름의 진행과정은 피부세포의 노폐물을 배출하는 피지선이 확장되면서 생겨나는 것이다. 피지선이 확장되면 이것을 세포가 치료하기 위해 모세혈관이 확장되어 여드름이나 종양들이 붉게 상기된다.

치료의 과정은 모세혈관을 확장하여 세포를 재생하는 길밖에 없다. 최근 박피수술이니 별의별 치료를 받고도 여드름이 계속 생겨나 여드름 치료 자체를 포기하고 젊은 나이에 여드름 스트레스로 정신까지 장애를 일으키는 경우가 많다.

얼굴에 난다고 다 여드름으로 생각하는 사람들이 많다. 그러나 여드름은 고름의 핵이 생겨나야 하고 나으면서 핵으로 응집되고 모이는 것이다. 즉 모낭피지선질환인 것이다. 고름의 핵이 생기지 않는 것은 물혹이나 종양 또는 약진, 습진 등의 피부 질환에 해당되므로 자신의 피부에 생긴 질환이 무엇인지 정확하게 알고 치료하는 것이 중요하다.

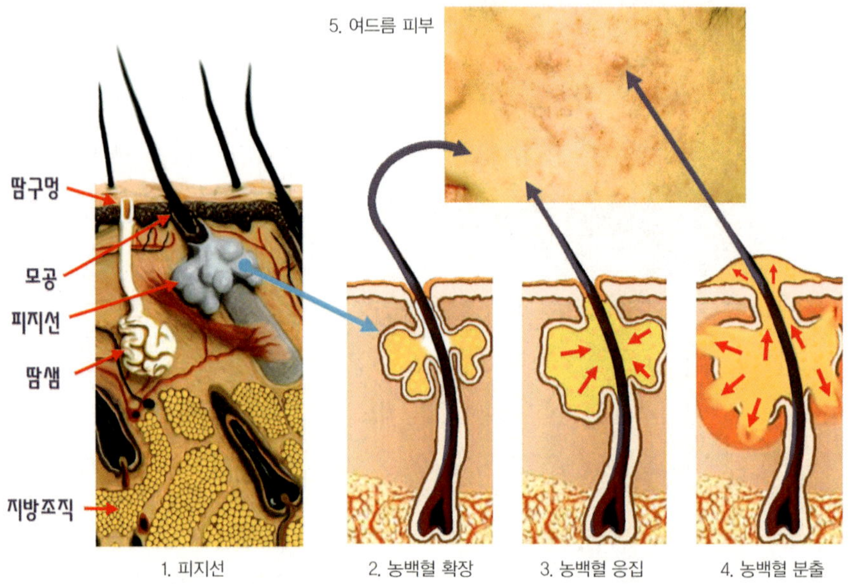

여드름의 진행과정

(1) 피부가 붉게 상기됨 - 그림 2 농백혈이 확장되는 시기

(2) 간지러우면서 붉은 부위가 넓게 확장됨 - 그림 3 농백혈이 응집되는 시기

(3) 서서히 멍울이 짐 - 짜내면 투명한 진액이 나온다.

(4) 피부가 굳어지면서 하얀 고름 주머니가 피부로 돌출됨 - 그림 4 농백혈
    분출시기

(5) 이 때 짜내면 고름과 같은 농액이 나온다.

(6) 고름의 핵이 생겨나고 서서히 그 돌출된 범위가 작아진다.

(7) 고름이 딱지처럼 굳어짐 - 이때 짜내면 하얀 덩어리가 빠져 나온다.

(8) 까만 딱지처럼 작아짐 - 딱지를 짜낸다. 이때 가만히 두면 점으로 바뀐다.

(9) 까만 점으로 모공에 안착됨 - 피부에 점착되어 점으로 나타난다.

여드름이 생기는 부위는 대부분 이마에서 시작되는 경우가 많다. 이것은 어린이나 청소년들이 급속한 성장하는데 반하여 허파나 기관지 같은 호흡기관이 미쳐 성장이 둔화되어 나타나는 현상이다.

한편 얼굴 염증은 눈썹 옆에서 귀에 이르거나 목으로 이어지는 얼굴측면의 피부질환은 대부분 여드름이 아닌 부종이나 저승꽃과 같은 혈액순환 장애형 피부질환에 해당되는 경우이다. 또 턱이나 입술가까이 생기는 피부질환은 부종이나 물혹 또는 종양일 가능성이 매우 높다. 이런 경우에는 치아나 잇몸이 부실하여 잇몸에 있던 염증이 빠져 나오는 것이다. 여드름은 얼굴의 안면에 주로 발생한다. 즉 얼굴 앞면의 이마에서 뺨이나 코에 걸쳐 두루 분포되어 생겨나는 것이 여드름이다.

3. 뾰루지에서 악성종양 그리고 암까지

두드러기는 체내 노폐물이나 독성물질이 함께 빠지는 것이며, 여드름은 종양에서 피부암까지 전이되기도 하고, 독성물질은 신경섬유종이나 혹으로 염증은 관절을 붓게 만든다.

아하 그렇군! 1) 피부로 내뱉는 것들은 다 쓸데없는 것이다

자그마한 여드름이 종양까지 진행될 수 있다. 이마에 한두 개 솟은 여드름이 얼굴의 혈류 장애가 심해지면 그림처럼 종양에서 피부암까지 진행되기도 한다. 모든 질병은 초기에 전조 증세가 미약한 조짐을 보이거나 통증으로 경고를 한다. 따라서 자그마한 여드름이라고 하더라도 초기에 혈액순환 장애 치료를 하여 더 큰 문제가 발생되지 않도록 해야 한다.

바늘도둑이 소도둑 되듯이 피부 또한 예외일 수 없다.

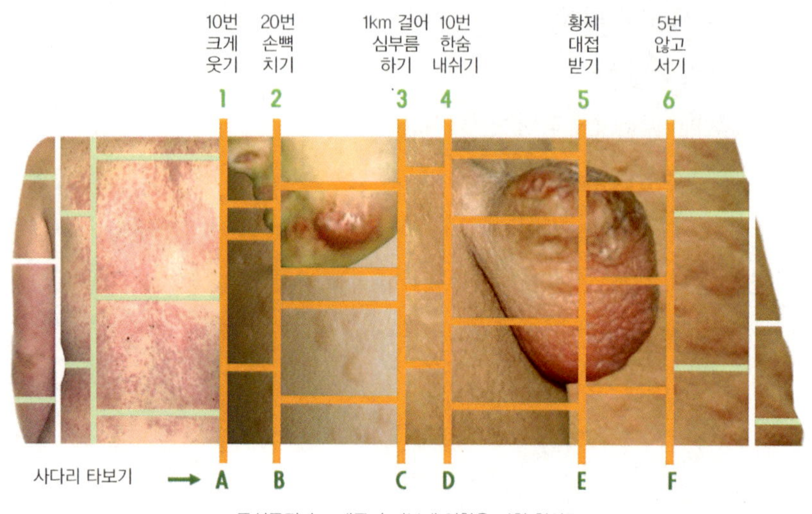

독성물질과 노폐물이 피부에 영향을 미친 현상들

우리인체는 혈류흐름이 느리면 심장 이하의 부위는 저체온 현상으로 나타나고 그러한 부위에는 인체에 쓰고 난 노폐물이 정체되는데 그 정체된 시간이나 양 그리고 정맥혈류의 흐름에 따라서 아토피에서 여드름, 뾰루지, 종양, 혹, 피부암 등으로 사람마다 그 증세가 다르게 나타난다.

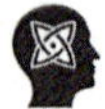 **자연치유 도우미** 사다리 웃음타기

윗 그림에 주황색 사다리를 가족과 함께 타보세요. 그림 아래의 번호만 남기고 윗부분을 가린 후 원하는 알파벳을 선택하게 한 후 사다리를 타 보세요. 단 황제 대접받기나 심부름하기는 사전에 동의와 약속을 결정 한 후 사다리를 타세요.

- 열 번 크게 웃기 - 배꼽 잡을 정도로 웃으면 오장육부가 살아나고 속을 편하게 한다.
- 20번 손뼉 치기 - 손 안에 혈류를 자극하여 속이 편해지고 팔 가짐을 좋게 한다.

- 1㎞ 걸어 심부름하기 - 가까운 슈퍼에서 먹고 싶은 것을 사오게 하여 운동을 시킨다.
- 10번 한숨 내쉬기 - 비흡구배 호흡법으로 숨을 쉬게 하여 폐활량과 속을 편하게 한다.
- 황제 대접받기 - 손지압을 해 달래거나 필요한 조건을 만들어 대접을 받도록 한다.
- 5번 앉고서기 운동 - 앉고서기 운동을 시켜 골격과 근육을 유연하게 한다.

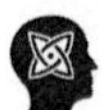 **자연치유 2) 두드러기**

상한 음식을 먹으면 식중독 증세나 두드러기 증세를 보인다. 위장이 좋은 사람은 음식이 들어오면 곧바로 장액이 분비되어 위 보호막을 만든 후 위산이 분비되어 세균을 녹아 없애버리기 때문에 별 탈 없이 정상적인 소화과정을 거치게 된다. 그러나 위장의 혈류가 저체온의 냉기가 흐르면 혈류가 느려 신진대사에 문제가 되는 사람은 장액이나 위산의 분비가 제대로 이루어지지 않아서 세균이나 바이러스가 곧바로 십이지장이나 소장을 거치면서 바로 혈액을 타고 전신으로 번지게 된다. 이 과정에서 백혈구와 전쟁이 시작되어 싸우다 죽어 진물이 된 노폐물이 자신의 혈류가 느린 피부 조직으로 발산되는 것이다.

몸 안에 나쁜 물질이 들어왔기 때문에 적군을 물리치려고 백혈구가 무제한 증식되어 몸 전체에 퍼지는 현상이 두드러기이다. 위장이 좋지 않은 사람이 옻닭을 먹으면 온몸에 두드러기가 생기는 현상과 같다. 옻닭을 먹어 옻이 오르면 위장도 살아나고 몸 안에 수십 년 찌들어 있던 악성액질이 이때 함께 피부로 발산되어 한약 열재 이상의 효험을 보이는 것이다. 그런데 근자에는 음식을 잘못 먹은 것으로 생각하고 자신을 자연치유할 수 있는 좋은 기회를 놓쳐버리고 곧장 병원에 가서 주사를 맞고 오는 경우가 허다하다.

이렇게 되면 악성물질이 또 다시 피부가 아닌 몸 전체에 퍼져 고스란히 돌게 되는 악순환이 반복될 수 있음에 유의해야 한다. 표피 가까이에서 생겨나는 두드러기는 몸 안에 수십 년 찌들어 버린 악성액질을 몸 밖으로 가장 빠르게 빼낼 수 있는 좋은 기회이므로 가급적 자연치유 되게 하는 것이 좋다. 평소 혈류따기로 막힌 핏길을 열어주면 그 증세가 빠르게 호전되므로 두드러기가 난 위치에 따른 손 따기를 하여 면역기능을 높여가는 것이 좋다.

자연치유 3) 뾰루지

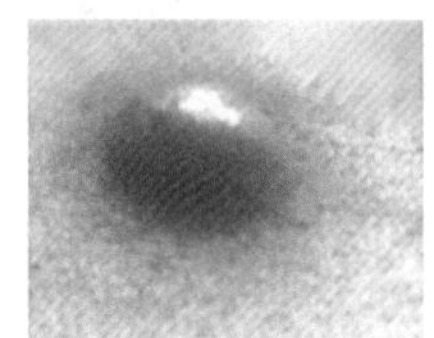
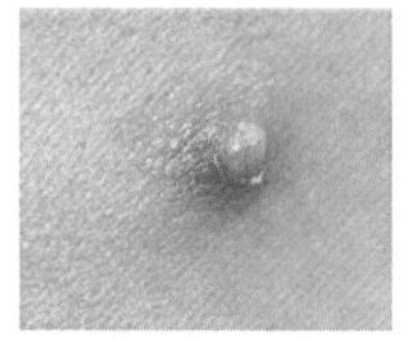

뾰루지는 체내 축적된 노폐물이 피부로 빠지는 현상이다.

여드름은 피부의 진피에서 발생하지만 뾰루지는 피부 더 깊숙한 지방층의 피하조직에서 생겨나는 종기이다. 만지면 그 덩어리가 아주 크고 그에 따른 통증도 심하며 피부까지 곪아 올라오는 시간도 제법 길다.

어린 시절에는 대부분 목덜미 쪽에 많이 발생하는데 근자에는 각종 주사제나 약으로 인하여 전신으로 염증이 퍼져 뾰루지보다는 아토피 염 증세로 나타나는 경향이 많다.

뾰루지가 내 몸 안에서 만들어지는 원인은 지방층에 축적된 노폐물이 채식 위주의 음식섭생이나 적당한 운동 또는 손 따기로 막혔던 핏 길이 살아나면서 그간 쌓인 피하지방층의 노폐물이 서서히 피부로 빠져나오는 현상이다. 혈류가 계속적으로 좋아지면 자연스레 피부 밖으로 나오는 속도도 빨라지고 곪아서 고름의 핵을 쉽게 만들어 나오기 때문에 아프긴 하지만 고름을 짜내면 쉽게 낫는다. 옛날에는 뾰루지 환자가 워낙 많아서 이 나쁜 것을 빼내기 위해 고약을 붙여 피부를 괴사하게 만들어 빨리 곪아 터지게 하여 치료하였다.

혈류가 느려 뾰루지가 오래 동안 피부 깊숙한 곳에 머물면 이것이 바로 종양이나 혹 또는 피부암으로 전이되므로 뾰루지가 빨리 나오게 상처를 내거나 혈류침 한 다음 진물이나 피를 짜내면 빠르게 피부가까이로 나쁜 노폐물이 고름의 핵이 되어 빠져 나오게 된다.

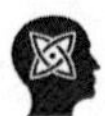 자연치유 4) 신경섬유종이나 혹, 악성종양에서 암까지

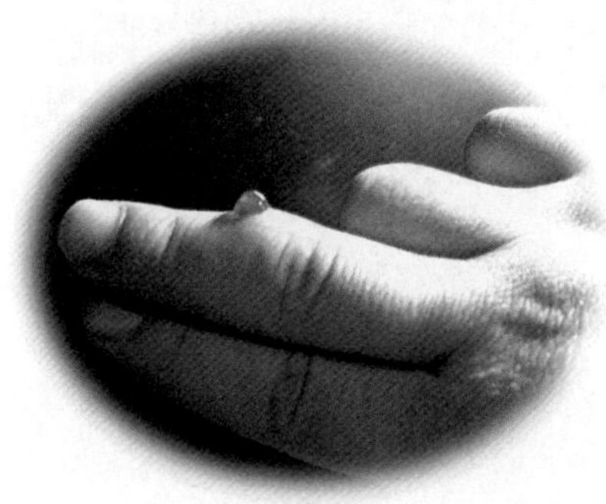
암세포가 사라지면 손끝, 발끝으로 농백혈을 쳐낸다.

피하 지방층에 노폐물이 쌓여 혈류가 느려지고 산소와 양분의 공급이 차단된 부위는 더 이상의 세포분열이 중지되어 활성산소가 모이고 요산이나 악성액질과 같은 노폐물이 덩어리를 만들어 서서히 굳어 딱딱해지기도 하고 피부로 돌출되어 작게는 쥐젖에서 신경섬유종 또는 혹이 된다. 사람들은 이러한 괴이한 현상이 피부에 생겨나면 가족력이나 유전으로 치부해 버린다. 또 일부는 그러한 시간이 길면 길수록 저승꽃에서 사마귀, 티눈 등 암세포로 바뀌게 된다. 한편 혈액에 침투한 미세유리조직이나 이물질이 모세혈관에서 오래도록 정체되면 티눈을 만들기도 한다.

예를 들어 신경섬유종을 유전이나 가족력으로 치부하여 불치병으로 생각하는 경우가 많은데 이것 또한 부모의 피를 자녀들이 그대로 물려받았기에 생겨나는 현상이다. 부모들이 몸속의 염증지수나 림프액의 문제가 있는 상태에서 자녀를 가졌기 때문이다. 따라서 혈류따기로 부모의 유전자 구조를 건강한 구조로 체질을 개선한 후 아이를 가져야 한다.

피부 질환의 종류는 지구의 사람 수만큼 다양하고 그 증세도 각기 다르게 나타난다. 이것은 사람마다 피가 다르고 또 모세혈관이 막힌 부위가 다르고, 사람마다 먹은 음식이 다르기 때문이다. 또 콩 심은데 콩 나듯이 먹는 것도 뭘 먹었으며 어떻게 먹느냐에 따라 그 결과는 다르게 나타나기 때문이다.

　그러나 피부 질환을 나쁘게만 생각할 필요는 없는 것이다. 피부로 나오지 않으면 결국 그것이 핏 길을 따라 오장육부에 정체되어 나 스스로도 알 수 없는 암이 되어 버리기 때문이다. 인체는 먹고 넣고 들이쉬는 것보다 잘 내어 쉬고 잘 내 보내는 것이 더 중요하다. 피부든 호흡이든 배설이든 밖으로 나오는 것은 모든 것이 좋은 현상이다. 따라서 현대과학이 질병으로 치부해 버리는 피부 발진현상을 명현반응으로 이해할 수 있는 정서가 아쉽기만 하다. 피부 밖으로 빠지는 노폐물이나 악성액질을 약이나 주사제로 몸 속 깊숙하게 넣는 일보다 혈류를 개선하여 근원적으로 치료하는 지혜가 발휘되었으면 한다.

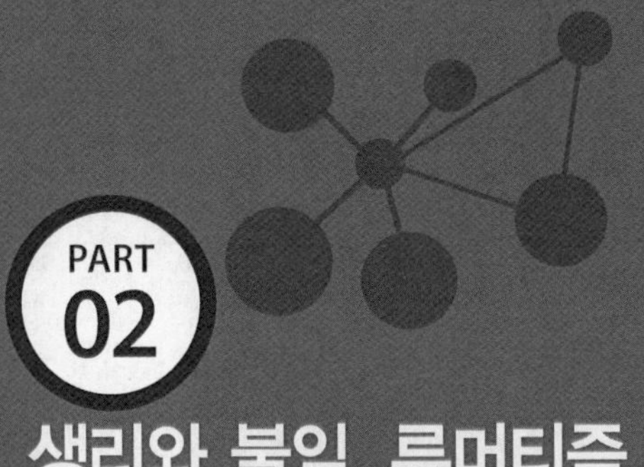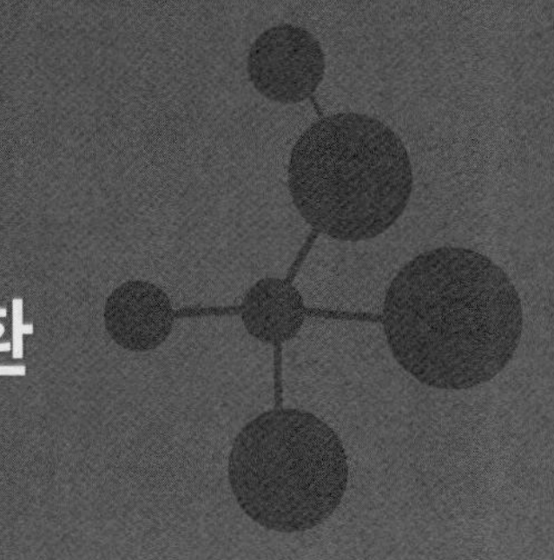

생리와 불임, 류머티즘, 여성질환

여성질환 – 생리통에서 불임까지

수족이 차면 아랫배가 냉하다. 겨울 밭에는 씨앗이 자랄 수 없다.

아하 그렇군! 1. 생리통과 불임의 원인

남녀평등을 부르짖는 사회지만 우리나라만큼 남녀를 평등하게 예우해 주는 나라도 드물다. 괴변 같지만 서구의 여성들은 결혼을 하면 자신의 성이 남편에게 귀속되어 자신의 성이 사라지만 우리나라 여성은 결혼을 하여도 자기의 성과 이름을 그대로 간직하는 평등이 있어 왔다.

그러나 엄연히 남자와 여자는 다르다. 남자에게 없는 것이 있고 여자에게만 있는 것도 있다. 그러나 또 다른 근본 이유는 바로 피부터 다른 것이다. 피 속의 적혈구와 백혈구의 비율이 남자와 여자가 엄연하게 다른 것이다. 사람의 피 속에 있는 적혈구는 혈액 ㎣당 남자는 500만개 정도, 여자는 450만개 정도이다. 여성들이 남성에 비하여 빈혈증세가 많은 이유가 바로 적혈구 수 자체가 낮기 때문이다. 또 남성이 여성에 비하여 기운 센 힘을 발휘할 수 있는 것도 산소와 양분을 실어 나르는 적혈구 수가 많기 때문이다. 그러나 50대가 넘으면 반대가 된다.

반면에 여성은 남성에 비하여 백혈구 수치가 더 높은 것이다. 백혈구는 적혈구수에 비해 천 배 정도로 적어 ㎣당 5천개에서 만개 정도이지만 상대적으로 남성에 비하여 여성이 백혈구 비율이 많다.

백혈구 수치가 남성에 비하여 10% 정도 많은 것이다. 그래서 여성들이 4~5일의 짧은 수명을 다하고 죽은 백혈구가 체내 많이 누적되어 손발이 찬 여성이 많은 것이다. 그리고 이러한 죽은 백혈구는 생리를 할 때 마다 몸 밖으로 죽은 적혈구와 함께 배출해 내는 것이 생리이다.

그래서 여성이 폐경기가 되면 남성에 비하여 빨리 늙는 이유도 여기에 있다. 그러나 남성에 비하여 여성의 수명이 긴 이유는 120일이 지난 죽은 적혈구나 4~5일의 수명동안 임무를 다하고 죽은 백혈구 등의 체내 나쁜 노폐물을 매월 빼내주는 생리 덕분일 수도 있다.

아하 그렇군! 1) 생리통은 아랫배가 냉하기 때문이다

우리가 흔히 생리통이라 말하는 것은 매월 체내 노폐물을 배출하는 기능장애를 말하는 것이다. 즉, 월경곤란증인데, 제때에 제대로 배출하지 못하여 생기는 통증인 것이다. 임신을 위한 준비에 필요한 산소와 양분을 비축하기 위한 과정이 생리인데 수정이 되지 않으면 그 동안 모아 둔 산소와 양분(혈액)을 배출하게 되는 것이다. 따라서 생리통이란 비정상적인 혈류로 인하여 혈액을 비축하는 과정이나 임무수행이 끝난 혈액을 배출하는 과정에 문제가 생긴 것이다.

임신이 되지 않으면 정상적으로 자연스레 흘러내려야 함에도 불구하고 통증이 수반된다는 것은 이미 생식기와 자궁 세포가 제 기능을 잃고 있다는 것이다. 이런 경우에는 피가 매우 검붉게 덩어리지거나 심지어 한꺼번에 간덩이처럼 쏟아내는 경우도 있다.

보통 생리통은 간과 신장의 혈액순환 장애와 관련이 있다. 간과 신장은 위장의 혈액순환 장애로 야기된 원인이 많으므로 음식물 섭생법을 자연의 섭리에 따르는 방법을 선택하는 것이 중요하다.

혈액순환장애로 아랫배가 차고 냉기가 가득하여 피보다 농도가 짙은 노폐물을 빼내는데 힘겹기 때문에 모세혈관을 확장하여 빼내는 과정에서 통증이 오게 되는 것이다.

이러한 생리통은 생리와 관련하여 주기적으로 나타나며, 생리를 하는 여성의 약 50% 정도에 이른다. 보통 일차 생리통은 대개 초경이 있고난 후 1~2년 이내에 나타나는데, 이것은 여성의 구실은 하는 기관이 세포분열로 만들어지고 난 후 손발이 차거나 변비, 고관절 주위 또는 배꼽 아랫부분이 찬 경우의 여성들에게 많이 나타난다.

아하 그렇군! 2) 생리통과 불임의 과정

아랫배가 찬 경우를 방치하면 불임에 이를 수 있다. 앞서 여성이 남성에 비하여 백혈구 수가 많다고 하였다. 그리고 상대적으로 적혈구 수치가 낮기 때문에 여성의 세포 분열지수는 남성에 비하여 떨어지게 된다. 여성들이 심장이 약하거나, 빈혈 그리고 깜짝 깜짝 잘 놀래는 경기를 자주한다. 그때마다 백혈구는 그것을 이기기 위해 사력을 다하고 죽기 때문에 죽은 백혈구 염증이 남성보다 더 많이 체내에 쌓이는 것이다. 부가하여 바이러스나 세균, 마취제, 항암제, 각종항생제, 그리고 소리, 온도, 습도 바람 등, 환경적인 모든 충격에 빠르게 대응한 후 사멸한 진물 즉, 염증이 혈중에 더 많이 생성되어 있는 것이다. 따라서 이러한 백혈구 농이 모세혈관을 막게 되면서 여성들은 저체온 현상의 조직이 남성보다 많고 수족냉증이나 주부습진 또는 류머티즘도 많이 생기는 이유가 여기에 있다.

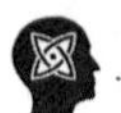

❖ 자연치유 3) 생리통에서 불임 그리고 암의 발생과정

여성들은 자그마한 일에도 놀란 가슴을 수없이 반복된다. 세살버릇 여든까지 간다고 하는데 질병 징후도 예외가 될 수 없다. 여성의 생리 이상은 다음의 순서로 서서히 진행된다.

갈수록 태산 1. 손발이 차다
- 생리를 하지 않는 여아가 아랫배가 찬 경우엔 비뇨기부분이 붉게 상기 되거나 소변을 제대로 못 가리는 등 이상 징후를 보이기도 한다. 또 생활 중에 놀람이나 환경적인 충격을 끊임없이 받으면서 핏속의 염증지수가 자꾸 높아져 가다가 급기야 수족냉증이 된다.

갈수록 태산 2. 발목이 차다
- 발목을 자주 엎지르거나 젖히기가 잦아지고 운동을 하면 잘 넘어진다. 이 것은 발목혈류가 느려 근육조직이 제 기능을 하지 못함에 따라 대뇌에서 전달된 운동신호가 제대로 전달되지 않아서 생긴 결과이다. 남아인 경우는 공을 차면 헛발 짓을 곧잘 한다. 이런 가운데 생활 중 또 놀람이나 환경적인 충격을 받아서 손발에서 심장 쪽으로 차가운 부위가 넓어진다.

갈수록 태산 3. 무릎이 붓거나 잘 넘어진다
- 이때가 되면 피부가 거칠거나 다리에 털이 나기도 하고 아토피 같은 염증 증세가 나타난다. 넘어져 무릎에 상처가 많아지기도 하고 팔목이나 다리에 깁스를 하는 경우도 생기고 팔이나 다리에 털이 난다. 이런 가운데도 생활 중에서 친구의 장난이나 꿈, 각종 놀이를 하면서 놀람이나 환경적인 충격을 받아 핏 속에 염증지수가 늘어만 간다.

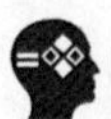 **갈수록 태산** 4. 아랫배가 차다

- 이때가 되면 멋을 부려야 하는 나이인데 고관절이 아프거나 변비, 피부가 거칠고 화장도 잘 받지 않게 되거나 여기저기 피부 질환이 나타난다. 문제는 이 정도 시기가 되면 다리와 허벅지의 골수 공장의 가동이 멈추어질 정도가 된다는 사실이다. 허벅지 뼈는 우리인체의 제일 큰 골수 공장인데 이 부위가 차가워지면 더 이상 건강한 적혈구와 백혈구를 생산하는데 문제가 생기게 되는 것이다. 이때부터 여기저기 아픈 증세가 나타난다.

갈수록 태산 5. 생리 때마다 짜증이 나거나 기분이 좋지 않다

- 생리불순에 생리통이 이런 것이 구나 할 정도로 통증의 주기와 강도가 세어진다. 또 배꼽 아래 부분의 뱃살 두께가 두꺼워지거나 점점 털이 많이 나고 짙어지며 심하면 피부가 검게 변하기도 한다. 사타구니에 습진도 생길 수 있으면 엉덩이가 자꾸 커져가기도 한다. 또 놀람이나 환경적인 충격을 계속 받으면서 찬 곳에 장시간 얼굴이 닿은 경우는 얼굴이 비대칭이 되기도 하고 치아나 시력에 문제가 생기기도 하고 꿈을 꾸는 횟수가 증가한다.

갈수록 태산 6. 심한 생리통으로 일상생활 자체가 문제 된다

- 생리 시기만 다가오면 두려워질 정도로 심신이 나약해져 간다. 이때가 되면 생리 때 피가 탁하고 검게 되며 걸쭉한 덩어리를 내뱉기도 한다. 월경주기가 오락가락하고 생식기능의 세포 분열이 미진하여 자극에도 별 반응을 느끼지 못하고 사랑하는 그 자체가 싫어지는 경향이 깊어간다. 이런 경우에는 사랑을 나누어도 즐기지 못하게 되는 경우가 많다. 또 결혼한 여성은 아이가 잘 들어서지 않게 되는 경우도 있다. 불임은 손 따주기로 혈류만 돌리면 아랫배가 서서히 따스해지고 6개월 정도 다스리면 아기가 들어선다.

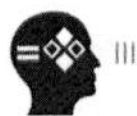 **갈수록 태산**   7. 세포가 분열을 멈추고 수명이 끝난 세포가
자리만 잡고 있다

- 아래뱃살이 점점 튀어나오기도 하고 사랑을 즐기지 못하며 여성의 의무라 생각하며 아이를 가질려 발버둥 쳐도 끝내 아이가 들어서지 않는 불임이 된다. 또 어쩌다 가졌는데도 자궁 외 임신 또는 아이를 가져도 유산이 잦아진다. 이때쯤이면 자궁 주위의 조직에서 생겨난 노폐물이 자궁 내 물혹을 만들기도 하고 자궁 이상의 진단을 받는 경우도 생기게 된다.

갈수록 태산   8. 농과 고름 그리고 요산 등이 엉켜 자궁에 암세포를
만든다

- 생리를 하지 않는데도 아랫배가 무겁고 아픈 통증을 느끼게 되는 경우이다. 물혹이나 종양, 자궁암 선고를 받고 급기야 여성의 기능을 상실하게 된다. 문제는 암을 제거하면 또 다른 곳에 암세포가 생기거나 이미 자라나고 있다는 것이 더 심각한 문제이다.

따라서 이러한 경로가 오기 전에 미리 예방해야 한다. 손발이 차가운 냉증은 혈류따기편을 참고하여 다스려 주면 아랫배가 따스해지고 여성으로서의 구실을 제대로 할 수 있게 된다.

2. 주부습진에서 류머티즘

수족이 차면 손끝 발끝으로 요산이나 노폐물을 내 보내기 때문에 심장에서 먼 부분으로 염증이 모이거나 빠져 나온다.

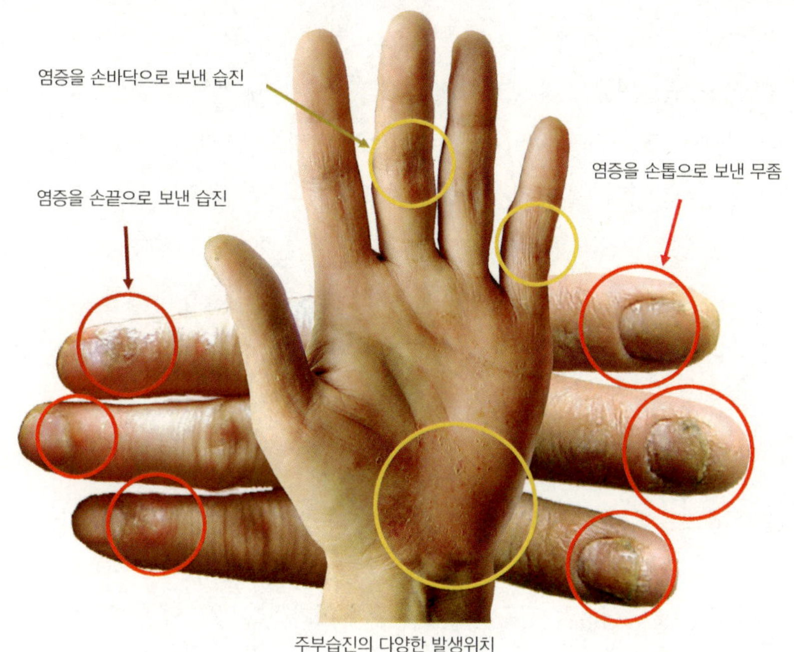

주부습진의 다양한 발생위치

앞서 여성이 남성보다 백혈구 수치가 높은 문제에 대하여 언급하였으므로 주부습진도 원인과 결과를 이미 알고 있을 것이다.

서양의학은 염증이 있으면 해열제나 항생제 주사나 약으로 몸 전체에 퍼지게 만든다. 그러므로 근본적인 문제를 해결하지 못하고 후유증으로 더 큰 질병을 만들어 내고 있다. 사람마다 누구나 혈액순환이 안 되는 조직이 있다. 죽은 백혈구 염증은 다시 재활용이 안 되기 때문에 오장육부에 머물면 목숨이 위태로우므로 가급적 심장에서 먼 쪽으로 내 보내는 것이 자기치유력이다. 많은 여성들이 류머티즘에 걸리는 이유는 남자보다 적혈구 수치가 태어날 때부터 낮기 때문임은 잘 알 것이다.

수족 냉증을 가볍게 생각하다 보면 또 다른 환경적인 충격이 와 닿았을 때 더 많은 백혈구가 양산되게 되는데 이때부터는 면역 기능이 상실되거나 헤모글로빈 수치가 낮아지는 대신 염증 수치가 높아져 더 큰 질병이 생겨난다.

이 염증이 인체 중 가장 안 좋은 부위로 내뱉거나 모이면서 습진, 아토피성 피부염이나 류머티즘 같은 증세를 만든다.

즉, 사람에 따라 가장 취약한 부위에 질병이 발생되는데 이 모든 것이 손끝이나 발끝의 혈류가 막혀 생기는 현상이고 류머티즘은 관절 부위에 고름이 차이는 현상이며, 습진은 혈류가 느린 부위나 조직에 생기는 것이다.

앞의 사진은 손뿐만 아니라 발가락 끝에도 나타나기도 하고 심할 경우 손발의 끝이나 특정부위에 고름 덩어리와 같은 종기로 이어지거나 통증이 없어지면서 피부가 검게 썩어 가는 등 각기 다른 질병 징후를 보이기도 한다.

아하 그렇군! 류머티즘은 관절염으로 관절 여러 부위에 발생한다

손이나 발이 굴신하기 힘든 관절염이나 류머티즘은 주부 습진과 같이 남자보다 여자에게 많이 생겨난다. 발병하고 나면 현재까지 난치의 병으로 알고 있는데 1년 정도만 다스리면 완치된다.

처녀시절 손발이 몹시 차갑거나 아랫배가 차가워 생리불순이나 통증, 아이가 잘 들어서지 않는 경우가 이러한 질병이 내 안에서 키워질 확률이 매우 높다. 그리고 결혼 후 아기를 낳을 시 자연분만으로 하혈을 할 때 몸 안에 있는 죽은 백혈구와 적혈구가 몸 밖으로 많이 흘러버린 경우에는 몸이 좋아지고 손발의 혈류가 개선되어 처녀 때보다 건강이 호전되어 류머티즘에서 해방될 수 있다. 그러나 하혈을 적게 하였거나 중절수술로 아이를 낳은 경우에는 더 많은 문제가 발생된다. 이것은 마취주사로 인한 경기후유증이 일주일 전후로 심한 두통을 호소하는 경우가 많다. 이것은 마취제에서 깨어나기 위해 체내에서 대량의 백혈구가 양산되면서 4~5일 살다 죽은 백혈구의 염증이 혈관 속에 가득하여 적혈구의 활동이 억제되어 나타나는 현상이다. 이런 경우 이것을 그대

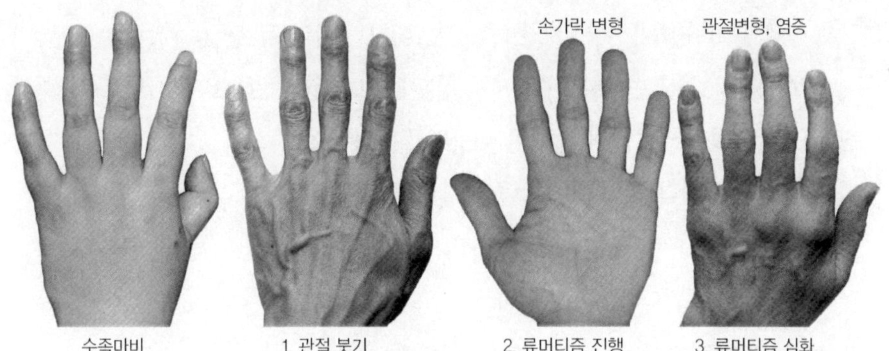

로 방치하면 자신도 모르는 사이에 저혈압이 되거나 어지럼증이나 빈혈증세가 나타나기도 하고 오랫동안 두통의 악몽에서 살 수 밖에 없는 처지가 된다.

가장 좋은 것은 사전에 그러한 질병이 나타나기 전에 다음과 같은 조짐이 있으므로 더 큰 문제가 생기기전에 혈류따기로 경기를 쳐내어 예방하는 것이 가장 중요하다.

위의 사진 수족마비는 관말지역의 관절이 오히려 가늘어 지는 손사진이다. 지체장애자들의 손은 체내 나쁜 노폐물을 심장에서 먼 쪽으로 내 보내지 못하고 온몸을 돌기 때문이다. 그러나 건강지수가 낮은 사람들은 염증이 손끝으로 모이기 때문에 사진1, 2, 3, 의 과정으로 손가락 마디가 굵어지며 류머티즘 관절염이 심화된다.

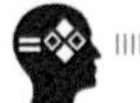 **갈수록 태산** 류머티즘 관절염의 전조 증세

1. 손발이 차갑거나 저리고 발바닥이 아파 오래 걷지 못하거나 통증이 심한 사람.
2. 엄지발가락 큰 마디가 부어올라 신발 신기가 불편하거나 힘든 사람.
3. 손톱 끝에서 손가락 두 번째 마디가 첫 번째 마디보다 굵은 사람.
4. 발바닥에 트러블이 있거나 발목이 자꾸 엎질러지고 무릎에 신경이 쓰이는 사람.

5. 신체의 어떤 뼈마디가 유난히 자꾸 굵어지는 사람 등 등

병이란 원래 수십 년 전부터 서서히 징후를 보이게 되는데 보통 사람들은 예방차원은 고사하고 중병에 걸려야 이곳저곳을 헤매며 고치려고 전국을 헤매고 다니는 경우가 많다.

3. 갱년기와 우울증 그리고 폐경기

여성은 65세까지 여성의 성기능이 살아있어야 한다. 여성 기능이 문제가 되면 갱년기와 우울증 그리고 폐경기가 가까이 있기 때문이다.

❗️-ᆢ 아하 그렇군! 1) 갱년기는 인체 조직이 좌충우돌하는 혈류의 반란기이다

여성이 폐경 전 후에 여성호르몬의 분비에 이상이 생기면서 갱년기가 온다. 남성도 40대 후반~50대에 접어들면서 남성호르몬 분비량이 줄고 여성호르몬 분비가 많아지면서 갱년기 장애가 나타날 수 있다. 남성호르몬은 30대 전후부터 매년 1% 정도씩 줄어든다. 반대로 여성은 남성호르몬의 분비가 점점 많아지면서 남성처럼 자그마한 운동에도 근육이 생기거나 남성적 성향이 나타나는 전환점이 갱년기이다. 여성은 누구나 예외 없이 갱년기 증상을 느끼는 것과 달리, 남성은 50~70대의 30~50% 정도가 남성갱년기증후군을 앓는데 근자에 이르러 증가 추세에 있다.

갱년기의 주된 증상은 체온의 상체와 하체의 체온 변화가 심하고 갑자기 오한을 느끼거나 반대로 더워서 옷을 내던진다. 이것은 남성·여성호르몬분비가 교체되는 시기이므로 몸 안의 혈류가 좌충우돌하여 생기는 현상이다.

신체의 혈류가 여기저기 막혀 혈류가 바뀌면서 생각의 변화가 일어나고 성기

능 장애·우울·무력감에 젖어들어 모든 게 귀찮고 재미난 것이 없어지기기도 한다. 그러나 건강한 사람에게는 갱년기가 생겨나지 않는다.

평소 건강상태가 별로 좋지 않는데 나이가 점점 들수록 피가 혼탁해지고 오장육부의 기혈이 막혀 비정상적인 혈류의 흐름으로 생겨난다. 평소 손 따기로 혈류를 정상적으로 만들면 갱년기 장애는 찾아오지 않는다.

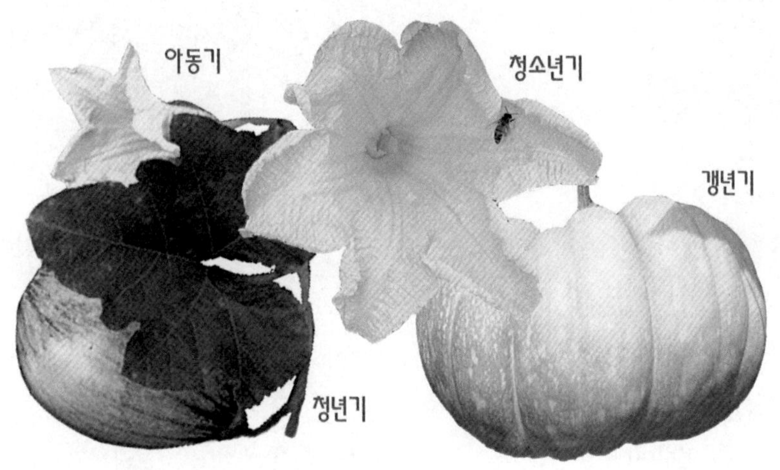

갱년기는 잘 익은 호박과 같다.

상식 세상에서 제일 아름다운 꽃이 호박꽃이다

위의 호박꽃 사진을 보면 얼마나 아름다운 꽃인가? 호박꽃은 꽃 중에 가장 아름다운 꽃임을 알 수 있다. 우리네 조상들은 탐스럽고 아름다운 여인을 보며 호박꽃처럼 아름답다고 하였다. 그러나 근자에 이르러 남성들이 여성을 용모를 지칭하며 오도하여 호박꽃을 자주 대뇌이다 보니 못 생긴 여자를 호박꽃이라고 부르는 와전된 용어이다.

갱년기란 잘 영글어 가는 호박과 같은 현상이다. 아직 푸른 호박이 누렇게 익어가는 과도기적 현상이 갱년기이므로 나의 몸을 늘 용솟음치며 활기찬 기운과 뜨거운 심신을 유지하면 갱년기는 찾아오지 않게 된다.

 2) 우울증은 대뇌압력이 높아져서 생긴 사랑과
애착을 놓아버린 생각주머니의 병이다

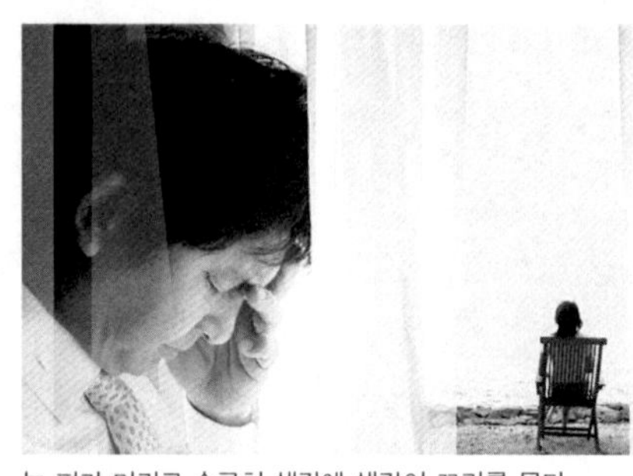

늘 피가 머리로 솟구쳐 생각에 생각이 꼬리를 문다.

근자에는 여성의 폐경이 점점 빨라지고 있는 추세다. 우울증도 점점 빨라지는 것도 폐경기와 밀접한 관련이 있다. 여성으로서 포기되어져야 미적 육체와 정신 그리고 건강까지 문제가 생기면서 말없이 서서히 다가오는 연탄가스와 같은 것이 우울증이다.

원인은 생각이 생각의 꼬리를 무는 것으로 대뇌의 과잉 혈액 공급 때문이다. 사람들은 원대한 꿈과 의욕이 넘쳤던 과거가 대부분 있다. 그것이 성취되었던 아니 되었던 그것은 문제가 되지 않는다. 문제는 그 엄청난 욕심으로 파생된 주위의 시선에 한 동안 엄청난 심적인 시련을 격고 난 후 생겨나는 우울한 생각의 대뇌질병이다. 이제는 어느 정도, 자식에 대한 생각도 느슨해지고 가족도 친구 등으로부터 사랑과 애착이 식어가면서 생기는 대뇌의 질병이다. 그 생기 넘쳤던 과욕이 사라지고 이제는 가족이나 사람에 대한 그리움이나 책임감, 사랑도 희미해져 가다가 급기야 사람을 만나는 것 자체가 싫고 멀리 도망치고 싶은 충동이 날이 가면 더해지는 생각의 병이다.

건강하고 아름다운 사람을 보면 호기심이 가득 차, 알고 싶고 그립고 사랑하고 싶은 꿈들이 자꾸만 사라진다. 자신도 모르는 사이에 대인기피증 같은 증세가 도를 더하고 괜스레 짜증이 나기도 한다.

그러나 사람이 아닌 자연 속의 꽃이나 눈, 산야, 바다를 보면 괜스레 눈물이 나기도 하고 드라마를 보다가도 자신의 일인 양 눈물짓다가 주위를 보곤 눈물을 훔쳐 내는 일들이 반복되기도 한다.

우울증은 자신의 생각 속에 자식도 넣고 부모도 넣고 지구도, 돈도 명예도 넣으려고 발버둥 치다가 이제 그나마 자신을 지탱해 주던 건강마저 자신을 잃어가는 후유 중세이다.

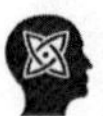 자연치유 3) 우울증의 문제와 치유방법

참고사항

1) 피가 머리로 솟구쳐 불면 증세에 시달린다

뇌압이 높아 잊혀지지 않은 아련한 생각들이 꼬리를 물고 잠을 청하는데도 뇌세포가 활동을 계속한다.

혈류따기의 방법

우선 심장에서 뛰는 피가 머리로 솟구쳐 생기는 현상을 손끝이나 발끝으로 내려야 한다. 그리고 위장에서 아랫배까지 혈액순환을 개선해야 한다. 우울증은 혈류가 막혀 심신이 나약해져서 생겨나는 정서의 변화에서 오는 생각의 병이다.

방법1 손끝 발끝에 사혈침으로 3일에 한번 씩 피를 뽑아 준다. 특히 새끼손가락의 경우에는 피가 안 나오거나 피가 멀리 솟구칠 수 있는데 아주 적게 나올 때 까지 피를 뽑아준다.

방법2 따스한 물에 매일 잠자기 전 30분간 족욕(좌욕은 절대 금물)한다. 이때 종아리 밑을 누르면 매우 아픈데 아프지 않을 때까지 주물러 준다.

참고사항

2) 따기로 수족이 따스해지면 생각을 바꾼다. 건강이 보인다

아직도 내가 무엇을 해야 된다는 강한 욕심이 자리를 잡고 있다. 아니야! 난 이제 다 버리고 산다고 힘주어 이야기 하지만 내면에는 아직도 건강이 허락하지 않는데도 과욕이 꿈틀거리고 있다. 그래서 현실에서 도피하려고 안간힘을 쓰게 된다.

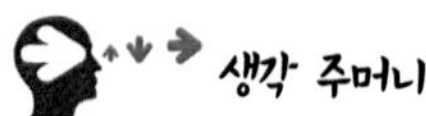

미리 하지 마세요. 일주일 후의 일을 미리 해야만 직성이 풀리는 생활태도를 고치고 닥치는 대로 그때그때 한다. 도피처를 찾으려고 안간힘을 쓰지 말고 현재의 위치에서 행복을 찾는다.

방법 1 가족의 생각 속에 한번 들어가 본다. 부모의 생각, 배우자의 생각 속에 들어가면 돕고 싶은 충동이 생겨나 일이 바빠지고, 자식의 생각 속에 들어가 보면, 얼마나 든든하고 귀여운지 저절로 사랑이 생겨난다.

방법 2 그리운 대상을 찾는다. 사랑과 그리움이 없는 사람은 저승사자가 데리러 온다. 과거 친구를 만나거나 낯선 사람을 만나 본다. 설레임 가득하고 가슴이 콩닥콩닥 하는 소년, 소녀가 된 새로운 세상을 접할 수 있다.

방법 3 방문을 연다. 창문도 열고. 방문과 창문이 닫혀 있으면 자신의 도피처를 만들기 위한 초기 증세이다. 집안의 모든 문을 활짝 열어둔다. 그리하면 또 다른 세상이 보인다.

참고사항

3) 적혈구 수치가 낮아 대뇌의 산소 공급이 부족하다

피를 맑게 하는 음식 또는 산소를 많이 먹는다. 음식 또한 산소가 풍부한 섭생을 한다. 그리고 호흡법을 바꾼다. 비흡구배 호흡을 하면 속이 편해지고 오장육부의 혈류가 왕성하여 머리가 맑아지고 활력과 기운이 넘쳐난다. 그리고 수승화강할 수 있는 방법을 공부하며 머리는 차게 오장육부와 수족을 따스하게 만들어 간다.

참고사항

4) 감정의 기복이 심해지는데 원 없이 울면 속이 편해진다

아름다운 자연이나 드라마를 보면 흐르는 눈물이 저절로 흐르고 문득 지나간 추억을 떠 올리면 감정을 주체할 수 없다. 눈물이 흐르면 감동이 일구어져서 오감을 살려내는 인체의 자기치유력이 발동된 것이다. 감동을 받으면 웃을 때 생겨나는 엔도르핀의 4000배 위력을 가진 다이돌핀이 생성되어 대뇌의 혈압을 하강하고 속을 편하게 만들어 준다. 실컷 한없이 울고 나면 누구나 속이 후련해진다. 또 신나게 울 수 있는 장소를 만들고 혼자 목 놓아 울어보면 기력이 회복되고 살맛이 나는 세상이 보인다.

아하 그렇군! 4) 폐경기는 여성이기를 포기하는 것이다
65세까지 사랑할수록 행복한 여성이 된다

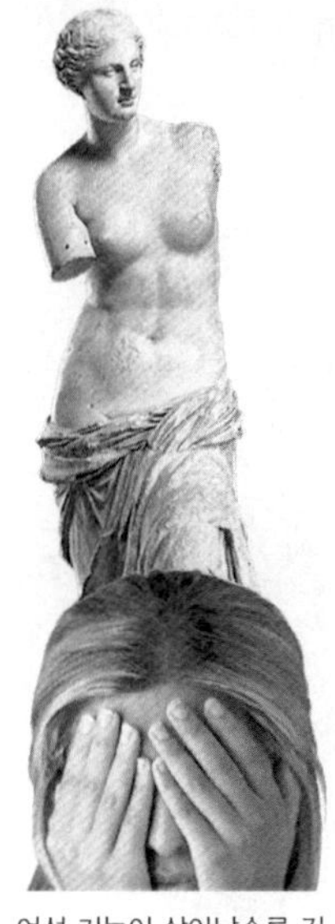

여성 기능이 살아날수록 건강하다.

아랫배가 차거나 갱년기에 접어들면 난소의 기능이 점진적으로 감소하여 여성으로서의 신체는 여러 가지 질병 증상을 동반하는 신체의 변화를 겪게 된다. 그 중 하나가 여성으로서의 기능이 끝나는 폐경기가 찾아드는 것이다. 개인에 따라 폐경에 따르는 증상과 그 정도가 매우 다양한데 이는 난소의 에스트로겐 분비가 얼마나 감소하느냐의 문제이다. 폐경기에 접어드는 전조증세는 피부건조, 홍조, 골다공증, 요실금 등 요로기관 이상, 주름살, 기미, 주근깨, 비듬, 원형탈모, 식욕부진, 현기증, 불면, 이명 식은땀, 불안, 요통, 어깨 결림 등의 관절장애, 근육통, 외음부 가렵고 악취, 심장 두근두근, 암 등으로 나타난다.

폐경기의 가장 큰 변화는 월경의 문제이다. 주기가 24일 정도로 짧아지고 불규칙적인 출혈이 동반되며 배란이 되지 않는다. 폐경은 불규칙적인 월경도 원인이지만 자궁의 저체온으로 난소의 종양에 의해서도 생긴다. 폐경기의 우선 증상은 홍조현상이다. 허리 아래의 혈류가 매우 느려 얼굴과 목, 가슴에 갑자기 뜨거운 기운이 솟구쳐 피부가 붉어지며 때로는 상체에 심하게 땀이 나거나 현기증과 두통이 생기기도 하고 가슴이 심하게 뛰거나 수족냉증의 범위가 확대되어 가기도 한다.

질점막이 냉하여 얇아지고 건조해지며 탄력성을 잃게 된다. 심하면 부부 관계 시 통증이 생기거나 손상을 받아 감염이 되기 쉬운 상태가 되므로 자연히 부부관계를 피하게 된다. 또 요로기관의 혈류가 느려 빈뇨나 가벼운 요실금이 생기기도 한다.

그리고 폐경 후가 되면 더 심각한 문제는 골다공증이다. 골이 소실되는 속도가 매우 빨라지는데 동일 연령층의 남자에 비해 10배 이상의 높은 골의 질량이 감소되고 골의 허한 구멍이 많아지고 약해져 작은 물리적 손상에 의해서도 쉽게 골절된다.

골다공증을 예방, 치료하기 위해서 가장 중요한 것은 적당한 햇볕을 쬐이는 것으로 햇빛을 보며 가벼운 운동을 하는 것이 좋다.

혈류따기의 치유과정

불임 여성들이 저자의 인터넷 카페에서 댓글로 소통해 건강한 자녀를 출산한 사람이 많다. 폐경기는 불임보다 더 다스리기 쉬운 것이므로 폐경기와 관련한 질병도 간단한 혈류따기로 손을 다스리면 아랫배가 따스해져 65세를 넘도록 여성으로서의 아름다움을 잃지 않게 된다.

이런 저런 약물 복용으로 오장육부를 스스로 손상시키기 보다는 간단한 손따기를 하면 갱년기나 우울증 그리고 폐경기에서 자유로울 수 있다. 여성으로서 난치 질환으로 여기는 요실금이나 안면홍조 그리고 여러 부인병을 예방해 갈 수 있다. 세부적인 질병별 손 따기는 상권의 혈류따기 편을 참고하여 늘 속 편하고 건강한 아름다움이 함께 하는 일상이 되었으면 좋겠다.

간질, 암, 백혈병, 공황장애 등 난치병

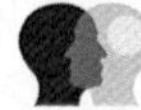 **소통 나눔이야기** 1. 암

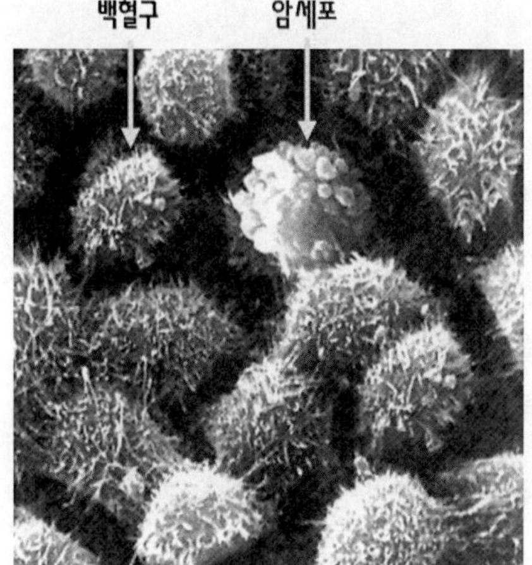

백혈구의 공격을 받는 암세포

사람은 누구나 암을 가장 두려워하고 있으나 최근 전 세계적으로 물의를 일으키고 있는 후천성면역결핍증(AIDS), 에볼라, 사스와 같은 병들도 전혀 새로운 병이 아니다. 암이란 이름은 2천여 년 전 의학의 아버지라 일컫는 히포크라테스에 의해 명명된 것으로 볼 때 암은 인류의 기원과 함께 발생한 것이다.

교육과 정보와 미디어의 발달로 인체의 수명은 증가하고 그에 따른 과학의 발달은 사람의 목숨을 연명하게 만드는 의술이 날로 교묘해지는 시대에 살고 있다. 또한 편의성산업화가 가속화되는 등 생활환경이 다변화됨에 따라 자연식을 벗어난 각종 영양식과 무분별한 약의 오남용으로 우선 아프지 않아 질병이 나았다는 착각으로 살다보니 그 후유증으로 점점 질병은 깊어지고 그에 따른 암의 발생도 크게 증가하고 있다.

또 현대의학들은 근본은 제쳐놓고 사후약방문을 여는 식의 접근으로 질병을 통증만 줄이거나 피부 외형만을 고치려는 껍질의술에 의하여 속은 점점 병이 깊어져서 수많은 사람들이 기초적인 신진대사 장애로 인간다움을 잃어 가거나 심신이 허약한 사람들을 양산하고 있다.

사람은 세포로 구성되어 있다. 초기에 정자와 난자가 자궁 속에서 합체한 수정란은 최초 한 개의 세포가 된다. 한 개가 12~14시간마다 분열 증식하여 두 개가 되어 무려 3~4조 개로 몸이란 형태를 이루고 태어나서 성인이 되면 무려 100조 개에 이른다. 이렇게 무수한 세포들은 산소와 양분을 섭취하여 각각의 임무를 수행한 후 42일간의 짧은 생을 마치면서 혈장에 녹거나 표피로 떨어져 가는 섭리를 반복한다.

우리가 흔히 손에 부상을 당하거나 상처를 입게 되면 상처 주위가 부어오르면서 죽은 세포를 리소좀이 분해하여 혈장에 녹이거나 백혈구가 세균과 싸우면서 통증을 느끼고 신경을 자극하여 서서히 세포 재생을 위한 활동을 개시해 분열 증식을 하면서 상처를 덮는다. 상처를 깨끗하게 덮고 나면 부은 부위가 수축되면서 자동적으로 세포 분열증식이 정지된다. 이것이 정상세포이다. 이 때 피부가 부어오르는 것은 모세혈관이 확장되어야만 산소와 양분을 실어 나르기가 원활해지고 백혈구가 세균과 싸우기 위한 통로를 확보하기 위한 인체의 자기치유시스템이다.

그런데 현대의학은 피부가 부어오르며 차디찬 얼음으로 냉찜질을 한다. 과학이니 치료니 하고 있는 우스운 광경을 자주 본다. 뜨거운 물로 샤워를 시키거나 찜질팩을 아픈 부위에 붙여주면 삼사일이면 부기가 가라앉고 낫는다. 아픈 만큼 성숙해진다는 논리가 인체 시스템의 기본 원리이며 통증은 치료의 최상의 과정이다. 그러나 과학적 사고를 자처하는 사람들은 아프면 진통제나 모르핀, 해열제 등을 처방하는 것을 최상으로 여기고 있는 세상에 살고 있는 것이 문제이다.

칼에 손이 베었을 때 아픈 통증을 느끼면 빨리 치유되지만 통증을 느끼지 못하게 되면 곪거나 살이 썩어 버리는 것처럼 질병과 싸우는 과정에서는 통증이 강할수록 큰 질병에 속하며 아픈 만큼 질병은 더 빠르게 치유되는 것이 인체의 자연적인 시스템임을 우리들은 인정해야 한다. 당뇨병 환자들은 살이 썩어도 통증을 느끼지 못하는 것과 같은 이치이다.

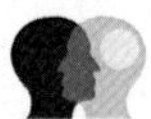 소통 나눔이야기 2. 인체 최상의 자연치유력 암

암은 이상 세포의 병을 차단하는 최상의 방어벽이다.

암은 이상세포를 다스리는 질병이다. 이상세포가 왜 만들어지는지를 알면 암은 쉽게 치유될 수 있다. 그러나 암은 기존의 상식으로 접근해서는 치유될 수가 없다. 정상세포가 아니라하여 무작정 도려내는 비과학적 사고방식으로 그 동안 많은 생명들이 이슬처럼 사라졌다. 작금의 과학적 논리로 해결되지 않으면 우리는 한번쯤 암에 대한 사고의 일대 전환이 필요하다.

인체는 수억만 년 동안 자연이 만든 완벽한 시스템의 생명체가 인간이다. 이토록 심오한 자연의 섭리 속에서 완벽하게 조형된 인체의 시스템을 거우 500여 년의 얄팍한 과학적 논리에 끼워 맞추는 것은 문제가 있다.

사람이 두려워하는 "암은 자신의 신체를 지키기 위한 최후의 면역체계"이다. 즉, 암이나 종양이 생김으로서 자신의 생명을 연장하는 신체 방어능력의 왕자가 암세포이다." 암세포가 생기지 않으면 사람은 이내 죽을 수 있다 " 아마도 이런 논리를 편다면 이상한 사람으로 치부될 수도 있다. 정상적인 사람은 신진대사를 통해 인체에 유해한 백혈농이나 요산 등의 노폐물을 땀이나 부종, 여드름, 종기, 대소변 등으로 배출한다. 그러나 이러한 체내 노폐물이 몸 밖으로 배출되지 못할 경우 몸속에 오랜 기간 머물게 되는 결정체 속에서 이상세포로 변이되어 뭉쳐지는 것이 암이다.

따라서 이상세포는 고름이나 요산과 같은 인체에 치명적이 물질이 몸 전체에 퍼지는 것을 막기 위해서 생기는 비정상 세포의 울타리이다. 자신의 생명 즉,

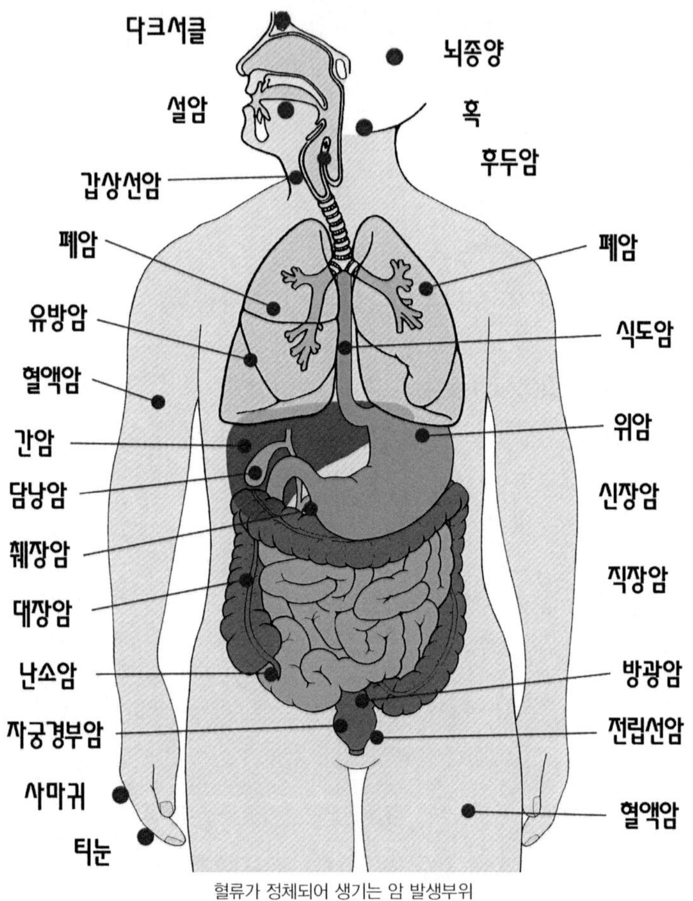

혈류가 정체되어 생기는 암 발생부위

정상세포를 지키기 위해 인체 내 악성의 불필요한 물질들을 별도로 두꺼운 캡슐로 막아두는 것이 종양이나 암세포인 것이다.

초기에는 그저 부어오르기도 하고 여드름 또는 종기나 종창과 같은 것이 몸속에 깊숙하게 자리를 잡게 되다가 계속 혈류 장애가 발생되면 덩어리로 뭉쳐지고 급기야 종양 또는 암세포로 자리를 잡게 된다. 보통 사람은 혈류장애가 생긴 후 수년이 경과되면서 서서히 인체의 면역기능이 쇠퇴하다가 급기야 암세포로 바뀌는 경우가 많다. 이렇게 생긴 암세포 주위는 이미 모세혈관이 막혀 산소와 양분의 공급이 차단되어 있으므로 암세포도 먹고 살기 위해 스스로 최소한의 모세혈관을 만들어 양분만을 공급받으면서 생장을 계속하게 되고 먹고산 암세포의 노폐물로 하여금 그 암 덩어리가 기하급수적으로 커져간다. 이때가 되면 손쓸 겨를도 없는 지경에 이르는데 체내 양분을 대량으로 암세포에게 빼앗김에 따라 정상세포조차 영양부족으로 더 이상의 세포 분열을 하지 못하는 지경에 이른다.

우리가 두려워하는 원자력 발전소는 인체의 암과 유사성이 있다. 우라늄을 그냥 방치해 두면 사람이 살 수 없으므로 그것을 순도 높은 구리나 납, 콘크리트 등으로 두텁게 밀봉하는 원리와 유사하다. 인체에 치명적인 핵이지만 견고한 벽으로 감싼 후 반감기를 이용하여 조금씩 안전하게 사용하여 유용한 에너지를 생산해 내는 것처럼 인체의 종양이나 암세포도 비슷하게 접근하면 능히 물리쳐낼 수 있다.

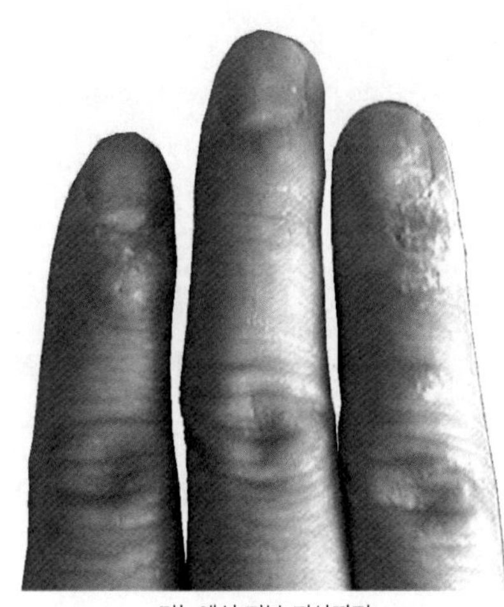

티눈에서 피부 괴사까지

그러나 서구식 질병의 치료과정은 항생제 우선 처방주의로 인한 체내 면역기능이 매우 약해진 탓에 대부분의 사람들이 저산소증이나 체내 산소 결핍으로 암세포를 양산하는 체질로 바꾸어 놓는다. 항생제를 과용하면 저산소증 현상으로 체내 면역기능 장애나 신진대사 장애, 호흡기성 장애를 유발한다.

암은 세포의 병, 즉 티눈이나 사마귀와 같은 이상세포 질병이다. 세포의 한 개의 크기는 1천분의 315㎜정도여서 육안으로는 볼 수가 없다. 그 수가 몸 전체가 자그마치 100조 개에 이른다. 암이란 100조 개의 세포 중 단 한 개에 이상이 생겨 일어나는 질병이다.

앞서 암 발생부위 그림에서 모발과 손발톱, 그리고 열이 발생하는 심장과 비장을 제외한 모든 저체온 부위에 암이 발생하며 그 종류는 약 2백50여 종류나 된다.

암세포 하나가 분열하기 시작하여 2, 4, 6, 8, 16, 32, 64… 개로 그 수가 점차 불어나 30번을 분열하면 무려 10억 개라는 엄청난 수로 불어난다. 세포 분열주기가 12-14시간으로 보는데 넉넉잡아 15시간 주기로 잡는다 해도 30번 분열하는데 걸리는 시간은 450시간밖에 걸리지 않는다. 어림잡아 한 개의 이상세포가 15일이 지나면 10억 개의 암세포로 분열되고 그 크기는 직경이 1㎝정도이므로 무게는 약 1g 정도가 된다. 이때가 되어서도 암을 진단하기란 매우 힘든 상황이다.

더구나 암세포 하나가 600시간 즉, 29일 동안 40번을 분열하면 암세포의 수가 무려 1조가 되면 이때의 암 무게는 약 1㎏이 된다. 이때는 외형으로 나타나기도 하고 만지거나 직감으로 암의 유무를 확인할 수 있게 된다. 이때에 이르면 한의원이든 병원에서든 치료가 매우 어려워지거나 포기를 한다. 또한 정상세포는 부상을 입어 상처가 생기면 분열 증식하여 치유하고 난 후 자동적으로 분열증식을 정지하지만 암은 이 같은 질서를 갖지 않는데 문제의 심각성이 있다. 암세포는 일단 분열증식을 시작하면 멎지 않을 뿐만 아니라 다른 세포로 번져가면서 정상세포를 파괴하고 자기영역을 크게 넓혀가며 증식도 기하급수적이다. 암은 정상세포를 파괴하는 물질을 발산하며 증식하기 때문에 몸속의 중요한 기관이 침범당해 조직의 생명을 잃게 된다. 또 다른 암은 혈액과 림프액을 타고 여기저기 전이되거나 분산 확장하는 암의 말기에는 대부분 과학적이라고 자처하는 현대 병원에서도 치료조차 포기하게 된다.

따라서 암이나 질병 없는 건강한 삶을 영위하기 위해서 가장 중요한 것은 질병이 생기기전 예방하는 것이다. 예방의학의 첫째 조건은 피를 맑게 하는 것이다. 암의 발생 원인을 다음의 사항으로 정리할 수 있는데 중요한 치유 방법은 맑고 건강한 피를 만드는 방법으로 한 달에 한번 정도 혈류따기만 하여도 암에서 해방될 수 있다.

아하 그렇군! 3. 암의 발생 원인과 조건

1) 혈류가 막혀 저체온 조직 부위의 산소 부족으로 암을 내가 만든다

정상적인 피를 가진 사람은 적혈구에 산소와 양분을 가득 실어 모세혈관까지 잘 전달해야 한다. 적혈구의 산소는 세포의 수소와 사랑으로 결합하여 혈장의 영양을 맛있게 먹은 후 쓰고 남은 젖산이나 요산 등 노폐물을 정맥의 모세혈관으로 잘 수거한 후 몸 밖으로 잘 빼낸다. 그리고 42일간 열심히 일하고 임무수행을 마친 세포는 혈장에 녹거나 표피로 떨어져 몸 밖으로 빠져나가야 하는 인체의 시스템이 무너지면 암이 생긴다.

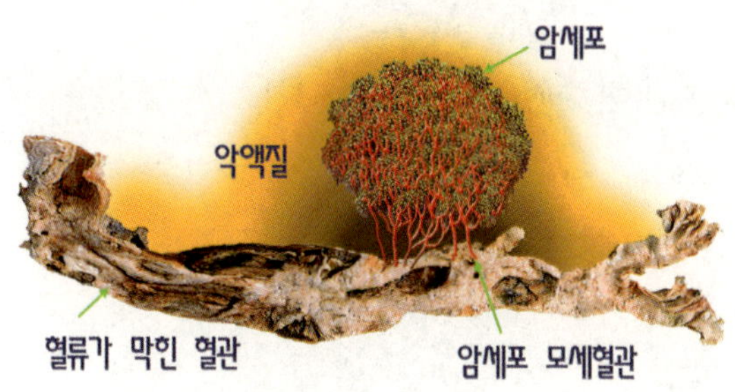

신진대사 장애 즉, 순환기장애를 가진 사람은 차가운 부위가 넓어지고 저체온 조직세포에는 산소와 양분이 전달되지 않는 곳이 점점 많아진다. 암이 생기는 부위는 차갑다. 땀이 많이 난다. 털이 많다. 살이 찐다. 또 덩어리가 만져지는 부위도 혈류장애가 생긴 곳으로 보아야 하고 산소와 양분의 공급이 차단된 부위는 체온이 낮아지고 장차 암이 생겨나는 부위이다.

산소와 양분이 전달되지 못하면 세포가 제 구실을 못하게 되고 세포가 세포로서의 기능을 발휘하지 못하면 근육이 붓거나 경직되어 장기 특유의 기능을 잃게 된다. 인체의 해당 조직이나 기관, 계통의 기능장애는 결국 각종 효소 생산이 부족하거나 정지하게 되는 등 호르몬이나 특정 분비물을 생산하지 못하여 신진대사의 장애를 유발하게 된다. 체내의 다양한 분비물계의 이상이나 효소 부족은 신체의 이상발육이나 성장 장애까지 생긴다. 이러한 이상 장애의 근본적인 치유를 놓치거나 방치하는 시간이 길어지면 급기야 비정상적인 발육 또는 이상세포가 자리를 잡는다.

막힌 모세혈관을 오랫동안 방치하면 체온이 급격하게 낮아지며 암세포가 생긴다. 암세포는 35℃이하에서 가장 많이 증식하고 39℃ 이상이 되면 죽는다. 따라서 혈류가 막혀 저체온이 되어 몸의 냉기가 있는 조직에 암을 만든다. 암은 우리 몸 가운데서 열이 많이 나는 심장과 비장, 소장에는 생기지 않는 이유가 바로 그것이다. 암세포는 산소가 없는 양분을 먹고 살기 때문이다. 암세포 속에 있는 모세혈관의 수는 1㎣당 200개정도이고 암세포의 수는 1㎣당 2,000~2,500개 정도 된다. 따라서 1개의 모세혈관이 10개의 암세포에게 영양분을 공급해주는 것이다. 따라서 핏 길이 막혀 저체온이 된 조직에 각종 소아암, 백혈병, 당뇨병, 갑상선장애 등 다양한 질병으로 나타난다.

2) 스트레스는 암을 유발하는 최대의 적이다

건강한 사람은 화를 내거나 스트레스를 잘 받지 않는다. 건강한 어린이는 열심히 놀기를 좋아한다. 그러나 어린이가 짜증을 내거나 보채고 잘 우는 것은 몸이 병약한 것이 원인이다. 반대로 너무 다소곳하거나 온순 또는 혼자 있기를 좋아하는 것은 더 큰 질병이 있는 것이다.

또 조그마한 일에 스트레스를 받는다면 이미 속이 불편한 혈류장애로 인한 신진대사 장애가 생겨 몸이 불편하여 화를 내는 것인데 사람들은 이것을 역으로 생각하여 남이 나에게 스트레스를 주었다고 생각하는데서 문제의 심각성이 있다. 스트레스를 잘 받는 사람들은 대부분 경추 부분의 목덜미나 어깨부분이 심하게 부어오른 사람, 위장장애가 있는 사람, 배가 물렁물렁한 사람, 손발이 차거나 땀이 많은 사람 등이다. 어린이가 인상을 찌푸리거나 짜증을 내는 경우에는 대부분 손발이 차갑거나 성장 발육이 늦다. 얼굴 안색이 희거나 창백하다, 눈이 새파랗다, 배가 순두부처럼 물렁물렁하다, 피부색이나 얼굴이 검게 나타나는 등의 현상을 보인다. 덧붙여 어린이가 얼굴이 하얗게 귀공자처럼 보이는 경우는 백혈병에 대한 경계를 하는 것이 좋다. 스트레스는 내 생각이 잘 못되어 내 안에 내가 만들게 되는데 이 때가 되면 암세포가 기하급수적으로 늘어난다.

3) 과다한 식사 특히 육식은 암을 유발할 가능성이 높다

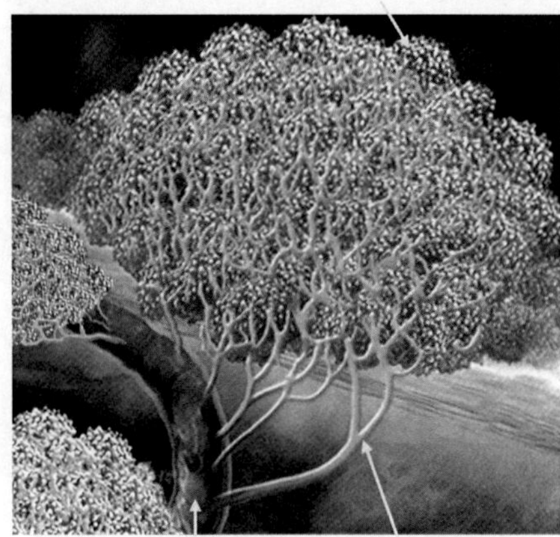

암세포

혈류가 막힌 모세혈관　　암세포 모세혈관

"속편하다"는 말은 신진대사가 원활하다는 이야기다. 즉, 혈류가 왕성할 때만이 속 편한 이야기를 한다. 대부분의 암은 위장 주위에서 많이 발생한다. 사람의 위장은 죽을 때까지 열심히 움직여야 한다. 위장이 열심히 움직이면 그 주위에 붙어 있는 모든 장기들도 덩달아 움직이기 때문에 건강한 생활을 할 수 있다. 따라서 속을 편하게 하는 첫째 조건은 소식이다.

암 환자들은 과거 음식을 탐냈던 식탐자다. 배가 부어오르는 포만감을 가져야 잘 먹었다는 소리를 했던 사람들이 많다. 우리네 어른들이 어릴 때부터 입방아를 찧었던 말이 있다. "더 먹고 싶을 때 수저를 놓아라."고 했던 말이나 어른들의 밥공기에는 반드시 두서너 숟가락 분량의 밥을 남겼던 이유가 여기에 있을 법하다.

단 한 번의 과식에서도 위장은 치명적으로 늘어나게 되고 늘어난 위장은 움직임이 둔해져서 혈류 장애를 가져오게 된다. 이러한 경우는 음식이 위장의 운동으로 소화가 되는 것이 아니라 위장에 가득차인 음식의 무게와 내림압력으로 소장에서 대장으로 강제로 밀려 내려가는 악순환이 반복되게 된다. 포식자의 대부분(일본의 스모선수를 보라 단명하지 않는가?)은 혈류가 막혀 수명을 다한 세포가 몸 밖을 떠나지 못하고 피부에 달라붙어 있게 되는 악순환이 반복되어 살이 자꾸만 쩌가는 기현상이 생긴다. 이때가 되면 위장 주위의 모든 장기들이 움직임이 둔해지고 그에 따른 질병이 서서히 나타난다. 또 과다한 육식은 나노소포체가 내뿜는 이상 가스가 혈류의 흐름을 방해하고 질병을 만든다.

4) 화학적, 생물학적 발암 물질이나 수은, 방사능 등은 암을 유발할 수도 있다

　건강한 혈류를 지닌 사람은 자연 상태의 유해 요소를 접하여도 능히 몸 밖으로 빼내거나 면역체가 이를 물리쳐 낸다. 그러나 혈류가 막힌 즉, 신진대사가 원활하지 않는 사람들은 약간의 부자연스런 환경을 만나도 재채기를 하거나 눈이 따갑거나 속이 매스껍다. 사람이 운집한 백화점만 다녀와도 감기를 앓거나 담배 연기만 보아도 짜증을 내기도 한다. 이러한 현상에서 대부분의 사람들은 그 문제를 남의 탓으로 돌리려는 발상에 익숙해져 있다. 자신의 신진대사에 대한 문제를 찾아보고 그것을 고치려하기 보다는 남의 탓으로만 돌리다 보니 정작 자신에게 문제되는 질병을 찾지 못하는 누를 반복한다.

　질병이나 암을 외부의 요인으로 몰아가기 보다는 나 자신의 문제 즉, 나의 혈류는 정상적인가? 나는 어떠한 부위에 피가 잘 돌지 않는가를 따져보고 그에 따른 예방의학에 관심과 깊이를 더하는 것이 바람직한 자세다. 질병은 발생하면 고치기 힘이 드는 것이므로 사전에 예견하고 예방하는 것이 현명한 사고이다. 질병은 내 안에서 내가 만들어 생긴 병이다.

5) 특정한 바이러스도 암을 유발한다

　건강한 사람은 어떠한 바이러스 든 몸속에 침투하면 1차적으로 백혈구가 덤벼 공격하게 되고 공격에 힘이 부치면 열을 내거나 피부가 부어오르면서 더 큰 전쟁을 치르면서 결국 물리쳐 낸다. 또 이러한 문제보다 더 심각한 큰 문제가 생기면 대식세포가 집어 삼키면서 바이러스와의 전쟁을 끝내게 된다. 그러나 신진대사 장애자나 해열제, 스테로이드제, 항생제 과용으로 인한 면역기능이 약한 자 즉, 건강한 백혈구 수치가 부족하거나 모세혈관이 막혀 백혈구가 갈

길이 막혀 있는 경우에는 세균이나 바이러스를 퇴치할 수 없게 되고 급기야 해당 부위에 세균이나 바이러스가 살게 되면서 조직세포는 분열과 재생을 멈추며 여러 가지 질병을 유발한다.

혈류 장애가 있는 손이나 발에 발암성 유리 조각이나 가시가 꽂히면 티눈이라는 암이 발생하지만 혈류가 왕성한 부위에 자연친화적인 나무가시와 같은 것이 박히며 그 부위가 곪아 고름이 생기다가 고름과 함께 이물질이 빠지면 치유되는 것처럼 혈류가 왕성하여 신진대사가 원활한 부위에는 티눈이나 사마귀, 아토피 등의 비정상적인 현상이 생겨나지 않게 되는 것이다.

6) 유전적인 요인으로도 암이 쉽게 발병될 수 있다

부모의 피를 물려받는다. 부모의 피가 정상적이지 못하면 자식 또한 비정상적인 피를 가질 수밖에 없는 것은 당연한 진리이다. 윗대 할아버지나 할머니의 질병이 아버지와 엄마에게 나타나고 그것이 자식에게도 유사하게 나타날 수 있으므로 윗대에서 병약한 원인이 있으면 그 자식들은 젊었을 때부터 그러한 부위의 혈류를 개선하는 노력을 게을리 해서는 안 된다.

콩을 심으면 콩이 나는 것이 자연의 섭리일 텐데 대부분의 부모들은 건강한 자녀를 갖기만을 소원할 뿐 정작 부부의 건강에 대한 노력을 게을리 하고 있는 실정이다. 나의 네 번째 동생 제수씨가 아이를 잉태하였었다. 평소 둘 다 허약하고 병약하여 걱정을 많이 하였었는데 아니나 다를까 임신 중 혼절하는 등의 경기현상이 생겼다. 그대로 방치하면 결과는 뻔한 일임을 잘 알고 있는 나로서는 찾아가서 혈류를 개선시켜 주고 내가 개발한 세포재생 음료를 하루 두 잔씩 2~3 개월 먹도록 하였었다. 달포 전 아이를 낳았는데 3.65kg의 옥동자를 정상 분만으로 낳았다.

부모의 피가 탁하여 세포의 유전자 구조가 잘 못되어 있으면 자식 또한 피를 물려받아서 세포의 유전자 구조가 대부분 무모의 것을 닮아 태어나게 된다. 아무튼 부모가 건강하고 아름다운 심신을 겸비해야 건강한 자녀를 둘 수 있는 것은 동서고금을 막론하고 진리임에는 틀림이 없는 것처럼 부모에게 암 인자가 있으면 자식에게 그대로 전이되는 것은 당연한 자연의 이치이다.

 4. 암세포의 특징

1) 암세포는 악성 액질을 형성한다

혈류 장애로 저체온 증세가 나타난 부위에서는 산소와 양분을 공급받지 못하여 모세혈관에는 죽은 백혈구 고름과 함께 세포가 쓰고 남은 요산이나 이산화탄소 등의 노폐물로 가득 차 있게 된다. 이러한 결과로 시간이 지나면 지날수록 악성액질(고름덩이)이 모이고 쌓여진다.

그리고 암으로 투병하다 살이 빠진다고 영양제를 혈액에 주입하는 경우가 있는데 이러한 경우에는 혈액에 산소가 빠진 저산소성 영양으로 주사한 영양제는 암세포가 가장 좋아하는 것이 되어 암세포가 정상적인 활동의 수십 배에 달하는 세포분열로 인해 수일 만에 생을 마감하는 결과가 생긴다.

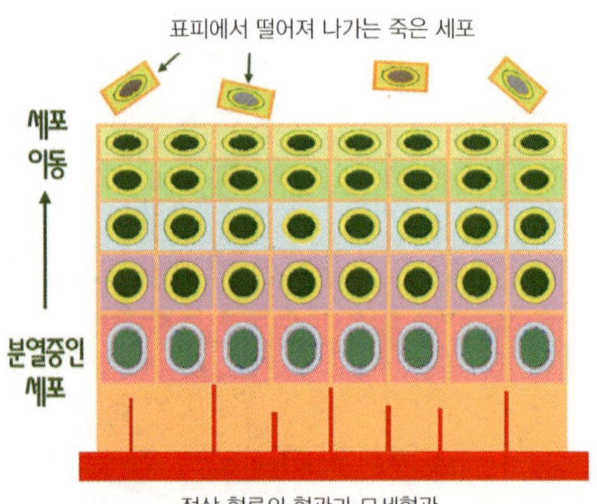

정상 혈류의 혈관과 모세혈관

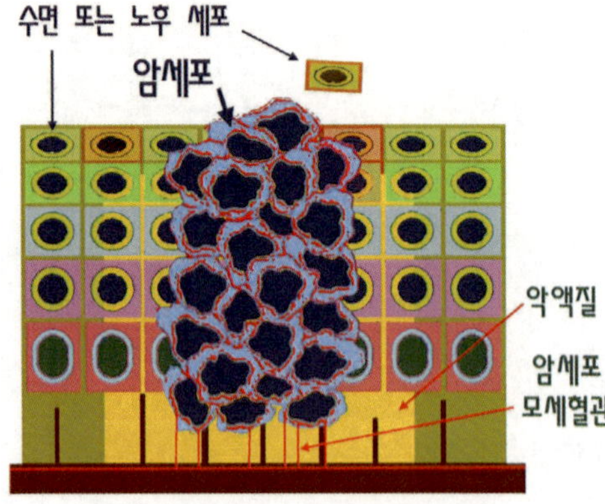

혈류가 막혀 암세포가 생기는 혈관

2) 암세포의 수명은 무한 대이다

정상세포는 문제된 조직의 세포재생이나 성장의 분열이 끝나면 정지되지만 암세포의 세포분열은 멈추지를 않고 끊임없이 분열한다. 정맥의 모세혈관이 막혀 악성액질이 회수되지 못하여 신진대사 장애는 심화되고 암세포는 점점 더 위세를 떨친다. 따라서 인체의 나머지 정상적인 세포를 보호하기 위해 암세포 주위에는 점점 더 두터운 캡슐을 만들어 내게 되고 암세포는 최소한의 산소와 양분으로 개체수가 점점 더 늘고 늘어 난 만큼 암세포의 수명이 길어진다.

3) 암세포는 무수히 많은 모세혈관을 형성한다

막힌 혈류장애로 산소와 양분이 공급되지 않는 곳에서 생겨난 암세포는 세포분열이 일어나면 최소한의 산소와 양분을 찾기 위해 스스로 모세혈관을 만들어 정상세포가 먹고사는 모세혈관 가까이 암세포 혈류의 통로를 만들어 간다.

이것은 위장 주위에 국한되지 않고 머리부터 손끝 발끝까지 모두 해당된다. 손발에 있는 티눈을 생각해 보라 몸이 좋아지면 티눈이나 사마귀, 무좀 등이 사라지지만 그렇지 못할 경우에는 티눈의 질긴 섬유조직의 뿌리가 암세포사이에 가느다란 모세혈관이 자꾸 생기고 그 크기나 깊이가 점점 깊고 커가는 것과 같은 맥락이다.

4) 암세포는 저체온 저산소 세포이다

암세포가 생기는 부위는 정상적인 산소와 양분이 공급되지 못하는 혈류장애가 있는 곳에 생겨난 변종세포이다. 암세포는 저체온 조직이나 산소가 적은 곳에서 세포분열이 더욱 더 잘 일어나고 기하급수적으로 성장한다.

이것을 역으로 본다면 암세포 주위에 산소를 많이 보내면 암세포는 살 수 없다는 논리가 된다. 따라서 혈액 속의 적혈구 수치를 정상화하고 혈류를 개선하여 건강한 적혈구에 산소를 가득 실어 암세포 까까이 보내면 암세포의 세포분열은 더 이상 진행할 수 없게 되어 암이 낫게 된다.

5) 암세포는 아주 강한 산성이다

혈류 장애가 생긴 부위는 수명을 다하고 죽은 세포의 요산(인체에 치명적인 결정체), 죽은 백혈구의 시체인 농, 이산화탄소, 활성산소 등으로 가득 차 있으므로 강한 산성을 띨 수밖에 없다. 그러므로 몸이 산성화되는 육식보다 채식 위주로 산성화된 혈액을 중성으로 만들면 암은 서서히 사라지게 된다. 또한 정맥 모세혈관이 막혀 요산이나 노폐물로 가득 찬 암세포 주위에 핏 길을 열어주면 산소 가득한 적혈구가 암세포 가까이로 접근하면 조직이 살아나고 열린 모세혈관으로 강한 산성의 요산이나 이산화탄소를 빠르게 회수할 수 있게 되어 암이 사라진다.

따라서 제 아무리 특정 조직이 썩어 산성화 된 물질이 있다 하여도 혈류가 왕성하고 신진대사가 원활해지면 산성화된 요산덩어리의 청소는 가히 어려운 일만은 아니다.

6) 암세포는 열에 약하다

우리 몸에서 열이 많이 나는 심장과 비장, 소장에는 암이 생기지 않는다. 그러나 아랫배가 유난히 차가운 경우에는 다르게 된다. 암이 자주 발생하는 부위는 위, 식도, 폐, 대장, 자궁 등은 대부분 속은 텅 비어 있고 주위에만 세포가 있어 체온이 낮아지기 쉬운 곳이므로 암이 발생하는 것이다. 그러므로 비어 있는 부분의 온도를 높여주면 암은 서서히 물러선다.

혈류가 막힌 부위는 차다. 찬 곳에서 생겨난 암은 뜨거운 곳을 싫어하는 것은 당연한 것이다. 세포가 열이나 에너지를 얻기 위해서 반드시 필요한 것이 산소와 양분이다. 산소와

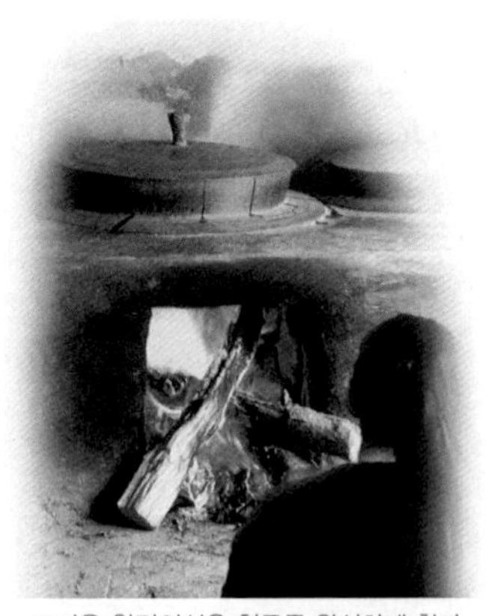

뜨거운 원적외선은 혈류를 왕성하게 한다.

양분이 전달되는 모세혈관이나 인체의 조직 부위에는 열이 발생한다. 따라서 심장에서 내뿜는 뜨거운 피, 즉, 사람의 체온이 손끝이나 발끝까지 제대로 전달되면 질병이 생기지 않는 것이다. 적어도 손끝이나 발끝은 미지근한 온도인 최소한 32℃ 이상이 되면 건강한 삶을 영위할 수 있다. 이러한 체온은 아랫배나 척추 등 신체 전반에 걸쳐 나타나야 한다. 옛 어른들이 "아이는 머리는 차게 손발을 따스하게 키워라" / "발만 따뜻하면 잔다" / "아랫목을 따뜻하게" 등등의 조상들의 초자연과학적인 건강과학의 지혜를 예찬한다.

7) 암세포는 전이성을 가지고 있다

혈류가 막혀 체온이 낮아지면 낮아질수록 저체온 부위가 넓어지게 되고 결국 손끝 발끝에서 서서히 팔뚝과 무릎까지 차가워지고 뒤이어 아랫배까지 차가워지게 된다. 이런 상태가 되면 심장의 뜨거운 피는 머리로만 솟구쳐 코피를 쏟거나 뇌졸중, 공황장애, 머리의 모세혈관이 터지는 등 순식간에 생명을 잃기까지 한다.

사람의 체온은 높이기보다는 낮추기가 훨씬 쉽다. 낮은 체온의 비정상적인 조직에 생긴 암세포는 주위의 정상적인 체온을 빠르게 냉각시키게 되고 그에 따른 암세포는 찬 곳으로 빠르게 전이된다. 더구나 암세포를 잘라내게 되면 자를 때 나오는 악성요산이 혈액을 타고 돌면서 찬 곳 여기저기에 또 퍼져 암을 기하급수적으로 증가하여 쏜 쓸 수 없는 지경에 이르는 것이다. 암은 자연치유력으로 치료하는 것이 가장 바람직한 방법이다.

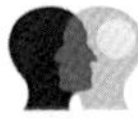 **소통 나눔이야기 5. 암 치료의 방법과 혈류 개선**

1) 웃음을 잃지 않는 긍정적이고 아름다운 생각은 암 치료의 지름길이다

"배꼽잡고 웃는다."라는 말은 웃으면 뱃속의 오장육부가 격렬하게 움직여 혈

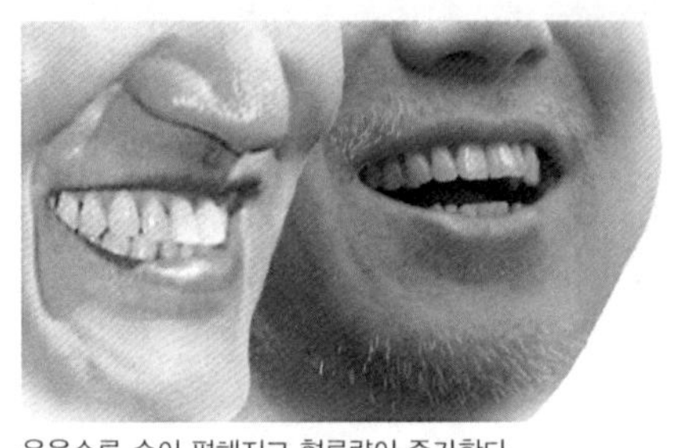

웃을수록 속이 편해지고 혈류량이 증가한다.

류가 좋아지는 것이다. 배가 아플 정도나 배꼽 잡을 정도로 웃게 되면 신진대사가 원활 해진다. 대부분의 암은 혈류가 오랫동안 막힌 탓으로 생겨난 질병이므로 배꼽을 잡을 정도의 웃음은 혈액 순환에 가장 좋은 치료법이 된다.

역으로 짜증이나 신경질, 화를 많이 내는 사람은 소화기관의 혈류장애로 위장병에서 출발된 질병과 뇌압을 높여 대뇌의 질병이나 암과 같은 괴이한 질병을 유발시키게 된다. 열심히 웃고 나면 배가 아픈 것처럼 느껴지는데 이것은 뱃속의 오장육부가 격렬하게 움직이다보니 그동안 막혀있던 혈류장애가 풀리면서 아픈 조직의 치료과정에서 생겨나는 자연스런 통증이다. 웃으면 복이 온다는 것은 웃으면 건강해지는 결과로 이어져 삶의 활력이 왕성하여 모든 일을 적극적이고 긍정적인 사고로 삶을 살다보면 남보다 잘살게 되고 그에 따른 행복이 찾아오게 되는 것이다. 따라서 환자는 힘이 들겠지만 되도록 많이 웃고, 즐거워하고, 기뻐하고, 감동하며, 미래에 대한 희망, 하고픈 목적, 삶에 대한 강한 애착심 등으로 무장하고 비흡구배 호흡의 숨만 잘 쉬어도 병마는 서서히 물러가게 된다.

2) 저 칼로리 음식으로 소식을 해야 하고 천천히 오래 씹거나 죽을 먹는다

암 환자의 과식은 새로운 질병을 부르거나 암세포 세포분열을 촉진시키게 된다. 또 저산소성 고칼로리의 육식이나 튀김용 음식을 삼가야 한다. 조리음식은 100℃를 넘은 기름에 튀기거나 구운 음식은 절대 삼가야 한다. 이것은 100℃를 넘긴 음식은 산소가 부족하기 때문이다. 따라서 생것 / 데친 것 / 끓인 것 / 고은 것을 벗어난 음식은 절대 먹어서는 안 된다. 굽고 / 튀기고 / 태우고 / 탄 음식은 쳐다보지도 말아야 한다.

음식 요법에서 가장 중요한 것은 저칼로리 음식으로 그 양을 철저하게 제한해야 한다. 하루에 너무 많은 칼로리를 섭취하거나 허약하다고 병원에서 영양제 주입과 같은 것은 암 세포가 가장 좋아하는 저산소성 양분이므로 암 세포의 성장을 촉진시키거나 암세포의 세포분열을 도와주는 결과로 안락사로 가는 지름길임을 명심해야 한다. 반면에 음식을 적게 먹으면 혈장의 영양분보다 적혈구에 산소가 많이 실게 되어 암세포가 싫어한다. 고산소 저칼로리로 하여금 체내 각 조직 세포에 충분한 산소가 공급되면서 오히려 몸 상태는 좋아지는 상태가 되는 것이다. 암세포 주변에 산소가 많아지면 암세포의 세포분열을 반감 또는 정지하게 되는 효능을 가진다.

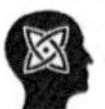 **자연치유 도우미 3) 암환자나 난치환자의 식단**

다음은 암 환자나 난치성 환자의 하루 세끼 상식하기에 적당한 기본 메뉴이다.

1. 찹쌀현미 50%, 현미쌀 30%, 보리쌀 20 %에 마늘 쪽 5개 정도를 넣고 푹 고은 듯 삶아 먹되 음식을 완전하게 식혀 미지근한 상태로 먹는 것이 좋다. 끼니의 양은 공기그릇 2/3를 넘지 않도록 하여 3주 이상 먹으면서 위장, 소장, 대장의 연동기능과 운동기능을 정상화 시킨다.

   이때가 되면 먹고 싶은 충동을 못 이겨 냉장고의 각종 음식을 몰래 훔쳐 먹을 수 있으므로 각별한 주의가 요망된다. 먹고 싶다고 먹게 되면 다시 눈동자가 파랗거나 누렇게 변하면서 위장장애를 호소하거나 매스껍거나 구토 증세를 보이게 되므로 환자 본인의 각별한 의지가 절대적이다.

   위장이 서서히 정상을 찾아 먹고 싶은 충동이 강할 때는 간식으로는 피를 맑게 하거나 산소가 풍부한 녹즙을 하루 1,000cc이상 장복을 한다.

2. 대략 삼칠일(3주) 이상을 먹은 후 증세가 호전되면 위1식단의 분량에 매주

콩 20~30%를 첨가한 콩죽을 한 공기그릇 이내의 양을 역시 3주 이상 먹게 되면 살이 서서히 살이 오르고 화색이 좋아지게 된다. 이때부터는 된장국에 숟가락이 다일 정도로 찍어 간을 볼 수도 있다. 그러나 갑자기 짠 음식은 화를 자초할 수 있으므로 서너 숟가락 죽을 든 후 한번 정도 된장을 찍을 정도면 족하다. 이때부터는 간간히 간식으로 생식을 한다. 현미쌀, 찹쌀현미를 그냥 씹어서 먹되 입안에서 완전히 분쇄하여 침의 분량이 많아져 단맛이 물씬 풍길 때까지 오래 씹은 후 조금씩 삼키면 위장에 부담이 전혀 없는 최상의 간식이 된다.

3. 두 달 정도가 지나면 격렬한 위장과 소화기관의 운동으로 소화기관 주위에 붙어 있는 오장육부가 서서히 제 기능을 찾아 가게 되었을 때 비로소 식이 요법으로 넘어가는 것이 좋다. 식이 요법에서 가장 중요한 것은 고산소성 저칼로리 식단을 짠 후 음식의 조리법도 생것이 가장 좋고 그 다음 데친 것, 익힌 것, 끓인 것, 고은 것 순으로 먹는다. 절대 금기해야 할 조리법은 튀김, 뽁음, 구움, 태워서 먹어서는 안 된다. 또 밀가루로 만든 음식이나 튀김용 과자, 피자, 햄버거, 소고기, 닭고기, 장어, 오징어, 알칼리성 이온음료를 포함한 음료, 인스틴트 식품, 정제된 상업성 음식 등은 삼가야 한다.

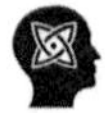 **자연치유 도우미 4) 암세포를 굶겨 죽이는 방법**

사람들은 몸에 암 세포를 하나 이상 지니고 산다. 100조 개의 세포 중 암세포가 없는 사람은 없으므로 암세포에게 영양 공급을 차단하는 식단이 우선이며 그 다음은 암은 산소를 싫어하므로 비흡구배 호흡을 통해 체내 산소 공급을 늘여가는 것이 우선이다.

(1) 산소가 없는 설탕이나 과잉영양, 영양제 주사는 암을 키운다

설탕 섭취를 줄이는 것은 암 세포에 영양분을 공급하는 중요한 한 가지를 없애는 것이다. 식용소금은 색을 하얗게 하기 위해 화학약품을 첨가를 한다. 대용품은 바다 소금, 천일염을 쓴다.

(2) 우유는 점액질 분비를 촉진하여 위장 벽세포에서 만들어진 점액을 먹는다

소젖은 송아지에게 알맞은 음식이다. 소는 사람보다 체온이 높기 때문에 체온이 소보다 낮은 사람에게는 신진대사에 장애를 줄 수 있다. 우유를 섭취하면 벽세포에서 분비한 점액을 먹는다. 따라서 우유를 줄이고 무가당 두유로 대체하면 암 세포는 굶어 죽는다.

(3) 암 세포는 산성 환경에서 생겨나고 자란다. 육식 중심의 식생활은 산성도를 증가시킨다

소고기나 돼지고기보다 생선을 먹는 것이 나은 편이고 약간의 오리고기가 최선이다. 대부분 육류는 가축 항생제, 성장 호르몬과 기생충을 포함하고 있어 암 환자에게는 악성가스의 배출량이 많아져서 해롭다.

(4) 산소 많은 신선한 야채와 잡곡, 씨, 견과류 등을 80% 정도 섭취한다

건강한 세포를 만들기 위한 살아있는 효소를 얻으려면 신선한 야채가 좋다. 야채는 15분 안에 곧바로 세포에 전달되어 세포재생을 돕는다. 약간의 과일로 이루어진 식단은 인체가 알칼리성 환경을 만든다. 20% 정도는 현미나 콩을 포함한 불에 익힌 음식을 섭취한다. 효소는 섭씨 40도에서 파괴되고 과도한 효소 섭취는 간과 췌장의 손상을 초래한다. 효소를 장기간 복용하면 큰 질병이 내 안에서 만들어진다.

(5) 카페인이 많이 든 커피나 홍차, 초콜릿을 피한다

차는 암과 싸우기 위한 좋은 대용품이다. 그러나 녹차는 좋긴 하나 위장이 좋지 않은 사람은 삼가야 한다. 독소와 중금속을 피하기 위해 수돗물이 아닌 생수가 좋다. 증류된 물은 산성이고 미네랄 성분이 없는 물은 피한다.

(6) 육류의 단백질은 소화가 어렵고 많은 양의 소화 효소를 필요로 한다

소화되지 않은 육류는 창자에 남아서 과잉영양 또는 부패되거나 소화과정에서 미생물의 나노소포체가 더 많은 독소를 만든다. 특히 소고기는 담낭을 상하게 한다. 산소가 없는 영양은 암세포가 제일 좋아하는 것이므로 암세포 증식을 도와주는 격이다.

(7) 암 세포벽은 견고한 단백질로 쌓여 있다

육류 섭취를 줄이거나 삼가 함으로써 더 많은 효소가 암 세포의 단백질벽을 공격할 수 있도록 하고, 인체의 킬러 세포가 암 세포를 파괴하도록 채식 위주의 식단을 짠다.

(8) 암은 마음, 육체, 정신의 질병이다

활동적이고 긍정적인 정신은 암과 싸우는 사람을 생존자로 만드는 데 도움을 준다. 분노, 부정적인 사고, 비난 등은 인체를 스트레스와 산성의 상태로 만들어 암세포를 무제한 증식하게 만드는 원인이다. 아름다운 세상에서 서로 사랑하고 용서하는 마음이 중요하다.

(9) 암 세포는 유산소(oxygenate) 환경에서는 번성할 수 없다

매일 적당한 운동을 하고 심호흡을 하면 체내 산소량이 증가되어 암세포를 죽이게 된다. 적혈구 하나에 12억 개의 산소가 싣고 나르므로 운동으로 체온이 높아지면 암 세포가 서서히 파괴된다.

6. 난치질환 소아마비, 척수장애

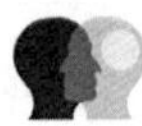
소통 나눔이야기 병원 가까이 살면 난치질환이 생길 우려가 높다

1) 현대 의학이 방치하고 있는 소아 사지마비 또는 척수장애, 손발을 펴지 못하는 굴신 문제 등 증세 진단 무엇이 문제인가 !

서구의 현대 의학은 단순하게 그 동안 검증된 데이터에 의존하여 '장차 척수마비 증세가 온다든가' '소아마비 증세가 올 것이다.' 등 예견만 할 뿐 뚜렷한 치료를 못한 채 불치의 병으로 간주하고 있다. 그 원인에 대하여 명확한 답변을 할 수 없는 게 어쩜 당연한 것인지도 모른다.

재롱을 피우며 멀쩡하던 아이가 갑자기 사지를 가누지 못하여 병원에 갔더니 장차 도래될 결과만을 선고 받고 이 병원, 저 병원 떠돌다가 급기야 병을 키워 돌이킬 수 없는 장애자 또는 뇌성마비, 척수장애자를 양산하고 있다. 부모에게는 재롱을 피우는 것 같이 보이지만 이미 예견된 질병의 징후를 보였음을 알지 못하고 부모에게 업혀 무작정 달려간 병원에서 부분별한 해열제, 항생제니 실험용 이런저런 약의 주사제에 의존하여 병을 키워만 간다. 아이가 짜증을 낸다던지 안색이 창백하다, 눈동자가 파랗다, 손발이 차갑다, 아니면 자주 놀라는 등의 증세가 있는 가운데 또 다시 경기 또는 세균이나 바이러스의 호흡기 침입이 잦아지면 백혈구가 양산되어 마침내 돌이킬 수 없는 난치병의 선고를 받게 되는 것이다.

난치병은 개인의 혈액순환 장애의 부위에 따라 각기 다른 질병증세를 보인다. 예를 들면 사지마비나 척수장애, 백혈병, 뇌성마비, 모야모야병, 소아탈모 등 이루 헤아릴 수 없는 난치병에 있다. 현대의학에서는 아직도 다양한 마비증세의 원인이 무엇인지는 확실하게 규명하지 못하고 있다. 그저 추정하기론 방사선, 유전적인 요인, 화학물질 그리고 바이러스가 마비증세 유발과 관련이 있다고 말하고 있는 정도이다. 그러나 저자는 그 원인이 분명하다.

손발이 마비되는 환자를 뇌질환, 뇌경색, 뇌척수부족, 간뇌이상, 이상혈관생성, 뇌에 물이 차는 등의 질병의 결과를 놓고 한결같이 대뇌이상 판정만 내리는 것이다. 뇌에 왜 물이 차고 뇌경색이 왜 일어나고, 뇌척수가 왜 문제 되었는지 그 원인은 전혀 모르고 뇌파검사에서 질환 검사니 단층촬영이니 하여 병을 점점 키우다가 급기야는 하나의 병명을 지칭하거나 병명이 없다고 한다. 그리하여 어쩌다 병명이 나오면 원인을 모른 채 평생 항암치료 또는 항경련제를 먹어야 한다느니 성장하여도 7~8세 지능을 찾기 힘들다는 둥, 발뺌을 하면서도 또 오늘은 이런 약 내일은 저런 약으로는 목숨을 연명하며 아이의 병을 점점 더 키우게 된다.

그러나 저자는 소아나 어린이 난치병이 왜 생기는지 그 원인 정도는 경험에서 그리고 실제 치료과정에서 원인과 그 결과에 따른 치유책을 안다. 소아나 어린이 성인 할 것 없이 신체장애나 마비의 증세는 핏 속의 백혈구 수치가 극대화되어 마침내 적혈구 수가 생명을 유지할 수 있는 하한선에 다 달아 그 조직이 제 기능을 잃어 나타나는 질병이다. 따라서 산소와 양분의 공급이 부족한 조직세포나 신경 조직이 제 기능을 잃게 되어 다양한 난치환자가 된다. 또 그러한 시간이 지날수록 서서히 모세혈관이 막히면서 팔다리가 싸늘해지고 막힌 곳에 못 보낸 심장의 내뿜는 피가 모두 머리로 솟구쳐 뇌의 압력이 가중되다가 결국 코피가 터지기도 하고 뇌혈관 장애가 오거나 대뇌의 조직들이 점점 더 이상해 지는 것이다. 이러한 시간이 지나면 점점 팔다리가 경직되거나 변형되고 급기야 자신의 저체온 부위에 다양한 장애 징후로 나타나는 것이다.

2) 소아마비나 난치병 등은 해열제와 항생제가 질병을 키운다

근자의 부모들은 아이가 아프면 무조건 병원으로 달려간다. 감기를 이기려면 면역기능을 높여야 하는데 오히려 자녀의 몸 안에 있는 면역기능을 죽이려고 갖가지 해열제나 항생제 주사를 맞고 와 감기가 나았다고 좋아들 하는 부모를 볼 때 가슴이 아프다. 해열제나 항생제가 난치병을 만들기 때문이다.

초등학교 시절에 가슴에 손수건을 달고 다닌 일들이 엊그제 같은 기억이 있을 법한데 말이다. 겨울 내내 누런 코를 줄줄 흘리고 다니다 보면 소매 자락이 빤질거려 가슴에 손수건을 달아 코를 닦게 만든 것이었다. 코를 줄줄 흘리면서까지 면역 기능을 높게 만드는 슬기로움이 담겨 있는 선조들의 지혜이다.

의료보험 혜택으로 곧장 달려가는 현실에서 더 많은 소중한 어린이들이 난치병에 시달리고 있는 것이다. 병원이 없으면 난치질병이 반에 반으로 줄어든다고 주장하는 나를 억지 주장으로만 바라보지 않았으면 좋겠다.

3) 사지마비, 척수장애, 뇌성마비 등은 혈액순환 장애에서 시작된다

우리나라 사람이 서양 사람에 비하여 나이를 한 살 더 친다. 이것은 수정에서부터 사람으로 대접하는 자연과학이 빚어낸 산물이다. 따라서 난치질병은 부모의 혈액순환 장애에서 아이를 잉태하면서부터 시작되어 진다. 또 태아 때 환경적인 충격을 받게 되면 기형 또는 비정상적인 아이를 출산할 수 있다. 비록 겉으로 보기에 멀쩡한 아이지만 손발이 차가우면 이미 환경적인 충격을 받은 유아에 해당된다. 손발이 차가운 사람은 이미 오장육부의 결함이 있는 것이다.

신체의 차가운 부위는 이미 죽은 백혈구의 시체 즉 고름이나 수명을 다한 적혈구가 혈관을 막고 있기 때문에 생기는 현상이므로 혈액순환 장애를 치료해야 더 큰 병이 생기지 않는다.

저체온으로 생기는 여러 가지 마비 증세는 손발이 차갑거나 창백한 얼굴에서 난치병 선고를 받는다. 사지마비와 같은 난치병은 죽은 백혈구 고름이 손발에 머무르다가 급기야 오장육부까지 막히게 되고 그에 따라 산소와 양분의 공급이 차단되어 42일간의 살아 있는 세포가 재생은커녕 제 구실을 할 수 없게 되어 나타나는 현상이다. 차가운 손발에서 다리와 허벅지가 싸늘해지고 뒤이어 아랫배가 차가워지다가 급기야 폐, 신장, 비장, 간 등의 오장육부의 기능장애까지 유발하게 된다.

적혈구에 산소와 양분의 가득 싣고 세포로 공급해야 될 통로가 막힌 탓에 시름시름 앓다가 또 다시 환경적인 충격의 인자가 체내에 들어오면 또 백혈구가 양산되어 급기야 중추혈액순환 장애 또는 전신 혈류 장애를 가져와 목숨까지 잃게 된다.

4) 소아마비, 어린이 난치병 등은 머리에 미열이 있다

예로부터 우리의 어른들은 아이를 키울 때는 머리는 차게 손발은 따스하게 키우라 하셨다. 그리하여 집안의 방바닥 구조도 아랫목은 뜨거워 발이 익을 정도이지만 윗목은 한겨울 얼음이 얼 정도의 냉기를 유지하는 구조로 만들었다. 또한 손발이 차가운 사람에게는 딸도 안준다는 속담을 되뇌는 것으로 볼 때 우리의 선조들은 건강을 우선하는 생활철학을 도처에서 만날 수 있다. 따라서 머리에 미열이 있는 사람은 질병이 내 몸 안에서 생겨나 내가 병을 점점 더 키우고 있는 상황인 것이다.

생각 주머니 소통으로 이어져 온 어른들의 육아 이야기

어린이를 위한 어른들의 삶의 배려에 담긴 건강과학과 배웠다는 사람들의 근자의 부모이야기 비교하기

1. 유아들에게 두뇌를 살려내는 도리도리, 손을 이용한 건강을 찾아주는 죔죔놀이로 놀아준다.
   ↪ 아이에게 좋다는 별의별 매스컴의 장사 속에 빠진 유해성 장난감만 던져 준다.
2. 옹알이할 때 끝없이 화답해 주고, 엎거나 안아서 여기저기 자연을 느끼도록 배려해 준다.
   ↪ 좋다는 디지털 음악으로 난청을 만들거나 텔레비전의 노예로 전락시켜 시력 장애아를 만든다.
3. 굶겨도 소젖은 안 먹이고 쌀뜨물을 데쳐 먹였다. 소식으로 신진대사 기능을 찾게 만들었다.
   ↪ 분유에 의존하고 닥치는 대로 좋다는 음식만 강제로 밀어 넣어 먹어서 탈나게 만든다.

4. 잘 때 배를 덮어 주고 잠을 깬 후에는 시도 때도 없이 사지를 주물러 쭉 쭉 해 준다.

  ↪ 부모 극성으로 총명한 아이만 생각하는 탐욕으로 값비싼 것만 던져 놓으면 해결되는 줄 안다.

5. 음식을 먹이면 반드시 트림을 시킨 후 재우거나 놀게 하였다.

  ↪ 트림은커녕 자꾸 먹여서 영양과잉으로 체내 노폐물만 축척되는 돼지로 못 키워서 안달난다.

6. 스스로의 균형감각을 익히기 위해 손을 잡고 함께 걸어준다.

  ↪ 무조건 남들이 하니까 보행기에 던져놓아 하반신 장애를 키우고 있다.

7. 아프면 아궁이에 불을 지펴 방을 따뜻하게 해 준다.

  ↪ 병원으로 달려가 면역기능을 죽이는 해열제에 항생제를 강제로 주사하고 먹이고 있다.

8. 머리에 열이 나면 이불을 덮어 몸의 체온을 더 높여 면역기능을 높여 주었다.

  ↪ 옷을 벗기거나 선풍기를 틀고 머리엔 얼음을 올려 추운데 더 춥게 하여 자식을 잡는다.

9. 사시를 만들지 않으려고 멀리서 아이를 보게 한다.

  ↪ 가까이 가서 눈을 마주쳐 사시를 키우고 있다.

10. 유전자 구조가 다른 사람의 접근을 최소한 삼칠일 동안은 차단하였다.

  ↪ 여기저기 자랑삼아 이사람 저 사람에게 내보이다 못해 심지어 강아지에게 까지 뽀뽀를 시킨다.

11. 정상적인 행보를 갖도록 등에 업고 부모의 걷기 리듬을 배운다.

  ↪ 보행기로 불안한 속도감과 안고 걷는 부모로부터 거꾸로 된 보행으로 대뇌가 불안해진다.

어릴수록 지구 환경에 서서히 적응하며 자연의 섭리에 따르는 육아법을 실천해야 한다. 그러나 작금의 현실은 매스컴의 노예가 되어 얄팍한 상술에 넘어가는 현실이 안타깝다. 소젖을 먹이고 비타민제, 무균 음식 등으로 사람을 키우는 게 아니라 소나 돼지를 사육하듯이 살만 찌워내어 난치환자를 만드는 게 정상적인 육아법이라 착각하며 오류를 범하는 부모들이 점점 많아지고 있는 것이 현실이다.

다음은 유아에게 나타나는 질병의 전조 증세이다.

전조 증세와 발병 경로 7. 소아나 어린이 발병 징후의 초기증세

1) 경기후유증 – 손발이 차가우면 성장장애의 시작이다

심장의 피가 머리로 솟구쳐 코피를 흘리거나 머리에 미열이 항상 있으면 뇌혈관장애가 발생되기 시작한다. 그리하여 두뇌성장의 장애를 가져오게 된다. 수족냉증은 빠를수록 고치기 쉽다.

2) 두뇌성장 장애, 학습장애 – 머리에 열이 있으면 안 된다

머리가 열이 있다는 건 이미 손발과 아랫배 또는 위장 대동맥 등 오장육부의 혈류가 막혀 머리로 피가 솟구치는 것이다. 머리는 차게 손발은 항상 따뜻하게 키워야 한다.

3) 소화 장애는 감기 등 질병 유발원인 – 눈의 흰자위가 푸른빛을 띠면 안 된다

눈동자의 흰자위가 푸른빛이 조금이라도 보이면 속이 불편하여 아이가 짜증을 내거나 모든 의욕이 상실되고 기운이 없다. 모든 병의 시작이다. 소화 장애 후 1~3일이 사이 감기로 이어지고 더 큰 호흡기 장애의 질병이 생긴다.

4) 소화장애 – 귓볼이 차가우면 안 된다

귓볼이 뜨거운 경우에는 식중독이나 감기 몸살 등 경기나 대뇌질병이 발생해 있는 경우이고 반대로 차가우면 위장장애가 있는 것이다.

5) 사지마비, 간질 – 어깨나 고개를 자꾸 끄떡이면 큰일 난다

이정도가 되면 심각한 대뇌 이상 징후자이다. 엄지발가락을 제대로 사용하지 못하여 보행 장애가 시작된다. 고개를 흔든다는 건 대뇌의 혈류장애가 생겨 스스로 고개를 도리도리 흔들어 혈액순환을 시키려는 자기치유시스템이 작동하는 것이다.

6) 고개를 떨어뜨리거나 경추가 부어 있으면 큰일 난다

고개를 힘없이 떨어뜨리면 사지마비 증세이다. 병원에서는 뇌가 이상 있다는 진단이 나온다. 난치병이 될 수도 있다. 경추 쪽의 목덜미 사이가 골이 패여 움푹 들어가는 것이 정상인데, 오히려 부어 있는 경우이다.

7) 뇌 충격이 가속화 됨, 뇌세포 손상 – 코피를 흘리면 더욱 안 된다

잦은 코피는 수족혈류 장애나 오장육부 혈류 장애로 피가 머리로 솟구쳐 가장 약한 콧속의 모세혈관이 터지는 것이다. 코피가 터지지 않으면 뇌혈관이 터지게 되는데 빠른 시간 내에 혈류를 손발로 내려줘야 한다.

8) 사지장애 초기증세 – 자꾸 발목이 엎질러지거나 넘어져서는 안 된다

손이나 발목 혈류장애의 초기 증세로 발목이나 발바닥의 세포분열이 중지되어 생기는 현상이다. 혈액순환 장애로 손과 다리에 있는 세포가 분열하지 못하여 근육이 제 기능을 못하는 것이다.

9) 두통 및 대동맥 장애 – 자주 토하거나 설사를 계속하면 안 된다

대뇌의 압력이 가중되면 위장 대동맥이 막혀있는 것이다. 핏대를 만져주면 몹시 아파한다. 유아기엔 식후엔 반드시 트림을 시켜 위장을 제대로 움직이게 한 후 재우거나 놀게 해야 한다. 설사는 아랫배가 차서 생기는 현상으로 배를 늘 따스하게 해 준다.

10) 아랫배가 부어 있거나 단단하고 차가우면 안 된다

유난히 아랫배가 볼록하거나 차가우면 대소변부터 생식기 장애가 시작되는 조짐이 있다. 여아인 경우에는 소변부위가 따갑거나 붉게 상기되기도 하고 야뇨증이나 이물질이 나올 수도 있다.

11) 턱뼈 쪽, 목, 어깨, 가슴 등 특정 부위에 살이 찌면 안 된다

특정부위에 살이 찌거나 비대해지는 것은 그 부위가 혈액순환 장애가 있는 부위이다.

12) 하반신 혈류장애 – 잘 걷지를 못하면 안 된다

잘 걷지 못하는 경우는 이미 하체 쪽의 혈액순환장애가 많이 진전되어 있는 것이다.

13) 경기후유증, 성장장애 – 꿈을 자주 꾸면 안 된다

뇌가 밤에 쉬지를 못하여 생겨나는 현상이다. 경기후유증으로 신경쇠약에서 성장장애 등 이미 상당한 혈류장애를 보이는 것이다.

14) 난치병 원인 – 울지 못하면 정말 큰일이다

울지 못한다는 것은 이미 대뇌의 오감이 제 기능을 상실하여 감각 자체가 무디어져 표현장애를 보이는 것이다.

15) 소아당뇨 – 너무 얌전하고 조용하면 더 큰 병이 생긴다

유난히 얌전하여 착하다고 하다가는 큰일 난다. 소아당뇨 증세나 오장육부의 기능장애가 올 경우이다. 다른 유아와 어울리지 못하고 늘 혼자 있기를 좋아한다. 대인기피증과 같은 증세를 보인다.

16) 얼굴이 창백하고 핏기가 없으면 더욱 큰 병이다

얼굴이 창백하여 귀공자처럼 보이는 경우는 이미 면역기능이 많이 떨어져 있으며 그대로 방치할 경우엔 감기 끝에 백혈병과 같은 엄청난 선고를 받는 경우가 많다. 그러나 병원에서는 대부분 대뇌이상 판정을 받는 경우가 많다.

17) 항상 웃기만 하면 안 된다

우는 걸 볼 수가 없으면 오감이 마비되어 바보가 되는 조짐이다. 감동 표현이 없으면 대뇌가 이상 징후를 보이는 것이다.

18) 아이의 변색을 보고 건강을 체크한다

녹색 변은 경기 중이며, 검갈색 변은 소화경기나 장애이며, 잦은 설사나 구토는 대뇌 이상 또는 대동맥 혈류장애에 따른 소화 장애나 소화경기이다. 아이의 변은 항상 황색변이 물위에 둥둥 떠다녀야 한다. 가라앉으면 소식을 시켜야 한다.

이상은 소아나 유아기에 나타나서는 안 되는 행동과 질병 징후이다

8. 농백혈을 제거하면 난치병은 완치된다

질병의 근원인 농백혈만 쳐내면 신진대사가 제대로 이루어진다.

농백혈(膿白血)이란 백혈구가 죽어서 만들어진 고름과 같은 액상을 말하며 림프구의 수치를 낮추게 하는 요인이다. 따라서 만병의 근원이 되는 죽은 고름과 같은 백혈구를 빼내어 피를 잘 돌 게 하고 골수에서 건강한 피를 생산하는 능력을 향상시킨다. 면역성을 높여가는 민간요법의 손따기를 체계적으로 연구하여 자기복구시스템의 살려 내어 생명의 항상성을 유지해가는 이치로 만들어진 것이 저자가 창안한 농백혈류따기이다.

4~5일의 수명을 다하고 죽은 백혈구와 외부 침입자와 싸우다 죽은 백혈농이 모세혈관을 막고 있다가 급기야 심장에서 먼 곳으로 보내면서 손과 발이 차가워지게 되고 심하면 다리와 팔뚝까지 싸늘해지기도 한다. 차가워진 부분에는 산소와 양분을 공급이 차단되어 세포가 제 기능을 상실하게 되고 또 다른 세균이나 바이러스 등의 외부 충격이 가해지면 대응하기가 더욱 힘겨워지게 된다.

질병은 원인을 알면 쉽게 고칠 수 있다. 양의든 한의든 현재의 치유 방식은 한의에선 당신은 태음인이니 소양인이니 하며 사람을 틀에 묶어두거나 과거에 이런 처방을 했으니 하는 식이고, 양의에서는 아직 원인도 모르는데 어떻게 치료를 할 수 있는가 하는 식이다. 모든 병은 아기를 갖기 시작하는 수정에서부터 시작된다. 왜 그러한 체질로 나타났는가? 에 대한 원인 연구가 선행되었으면 좋겠다.

본서에서는 수족냉증을 가볍게 치료하듯이 척수장애나 사지마비도 그 원인

은 혈액순환장애에서 또 다른 환경적인 충격이 가해져서 생기는 질병으로 그
원인은 같다. 혈류따기를 하면 손의 특정한 부위에서 물이나 수액, 고름, 피고
름 같은 것이 오랫동안 나오기도 한다. 모세혈관에 피가 있어야 함에도 불구하
고 수액이나 물 같은 고름이 나온다는 것이다. 심장이나 오장육부 그리고 대
뇌 같은 중요한 부위를 살려내기 위해 인체는 스스로 혈액 속의 나쁜 것들을
심장에서 멀리 보내는 것이 자연치유시스템이다. 따라서 자연치유력으로 생겨
나는 각종 질병에서는 반드시 손에 농백혈이 차인다. 그러므로 손에 모인 농
백혈을 제거해 주면 서서히 질병은 사라지고 신진대사가 정상적으로 이루어진
다. 그러나 사람들은 수 십 년 전부터 질병이 서서히 진행되어 내안에 내가 스
스로 만든 질병을 하루아침에 고치려는 생각에 머무는 경우가 많다. '병은 생
긴 기간만큼 다스려야 질병이 낫는다.'라는 생각을 가지고 끈기 있게 다스려가
야 한다.

　그리고 내가 재수가 없어 병균에 감염된 것이라는 생각을 하는데 그건 아니
다. 사람이든 짐승이든 누구나 수천억 개의 바이러스나 세균, 진균류에 노출되
어 살고 있는 것이므로 내안에 핏 길이 막혀 그러한 것과 싸우다 패배한 조직
이 많아서 병이 생기는 것이다. 따라서 평소 핏 길이 막혀 저체온 조직이나 부
위의 핏 길을 열어주는 혈류 따기를
하여 사전에 예방하는 것이 제일 좋
다. 혈류 따기는 따줄수록 뇌압이 낮
아지고 수승화강하여 건강한 일상을
만들어 갈 수 있다.

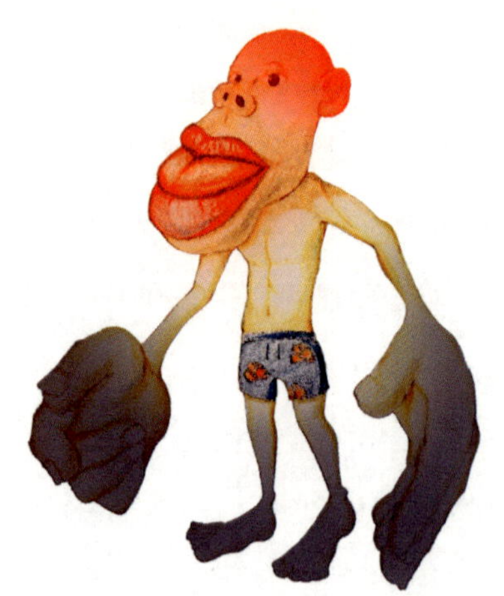

심장의 피가 머리로 솟구치면 질병이 발생하고 농백혈을
수족으로 보내어 오장육부를 살려낸다.

9. 창백한 안색
– 백혈병의 원인과 다스림

급성 림프구성 백혈병, 급성 골수성 백혈병, 만성 림프구성 백혈병, 만성 골수성 백혈병 등 백혈병에 대한 병명은 많지만 그 주된 원인은 모세혈관이 차인 농백혈이 주범이다. 고름이 제살이 될 수가 없듯이 피 대신에 내 몸안에 고름이 가득 차는 병이 백혈병이다. 고름으로 심장이 제대로 움직일 수는 없다. 따라서 고름이 가장 많이 생기는 백혈병은 저자가 개발한 농백혈을 쳐내는 혈류따기로 손쉽게 치료할 수 있다.

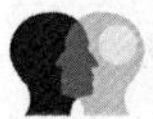

소통 나눔이야기

농백혈(膿白血)이란 백혈구가 죽어서 고름과 같은 염증액상을 말한다. 즉, 죽은 고름과 같은 백혈구를 빼내어 피가 잘 돌게 하고 골수에서 건강한 피를 생산하는 능력을 향상시켜 면역성을 높여가는 방법이다. 민간요법의 바늘 따기를 40년간 이용하면서 발견한 것이 "농백혈류따기"이다.

1) 백혈병의 원인도 모르는 현대 의학 !

서구의 현대 의학에서 조차 아직도 백혈병의 원인이 무엇인지는 확실하게 규명하지 못하고 있다. 추정하기론 유전적인 요인, 방사선, 화학물질 그리고 바이러스가 백혈병 발생과 관련이 있다고 말하고 있는 정도이다. 그러나 저자는 "백혈병은 환경적인 충격이나 공격을 받아서 백혈구 수치가 극대화되어 마침내 적혈구 수가 생명을 유지할 수 없는 하한선에 이르면 산소와 양분의 공급이 부족하여 급기야 목숨을 잃게 되는 병이다." 저자의 카페에서는 백혈병 선고를 받은 사람이 스스로 따기를 하여 완치하였다. - 506페이지 체험수기 참고

2) 백혈병의 원인은 환경적인 충격에서 오는 경기현상의 후유증이다

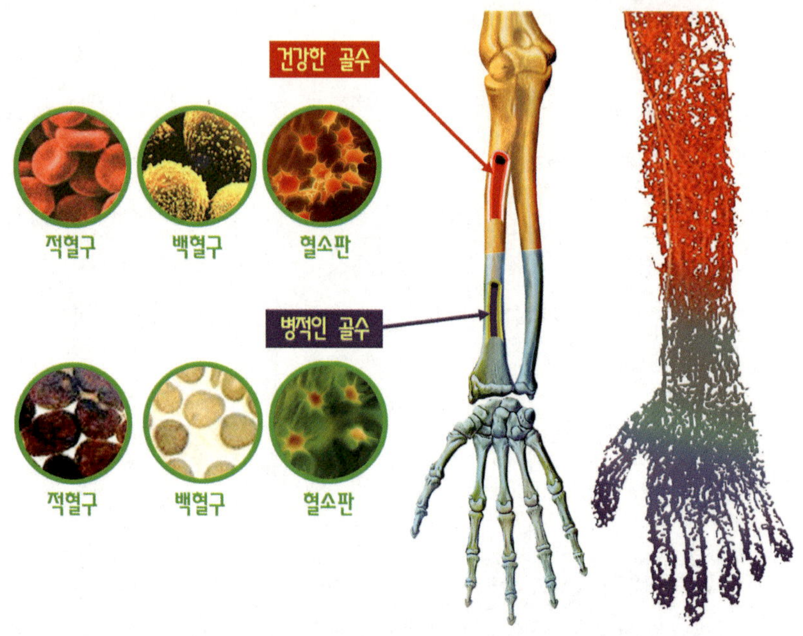

초기 수족냉증을 방치하면 허열이나 백혈병, 난치질환이 생긴다.

백혈구의 수명은 고작 4~5일 정도의 짧은 기간 동안 우리 몸속에 침투한 적군을 물리치다가 죽게 되는데 이 죽은 백혈구 시체가 내가 주장하는 농백혈이다. 혈액 속에 정상적인 적혈구와 백혈구의 균형이 잡혀야 하는데 환경적인 충격이나 공격을 받게 되면 죽은 백혈구의 시체가 쌓여 혈관을 막고 있는 가운데 또 다시 다른 세균이나 바이러스 등의 환경적인 충격 인자가 침투하였을 때 백혈구가 양산되고 이것이 반복되면서 급기야 얼굴이 창백한 귀공자로 돌변하다가 급기야 사지가 싸늘하게 변해가게 된다.

백혈병은 적혈구와 백혈구의 균형이 깨어져서 생기는 병이다. 즉, 산소와 양분을 공급하는 적혈구와 영양의 혈장 수치가 낮아지고 상대적으로 죽은 백혈구 양이 증가된 상태에서 자신의 생명을 지키기 위해 건강한 백혈구가 또 생겨나는 악순환 현상이다.

백혈병을 일으키는 요인은 환경적인 충격인데 '상권' 경기의 원인에서 자세한 설명을 참고한다.

3) 뼈가 저체온으로 피를 만들지 못하는 황골수가 되면서 발병하는 백혈병

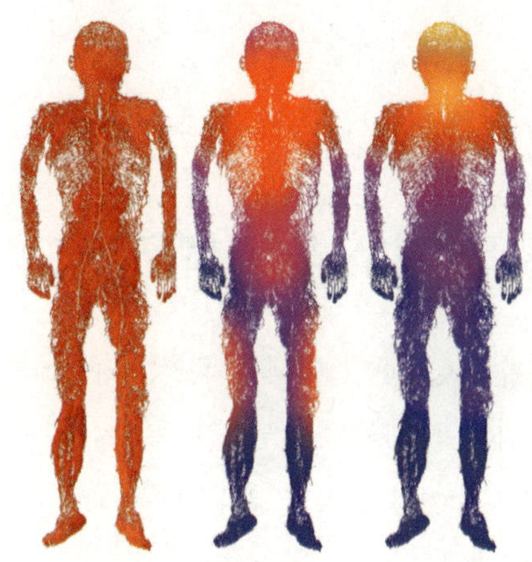

1. 정상 혈류   2. 수족냉증 혈류   3. 백혈병 혈류

뼈가 장기간 차가워지게 되면 피를 만들어 내는 적골수의 조혈모세포가 황골수가 되고 시간이 지나면 암세포로 바뀌고 그에 따라 백혈구의 암세포를 많이 만들어 생기는 현상이다. 피 속에 염증지수가 높기 때문에 정상 적혈구나 혈소판을 제대로 만들지 못하여 빈혈이나 출혈, 체내 산소 부족으로 이어진다.

내안에서 생기는 백혈병은 백혈구 수치가 극대화되어 마침내 적혈구 수가 생명을 유지할 수 없는 하한선에 이르면 산소와 양분의 공급이 부족하여 급기야 목숨을 잃게 되는 병이다. 백혈병의 원인은 내 몸의 안과 밖에서 부딪히는 환경적인 충격에서 오는 경기현상을 방치하여 손발이 차가워지다가 서서히 뼈와 골수의 온도가 낮아서 건강한 피를 만들어 내지 못하여 생기는 뼈 공장의 파산으로 생기는 질병이다.

백혈구는 짧은 기간 동안 우리 몸속에 침투한 갖가지 장애요소를 물리치다가 죽게 되는데 이 죽은 백혈구 시체가 내가 주장하는 농백혈이다. 그림 2에서 3으로 진행되면 혈액 속에 정상적인 적혈구와 백혈구의 균형이 무너지게 된다. 이쯤 되면 죽은 백혈구의 시체가 진물이나 고름처럼 쌓여 혈관을 막게 되어 적혈구 이동까지 차단하게 되어 조직세포가 더 이상의 기능을 할 수 없게 된다. 이렇게 면역 기능이 지극히 낮거나 상실된 상태에서 또 다른 환경적인 충격 인자가 인체를 공격하면 백혈구가 이와 맞서 싸우다 죽기를 반복하면서 무제한 증식된 백혈구 시체가 쌓여 급기야 손이나 발 또는 오장육부, 자신의 혈류가 느린 부위에 쌓이면서 생기는 질병이다.

백혈병은 적혈구와 백혈구의 균형이 깨어져서 생기는 병으로 산소와 양분을 공급하는 적혈구와 혈장, 지혈하는 혈소판 수치가 급격하게 낮아지고 상대적으로 죽은 백혈구의 염증 양이 증가된 상태에서 자신의 생명을 지키기 위해 백혈구가 또 생겨나는 악순환의 질병이다.

자연치유 4) 백혈병의 발생과정 – 항암제로 백혈병을 키운다

백혈구가 다량 증식된 상태에서 항암제나 항경련제, 항생제, 해열제 등의 약이 몸 안에 들어오면 그것을 이겨내기 위해 백혈구가 또 무제한 증식하게 된다. 백혈구 수치가 높아지는 만큼 적혈구 수치가 낮아져 체내 저산소증으로 목숨을 잃게 된다.

(1) 백혈병은 혈액순환 장애에서 시작된다

손발이 차가운 사람은 이미 오장육부의 결함이 있는 경우가 많다. 백혈병은 이러한 수족냉증에서 시작하여 감기나 몸살을 자주하다가 서서히 백혈병이 내 몸 안에서 만들어지기 시작한다.

신체의 차가운 부위는 이미 죽은 백혈구의 시체 즉, 고름이나 수명을 다한 적혈구가 혈관을 막고 있기 때문에 생기는 현상이므로 혈액순환 장애를 치료해야만 더 큰 병이 생기지 않는다.

(2) 백혈병은 손발이 차갑고 하얀 얼굴에서 백혈병 선고를 받는다

적혈구에 산소와 양분의 가득 싣고 세포로 공급해야 될 통로가 막힌 탓에 시름시름 앓다가 면역기능이 현저하게 떨어진 상태에서 또 다시 환경적인 충격이나 바이러스가 체내에 들어오면 백혈구가 양산되어 급기야 중추혈액순환 장애 또는 전신 혈류 장애를 가져와 목숨을 잃는 경우가 많다.

⑶ 항암치료는 백혈구가 기하급수적으로 증식되어 백혈병을 키운다

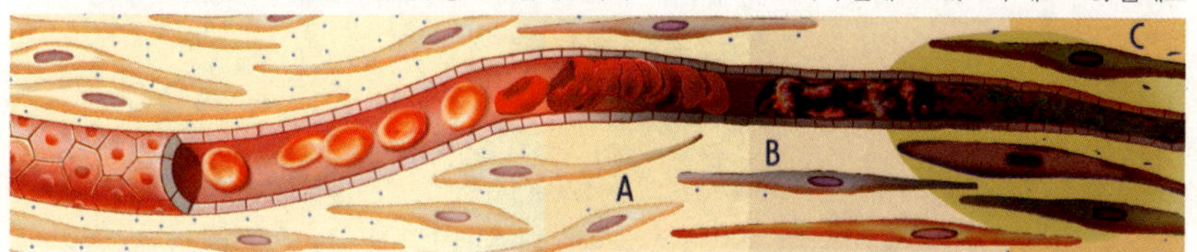

백혈병은 죽은 백혈구 고름이 손발에 머무르다가 급기야 오장육부까지 막히게 되는 병이다. 그리고 점점 대뇌혈압은 가중되고 손발이 더욱 싸늘해져 가는 상태에서 각종 검사를 받거나 마취제를 주입하면서 이를 극복하기 위해 백혈구가 또 다시 양산된다.

이미 피 속에는 죽은 백혈구 염증이 가득하여 적혈구가 갈 모세혈관이 막힌 상태에서 인체에 유해한 각종 검사제로 인하여 양산된 백혈구로 하여금 체내 산소공급 부족 현상이 가중되는 것이다.

이런 가운데 백혈병 판정을 받고나면 또 다시 강력한 항암제가 체내로 들어가면서 백혈구 수치가 4~5만개에 머물던 것이 7~8 만개로 양산되어 손쓸 겨를조차 놓치게 되는 경우가 많다.

그런데도 아직도 이러한 일들이 아무 거리낌 없이 자행되고 있어 안타까운 일이다. 손 따기를 한 후 일주일 쯤 지나면 염증 지수는 현저히 낮아지고 건강한 백혈구 수와 적혈구 수치가 올라가게 된다. 저자의 인터넷 카페에서 연세 64세의 모친을 혈류침하여 8만개 정도의 엄청난 백혈구 수치를 정상 이하로 낮추었었다. 바늘로 손가락 몇 개를 따는 정도였는데 말이다. 그런데 이상한 것은 백혈구 수치는 낮아졌지만 죽은 적혈구가 아닌 건강한 백혈구 수치가 더 많아졌다는 사실이다. 또 40대 남자는 손 따기 8주 만에 백혈 구와 적혈구 수치가 정상이 되었다. 자세한 것은 다 싣지는 못했지만 '하권' 506페이지 체험사례나 혈류따기편을 참고한다.

혈류따기의 치유과정 (4) 농백혈을 쳐내는 백혈병 현상

- 얼굴 안색이 창백하거나 배와 손발이 차다.

  수족냉증 3차 따기만으로도 농백혈을 쳐낸다. 허약한 경우에는 몸살을 한다. 고열을 동반하고 몸살을 하고 나면 적혈구 수치와 백혈구 수치가 서서히 정상을 찾는다.

- 감기로 병원에 갔다가 백혈병 진단을 받았을 경우가 생긴다.

  현대 의학인 병원에서 치료 받는 게 더 낫다는 판단을 대부분 한다. 손 따기를 하고 방을 뜨겁게 하여 두꺼운 이불을 머리까지 덮고 땀을 푹 흘 리면 열은 내리고 몸 안의 죽은 농백혈이 빠져 나오면서 서서히 생기를 찾 는다. 이때 피부 발진이나 아토피와 유사한 증세가 나타나기도 하는데 이 것은 몸 안의 죽은 백혈구 시체들이 피부로 빠져 나오는 증세이다.

- 손 따기를 하면 암세포백혈구가 줄어들고 건강한 백혈구 수치가 증가한다.

  백혈구 수치가 7만5천개 이중 85% 암세포백혈구가 있는 환자가 손 따 기를 하여 하루 2천여 개 이상의 암세포 백혈구가 줄어들기 시작하고 건 강한 백혈구 수치가 증가했다.

- 죽은 백혈구를 쳐내고 건강한 적혈구와 백혈구, 혈소판을 만들어 내기 위 해 심한 몸살을 한다.

  심한 몸살을 하지 않으려면 초기에 다스려 주는 게 제일 현명한 방법이 다. 따라서 얼굴이 창백하거나 수족이 찬사람, 화를 잘 내는 사람 등은 평 소 손 따기로 미리 다스려야 한다. 몸살이 시작되면 앞서 설명한 감기 편 '자가 호흡으로 찜질하는 원리'를 참고하여 열로써 죽은 백혈구와 체내 노폐물을 쳐내주어야 한다. 열이 오를수록 암세포와 체내 노폐물이 빠르게 배출된다.

- 백혈병을 병원에서 고친 사람도 손 따기를 서너 차례 해 주면 추가 재발을 하지 않는다.

재수가 좋아서 아니 약의 오남용으로 오장육부가 일시적으로 문제가 되어 염증 지수가 높아진 사람으로 자연치유가 될 수 있었던 사람이 자기치유시스템이 스스로 빠르게 돌아 온 경우에 해당된다. 그러나 언제 또 감기 같은 증세로 면역기능의 혼돈 상태가 생겨날지 모르므로 미리 혈류 따기로 다스려 주면 백혈병에서 영원히 해방될 수 있다.

10. 난치질환 경기와 간질

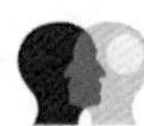 **소통 나눔이야기 1) 오장육부를 살려내기 위해 경기를 한다**

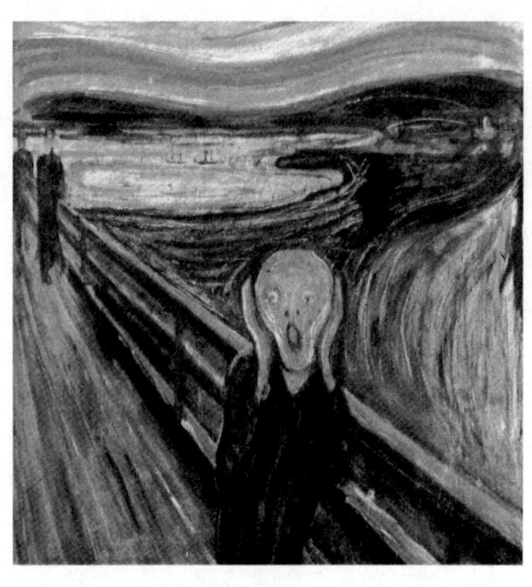

뭉크의 '절규'
간질은 그림처럼 피가 머리로 솟구쳐 대뇌가 몸서리치도록 심신의 신진대사를 교란한다.

앞서 백혈병과 같은 난치질환의 원인을 자세히 설명하였다. 저자는 명확하고 아주 과학적인 방법으로 그 원인을 여기저기 설명하고 있다. 그리고 그러한 다양한 난치병들이 왜 생기는지 분명하게 밝히고 있다. 그것은 모든 질병의 원인은 핏 속의 농백혈 때문이다. 농백혈이란 단어도 저자가 처음으로 본서에서 표현하는 단어이다. 농백혈 즉, 몸 안에서 생명유지를 위해 몸 안에 유입된 항상성 유지를 방해하는 물질과 싸우다 죽은 백혈구의 시체를 말한다.

움찔하거나 거품을 낼 정도로 사지를 뒤트는 등의 경기를 하는 이유도 바로 여기에 있다. 생활 중 몸 안의 핏속을 채우는 농백혈을 심장에서 멀리 보내려고 경기를 하는 것이다. 왜냐하면 고름이 오장육부나 심장 가까이 머물면 저산소증으로 조직의 기능을 잃어 목숨이 위태롭기 때문에 심장에서 멀리 보내려고 사지가 뒤틀리며 일시적인 혼수상태에 들어가 생명을 지키려 발악하는 동작이 경기인 것이다.

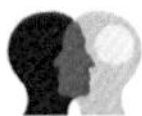 소통 나눔이야기 2) 간질 약은 농백혈을 몸 전체로 퍼지게 만든다

경련도 같은 이유에서 자연치유력을 발휘하는 것이다. 해열제나 간질약, 항경련제를 먹으면 경련이 멈추어져야 한다. 그러나 평생 간질 약을 먹어도 완치는커녕 현상유지나 경련을 계속하는 이유는 무엇일까? 그것은 인체는 스스로 생명을 유지하려는 자기치유력을 끊임없이 실행하기 때문이다.

항경련제는 심장에서 멀어진 농백혈을 녹여 온몸으로 퍼지게 하는 역할을 한다. 그리하여 간질 환자들은 기력이 없고 겨우 목숨만 붙어 있는 기가 빠진 생활을 계속하고 있는 것이다. 왜냐하면 농백혈이 많은 만큼 세포가 살아가는 데 필수적인 적혈구 수치가 낮아지기 때문이다. 따라서 세포나 조직에게 산소와 양분의 공급이 부족하여 대뇌 장애부터 무기력한 일상에서 헤어나지 못하는 것이다. 그러나 일상생활은 계속될 것이고 생활한 만큼 노폐물이나 농백혈이 증가하여 오장육부나 심장 가까이 이동하여 한계 이상으로 쌓여들면 생명 유지를 위해 또 경기나 경련을 하여 심장에서 멀리 보내는 자기치유현상으로 사지를 뒤틀게 되는 간질 증세나 발작을 한다. 일반적으로 이런 상황이면 또 환자들은 병원으로 달려가 또 새로 개발되었다는 항경련제나 간질의 강도가 더 센 약을 처방받아 먹고 잠에 정신없이 취하거나 기진맥진하기를 반복하게 된다.

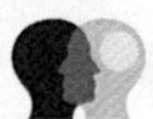 소통 나눔이야기 3) 움찔, 경련, 사지를 뒤틀어 오장육부를 살려낸다

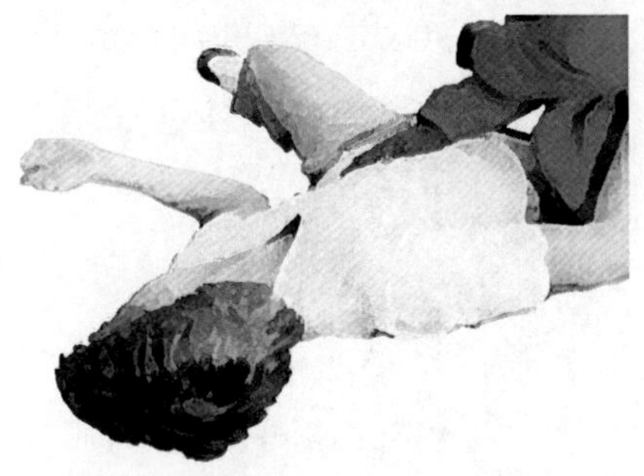
경련을 하는 이유는 오장육부의 노폐물을 손발로 보내려는 자연지유력 때문이다.

보통 간질이나 경련이 오는 징후는 사지의 혈류가 막히고 속이 불편하고 가슴이 답답해지다가 머리가 어지럽고 하늘이 노랗게 보인 연후 또는 여성인 경우에는 생리 전후에 잘 나타난다.

이것은 심장에서 끓는 피가 갈 곳이 막혀 머리로 솟구쳐 집중되어 나타나는 현상이다. 따라서 평소 머리에서 귀 밑으로 다시 쇄골로 이어지는 핏대를 손으로 하루 10번 이상만 쓸어내리면 위급한 상황을 지연시켜낼 수 있다.

간질이나 경련과 같은 발작 증세를 보이는 경우에는 하루아침에 발병하는 것이 아니라 수개월 또는 수년전부터 이미 100조 개에 이르는 세포가 쓰고 남은 요산이나 노폐물 죽은 백혈구, 수명을 다한 혈장에 녹은 세포 등이 모세혈관을 막아 더 이상의 세포가 재생되지 못함에 따라 혈류를 스스로 열어 자신의 항상성 유지를 위해 발작이나 경련을 하는 것이다.

발작이나 경련을 함으로써 근육과 혈관을 이완시켜 혈관을 확장하기 위한 자기 방어임무를 수행하는 것이다. 즉 막힌 혈관을 당겼다가 놓아 줌으로써 최소한의 혈관을 열고자하는 인체의 자기방어 시스템인 셈이다. 그러므로 발작이나 경련 후 사지의 혈류를 개선시켜가게 되고 경련 후 막힌 혈관이나 모세혈관이 확장되어 피를 통하게 하기 위한 인체의 자기방어 기능이다. 그러므로 대부분 발작은 그냥 가만히 두면 시간이 경과하면서 서서히 정상을 찾게 되는 경우가 많다. 따라서 근본적인 치유를 위해 지속적으로 혈류따기를 하여 체내 농백혈을 완전하게 빼내야 한다.

항경련제나 간질 약을 먹게 되면 손끝 발끝을 막고 있는 농백혈을 녹여 전신으로 퍼지게 함에 따라 손발이 따스해지는 경향이 있다. 그런데 생활 중 음식 섭생이 잘 못되거나 환경충격으로 갑자기 손발이 차갑고 얼굴이 하얗거나 창백한 얼굴에서 간질이나 경련이 또 다시 발생한다.

음식을 급히 먹거나 과식 또는 기름진 음식을 씹지 못하여 급히 삼키게 되면 저체온 부위가 손발에서 다리와 허벅지가 싸늘해지고 뒤이어 아랫배가 차가워지다가 급기야 폐, 신장, 비장, 간 등의 오장육부의 기능장애를 살려내기 위하여 움찔거리거나 사지를 뒤틀게 되는 것이다.

다른 한편으로는 적혈구에 산소와 양분의 가득 싣고 세포로 공급해야 될 통로가 막힌 탓에 평소에는 아무렇지도 않다가 심한 운동, 오염된 공기 흡입, 생리 전후, 감기 몸살 후, 장시간 학습이나 컴퓨터 등의 과도한 시신경 사용, 매서운 추위나 무더위 등의 환경적인 충격의 인자가 체내에 들어오면 또 백혈구가 양산되어 급기야 중추혈액순환 장애 또는 전신 혈류 장애를 가져와 간질이나 경련 현상으로 나타난다.

이를 즈음이면 대뇌로 혈류가 집중되면 대뇌의 모세혈관이 손상을 입게 되고 그와 연결되는 신체 부위는 제 기능을 잃게 된다. 또 농백혈로 혈류가 막힌 부분과 연결된 근육은 연성을 잃어 발작이나 경련을 계속하는 것이다. 이러한 응급환자는 시간이 가장 중요하다. 시간이 지체되면 될수록 뇌의 손상부분이 확대되어 자칫 소생할 수 없는 지경에 이르거나 더 큰 발작이나 사지마비, 척수장애, 중풍 또는 부분적인 여러 가지 장애 증세가 가중되어 더 심각한 증세에 빠지거나 공황장애로 이어지기도 한다.

11. 오장육부의 합병증 공황장애

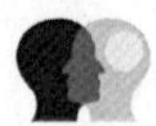 **소통 나눔이야기**

예고 없이 한 시간 이내의 비교적 짧은 시간동안 발작 또는 강렬한 불안이나 공포가 나타나 신체의 이상 징후를 보이는 것을 공황장애 또는 공황발작이라 한다. 이러한 환자들은 평소에도 그런 현상이 생길까 불안하고 긴장되며, 혼자 멀리 나가는 것이 두려워지기도 하고, 사람을 기피하는 등 생활 장애를 보인다. 큰 병에 걸린 것 같아 여기저기 검사하러 다니고, 응급실을 자주 찾는 경우도 많다. 그러나 병원에서 뚜렷한 원인이나 병명도 없어 그냥 공황장애라고 치부해 버린다.

대부분의 환자들은 이런 고통을 자신만이 겪고 있는 희귀한 병으로 생각하는데 100명 중 1~3명이나 발생하는 흔한 질환으로 내 안에서 내 병이 서서히 만들어지는 증세이다. 그리고 이러한 증세를 가진 사람들이 날이 갈수록 증가 추세에 있는 것이 문제의 심각성이 있다.

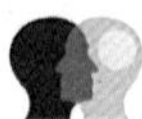 **소통 나눔이야기 1) 심장 이상으로 공황장애 판정을 받는다**

심장내과 환자의 상당수는 공황장애 환자라 한다. 그럼 심장의 이상은 어떻게 오는 것인가?

심장의 장애는 심장의 박동을 제대로 할 수 없기에 생기는 질병이다. 그 이유가 혈관이 좁아지든 박동 시 압력이 낮든, 부정맥, 협심증 등 그 원인은 한결같다. 심장의 정상적인 박동을 방해하는 즉 심장에 과부하가 걸린 게 주요인이다. 심장과 유사한 기능을 가진 게 간이 상수도의 모터 펌프이다.

압력이 가득차면 전원이 차단되는 기능이 없는 압력탱크인 경우 같은 전기를 공급하여도 흡입구를 막는다던지 수도 콕의 배출구를 막아 버리면 모터가 과부하가 걸려 모터펌프는 제대로 돌지 못하게 되고 급기야 포터 펌프가 회전을

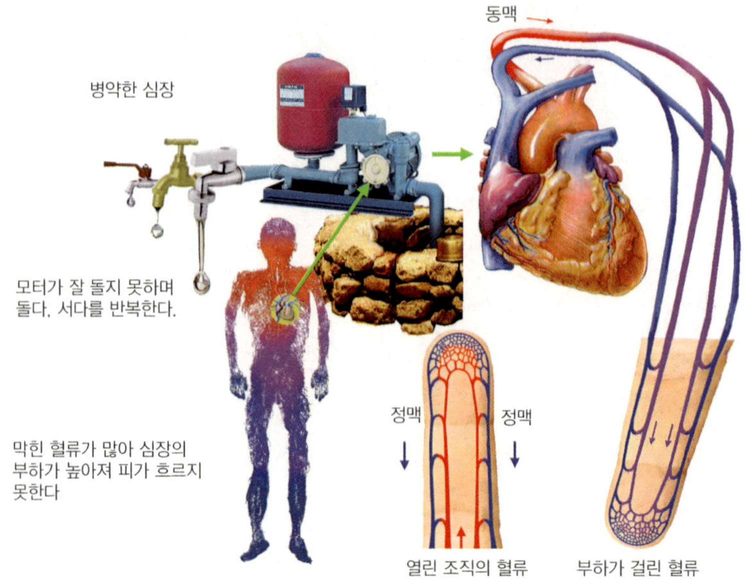

멈추고 불이 붙게 되어 제 기능을 잃게 되는 것처럼 사람의 심장도 유사하다.

즉, 인체의 혈관의 통로가 잘 확보되면 심장이 원활하게 움직이게 되나 그렇지 못한 경우에는 심장의 박동수가 달라지거나 심장의 압력이 증가하여 터질 듯 한 증세가 진행되는 것이다.

따라서 심장의 이상은 혈액순환장애에서 비롯되는 것이다.

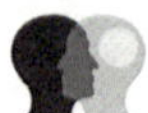 **소통 나눔이야기**

2) 손발이 차갑거나 창백한 얼굴에서 공황장애가 느닷없이 찾아오는 것 같지만 실상은 이미 오래전에 전조증세가 누적되어 나타난 결과이다

공황장애와 같은 난치병은 죽은 백혈구 고름이 손발에 머무르다가 급기야 오장육부나 머리까지 퍼지거나 막히게 되고 그에 따라 산소와 양분의 공급이 차단되어 42일간의 살아 있는 세포가 재생은커녕 심장의 박동까지 제 구실을 할 수 없게 되는 현상이다.

늘 몸이 무겁고 정신이 무기력해지기도 하고 저체온 부위가 여기저기 바뀌기도 하고 차가운 손발이 갑자기 뜨겁기도 하고 여기저기 저체온과 고체온의 현상이 뒤바뀌기도 한다. 다리와 허벅지가 싸늘해지고 뒤이어 아랫배가 차가워지다가 급기야 폐, 신장, 비장, 간 등의 오장육부도 저체온과 고체온을 반복하거나 혈압이 조직의 부위마다 유동적으로 변하는 과정에서 여기저기 조직의 기능장애까지 생겨나게 된다. 이쯤 되면 자신의 신체를 스스로 주체할 수 없을 정도의 혼미한 상항이 도래되어 자신이 어떻게 될지 모르는 불안감에 시달리게 된다.

이런 경우는 대부분 초기에는 몸과 마음이 무기력해져 병원을 찾으면 병명이 별로 없게 된다. 자신은 이미 건강에 문제가 심각하게 생긴 것 같아 이병원 저병원 다녀 봐도 뚜렷한 원인을 몰라서 치료를 받지 못하고 되돌아오게 된다. 뚜렷한 병명이 없는 것이 바로 심각한 공황장애의 전조증세인 것이다.

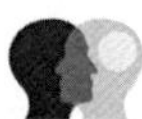

소통 나눔이야기 3) 경기후유증에서 오는 공황장애의 징후와 증상은?

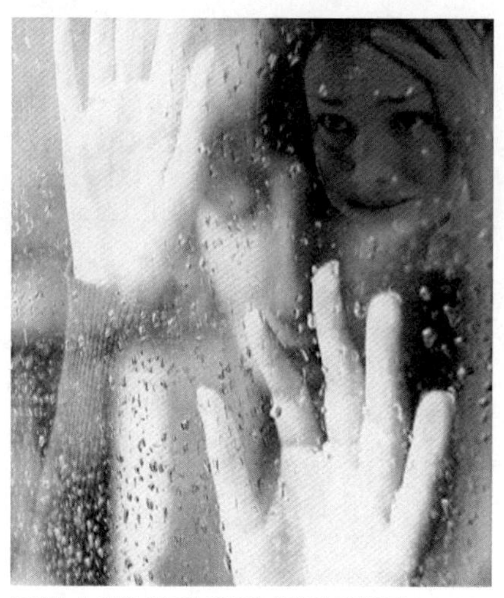

주체할 수 없을 정도의 혼미한 상황이 도래한다.

453페이지 그림은 정상적인 모세혈관과 비정상적인 모세혈관을 비교해 놓은 그림이다. 공황장애와 같은 발작 증세를 보이는 경우에는 하루아침에 발병하는 것이 아니라 수개월 또는 수년전부터 이미 100조 개에 이르는 세포가 쓰고 남은 요산이나 노폐물, 죽은 백혈구, 수명을 다하고 혈장에 녹은 적혈구 등이 모세혈관을 막아 더 이상 세포가 재생되지 못하여 내 안에서 병이 생겨난다. 머리가 어지럽거나 정신을 놓은 것 같기도 하고 심하면 발작이나 경련을 한다. 자연치유 하려고 발악하는 과정에서 몸을 비틀거나 발작을 하여 생명을 유지하려고 하는 것이다. 혈액순환 장애가 있는 가운데 공황장애로 이어질 수 있는 예비 징후는 다음과 같은 증세를 보일 수 있다.

- 손발이 차거나 떨린다. - 찬 곳은 혈액이 제대로 공급되지 않는 부위이다.
- 얼굴이 백지장 같거나 창백하고 어지럽다. - 피가 머리로 솟구쳐 대뇌 압력이 높아진다.
- 위장장애가 있다. - 위장이 움직이지 않으면 오장육부의 장애가 생긴다.
- 머리에 열이 많다 - 시청각 문제가 생기거나 하반신에 혈류장애가 있다.
- 심장이 두근거리거나 뛰는 속도가 빨라진다. - 저체온 부위가 많아 심장에 부하가 걸린 것이다.
- 식은땀이 많이 나거나 몸에서 열이 오르거나 심한 오한이 찾아온다.
- 숨이 막히거나 답답한 느낌 또는 질식할 것 같은 느낌이다.
- 가슴이 아프거나 압박감이 가중되고 죽을 것 같은 두려움이 엄습한다.
- 메스껍거나 뱃속이 불편하고 현기증으로 쓰러질 것 같은 느낌이다.
- 정신이 몽롱하거나 비현실적인 환상 또는 내가 다른 사람이 된 기분이다.
- 미쳐 버리거나 자제력을 잃어버릴 것 같은 두려움이 앞선다.

이러한 증세는 사지가 차갑거나 아랫배 또는 오장육부가 제 기능을 다하지 못했을 때 심장의 끓는 피가 대동맥을 따라 머리에 솟구쳐 생기는 현상이다. 보통 하루의 일과 중 오후에 잘 나타나는데, 머리를 무리하게 많이 사용하거나 과도한 일 후, 한계를 넘는 놀이 또는 음식을 잘 못 먹은 후에는 그 증세가 곧잘 오는 경우가 많다.

짜증을 낸다던지 혈색이 창백하다든지, 눈동자가 파랗다든지, 손발이 차갑다든지, 아니면 자주 놀라는 등의 증세가 있는 가운데 또 다시 환경적인 충격 또는 세균이나 바이러스의 호흡기 침입이 잦아지면 백혈구가 양산되어 마침내 돌이킬 수 없는 난치병의 선고를 받게 되는 것이다.

내가 보는 공황장애는 이미 수년전부터 예고된다. 공황장애는 모든 질병이 그러하듯이 백혈구 수치가 극대화되어 마침내 적혈구 수가 생명을 유지할 수 있는 하한선에 닿으면 산소와 양분의 공급이 부족하여 세포나 신경 조직이 제 기능을 잃게 되는 혈액순환 장애에서 파생된 질병이다. 대부분 자신의 몸을 제대로 가누지 못하는 경우가 많게 된다.

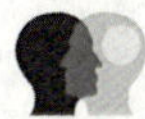

소통 나눔이야기 4) 공황장애 예방과 치료

보통 공황장애의 징후는 사지의 혈류가 막히고 속이 더부룩하고 가슴이 답답해지다가 머리가 어지럽고 하늘이 노랗게 보인 연후 또는 여성인 경우에는 생리 전후에 잘 나타난다. 이것은 심장에서 끓는 피가 갈 곳이 막혀 머리로 솟구쳐 집중되어 나타나는 현상이다. 따라서 평소 음식을 천천히 꼭꼭 씹어서 소식하면 목의 혈류를 개선되어 갑상선이 좋아지고 척추도 바르게 갖추어져 신진대사를 개선시켜 갈 수 있다. 또 속이 편해야하므로 급체 위경련 비방처럼 귀 뒤에서 쇠골로 이어지는 목의 핏대를 손으로 하루 10번 이상만 심장 쪽으로 쓸어내리면 다급한 상황을 조금이라도 피할 수 있게 된다.

이런 환자의 경우에는 목의 핏대 누르면 몹시 아픈 통증을 느끼게 되는데 이것이 바로 대정맥의 혈류가 막혀서 위장장애부터 신진대사 장애가 생겨난 현상이므로 아프지 않을 때까지 주물러주면 호전되는 경향을 보인다. 또 식후 두 주먹을 쥐고 옆구리 약간 위쪽의 등 쪽을 수십 차례 쳐 주면 매우 아픈데 안 아플 때까지 식후마다 쳐주면 상태가 개선된다. 근본적인 공황장애 치유는 수족냉증 3따기로 다스린 후 증세에 알맞은 따기를 1주차 간격으로 6개월 정도 다스리면 완치에 이를 수 있다.

혈액순환이 양호한
인체의 혈관

혈류가 막혀 있는
인체의 혈관

머리는 차야 하고 손발을 따스해야 한다.

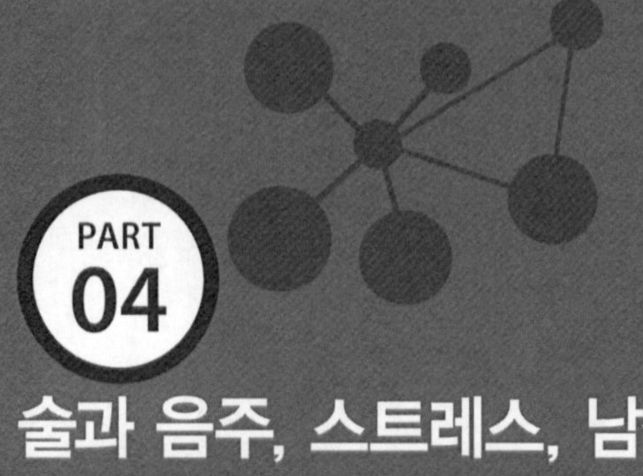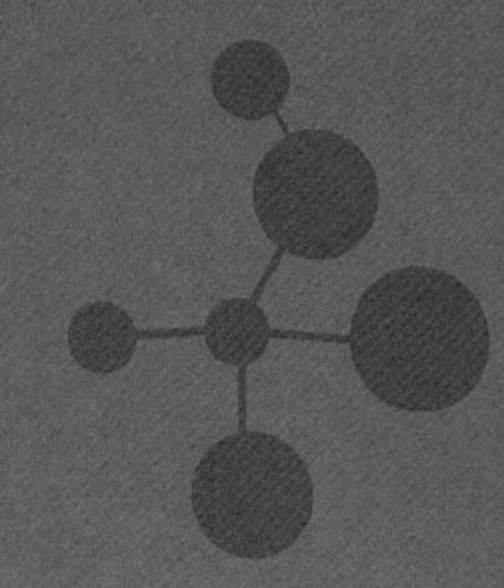

술과 음주, 스트레스, 남성질환

1. 음주와 건강

적당한 술은 보약과 같으나 지나친 음주는 수명을 재촉한다.

아하 그렇군! 술에 대하여

술은 포도주가 첫 역사를 장식한다. 아마도 포도송이가 떨어져 삭아 버린 포도를 먹다가 기분 좋은 일이 있었던 것 같다. 그렇다면 빙하기가 끝나고 구석기말기나 신석기시대로 들어서면서 포도주를 즐기기 시작한 것으로 유추해낼 수 있으므로 어림잡아도 1만년 이상 인류와 동고동락을 함께 한 긴 역사를 갖고 있다고 할 수 있다.

술은 기분 좋아서 한잔 가볍게 마신 술은 명약이요, 슬퍼서 한잔한 술은 오감을 살려내는 감동제요, 승리의 기쁨에 한잔한 것은 혈액순환제요, 스트레스를 푼다고 한잔, 서운해서 한잔, 비가 와서 꿉꿉한 날씨면 꿉꿉주 한잔 등 술잔에는 사람의 희로애락과 인류의 역사가 담겨 있다.

적당히만 마시면 심장병을 예방하고 피로를 풀고 동맥경화나 심장질환, 뇌졸중을 치료하는 효과까지 있다. 적당하게 반주삼아 들이키는 술은 스트레스를 풀어주는 명약일 수 있다. 하지만 연일 밤낮을 가리지 못할 정도의 음주는 간을 치명적으로 혹사시켜 건강을 돌이킬 수 없는 지경까지 만든다. 적당히, 이건 참으로 어려운 난제다. 누군들 몸에 좋을 정도로 적당히 마시고 싶지만 그게 뜻대로 잘 안되는 게 또한 술이다. 여하간 술을 적당히 즐길 줄 아는 지혜가 제일 요구되는 음식이다.

❓ ·•●● 내 안에서 병이 생긴다 1) 술이 인체에 미치는 영향

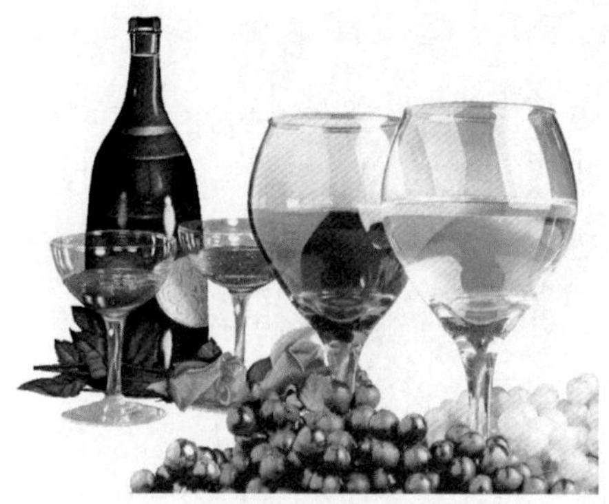
적당한 반주로 마시는 발효주는 명약이다.

술의 주성분은 알코올이다. 추운 지방일수록 체온을 상승시키는 도수 높은 술이 발달하였고, 더운 지방에는 그 반대로 비교적 부드러운 술이 주류를 이룬다.

알코올을 섭취하게 되면 목에서 위장까지 20% 정도 흡수되고 나머지는 소장에서 대부분 흡수된다. 흡수된 알코올은 혈액을 통해 인체 곳곳에 전해지게 되는데, 음주 초기 갑자기 들어온 알코올 성분의 에너지는 혈관을 확장하고 세포를 활성화시켜 신진대사를 원활하게 해 주는 명약이 되기도 한다.

그러나 계속적인 지나친 음주로 인한 알코올 성분이 과다하게 체내 유입되면 적체된 칼로리로 인하여 노폐물이 쌓이면서 정맥의 삼투현상을 무력화 하여 세포의 피로화가 가중되어 몸을 가누지 못하는 지경에 이른다. 여기서도 멈추지 못하고 음주가 계속될 경우에는 자신이 감당할 수 있는 한계 이상의 알코올 충격을 받게 되면 알코올경기로 사망에 이르는 경우까지 생긴다.

술은 먹으면서 오감을 살려내고 마시고 나면 기분 좋은 일상일 수 있으나 문제는 먹고 난 다음이 더 큰 난제가 따른다. 즉 먹은 알코올 량을 체내에서 분해되는 과정에서 오장육부의 문제가 생기는 것이다.

체내로 흡수된 알코올의 10% 정도는 숨을 쉬면서 폐로, 또는 소변, 땀을 통해 배설시키지만 나머지 90% 정도의 알코올은 간으로 이동되고 간에서는 아세트알데히드로 전환한 후 다시 아세트산으로 전환시켜 혈액을 따라 세포로 운반되고 물과 이산화탄소로 분해하는 과정을 거치게 된다. 따라서 지나친 음주는 아세트알데히드로 인하여 간의 손상과 간 기능장애까지 생겨나게 한다.

이처럼 술과 간은 불가분의 관계에 놓여있다. 술 하면 간이 연상될 정도인데, 몸의 오른쪽 상복부에 위치한 아주 큰 장기로 거대한 화학공장에 비유된다. 간은 인체의 체내·외에서 유입되거나 생성된 각종 물질들을 가공 처리하고, 중요한 물질들을 합성하여 각 장기들에게 공급한다. 담즙을 생성하여 지방을 녹여 소화 흡수를 돕거나 일종의 노폐물인 빌리루빈을 몸 밖으로 배설도 시킨다. 이 외에도 남는 혈액을 저장하거나 부족한 혈액을 다시 내보내고, 간에 존재하는 간 세포내 쿠퍼세포는 외부에서 침입한 유해 세균을 걸러내는 면역 기관의 역할도 수행한다. 3천억 개의 정도의 간세포들이 매일 500여 가지의 일을 능숙한 솜씨로 처리하는 거대한 화학공장으로 세포를 먹여 살리는 어머니와 같은 장기이다. 따라서 간은 손상되어도 통증이 없는 침묵의 장기이므로 피로하지 않는 범위 내에서 술을 즐겨야 한다.

전조 증세와 발병 경로 소화기관에 미치는 영향

위장의 움직임이 느슨한 상태에서의 음주는 위염, 위궤양, 식도나 위의 출혈, 구강암, 식도암, 설사, 담즙 분비 장애로 지방 성분의 분해를 억제하거나 장염이나 영양 결핍증의 요인이 된다. 특히 체기가 있는 상태에의 음주는 가슴앓이나 급성위염으로 진행된다.

전조 증세와 발병 경로 간에 미치는 영향

지나친 음주로 분해되지 않은 알코올과 아세트알데히드에 의해 간세포가 손상을 입는다. 알코올 중독 초기에는 지방간이나 간세포가 파괴되는 간염으로 진행되며 시간이 지남에 따라 간이 단단하게 굳는 간경화에서 간암 등의 요인이 된다.

전조 증세와 발병 경로 췌장이나 심장에 미치는 영향

간의 해독력이 떨어지는 사람들은 췌장 세포를 파괴시켜 인슐린 분비 기능을 떨어뜨려 췌장염 또는 당뇨병을 발생시키는 요인이 되기도 하고, 알코올로 대뇌혈압이 상승하여 알코올성 치매 요인이 되거나 뇌세포를 파괴하기도 한다. 그리고 갑작스런 알코올의 흡수로 인하여 심장의 부하가 걸려 혈압이 상승하거나 심장 근육에 이상을 일으켜서 심장병의 요인이 되기도 한다.

내 안에서 병이 생긴다 2) 음주 후의 얼굴 안색과 건강지수

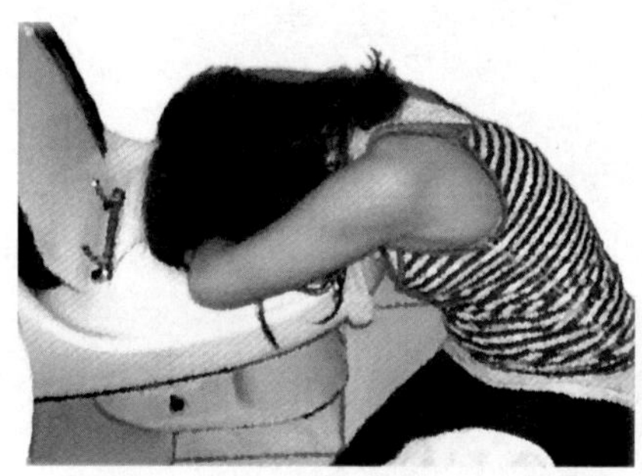
몸이 술을 못 이겨내면 구토하는 것이 좋다.

술을 처음 마셔본 사람은 두 가지 유형을 갖는다. 술을 먹고 나면 얼굴 안색이 희게 변하는 사람과 반대로 얼굴이 홍당무처럼 붉게 달아오르는 사람이 있다.

음주 후 얼굴이 창백해지거나 하얗게 변하는 사람은 술을 마셔서는 안 된다. 이런 사람들은 알코올이 체내 식도에서 위장으로 내려오는 동안 흡수되어 곧장 혈압이 상승되면서 피가 머리로 솟구쳐서 생기는 현상이다. 손발이 찬 사람이나 오장육부의 혈액순환에 문제가 있는 사람에게 많이 나타난다. 그러나 조금씩 반주삼아 마시게 되면 일이년 후에는 얼굴이 서서히 홍조를 띠는 체질로 바뀐다. 그러나 너무 지나친 과음은 뇌혈관이 터지거나 코피가 흘러 치명적인 문제를 낳을 수 있다.

한편 술만 마시면 얼굴이 붉게 달아오르는 사람이 있는데 이것도 두 가지 유형을 갖는다. 첫째는 몸 전체가 용광로처럼 달아오르는 사람이 있는가 하면, 얼굴 쪽이 붉게 물드는 사람으로 구분할 수 있다. 그 중간도 있겠지만 편의상 두 가지로 이야기 한다.

몸 전체가 용광로처럼 달아오르는 사람은 알코올이 바로 식도와 위에서 흡수되어 전신을 도는 형이다. 따라서 이런 사람들은 한잔 술에 온 몸이 불덩이처럼 달아오르므로 술을 멀리하는 게 좋다. 그저 분위기로 혈액순환 약으로 생각하고 한잔정도 가볍게 하는 게 좋다. 얼굴이 서서히 화색이 감도는 사람은 비교적 술을 많이 먹게 되어 있다. 정상적인 알코올 반응의 경로를 걷고 있는 사람에 해당된다.

오랫동안 음주를 할 경우의 얼굴 안색은 다음의 변화과정을 거친다.

(1) 초기에는 얼굴이 서서히 붉게 상기 된다

수년간 지속된다. 그러나 처음 술을 배우는 사람들은 얼굴이 창백해지면 병약한 사람이다.

(2) 수년 동안 보기 좋은 홍조를 띠다가 이윽고 얼굴색이 변하지 않을 때가 당도한다

아무리 먹어도 안색의 변화가 없는 경우도 있다. 이런 경우에는 아침에 혼이 나기도 한다.

(3) 얼굴 안색이 누런 기미를 보인다

이정도면 애주가인데 건강의 적신호를 보내고 있는 것이다. 간 기능이 서서히 저하되고 있다.

(4) 다시 얼굴이 적갈색으로 보인다

붉은색은 홍조를 띤 것이 아니라 적갈색에 가까운 피부색을 보인다. 이때까지도 죽을 맛은 아니다. 그러나 간 기능의 문제가 발생된 것임을 명심해야 한다.

(5) 얼굴색이 누렇게 변하거나 검게 변한다

이쯤 되면 술을 먹을 때는 괜찮은데 먹고 난 후 새벽 또는 아침에 구토를 하거나 올라오는 기분을 느끼게 된다. 이쯤 되면 간 기능 장애 판정을 받거나 신장염 또는 췌장염 판정은 기본이 된다.

?.●● 내 안에서 병이 생긴다 3) 음주 후 생활지수도

술을 많이 마신다고 해서 누구나 다 건강을 해치거나 간질환이 생기는 것은 아니다. 술에 강한 사람이 있고 약한 사람이 있는 것과 마찬가지로 술을 많이 마시고도 간이 비교적 건강한 사람도 있다.

그러나 술을 오랫동안 많이 마시는 사람들에서 알코올성 간질환의 빈도는 현저히 높다. 특히 여성은 남성에 비하여 적혈구 수치가 낮으므로 술에 대한 해독력이 낮아 지나친 음주는 만병을 부르는 경우가 있다.

다음은 신진대사 문제에서 정상적으로 간이 해독을 못하여 생겨나는 징후를 살펴본다.

(1) 갑작스런 구토형

술만 어느 정도 마시면 토하고 속이 니글거리는 사람을 말한다. 술이 몸에서 거부 반을 일으키는 현상이다. 제아무리 술을 마셔도 오장육부가 고장 나 토하지 못하는 사람보다는 건강이 좋다.

술이 들어가도 그것을 거부할 줄 모르는 사람이 더 문제인데 보통 술을 처음 배울 때 자신의 한계이상 마신 탓으로 소화기관이 거부반응을 보이며 나타나는 현상이다. 그러나 자주 술을 마신 사람이 예전에 그렇지 않았는데 토하는 사람은 위장장애나 장부에 이상 징후가 있는 사람에게 나타나는 현상이다. 급체 후 술을 마시면 곧장 가슴앓이나 급성위염, 위궤양 등 소화기관의 질병이 올 수 있음을 유의해야 한다.

⑵ 새벽녘 토사광란형

술을 많이 제아무리 마셔도 정신은 있는 사람이다. 남들보다 술을 잘 먹는다고 호평이 나 있으나 자신은 정작 동이 틀 무렵에 죽을 맛을 보게 되는 사람이다.

새벽녘부터 아침까지 돼지를 서너 마리 잡을 정도로 토하거나 내리기를 반복한다. 술이 몸을 헤칠 정도로 마셨는데도 마시는 그때는 몸이 그것을 감지하지 못하다가 알코올이 서서히 몸 전체로 퍼지면서 한계에 다 달아 새벽에 똥오줌을 못 가리는 현상이다. 다음날 종일토록 몸을 가누지 못할 정도로 헤매고 있다가 오후 두세 시나 저녁 무렵 겨우 속의 평정을 찾는 경우이다.

⑶ 1박 2일 하수구형

밤새도록 술을 마셔도 끄떡없이 정신이 말짱한 사람이다. 아무리 먹어도 오장육부가 술이 들어 왔는지 독이 들어 왔는지 모르는 심각한 환자이다.

이런 사람은 술을 먹고 난 다음 날 아침 이후부터 그 다음날까지 즉 하루 또는 이틀이 지난 후 발광을 하는 사람이다. 난 술을 아무리 먹어도 취하지 않는다고 큰 소리 치기도 한다. 정작 자신의 오장육부가 심각하게 장애를 보여 대뇌가 이를 감지하지 못하는데도 술 자랑만 늘어 놓기도 한다.

이런 사람은 간은 기본이고 보통 췌장 또는 신장에서 오장육부도 손상을 입은 심각한 사람으로 곧 엄청난 난치질환이 닥쳐 올 수 있는 사람이므로 건강에 각별히 신경을 써야 한다.

내 안에서 병이 생긴다 4) 알코올성 간질환

침묵의 장기, 간은 알코올에 의한 자각증세는 별로 나타나지 않는다. 통증을 느낄 정도면 이미 심각하게 진행되어 손쓸 수 없는 지경에 이른 경우이다. 알코올성 지방간은 대부분 뚜렷한 자각증상이 없지만 일부는 피로감이나 식사 후 포만감, 오른쪽 갈비뼈 아래에 통증 또는 불쾌감을 느끼기도 한다.

이럴 경우에는 술을 끊고 산소 많은 음식이나 단백질이 충분한 식사를 꾸준히 하면 4~8주 안에 회복되기도 한다. 그러나 지방간을 선고를 받고 계속 과음하며 방치한다면 만성 간질환으로 진행될 위험이 있다. 지방간이 나타났는데도 지나친 음주를 계속하면 간세포에 심한 염증 반응이 생겨 알코올성 간염으로 진행됨을 명심해야 한다. 또 알코올성 간염은 급성바이러스성 간염과 비슷해 식욕이 없고 피로감과 구역질이나 복통이 나타나며 미열이나 눈동자가 누렇게 변하는 황달증상이 나타나기도 한다. 간염이 악화되면 의식에 문제가 생기고, 수면을 자주 취하려 하며, 간혹 혼수상태에 빠지기도 한다. 이때 금주를 하지 않으면 사망에 이르기도 한다.

❓ ··●● 내 안에서 병이 생긴다 5) 술의 두 얼굴

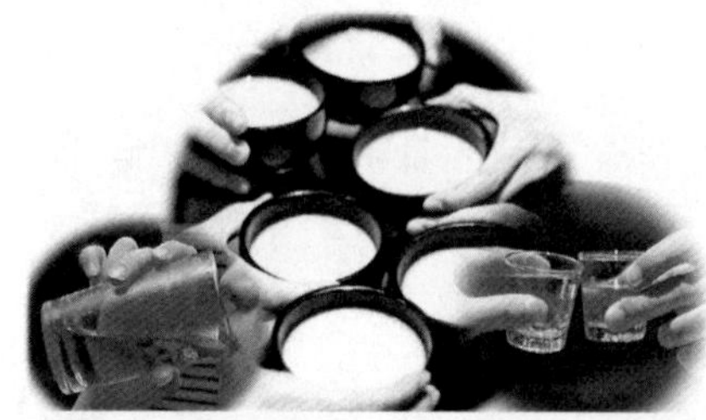

술술 넘어가는 술은 설설 넘어지게 한다.

적당하게 저녁을 겸한 반주는 심장병에 탁월한 효과를 발휘한다. 미량의 알코올 성분은 혈액의 흐름을 좋게 하여 신진대사를 원활하게 하여 지친 하루의 피로를 말끔하게 씻어내는 효험이 있다.

실제로 건강한 사람이 하루에 신진대사로 처리할 수 있는 최대량은 순수한 알코올을 4백~5백㎖로 잡고 있다. 그러나 건강한 사람은 하루의 알코올 허용량은 1백% 알코올을 섭취한다고 가정하면 30~50㎖에 해당된다. 이는 정종으로는 350㎖이하, 포도주로는 500㎖ 이하, 맥주로는 1,000㎖이하에 해당한다. 건강에 유익한 하루 반주의 량 즉, 심장병을 예방하는 음주의 양은 이 기준의 ⅓정도인 30~50㎖ 정도라야 한다. 소주 두잔, 맥주0.3ℓ, 포도주 ⅓병, 위스키 100ml, 막걸리 두잔 정도이다. 질병 징후가 있는 사람은 예시한 량의 ½정도가 적당하다.

반주가 몸에 좋은 이유는 식후 혈류량을 원활하게 하여 HDL을 증가시키고 혈소판과 피브리노겐의 작용까지 저하시킨다. 더구나 붉은 포도주는 항산화작용까지 겸하여 동맥경화를 예방한다. 그리고 붉은 포도주는 폴리페놀이 많을수록 심장병 예방에 더 효과적이다.

한편 우리의 막걸리는 그 효능이 더 탁월하다. 항산화작용은 물론 수분함수율이 높아 정맥의 삼투압 현상을 높여준다. 더 중요한 효능은 모세혈관에 적혈구 연전현상으로 찌들어 버린 어적혈을 풀어주는 역할을 하여 반주로 장복하면 당뇨병과 같은 오장육부의 질병을 치료하는 효과가 탁월하다.

동의보감에서는 술은 "성질이 몹시 뜨겁고 맛이 쓰면서 달고 매우 독하며 약 기운을 잘 퍼지게 하고, 온갖 사기와 독한 기운을 없앨 뿐 아니라, 혈맥을 통하게 하고 장과 위를 튼튼하게 하며 피부를 윤택하게 한다." 고 효능을 설명하고 있다.

하지만 동시에 "지나친 음주는 간과 신장의 기운을 손상시켜 성기능 감퇴를 초래하는데, 만취후의 성생활은 더욱 해로워 정력과 기운을 고갈시키고, 얼굴 피부를 나쁘게 만들며, 기침을 하게 만들고, 당뇨병과 중풍을 발생시키며, 오장의 맥이 끊어지고 수명도 짧아진다."고 경고하고 있다.

주독을 빨리 해독하는 방법은 땀을 흘리거나, 소변을 시원하게 보는 것이다. 술에 취했을 때는 뜨거운 물로 양치를 하는 것도 좋은 방법이다. 또한 숙취해소에는 콩나물국, 북어국, 복국, 칡, 감국화가 좋으며 칡뿌리를 말려서 가루를 낸 뒤 꿀이나 흑설탕, 생강즙을 함께 끓는 물에 타서 먹어도 좋다.

2. 스트레스를 받으면 핏대가 선다

화가 치밀면 핏대가 서고 혈압이 상승하여 오장육부의 신진대사 장애를 가져온다. 스트레스는 내 안에 상대를 넣으려는 이기심으로 생긴다.

아하 그렇군! 1) 핏대가 서거나 스트레스는 암세포를 만든다

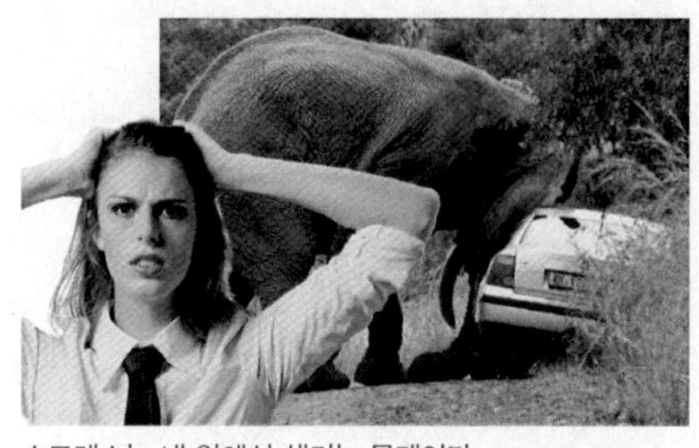

스트레스는 내 안에서 생기는 문제이다.

스트레스는 어떤 요구에 따른 신체의 반응에 적응이 필요로 하는 위험이나 변화를 뜻한다. 이러한 반응은 자동적이고 즉각적으로 나타나는데 우리 몸에 도움을 주어 더 나은 상태를 유지할 수 있는 좋은 스트레스와 우리 몸에 혼란을 야기하고 병들게 하는 나쁜 스트레스가 있다. 신체의 반응은 자극 호르몬인 아드레날린이나 다른 스트레스 호르몬이 혈중 내로 분비되어 우리 몸을 보호하려고 하는 반응으로 위험으로부터 싸우거나 멀리 피해버리는 힘과 에너지를 제공하는 것이다.

근육이나 뇌, 심장에 더 많은 피를 보낼 수 있도록 맥박과 혈압이 증가하거나 호흡이 빨라지고 행동을 취하기 위한 근육은 긴장하게 된다. 또 정신이 더 명료해지고 감각기관이 더 예민해지면서 뇌, 심장, 근육으로 가는 혈류가 증가하고 그에 따른 피부, 소화기관, 신장, 간으로 가는 혈류는 감소하면서 혈중에 당, 지방, 콜레스테롤 양은 오히려 증가하게 된다.

화가 치민다. 열 받는다. 핏대가 선다. 등의 스트레스는 질병을 스스로 만들어 가는 근본요인이 된다. 스트레스는 바로 생각에서 오는 병이다. 건강한 사람은 스트레스를 받지 않는다. 아무리 험악한 이야기라도 유머로 넘길 수 있는 아량을 가진 사람이 있는 반면에 자신의 일도 아닌데 괜스레 관여하고 세상 사람들이 모두 자신에 대하여 얘기하고 논하는 것 같은 착각 속에서 세상을 자신의 생각 속에 넣으려고 안간힘을 다하는 사람도 있다. 이런 경우의 사람들이 스트레스를 많이 받고 산다.

스트레스는 속이 불편한 사람에게 더 많다. 속 편한 사람은 화를 내거나 짜증을 내지 않는다. 건강상 어딘가 불편하여 피가 머리로 솟구쳐 뇌가 자꾸 지나간 일에 대한 생각의 꼬리를 물게 하여 별일 없는 일상의 일에도 잘못을 따져보고 상대는 무슨 말을 하였는지 기억도 못하는 일에 대하여 트집을 잡는 일을 만들어 내는 것이다. 한술 더 떠서 세상 모든 탐욕과 근심 걱정으로 스스로의 틀 속에서 자신만의 생각 속에 살아가는 경우가 많다. 화가 치미는 과정을 살펴본다.

- 이게 아닌데 하면서 자신의 생각 속에서 갈등이 반복된다.
- 이야기를 할까 말까 망설여지다가 얼굴이 상기되고 심장의 박동수가 빨라지고 흥분한다.
- 주먹이 오갈만한 갈등이 증폭되고 얼굴이 붉어지거나 창백해지고 화가 치민다.
- 억제할 수 없는 행동으로 자그마한 일에도 짜증과 신경질을 부린다.
- 속이 불편해지고 가슴이 답답하여 가슴치고 싶고 어찌할 수 없는 방향으로 터져나간다.
- 괜스레 후회되기도 하고 증오심이 끓어오다가 잠 못 이루거나 고민에 쌓여 자신도 감당할 수 없는 행위를 하기도 한다.

내 안에서 병이 생긴다 2) 스트레스와 암

속이 불편하거나 병약하면 화가 치밀고 대뇌의 혈류장애가 생긴다. 서서히 증폭되는 스트레스로 온몸의 혈액순환 장애가 생긴다. 우선 손발의 혈류장애가 생기면서 심장의 박동이 빨라지게 되고 대정맥이 단단하게 굳어지면서 피가 머리로 솟구쳐 얼굴이 붉게 상기 되거나 반대로 심하면 안색이 창백해지기도 한다.

이때부터는 본인의 의지와 상관없이 진행된다. 얼굴이 상기되면서 화가 치밀어 올라 음성이 커지고 행동 자체가 불안해진다. 이를 즈음에는 대뇌에서 내려오는 대정맥의 문제가 생긴다.

흔히 핏대가 단단하게 굳어지고 열이 오른다 하는데 그 핏대가 서는 부분이 바로 대정맥이다. 대정맥의 혈류장애가 생기면 위장의 움직임이 둔화되고 그에 따라 속이 불편해지기 시작한다. 속이 불편하여 위장이 움직이지 않으면 그 주위의 췌장과 간 소화기관과 같은 오장육부가 기혈이 막혀 버리면서 저체온 현상이 된다.

급기야 폐까지 압력이 가중되어 숨쉬기가 곤란해질 수도 있다. 심장이 약한 사람은 쓰러지기도 하고 더 나아가면 어린이의 경우에는 코피를 쏟기도 하고 성인의 경우에는 뇌혈관이 터져 뇌경색에까지 이른다.

그 보다 더 큰 문제는 체내 저체온과 저산소증으로 암세포가 수백 배로 증식하게 된다는 사실이다. 따라서 내 안에 내 생각이 잘못되어 내가 만든 스트레스는 내가 고쳐야 한다. 지구를 바꾸는 것 보다 내가 지구 환경에 적응하는 것이 현명하다.

자연치유 도우미 3) 웃으면 암 세포가 사라진다

짜증이나 화는 내리고 반대로 웃으면 엔도르핀이 분비되어 암의 증식이 낮아진다. 감동을 받으면 웃는 것의 수천 배에 달하는 다이돌핀이 생성되어 수십 배로 암이 억제되고 정상세포의 세포분열이 촉진된다.

이게 내 업보라 생각하고, 상대에게는 열 받은 척 하고 돌아서서 기지개 세 번 켜고 비흡구배 호흡을 10번 하고 나서 빙그레 웃는다. 이렇게 하면 내 안에 차인 스트레스로 인한 화가 내쉬는 날숨으로 다 빠져 나가게 되어 속이 편하게 된다.

그리고 자그마한 일에도 감동을 받게 되면 하루 동안 받은 스트레스는 사라지고 나날이 건강해 질 수 있다. 또한 하루 한 가지 이상 감동하는 마음으로 오감을 살려내도록 노력한다.

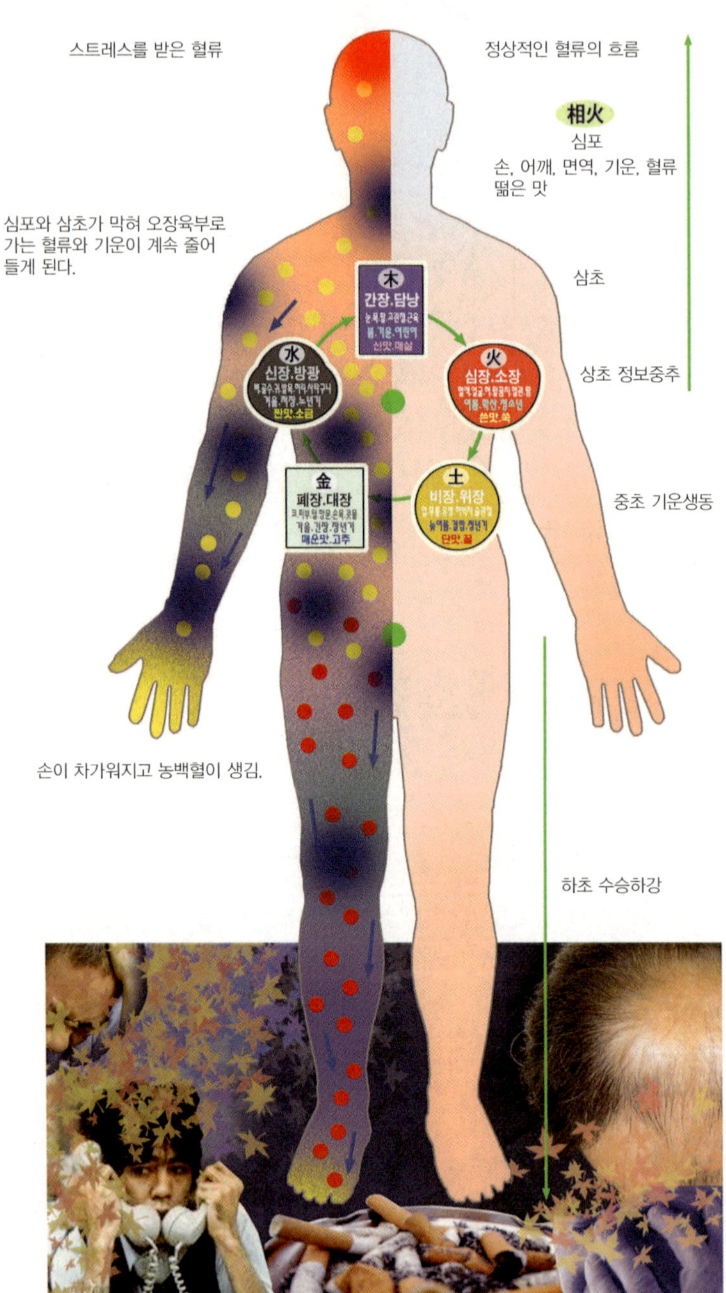

스트레스를 받은 혈류
정상적인 혈류의 흐름
相火
심포
손, 어깨, 면역, 기운, 혈류
떫은 맛
삼초
상초 정보중추
중초 기운생동
하초 수승하강
심포와 삼초가 막혀 오장육부로 가는 혈류와 기운이 계속 줄어 들게 된다.
木
간장.담낭
눈.목.힘.고관절.근육
봄.겨울.여린이
신맛.매실
水
신장.방광
뼈.골수.귀.방광.허리.삭막구니
겨울.계장.노년기
짠맛.소금
火
심장.소장
혈맥.얼굴.혀.웃음.이.얼굴.팔
여름.확산.청소년
쓴맛.쑥
金
폐장.대장
코.피부.털.맹문.손목.콧물
겨울.간장.청년기
매운맛.고추
土
비장.위장
입.무릎.유방.허벅지.살.군침
늦여름.결합.청년기
단맛.꿀
손이 차가워지고 농백혈이 생김.

3. 남성의 털과 건강

피부가 변하여 털이 되고 손발톱이 되는 것이므로 다친 부위에는 털이 나거나 점이 생기게 되고, 혈류가 잘 통하면 피부가 맑아지고 털이 없어진다.

상식 1) 무심히 넘겨보지 말아야 할 우리 몸의 털

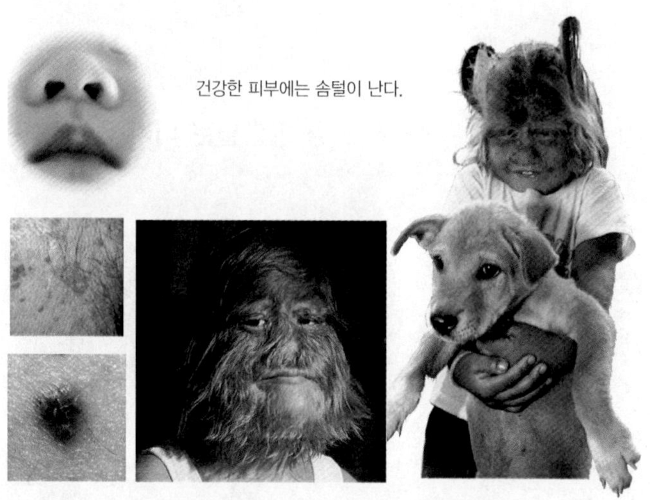

혈류가 느릴수록 털, 점, 검버섯 등이 여기저기 생겨난다.

우리는 원숭이와는 다르다. 온 몸에 털이 난 모습을 생각해보라 끔찍하지 않는가? 그런데 남성의 가슴에 털이 있으면 건강하고 섹시하다고 입방아를 찧고 있는데 그건 매우 잘못된 생각이다. 왜냐하면 털이 있는 부위는 혈액순환이 되지 않아 피부 세포가 제 기능을 상실했을 때 체온유지를 위해 털이 나기 때문이다.

건강한 어린아이를 보라 털이라곤 머리털밖에 없지 않는가? 따라서 사람이 털이 나야할 부분은 머리털과 눈썹, 코털 그리고 림프절이 있는 부위 정도이다. 또 머리털과 눈썹은 머리와 눈을 식혀주는 방열섬모이고 코털은 공기 중의 나쁜 미세먼지나 세균을 걸러내기 위한 여과 필터인 여과섬모만 있으면 된다.

그러나 성장하면서 생식기의 온도를 조절하기 위해 뿌리에 털이 나고 겨드랑이나 사타구니 주위의 림프절에 체온 조절을 위해 털이 난다. 또한 남자들은 치아나 턱의 혈류가 느려지면서 턱 쪽의 수염이 나게 되는 것이다. 따라서 팔이나 다리에 털이 나는 것은 털이 난 부위 조직의 혈류가 매우 느리기 때문에 저체온의 피부조직을 보온을 하여 핏 길을 열려고 하는 자연치유력으로 털이 나는 것이다. 그러므로 우리 몸의 작은 변화인 털은 질병의 전조증상이 오래 누적된 결과로 나타나는 현상이다.

아하 그렇군! 2) 피부세포가 건강하면 털은 나지 않는다

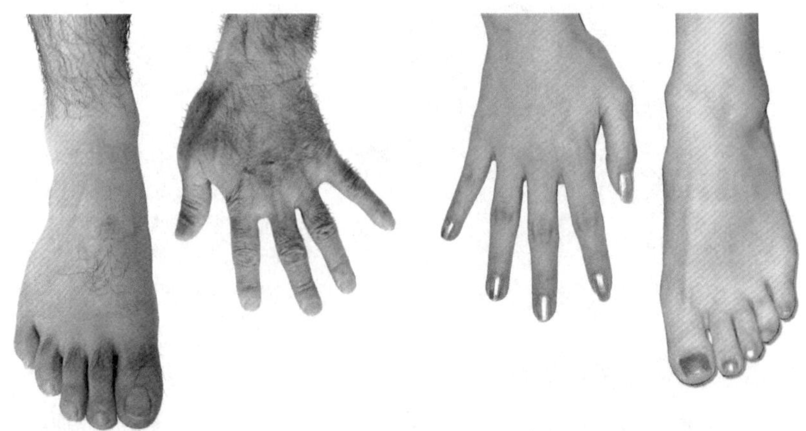

피가 탁하면 피부가 검고 털이 많다　　　　　　　　피가 맑으면 피부가 곱다.

사람의 세포 수명은 42일 전후인데 모세혈관으로부터 정상적인 산소와 양분을 받고 세포가 쓰고 난 노폐물을 정맥으로 원활하게 내 보내면 사람의 피부는 화색이 감돌며 유연하고 깨끗한 피부 조직을 갖게 된다. 그러나 혈액순환 장애로 산소와 양분의 공급을 제때 받지 못한 피부조직은 붉게 상기되다가 마침내 피부조직이 검게 변하게 된다. 피부조직이 붉어진 상태나 검어진 상태가 수년간 지속되면 서서히 털이 자라기 시작하고 마침내 나서는 안 되는 검고 굵은 털로 자라나게 된다. 예를 들면 교통사고로 다친 부위가 있으면 다른 부위에 비하여 피부색이 검어지거나 또 그러한 시간이 오래경과 되면 그 부위에 털이 숭숭 나게 되는 것이다.

따라서 머리털, 코털, 뿌리털, 턱수염, 겨드랑이 털을 제외한 나머지 부분에 털이 나 있는 부위는 곧 질병 징후를 보이는 부위이므로 지속적인 관리와 치료를 하는 것이 좋다. 털은 피부 표면의 각질층이 변화한 것으로 세포가 수면 상태 또는 죽은 상태가 오래 지속되어 각질화 되었을 때 털이 나는 것임을 잊지 말아야 한다.

자연치유 3) 점이나 털이 난 부위를 보면 질병 징후가 보인다

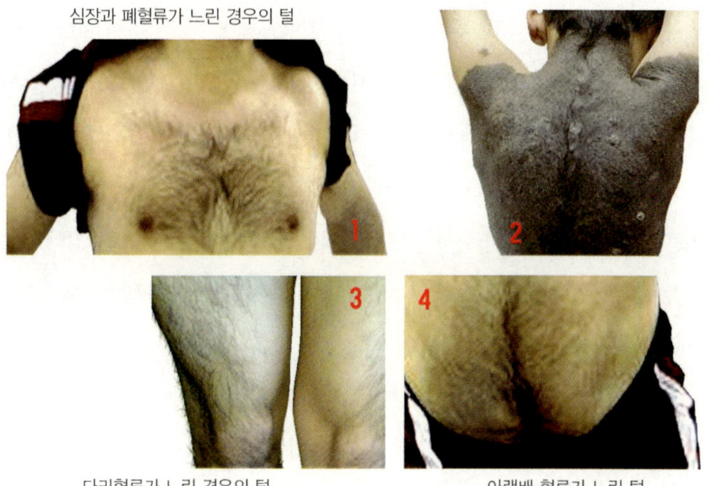

다리혈류가 느린 경우의 털   아랫배 혈류가 느린 털

그림1처럼 가슴에 털이 난 사람은 폐의 혈류가 느려 폐활량이 부족하며 명치 가까이 털이 많으면 심장 혈류에 이상이 있는 사람이다. 또 복막의 혈액순환장애로 허파의 폐포에 쌓인 노폐물을 기침으로 빼내지 못하여 결국 복막으로 빠져 내리는 경우가 많다. 그림 2는 등에 털이 많게 되면 소화 장애와 척추

의 혈류가 느린 사람으로 오장육부의 신진대사 장애가 있는 사람이다.

3의 그림처럼 다리에 털이 많은 경우에는 다리혈류가 느린 사람으로 시간이 지나면 피부까지 검게 변하게 되는 것이다. 발까지 털이 난 사람은 발이 차갑고 혈액순환이 문제되는 사람이다.

4의 그림처럼 하복부에 털이 많이 난 사람은 소장의 혈류가 느리고 생식기 관련의 질병이 발생하기 쉽다. 털의 문제는 털이 나 있어 보기 흉한 게 문제가 아니라 나이가 들어감에 따라 질병의 깊이가 깊어져 돌이킬 수 없는 난치병으로 갈 수 있다.

 자연치유 4) 털을 없애는 방법과 건강

이미 털이 나 있는 사람들은 테이프로 털을 뽑거나 또 탈모제를 바르는 등 수다를 뜨는 경우가 많은데 그것은 근원적인 치유책이 되지 못한다. 자연치유 방법은 털이 나 있는 조직 부위의 피를 맑게 하여 세포가 재생되면 각질이 없어지면서 저절로 털이 점점 가늘고 부드러워지고 차츰 정상적인 솜털로 바뀌게 되는 것이다. 저체온 부위의 혈류가 살아나 따스해지면 보온을 위한 털의 기능이 필요 없는 것이다. 따라서 평소 손발을 따뜻하게 관리하고 혈액순환을 잘 되게 하면 42일이 지나는 동안 피부가 유연해지고 보기 흉한 털도 서서히 가늘어 지다가 사라지게 되는 것이다.

산소를 많이 섭취하고 또 산소 많은 음식 섭취하는 음식섭생을 지키고 천천히 꼭꼭 씹어 소식한다. 잘 밤에 음식섭생을 피하고 폭식과 과식을 하지 않으면서 건강한 생각을 하는 것이 털을 제거하는 이상적인 방법이다.

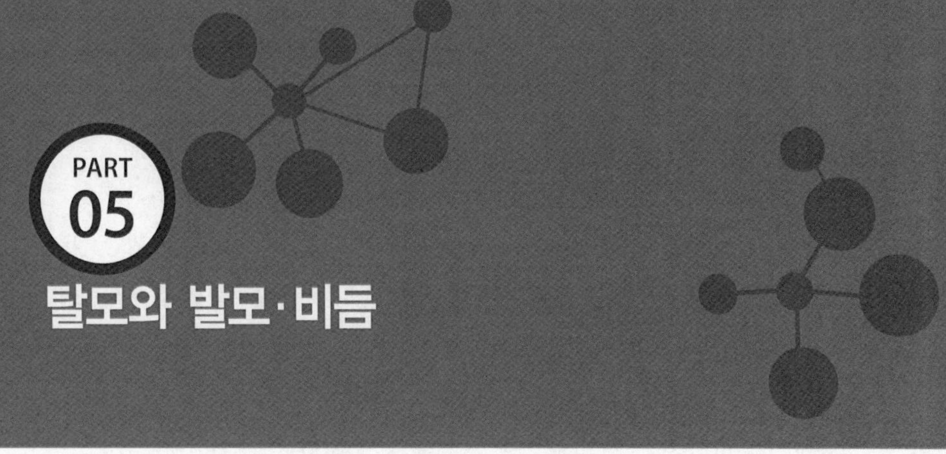

탈모와 발모·비듬

두피가 얇아지고 비듬이 생기면서 탈모가 진행된다.

1. 탈모의 원인과 현상

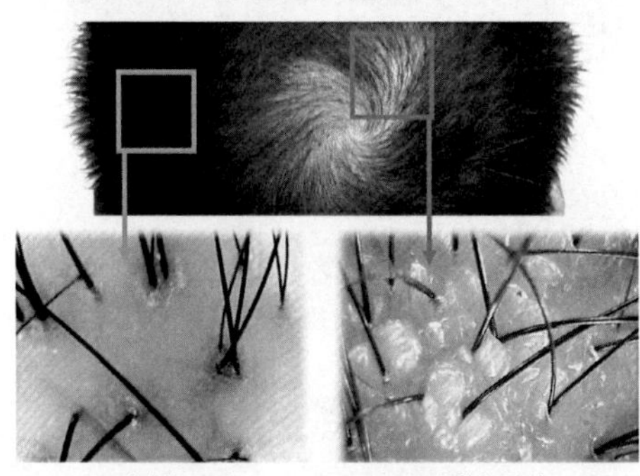

건강한 두피　　　　퇴행기 두피

정상적으로 머리카락이 있어야 할 부위에 병적인 상태 때문에 모발이 기준치를 초과하여 빠져 없어지는 경우이다. 정상적으로 사람의 머리카락이 하루에 빠질 수 있는 상한선인 100개 이상을 초과하여 탈모현상을 보일 때를 '탈모증'이라 한다.

머리털은 발생, 성장, 퇴화, 탈모기라는 주기를 반복하여 일생동안 12번 정도를 반복한다. 사람은 누구나 탈모기에 돌입한 머리카락은 보통 하루에 50~100개 정도 빠지는 것은 정상이다. 탈모는 머리로 피가 솟구쳐 두피의 혈류가 느려서 생기는 것이 원인이다. 여기에는 부모의 피를 물려받은 유전적요인과 남성호르몬의 과다분비작용, 위장장애 등 가족력의 영향을 가장 많이 받는 질병 중의 하나이다. 윗대 선친이 대머리가 있는 사람은 그렇지 않은 사람보다 머리털이 일찍 빠지는 징후로 나타난다.

탈모의 원인

　탈모는 대부분 대뇌의 환경적 충격에 의한 두피의 정맥혈류가 막혀 오는 탈모로 다음과 같은 원인으로 나타난다. 유아기의 탈모는 경기로 인한 잠자리의 나쁜버릇에서 생겨나고 임산부는 출산 관리 및 잘못된 수유에서 오는 탈모이다. 또 잘못된 식생할로 인한 위장장애를 주 원인으로 하여 영양공급 부족, 알코올, 마약, 약물중독, 흡연, 과로 등에서도 탈모가 진행된다.

　피부병이나 질병, 성인병, 약물 사용에서 오는 탈모도 나타나며 과잉영양 또는 남성호르몬의 과다분비에서도 탈모가 된다. 또 고열, 두통, 냉증, 빈혈, 임신 출산 후에 일어나는 탈모도 있고 머리에 기름기가 많아서 생기는 지성탈모, 건성두발로 두피와 비듬 때문에 오는 탈모, 염색, 파마, 드라이 또는 화상, 외상으로 인하여 탈모도 생긴다. 또 대기오염과 사춘기, 갱년기에 오는 탈모, 극심한 스트레스 등 뇌혈류의 부분적인 혈류 이상에서는 원형탈모증이 나타난다.

2. 모발의 일생!

1) 성장기 - 모낭과 모구가 자란 머리털의 수명은 5~6년 정도이며 1m 정도 자라는 게 보통이다. 전체 머리털의 80~90%가 성장기에 속한다. 그리고 산소와 양분이 잘 공급되면 모근이 단단하여 좀처럼 당겨도 빠지지 않는다.

2) 퇴행기 - 두피 피하조직의 진피 세포가 수명을 다하여 수면세포가 되거나 정맥 혈류가 느려 산소와 양분의 공급이 차단되면 퇴행기에 접어든다. 성장을 멈춘 퇴행기가 3~4주 진행된 후 탈모기로 접어드는데 모낭은 활동을 완전히 멈추고 머지않아 다가올 탈모를 기다린다.

3) 휴지지 - 휴지기는 보통 3개월간 진행되며 머리털이 겨우 두피에 꽂혀 있을 정도로 성장이 정지된 상태이며 모발이 점점 가늘어지고 탄력을 잃으며 머리를 감거나 빗질에도 쉽게 빠져 나온다.

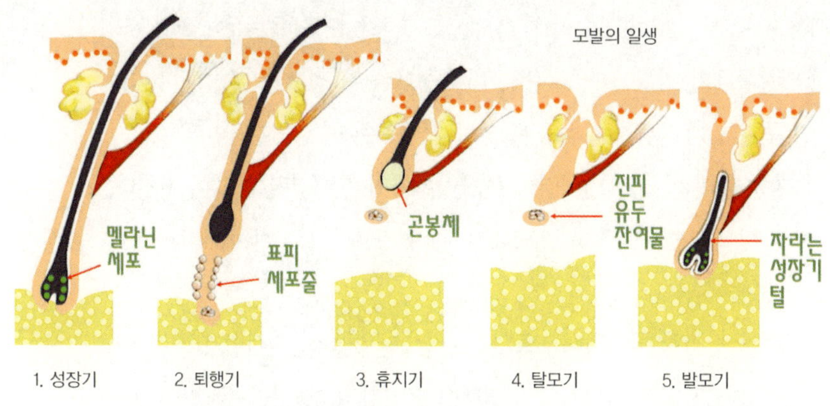

4) 탈모기 - 바람이 불어도 빠질 정도로 머리털이 빠지는 현상이다. 수명을 다한 두피세포의 피부에서 이탈하거나 모근이 없고 진피유두의 잔여물과 결합하여 서서히 발모 준비를 한다.

5) 발모기 - 퇴행기 1개월, 탈모기 3개월 즉, 4개월 후에 발모를 한다. 진피 유두물이 피하조직에 뿌리를 내리면서 서서히 발모가 진행되는 시기이다. 그러므로 아무리 육모를 한다하여도 4개월은 걸리는 자연의 섭리는 거역할 수가 없다.

3. 탈모의 초기 현상

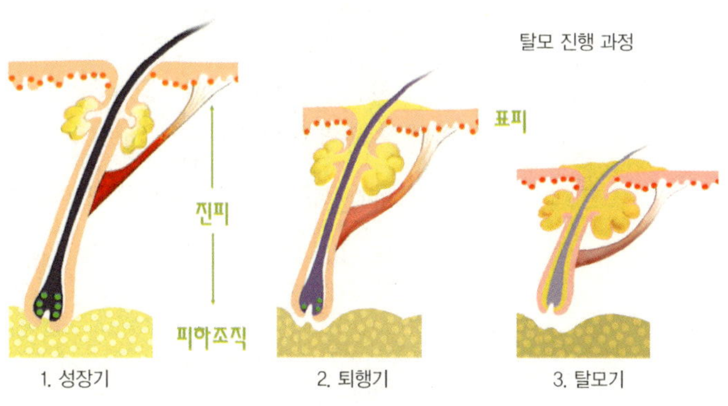

머리 윗부분 두피(정수리)가 점점 얇아지거나 두피가 두개골에 붙기 시작하면 탈모증세가 나타난다. 다음은 탈모증의 초기 징후를 나열한 것이다.

1) 두피가 가려워지고 비듬이 생겨 어깨위에 떨어진다.

2) 머리털이 가늘고 머릿결이 부드러워지거나 머리털이 잘 부러진다.

3) 머릿결이 끈적끈적하고 냄새가 나며 기름기가 끼어 베게에 누런 기름때가 묻는다.

4) 두피에 기름기가 끼어 손톱으로 긁으면 기름때가 끼인다.

5) 이마가 점점 넓어지거나 머리털이 윤기가 없고 머리털이 가늘어 진다.

6) 자고 나면 베게 근처에 머리털이 빠져있거나 머리를 감을 때 머리털이 많이 빠진다.

4. 탈모의 증상
1) 원형 탈모증

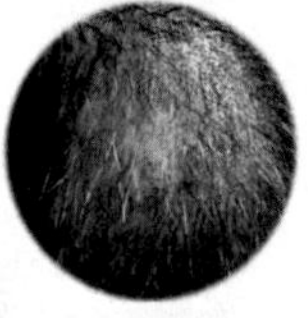

부분 원형탈모

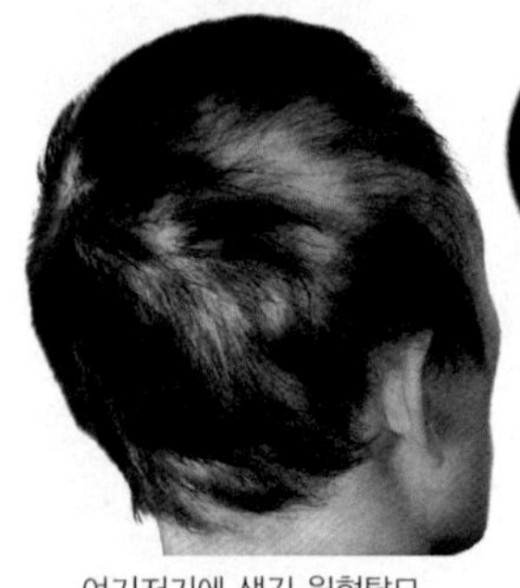

여기저기에 생긴 원형탈모

특정 부위에 여러 가지 크기의 둥글거나 타원형으로 머리털이 빠지는 경우를 말하며 주로 머리털에서 발생하지만 드물게는 수염, 눈썹 등 에도 나타날 수 있다. 심한경우에는 머리털 전체가 빠지거나 혹은 전신의 털이 모두 빠지기도 한다.

탈모 부위는 다른 정상적인 부위보다 차갑게 느껴지는데 이것은 일차적으로 혈류가 막혀 산소와 양분의 공급이 중단되어 나타나는 현상이다.

또 정신적 스트레스를 받거나 자기면역 기능의 저하, 내분비장애나 소화장애 등으로 피가 머리로 솟구쳐 대뇌의 정맥 혈류가 막힌 부분에 생겨난다.

어린이에게 나타나는 원형탈모증은 주된 원인은 대뇌 충격 또는 소아 경기를 방치하여 대뇌혈류가 막혀 나타나는 경우로 대부분 손발이 차갑거나 두통 호소 또는 아토피성으로 나타나기도 한다.

산후 원형탈모증은 생리현상의 이상 또는 혈중 헤모글로빈의 부족에서 오는 일시적인 경우와 그렇지 않은 경우로 나타난다.

머리의 두피 세포가 부분적으로 혈류장애를 일으켜 세포재생이 3개월 이상 방치되었을 경우에 생겨난다. 초기에 특정부위가 빠질 때 신속하게 세포재생을 시켜주지 않으면 그 탈모된 부위가 두피와 붙으면서 두피가 반짝거리게 되어 자칫 재생불능의 상태에 이르기도 한다,

따라서 원형 탈모는 초기에 덤성덤성 빠질 때 신속하게 경기 휴유증을 다스려 혈류를 개선해야 한다. 또 부분적인 치료를 위해서는 '상권' 112페이지를 참고하여 "원형탈모 어적혈빼기"를 하면 한달 후부터 서서히 솜털이 굵어지면서 3~4 개월 후 원형탈모의 흔적이 사라지게 된다.

2) 견인성 탈모증

머리카락을 너무 세게 빗질하여 당겨 내거나 감아올리면 당겨진 모발의 모건이 손상되어 머리털이 빠지게 되는 경우를 말한다. 자신의 머리털을 강압적으로 뜯어내는 질환으로 성인에게서도 나타날 수 있으나 주로 10살 이하의 우울증이 있는 어린이에게서 많이 발견된다. 탈모 부위가 불완전하거나 부러진 경우에는 짧은 머리털이 남아있기도 하는데 그 경계가 불분명하여 육안으로 구분하기가 쉽지 않다.

3) 세균성 탈모증

두피가 저체온 상태로 지속되는 가운데 곰팡이나 세균에 의한 두부백선에서도 부종, 백반, 버짐, 홍반 등과 함께 탈모가 동반되는 경우로 두피 표면의 상처에서 오는 감염에서 머리털이 빠지는 경우를 말한다.

5. 모발의 종류

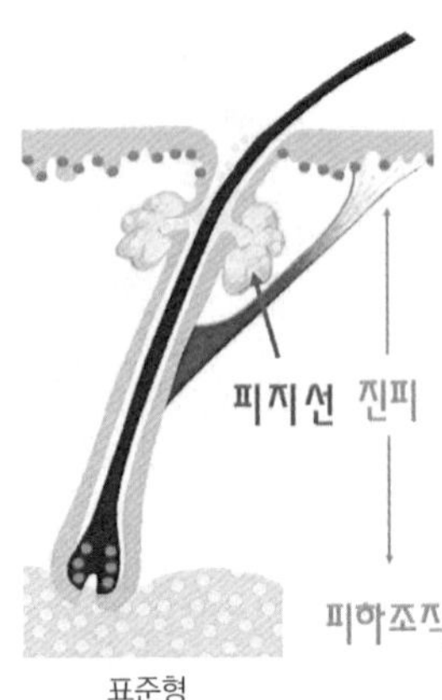 아하 그렇군! 1) 건강형 모발

가장 아름답고 윤기가 나는 건강한 모발로 혈류가 좋은 두피를 가진 형이다. 두발의 성장기와 퇴행기, 휴지기, 발모기의 과정을 정상적으로 밟아가는 사람으로 대머리가 되지 않는 형이다.

하루에 60~100개의 머리털이 정상적으로 빠지면서도 그 빠진 숫자만큼 다시 머리털이 자라나므로 항상 같은 두발의 모습을 유지한다. 머리털 색깔도 검고 싱싱하며 피지선 작용도 정상이어서 항상 반들반들 적당히 윤기가 나는 비단결 같은 찰랑찰랑한 머릿결을 유지한다. 두피에 혈류가 좋아 모근에 산소와 갖가지 영양분과 미네랄 성분이 공급되어 모근과 모구도 건강하고 쓰고 남은 요산이나 노폐물도 정맥으로 회수가 잘 되어 신진대사가 원활한 형으로 비듬도 없어 2-3일 머리를 감지 않아도 가렵지도 않다.

표준형으로 어린이일 경우에는 약 70% 이상이 여기에 해당되나 20대 이후에는 50% 미만, 나이가 많을수록 건강형 모발에서 멀어진다. 근자에는 그 연령층이 낮아지는 추세이며 젊은 층과 청소년기의 건강형 모발도 점차 줄어들고 있는 실정이다. 그리고 현재는 머리털과 두피가 표준형인 사람도 어느 날 질병 또는 혈류가 막혀 지성이나 건성으로 갑자기 변할 수도 있다.

아하 그렇군! 2) 기름기 흐르는 지성형 모발

흐린 날씨나 땀이 나고 여름철에는 더 가렵고 답답하며 피로를 많이 느끼는 형으로 머리털마다 달고 있는 피지선이 커졌거나 기름생산이 너무 많아

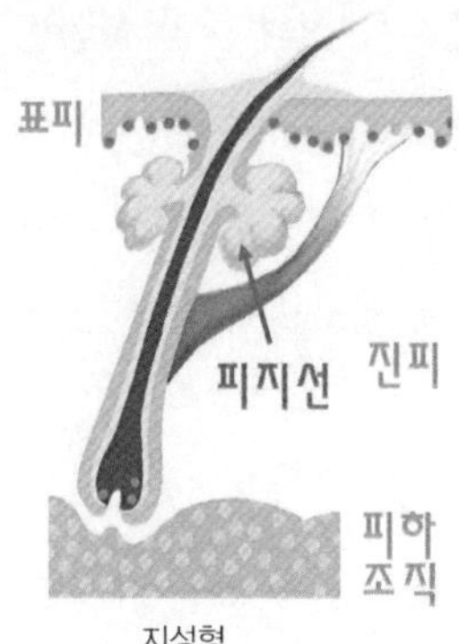

서 피부로 뿜어 나오는 형을 지루성이라고도 한다.

지성두피가 되면 모낭에도 기름기가 가득 차 빠진 머리털 대신 새로 나는 머리털이 모근세포의 성장을 방해함으로써 대머리가 되는 경우이다. 두피에는 기름기가 덮여 점차 약해지면서 염증 또는 부종이 생기기도하고 두피가 정상 색깔을 띠지 못하고 붉게 변하거나 부분부분 붉은 반점이 생기기도 한다. 어린이, 청소년, 어른. 노인을 가리지 않고 다양하게 분포되어 있는데 국민의 약 25% 정도에 이른다.

지성형은 늘 머리가 가렵고 자주 손으로 긁는 습관을 지니게 되고 머릿결이 끈적끈적하며 머리털이 뭉쳐 풀을 발라놓은 느낌이 나므로 매일매일 머리를 감지 않으면 안될 만큼 가렵다.

이것은 공기 중의 먼지와 땀과 기름기가 범벅이 되는 상태가 지속되어 머리를 감은 지 몇 시간만 지나도 머리에서 불쾌한 냄새가 난다. 또 큼직큼직하고 축축한 비듬이 많이 생기거나 정수리부터 탈모가 진행되는데 대부분 집단으로 빠지지 않고 드문드문 고르게 빠지는 것이 특징이다.

여기저기 산발적으로 탈모되는 분산탈모 형이다. 머리숱이 점차 적어지면서 두피가 훤히 보이기 시작한다. 머리 윗부분 두피가 두개골에 붙는 현상은 빨리 진행되지 않지만 수년간 방치하면 역시 두피가 두개골에 붙어 피가 통하지 못한다. 자다가도 자주 머리를 긁게 되는 경우도 많으므로 긁을 때 쉽게 두피염증으로 발전할 수도 있으므로 주의를 요한다.

아하 그렇균! 3) 비듬이 생기는 건성형 모발

두피의 정맥혈류 막혀 모공이 메말라 감에 따라 수분이 부족하고 기름기가 적어 머리털이 푸석푸석해지거나 두발이 가늘어지고 힘이 없어 잘 끊어

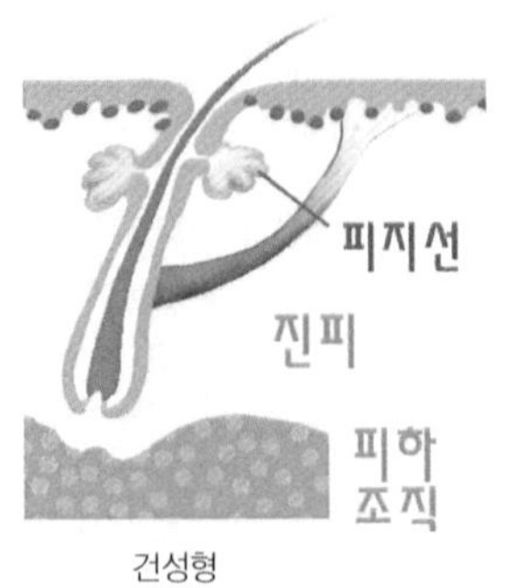

지며 탈모도 쉽게 진행된다. 피지선의 기름 생산이 적어서 두피의 영양공급이 부족하고 두피가 얇아지고 두피의 각질이 벗겨지면서 비듬 현상이 나타나고 서서히 두피가 두개골에 쉽게 붙어 버리는 경우이다.

건성두피 상태가 몇 년간 지속될 경우 손가락 끝으로 두피를 문질러보면 통증을 느끼며 두피가 두개골에 달라붙어 손으로 움직여도 두피가 흔들리지 않는 경우로 국민의 약 30% 정도가 여기에 해당된다.

머리털이 집단으로 빠져 이마가 넓어지기 시작하면서 앞부분 대머리, 또는 정수리 부위가 아주 얇아지고 두피에 피가 통하지 못하여 모근이 시들어버린다. 두개골과 두피가 붙어버리면 머리털이 빠지는 대머리가 된다. 보통 남성들에게 많이 나타나는 현상으로 머리 윗부분이 반짝반짝 빛이 난다.

그리고 반들반들한 모양이 연출되는 것은 두피가 두개골에 붙어 피의 흐름이 중지된 상태이다. 혈류의 흐름이 멈추고 모근이 완전히 소실되며 신경까지 마비되어 통증도 느끼지 못하는 경우도 있다.

여성의 건성두발, 두피는 머리털이 집단으로 빠지지 않고 덤성덤성 머리숱이 전체적으로 적어지는 것으로 분산 탈모현상을 보이게 된다. 작은 가루 형태의 비듬이 많이 생기고 흰색을 띠면서 어깨 위로 흘러내려 아주 불결해 보인다.

몹시 가렵고, 심하게 긁으면 두피염증 또는 군데군데 염증이 발생해 부스럼 딱지가 검게 생기기 쉽다. 이런 경우에는 두피 색깔이 전체적으로 붉은색을 띠고 머리털은 노란색 혹은 누런색을 띠게 되며 피로하고 기운이 없어 보인다. 또 젊은 나이에 머리털이 빨리 희게 되어 백발로 이어지는 경우도 생긴다.

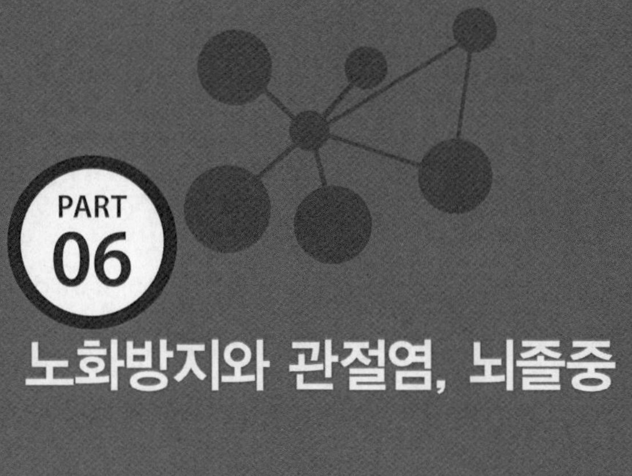

노화방지와 관절염, 뇌졸중

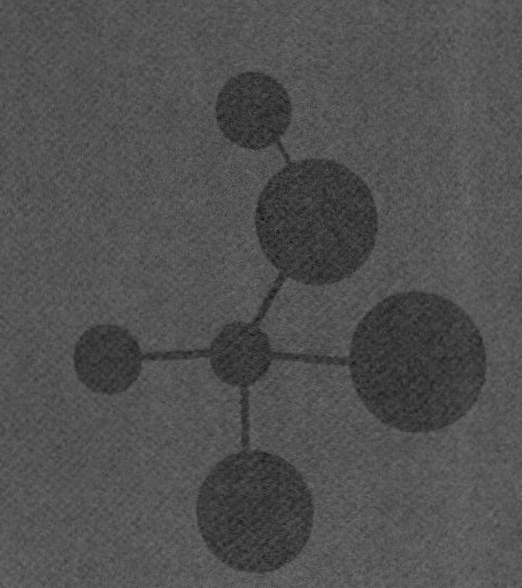

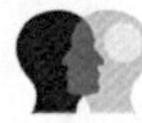 **소통 나눔이야기 생로병사와 노화이야기**

매스컴은 정보 아닌 독 되는 이야기들

인류의 가장 큰 난제에 해당되는 주제이다. 늙지 않고 젊게 사는 방법을 찾아 진시황제가 신하를 동원하여 불로초를 찾아 헤매 게 한 역사의 일화만 보아도 익혀 알 수 있다. 그러나 아직도 수많은 사람들이 여기에 의문을 던지며 늙고 병들지 않는 방법을 찾아 헤매기도 하고 불로장생을 미끼로 갖가지 장난을 치는 일들을 많이 본다,

예를 들면 매스컴에서는 반신욕이 좋다하여 소시민의 호주머니를 빼앗고는 장사가 잘 되어 적정 수익에 도달하면 반신욕 피해 사례를 연일 보도하는 것처럼, 유행처럼 각종 미디어들이 소시민을 울리고 있는 것이 작금의 실태이다. 고추가 비타민에 좋다하여 떠들다가 이내 위장장애를 가져온다 하기도하고, 물을 많이 먹는 게 좋다고 하다가 돌연 너무 많이 마시면 죽는다고도 한다. 우유가 몸에 좋다고 보도하다가 느닷없이 소젖은 사람의 체온보다 2℃ 높은 음식이므로 인체에 백해무익한 것이라 한다. 또 흡연을 하면 이내 죽을 것처럼 떠들고 호들갑을 떨다가 세계적인 장수촌 사람들이 담배를 즐겨 피우고 있는 광경을 보도하기도 한다. 담배 피해를 거론하기 전에 현대인들의 허파와 폐포 장애자가 얼마나 많은지에 대하여서는 무지하니 어쩔 도리도 없겠지만 아무튼

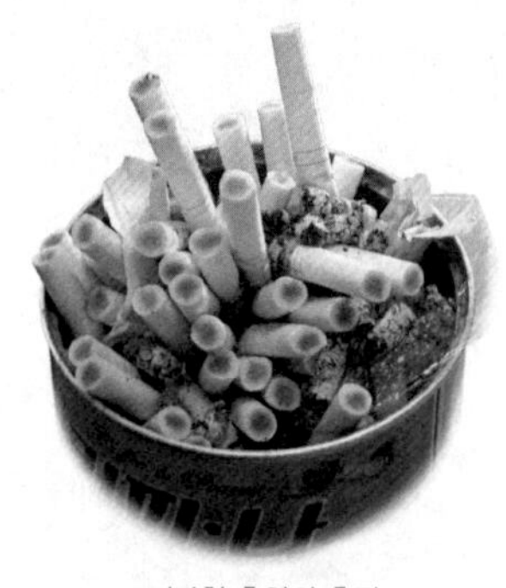

지나친 흡연의 흔적

유행처럼 장사꾼과 한패가 되어 건강한 사람을 울리는 작태를 볼 때면 가슴이 아프다.

닭고기가 좋으니 어쩌니 하다가 닭고기를 먹으면 풍이 온다고 뒤집는 사례가 많다. 그래서 난 매스컴에서 애기하는 정보는 믿지 않는 버릇이 생겼다. 외국에서 꾸며대어 쓴 논문 하나만 나오면 대서특필하는 오류 속에 살고 있다. 몸 짱 보도를 보라? 여자가 몸 짱을 만들면 질병이 생기기 시작한다. 어린아이처럼 유연한 근육을 가졌기 때문에 여성들은 근육이 경직된 남성보다도 오래 사는 것인데 여성들이여 빨리 죽으라는 식의 보도를 대할 때면 가슴이 아프다. 적당한 운동의 방법과 요령에는 아랑곳하지 않고 여기저기 부추겨, 전 여성들이 마치 몸 짱에 미쳐 버린 세상이 된 것처럼 떠들어 댄다.

우린 좋은 것이 독이 되는 세상에 살고 있다. 아무리 좋은 것이라도 내게 맞지 않은 것이 많다. 비타민 C가 몸에 좋다고 무작정 먹게 되면 내 몸 안의 비타민 합성 공장이 문을 닫게 되어 신진대사의 불균형을 가져온다. 우리 인체는 부족하면 스스로 만들어내는 자연치유력이 있다. 부족해서 병이 생기기보다는 넘쳐나서 병이 생기는 경우가 더 많으므로 내 안의 세포들이 서로 간의 균형과 조화로운 일상을 만들어 주는 것이 좋다.

껍질에 현혹되어 정확하지 않은 정보에 빠져 영혼까지 허우적거리는 국민성도 문제가 없지는 않지만 아무튼 언론의 보도 자료 중에는 믿을 것이 없는 경우가 많다. 거기엔 고도의 권모술수로 무장된 무언가가 있음을 명심해야 한다. 특히 건강에 관한 것들은 더욱더 그러한 베일이 있다는 것을 명심해야 한다. 내 몸은 내가 제일 먼저 안다. 내 안에서 내가 만들어 낸 병이기 때문에 내가 병이 생긴 원인도 내가 먼저 알고 그 원인을 제거하는 방법도 내가 가장 잘 알고 있으므로 내가 내 질병을 제일 잘 고치는 명의가 되어야 한다.

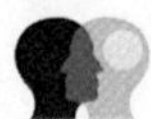 **행복한 생활이야기 1. 노화의 원인에 대하여**

늙어 가는 것을 모르는 사람은 없다. 따라서 빈손으로 왔다가 빈손으로 돌아가는 것을 알면서도 버리지 못하고 채움에 정신까지 놓는 사람이 많은 게 현실이다. 노화란? 저체온으로 세포분열 지수가 낮아지면서 생기는 현상이다. 성장기의 아이들은 세포분열 수가 증대되고, 장년기 이후부터는 세포의 분열 수가 급격하게 떨어지게 되면서 노화현상을 가져온다.

100조 개나 되는 우리의 인체는 하루에 2조 5천억 개 이상의 세포가 재생되면 성장기에 해당되고, 세포의 분열이 1조 개 이하로 떨어지면 노쇠화를 가져오게 된다. 사람의 세포 하나의 수명은 고작해야 42일 정도이다. 그 중에는 잠자는 세포도 있고 노후세포도 있고 죽은 세포도 있는데 살아있는 세포가 많을수록 건강하고 수명이 끝난 세포를 많이 달고 다닐수록 비만이거나 노화가 심한 사람에 해당된다.

노화란 잠자는 세포나 노후세포 또는 저승꽃과 같은 죽은 세포가 많이 달라붙어 있는 경우이다. 군살이 많거나 뚱뚱한 사람은 잠자는 세포의 수가 많은 사람에 해당된다.

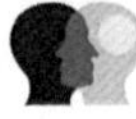 **행복한 생활이야기 1) 노화가 오는 원인과 노화예방**

그럼 왜 세포분열이 왜 제대로 되지 않는 것인가? 그건 한마디로 말하자면 산소와 양분의 공급이 차단되어 생기는 현상이다. 하나의 세포는 42일간 끊임없이 산소와 양분을 먹고 이산화탄소와 노폐물을 정맥으로 보내면서 세포가 제 기능을 한다. 노화의 문제는 두 가지이다. 첫째는 동맥의 모세혈관이 막혀 산소와 양분이 공급되지 않아 저체온 조직이 생긴 경우이며 둘째는 정맥의 모세혈관이 막혀 삼투작용이 문제되어 노폐물을 회수하지 못하는 경우인 것이다.

(1) 동맥의 모세혈관이 막혀 산소와 양분이 공급되지 않는 경우

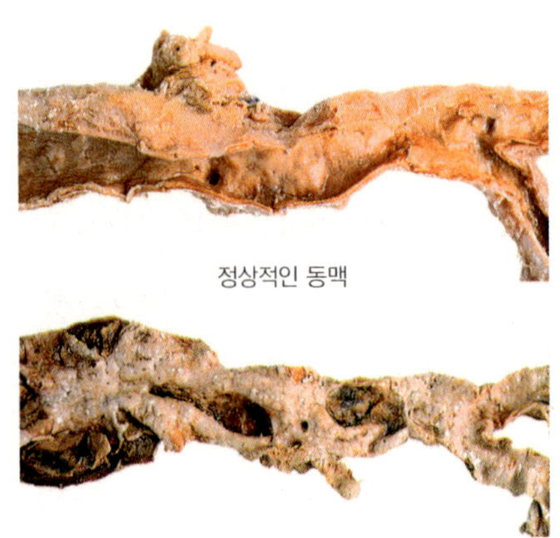

정상적인 동맥

동맥경화가 생긴 혈관

동맥경화를 말하는 것이다. 심장의 강한 압력에도 불구하고 동맥혈류가 막혀 세포에게 산소와 양분 공급이 차단되어 문제를 일으켜 질병을 유발하고 노화가 진행되는 것이다. 동맥경화의 원인은 고 콜레스테롤 음식을 섭취하여 생겨나기도 하고, 피가 탁하여 세포의 유전자 구조가 대물림 된 가족력에 의해 유전적으로 생기기도 하며 환경적인 충격 등으로 피가 염증으로 오염되어 적혈구가 연전되어 동맥이 경화되어 나타나기도 한다.

동맥경화는 말 그대로 그림처럼 동맥이 딱딱해지는 질환으로 콜레스테롤이나 부유물, 양이온 적혈구가 혈관 벽에 달라붙어서 점점 혈관 벽의 두께가 두꺼워짐에 따라 상대적으로 혈관이 좁아지게 되는 현상이다. 건강한 동맥은 탄력성이 높고, 단단해서 심장의 높은 압력에도 버틸 수 있지만, 동맥경화가 오게 되면 탄력성이 줄어들어서 심장에서 높은 압력으로 피를 내보내면 혈관에 이상이 생긴다.

흔히 병원에서는 동맥경화는 근본적인 치료는 불가능한 질환이라고 한다. 그러나 그 원인은 음식 섭생이 잘못되거나 먹은 만큼 움직여야 하는데 그렇지 못하여 잉여 양분이 많기 때문이므로 음식조절을 통해 콜레스테롤의 섭취를 줄여가면서 체내 남아도는 잉여 양분을 적당한 운동으로 태우거나 혈류따기로 막힌 핏 길을 열어주어 피를 맑게 하는 생활습관을 유지하면 빠르게 나을 수 있는 질병이다.

(2) 정맥의 모세혈관이 막혀 삼투작용이 문제되어 노폐물을 회수하지 못하는 경우

세포가 쓰고 난 노폐물이 정맥으로 회수되지 못하면 세포나 조직 주위에 요산이나 염증이 쌓여만 가게 되고 그 부위는 저체온이 되어 날이 갈수록 조직의 부위가 넓어지게 된다. 이러한 노폐물들은 자신의 신체에서 가장 혈류가 느린 부분에 쌓이게 되는데 사람마다 그 부위가 다르다. 따라서 각양각색의 매우 다양한 부위에 질병이 발생하면서 피부나 조직이 제 기능을 못하게 하기도 하고 조직이 더 이상의 산소와 양분의 공급을 받지 못하여 노화가 빠르게 진행되는 것이다. 따라서 노화의 예방법은 한마디로 피를 맑게 하고 혈액순환이 잘 되게 하면 늙거나 병들지 아니한다.

TIP 콜레스테롤과 중성지방

콜레스테롤의 문제 발단은 간조직의 화학공장의 이상에서 만들어진다. 그 다음은 식생활 습관에서 육류, 알류, 내장 등의 동물성 식품 중 실온에서 굳어지는 기름기 많은 음식을 먹으면서 축척된다. 최근 서구식 인스턴트 식생활로 더 증가 추세에 있다. 기름에 튀긴 음식은 콜레스테롤 수치를 증가시킨다, 계란, 장어, 오징어, 알칼리 이온음료 등은 특히 주의해야 한다.

포유류 중 인간이 가장 낮은 체온을 유지하고 살아간다. 활동성이 높은 동물일수록 체온이 높아지기 때문이다. 흔히 나이 40을 넘어서는 닭고기를 먹으면 풍이 온다는 옛 어른들의 이야기도 귀담아 들어야 한다. 왜냐하면 닭고기의 체온이 41.5℃이므로 사람의 인체 내에서는 기름이 굳어질 수 있기 때문이다. 특히 소고기는 체온이 38.5℃로 사람보다 불과 2℃ 정도 높지만 사람의 몸속에서 가장 빨리 굳어지지 때문에 성장기를 제외 하고는 가급적 삼가는 것이 좋다.

오리의 체온은 42.5℃ 정도로 높지만 기름 자체가 아주 낮은 온도에서도 굳지 않으므로 즐겨 먹을 만한 육류에 속한다. 어류는 변온동물로 30℃ 이하의 체온을 유지하므로 어류를 섭취하는 것은 오히려 콜레스테롤 수치를 낮추는 결과를 보인다. 중성지방은 기름의 한 종류로써 우리나라 사람들의 동맥에 가장 흔하게 끼는 때로서 원료는 당분, 술, 지나친 식사량 등 과잉영양에서 온다.

지방질이나 과잉영양은 우리 몸 안에 1,000조 개의 미생물 중 유해한 나노소포체에서 메탄과 수소를 많이 발생시켜 체내 염증을 많이 만들어 살을 더 찌게 만든다. 따라서 먹어서 내 안에서 내 동맥에 내가 축적시킨 것이므로 가급적 동물성보다는 식물성 식단을 생활화하면 콜레스테롤과 중성지방은 내 안에서 축척되지 않아 노화가 예방된다.

소통 나눔이야기 2. 퇴행성관절염 이야기

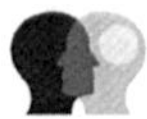

건강찾기 1) 연골이 재생되지 않아 생기는 염증이다

관절에 염증이 생기는 현상이다. 즉 관절부위의 혈류가 느리거나 막혀 염증이 쌓이면서 연골이 더 이상의 세포분열을 할 수 없는 저체온의 조직인 무릎에 생겨나는 질병이다. 병원에서는 연골이 닳아 없어졌다고 하는데 없어진 게 아니고 더 이상 세포 분열이 중지되어 노폐물이 차곡차곡 쌓이면서 나타나는 노인성 변화로 관절에 나타나는 특성을 가진 질병이다.

예로부터 시골 장날 가축시장에 개나 송아지 등의 가축을 고를 때 건강한 짐승을 고르는 첫 번째 조건이 발목 가는 짐승을 구하는 일이었다. 요즘도 상식을 겸비한 노인들은 맞선보는 자리에 나갔을 때 치마를 입고오지 않으면 여자 취급도 안하시는 분들이 있다. 그것은 불문율처럼 치마를 입고 와야 건강한 며느리의 발목이나 무릎을 보고 식별해 낼 수 있는데 그 상식에 맞지 않은 옷차림에서 그러한 생각을 하는 것이다. 따라서 건강한 관절은 사람도 짐승처럼 발목이나 관절은 가늘수록 건강하고 달리기도 잘하는 사람이다. 발목이 굵다는 이야기는 이미 세포가 쓰고 남은 요산이나 노폐물 또는 죽은 백혈구 농이 차 있기 때문에 부어오른 것이다.

관절에 있는 연골의 염증에 의하여 나타나는 질환으로 그 원인은 관절의 혈액순환 장애에서 온다. 연골은 정상적인 관절의 기능을 유지하는데 가장 중요한 조직으로 매끄러우면서도 질기고 동시에 탄력성을 지녀야 한다. 또 이 연골은 스펀지와 같은 완충역할을 해야 한다. 즉, 관절이 압박 받고 있지 않을 때는 관절액을 끌어들였다가 보행이나 운동 때와 같이 중력이 가해지면 관절액이 빠져 나가 충격을 흡수하는 작용을 한다. 이런 중요한 연골조직에 산소와 양분의 통로가 차단되거나 연골세포의 노폐물이 정맥으로 회수되지 못하여 정상적인 연골의 완충작용을 하지 못하여 생기는 것이다.

관절연골이 퇴행성으로 진전되는 것은 나이와 밀접한 관계가 있는데 보통 60세 이상의 모든 인구의 90% 가량이 이런 변화에 의한 다양한 증상들을 보인다. 현재까지는 이 질환을 완치시킬 수는 없는 것으로 알고 있으나 관절부위의 혈액순환만 시켜 주면 빠른 재생으로 건강한 생활을 할 수 있다.

갈수록 태산 2) 관절이 굵어지거나 관절염이 오는 과정

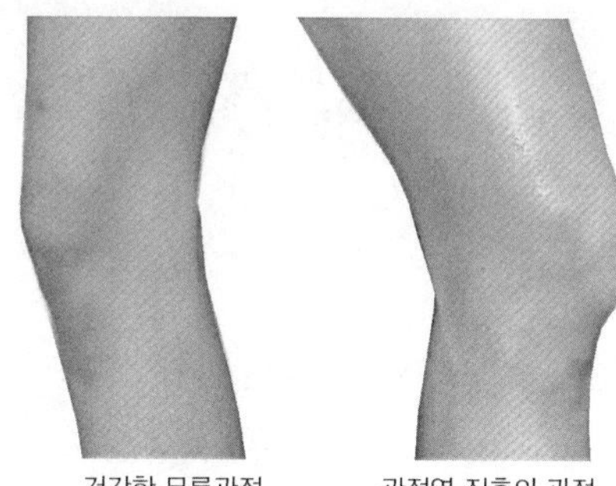

건강한 무릎관절　　관절염 징후의 관절

우리가 달리다가 넘어져 무릎 같은 곳에 충격을 받게 되면 그 부위가 부어오른다. 이때 부어오르는 것은 넘어진 충격으로 세포가 경기를 하거나 상처 난 세포 또는 침입한 세균을 물리치기 위해 백혈구를 불러들여 물리치고 치유하려 모세혈관이 확장되면서 생기는 현상이다.

이때 붓지 않거나 아무런 증상이 없으면 매우 심각한 무릎 환자이다. 보통의 건강한 사람은 서서히 부어오르면서 모세혈관이 확장되어 세포를 재생하기 위한 시스템을 갖는다. 즉, 산소와 양분의 통로를 확보하기 위한 자체 정비시스템이 작동되기 때문인 것이다. 그러나 시간이 지나면서 세포가 재생되고 체내 유입된 나쁜 바이러스나 세균을 물리치고 나면 서서히 부기가 가라앉으면서 정상을 찾아 간다.

그런데 위의 과정은 세포분열이 왕성한 젊은 사람들의 이야기이고 세포분열이 미진한 중·장년기부터는 혈액순환 장애로 이러한 노폐물이 관절부위에 자꾸 축척되어 관절의 굵기가 날이 갈수록 팽창되어져 부어 있는 것이 퇴행성관절염이다. 젊은 사람도 심하게 무릎을 다치거나 경기후유증으로 혈류장애를 가진 사람은 오랫동안 피부 속에 죽은 세포나 노폐물이 자리를 잡고 있어 관절이 항상 부어 있는 경우가 많다.

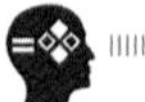 ⅢⅢ◇ 갈수록 태산 3) 관절염의 증상과 진행과정

관절염을 앓고 있다면 우선 관절의 굴신이 힘거워지게 되고 그에 따른 관절의 통증은 심해지고 유연성이 사라져 나무막대와 같이 뻣뻣함을 느낀다. 또한 움직일 때 마다 관절이 찌릿찌릿한 소리가 느껴지거나 심하면 우지직 거리는 소리도 들려온다.

염증이 서서히 진행되면서 종기나 부종 등 피부염이 생겨나기도 하고 관절의 모양이 흉하게 변형되기도 한다. 관절염의 방치는 관절을 사용할 수 없는 불행으로 심하면 앉기조차 힘거운 경우도 생겨난다.

(1) **우선 서서히 부어오르면서 열이 난다** - 모세혈관을 확장하기 위해 날씨가 춥거나 궂은 날씨에는 체내 산소공급이 부족하고 낮은 온도로 하여금 모세혈관이 수축되어 통증을 더 심하게 느끼게 된다. 처음에는 무리하게 관절을 사용한 후에 노폐물이 정맥으로 회수되지 못하여 통증으로 나타나지만 후기에는 쉬면서 무릎을 사용하지 않아도 통증을 느끼는 상태까지 된다.

(2) 관절 굴신이 힘들어지면서 요산이나 백혈구 농들이 차인다 - 혈액
순환장애가 가속화 된다.

아침에 일어났을 때 굴신이 힘겹고 뻣뻣해지는 경우가 있다. 질병 초
기에는 잠시 그렇다가 사라지곤 하지만 점점 그 주기가 빨라지거나 악화
된다. 계단을 오르내리지 못할 정도의 행동장애로 움직일 때 마다 생활
에 지장을 줄 만큼 뻣뻣한 증상이 연속되기도 한다.

**(3) 절름거리며 산소와 양분의 공급이 차단되어 더 이상 새로운 연골
이 만들어지지 못한다**

관절을 움직일 때 마다 우지직거리는 소리와 삐걱거리는 소리가 들리
게 되면 이미 무릎의 퇴행성관절염으로 진행 중인 것이다.

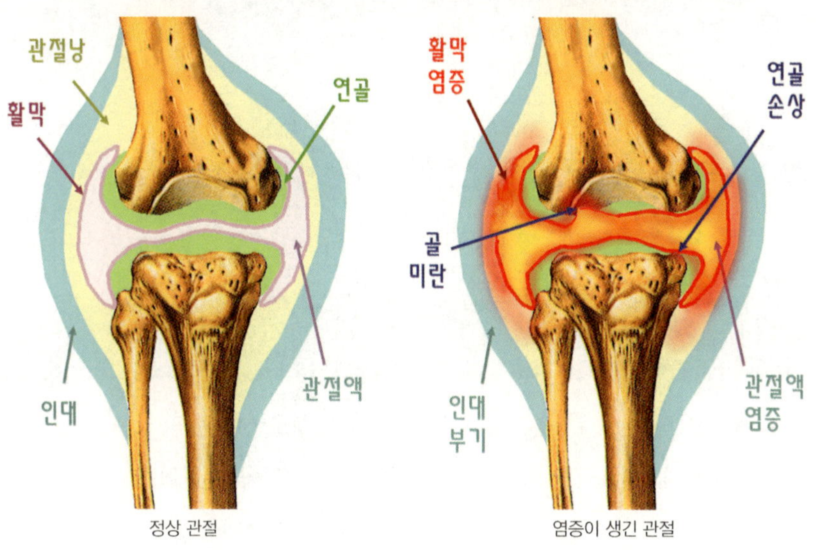

(4) 연골이 서서히 염증화 되기 시작한다 - 이때부터 체내 요산이나 농백
혈들이 자꾸 차이기 시작한다.

관절뼈에 산소와 양분의 공급이 차단되어 뼈가 푸석하여 손상을 입는
다. 세포재생이 중지되어 물렁뼈가 계속적으로 염증화 되어 얇아지고 급

기야 뼈까지 닳아 손상이 되고 관절이 변형을 일으킨다. 이때가 되면 무릎의 경우 다리가 휘어진 모양이 되기도 한다.

(5) 관절의 변형이 온다 - 뼈 주위가 가시처럼 변형이 생기고 피부로 돌출되기도 한다. 심한 류머티즘 염증인 경우에는 관절끼리 붙어버리기도 한다. 더 이상 관절의 기능을 못하므로 아예 접합시키게 되는 것이다.

과거에는 퇴행성관절염은 노인성 질환으로 관절연골의 마모에 의해 단순하게 발생한다고 생각하였다. 그러나 최근에는 청소년 심지어 어린이에게도 나타나고 있는 실정이다. 이것은 그 만큼 주변의 환경적인 충격 요인이 많이 발생하여 핏 속에 염증지수가 점점 높아지고 있다는 반증이기도 하다. 따라서 혈류따기와 어적혈빼기로 6개월 정도 다스리면 관절의 혈류가 개선되어 퇴행성관절염이 서서히 나아진다.

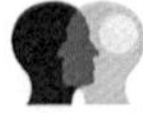 소통 나눔이야기 ## 3. 노화방지를 위한 수면과 건강

건강찾기 **1) 미인은 잠꾸러기이다**

노화방지 중에서도 첫 번째 키워드는 인생의 3분의 1을 차지하는 잠이다. 잠은 뇌와 몸이 휴식을 취하는 최고의 방법으로 세포들이 빨리 노화되지 않도록 우리에게 새로운 힘을 불어 넣는 과정이다. 또한 숙면은 질병을 막고 머리를 맑게 해주는 것은 물론 피부를 싱싱하고 탄력 있게 만들어 준다. 하지만 숙면을 충분히 취하지 못하게 되면 뇌의 휴식이 저해되고, 세포 재생이 억제되어 정신적·육체적 노화와 함께 각종 질병의 원인이 된다. 특히 밤이 긴 겨울철 불면증은 여간 곤혹스러운 일이 아니다. 편안한 꿈나라에서 늙지 않는 비결을 찾아본다.

아하 그렇군! 2) 깊은 잠은 노화를 막는다

'잠이 보약'이라는 말을 흔히 사용한다. 잠이 보약인 만큼 건강에 좋다는 뜻으로 숙면을 취해야 잠 자는 동안 체내 노폐물을 완전하게 청소를 하기 때문이다. 아침에 일어나면 호르몬이 원활하게 분비되어 낮 시간동안 정신적으로나 육체적으로 정상적인 활동을 할 수 있기 때문이다. 또 노화된 세포가 새것으로 교체되는 일도 잠을 잘 때 이뤄진다.

잠을 제대로 자지 못한다는 것은 몸에 문제가 있기 때문이며 이는 몸에 또다른 이상을 유발할 수 있는 만큼 건강은 물론 노화방지와도 직결된다. 결국 노화방지의 핵심은 바로 건강한 잠인 셈이다. 노화와 직결된 호르몬은 '성장호르몬'이다. 노화방지를 위해 일부러 성장호르몬제를 맞기도 하는데 이는 숙면 중 자연적으로 몸에서 분비된다. 다시 말하면 숙면만 취해도 성장호르몬이 제대로 분비돼 노화가 방지된다. 성장호르몬은 주로 깊은 수면 중 분비되며, 성장호르몬이 결핍되면 살이 찌고 근육세포가 경직되거나 근육수가 감소되어 노화가 촉진되는 것이다.

수면은 평온한 수면인 비렘수면과 꿈을 꾸는 단계인 렘수면으로 나뉜다. 비렘수면부터 시작되어 하룻밤에 두 종류의 수면이 여러 차례 반복된다. 보통 전체 수면 중 비렘수면이 75%, 렘수면이 25%를 차지한다. 비렘수면은 1~2단계의 '얕은 수면'과 3~4단계의 '깊은 수면'으로 나뉘는데 '누가 업어 가도 모르는' 3~4단계의 수면을 해야 성장호르몬이 많이 분비된다. 깊은 수면을 통해 뇌의 휴식, 세포재생, 불필요한 기억의 정리와 감정조절 등이 이뤄진다.

해가 떠오르면 잠이 얕아지면서 렘수면이 나타나는데 이때 체내에 혈액공급이 왕성해져 젊고 건강한 남자들은 발기를 한다. 깊은 잠은 해가 지고 날이 어두워지기 시작하면 멜라토닌을 분비하는데 잠을 오게 만들기도 하고 노화를 억제하는 기능을 한다.

3) 건강하게 잠을 잘 자려면

"불규칙한 수면 습관은 생체 시계를 혼란에 빠뜨려 숙면을 방해한다. 잠은 아침에 일어나서 첫 해를 본 후 15시간이 지나거나 해가 지고 어두워지면 잠을 자는 호르몬인 멜라토닌이 뇌에서 분비돼 잠이 오게 된다. 때문에 밤을 일찍 조용히 맞이하는 것이 잠을 잘 자는 첫 번째 지름길이다. 잠은 소아의 경우 12시간, 청소년은 9시간, 어른은 7시간 30분 이상 자는 것이 좋다.

또 숙면을 하려면 햇빛과 친해져야 한다. 낮 동안 충분한 햇빛을 맞이하면 마음이 밝아지고 밤에 많은 양의 멜라토닌이 분비된다. 낮 동안 충분히 움직이되 야간 운동은 금물이다. 본인이 자려는 시간 5~6시간 전에 운동을 하는 것이 좋으며 가급적 가볍게 걷는 운동이 좋다. 그리고 잠자는 환경은 어두울수록 숙면에 좋다. 불빛이나 달빛을 완전하게 차단하고 잠옷조차도 어두운 색일수록 최상의 숙면에 젖어들 수 있다.

불면은 질병지수가 높거나 뇌압이 높을 때 나타난다. 무엇보다 억지로 잠을 자려고 하면 오히려 잠자기 힘들다. 불을 켜고 지루한 책 읽기를 하거나 다른 무언가를 시도해보다가 졸리면 들어가 눕도록 해본다. 또 잠이 찾아들기 쉬운 몸을 만들어야 한다. 잠을 자기 2시간 전에 족욕이나 반신욕은 도움이 되며, 알코올은 2~3시간 전에는 도움을 줄지 몰라도 깊은 잠을 방해한다. 담배는 신경을 긴장시키는 만큼 피하는 것이 좋다. 그리고 낮은 베개를 사용할수록 후두가 열려 숙면을 취하는데 도움이 된다.

4. 뇌졸중 방지를 위한 지혜

겨울철 뇌졸중을 이기기 위한 생활의 지혜

1) 추운 겨울철 아침에 차가운 바람을 맞게 되면 모세혈관의 혈류가 순식간에 좁아지거나 막혀 중풍과 같은 엄청난 충격을 받을 수 있으므로 반드시 잠에서 깨어난 후에는 따뜻한 집안에서 가벼운 몸 동작을 취하여 충분한 혈류를 개선시킨 후 찬바람을 맞도록 해야 한다.

2) 이른 새벽녘 야외 화장실을 이용하는 경우는 세심한 주위가 필요하다. 시골에서 대부분의 노약자들이 화장실 부근에서 쓰러져 중풍 또는 치명적인 뇌출혈로 이어지는 경우를 많다.

   이것은 따뜻한 방안에서 잠을 청할 때 근육과 혈류가 완전하게 이완되었다가 갑자기 추운 온도로 인하여 근육과 혈류가 수축되어 사지의 혈류가 막히다보니 심장에서 뛰는 피가 곧바로 대동맥을 통해 머리로만 솟구쳐서 대뇌 혈압 상승으로 모세혈관이 터지는 것이다.

   따라서 40세 후반부터는 온도가 지극히 낮은 곳으로 이동할 때는 반드시 10~20분 정도의 사지 혈류를 개선한 후 추운 환경으로 이동해야만 뇌졸중이나 경·중풍으로부터 자신을 지킬 수 있다.

3) 평소 손발이 차가운 수족냉증환자들은 더욱 세심한 주의가 필요하다. 이른 아침에 갑자기 찬 공기를 쐬면 혈관과 세포가 수축되어 모세혈관이 막히다가 급기야 수족냉증의 증세가 팔과 다리로 넓어진다. 또 새벽녘 둔화된 위장의 움직임이 일시적으로 정지 되면서 오장육부의 혈이 막히게 된다. 이때가 되면 심장에서 내뿜는 피가 손발이나 오장육부로 보내지 못한 피가 오직 대동맥을 따라 머리에만 집중되다보니 코피를 흘리거나 딸꾹질 또는 머리가 어지러운 빈혈에서 급기야 뇌의 핏줄이 터지게 되는 것이다.

5. 노화 방지에 좋은 음식

노화방지를 위해서는 올바른 식습관과 균형 있는 식단을 짜는 것이 중요하다. 현대인들은 아침식사를 거르기 일쑤인데다 잦은 회식과 술자리, 불규칙한 식사, 과식, 인스턴트 음식과 청량음료 등에다 잦은 과식에 빠른 식습관으로 위장은 늘 죽도록 고생만 시키고 있다. 따라서 노화방지를 위해서는 규칙적인 식생활과 과식, 폭식을 자제하고 자신의 건강에 맞는 음식을 섭취하는 것이 필요하다.

건강찾기 1) 노화 예방과 건강을 위한 음식

노화 원인 중 하나가 신체의 산화라고 한다면 노화방지는 산화를 막는 항산화 물질을 섭취해 노화를 막는 것이다. 항산화 물질은 우리 몸속의 세포를 공격해 생겨나는 노화나 암, 당뇨, 동맥경화, 치매 등 각종 질병을 일으키는 유해한 활성산소의 독작용을 제거하여 생체를 보호하는 물질을 말한다. 즉 활성산소란 육류섭취 등으로 혈류가 막힌 부위에 오랫동안 적체되어 산화를 앞당겨 노화를 촉진하는 물질이다. 이를 제거하는 항산화물질 중 식품은 바로 녹색 채소에 가장 많이 함유되어 있다. 가지, 마늘, 양배추, 브로콜리, 불루베리 등은 항산화 기능은 물론 비타민이 많이 함유된 식품이다.

항산화 식사를 위해서는 가공 과정에서 많은 영양소의 파괴가 일어나는 가공식품은 피할 것을 권한다. 지방이 적고 고단백의 생선을 통해 질 좋은 단백질은 적당히 섭취하고 가급적 산소 많은 야채 위주의 채식으로 섭생하는 것이 좋다. 요리는 고온에 굽거나 기름에 튀긴 것은 발암이나 노화를 촉진하는 물질을 만들어내는 만큼 자제하는 것이 좋다.

요리 시 조미료 사용을 줄이며, 식사량을 조절하고, 식사하는 방법은 천천히 꼭꼭 씹어서 소식하는 방법으로 바꾸고 가급적 식사시간을 지키도록 한다.

식사 중에는 가급적 물을 삼가야 오장육부의 혈류가 살아난다. 그러나 갈증이 생기면 물은 적당히 마신다. 적당한 물의 공급은 체내 대사와 배설을 원활하게 해주고 에너지 과잉 섭취를 막아주는 역할을 한다.

건강찾기 2) 최고의 건강식은 한국음식

한국 음식은 세계에서도 이미 주목한 웰빙 음식이다. 채식위주의 식단과 마늘과 콩, 발효 음식인 김치와 된장이 주를 이룬다.

이 가운데 마늘은 알리신이라는 물질이 포함돼 있어 피를 맑게 해주며, 혈당을 조절하는 인슐린 분비를 개선시켜 혈당작용을 이롭게 한다. 마늘은 체내에 축적된 노폐물과 독소의 해독을 촉진하며, 중금속과 결합해 이를 몸 밖으로 유도해 낸다. 또 인체의 면역력을 높여주며 신진대사를 활발하게 만들어 노화를 억제한다.

콩은 이소플라본 성분이 있어 골다공증 예방과 항암효과가 있다. 또 사포닌과 비타민 E가 풍부해 피부노화를 방지하며 혈액순환을 원활하게 해준다.

건강식품은 너무 많고 다양하므로 모두 나열하는 것이 무의미한 일인지도 모른다. 대부분의 식물성 음식에는 항산화 물질이 있다. 따라서 우리네 선조들이 즐겨 먹던 음식으로 식단을 짜고 가급적 제철에 풍족한 식물성 음식을 섭생하는 것이 인체의 항상성 유지에 제일 좋은 것이다.

소통 나눔이야기 6. 턱관절과 노화예방 V라인 만들기

턱관절의 혈류 흐름에 이상이 생기면 턱살이 부어 오르면서 인체의 균형을 깨트려 노화를 촉진하고 질병을 유발하는 원인으로 작용한다.

턱관절의 이상은 중추신경계의 정보전달시스템 장애를 유발하여 전신의 통제조절능력을 상실하기 시작하고 근골격계의 균형을 깨트러 각종 경추관절질환이 생겨난다. 또 턱밑 대정맥의 혈류가 느려 위장 장애에서 갑상선의 기능이상을 초래할 수 있다. 그리고 1번 2번 경추나 그 주위의 근육이 위축되어 뇌간의 혈류를 느리게 하고 중뇌의 시각에 따른 문제나 신체의 균형과 호흡, 소화

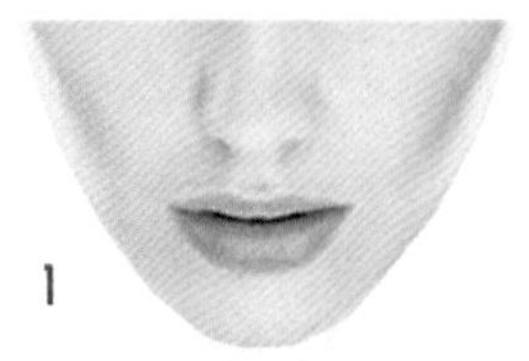

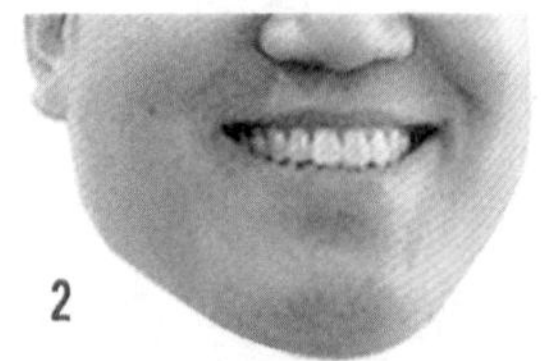

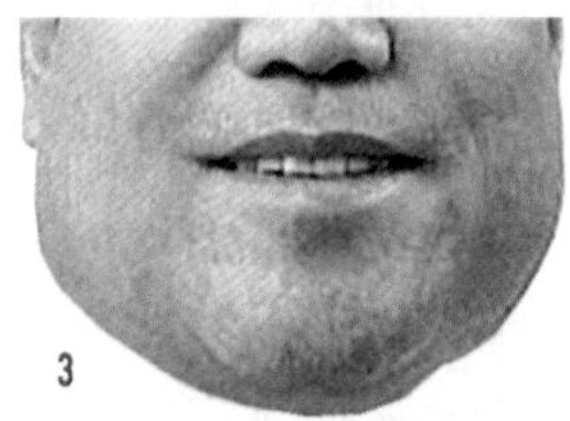

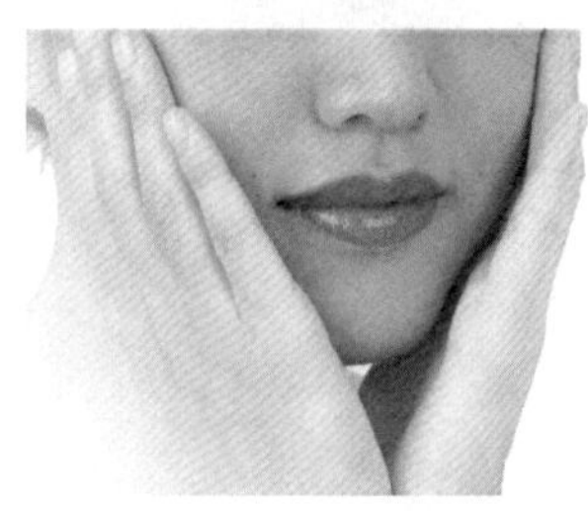

턱살은 V라인을 유지할수록 노화가 예방된다.

기 문제를 낳기도 한다. 또 위액분비중추, 생명중추, 의식중추 등 중추신경의 조절기능까지 문제가 생기기도 한다.

턱관절 디스크에 균형이 깨어지게 되면 경추의 비틀림과 긴장이 가속화되고 동시에 뇌간의 시스템장애를 유발하여 중추신경계의 심각한 정보교란을 일으킴으로서 인체 내에 내재되어 있는 면역기능 또는 생명력, 자생력이라 할 수 있는 자연치유력을 상실케 하여 온갖 질병을 야기시키는 주요 원인이 된다.

턱관절은 어깨관절과 골반관절과 면밀하게 얽혀 있으며 3개의 관절이 항상 서로 평형을 유지하며 인체의 골격을 똑바로 유지시켜 준다. 턱관절은 주위에 대뇌신경 12개중 9개가 통과하는 인체에서 아주 중요한 위치에 있는 관절이다.

이러한 세 가지 관절 중에서 인체골격의 평형유지를 깨뜨리는 대부분의 경우가 턱관절에서 비롯되므로 턱관절에 이상이 생기면 근육에 비정상적인 긴장을 초래하게 되며, 결국 경추의 배열에도 이상이 생겨 목에 심한 통증이 유발되거나 목의 움직임에 장애를 주는 원인이 되기도 하고 어깨와 팔의 통증 및 저리거나 감각이 둔한 원인이 되기도 한다.

턱살과 볼살이 부어 오르는 이유는 목의 대정맥 혈류가 느려서 구강 안의 노폐물이 정맥으로 회수되지 못하여 살이 오르게 되는 것이다. 좌우의 대칭이 안 되는 원인은 무심코 음식을 한쪽으로만 씹는 나쁜 습관에 의해 발생되는 경우와 좌우 대정맥 혈류의 유동이 달라 변형이 생긴 것이다.

그림 1은 V라인이 잘 살아나 있는 사람으로 척추의 S라인도 잘 살아나 있는

사람에 해당된다. 그림 2에서 3으로 갈수록 턱관절 이상으로 턱살이 많이 부어있다. 턱살은 노화의 시작임과 동시에 질병의 적신호에 해당한다.

흔히 나이 살이라고도 하는데 노화가 시작되는 적신호에 접어든 것임으로 수시로 대정맥 지압법을 익혀 구강이나 안면에서 쓰고 남은 노폐물이 빠르게 정맥으로 회수되게 해 주어야 한다. 턱살이 오르면 척추의 S라인이 D라인으로 변형되거나 치아가 부실해 질 수 있으므로 혈류따기로 다스려 주거나 앉고서기 운동으로 혈류를 개선하는 운동을 하면 턱살 오름을 낮출 수가 있게 된다.

혈류따기 자연치유 체험 사례

다음은 저자가 운영하는 카페의 게시판 글과 댓글을 발췌한 것입니다.

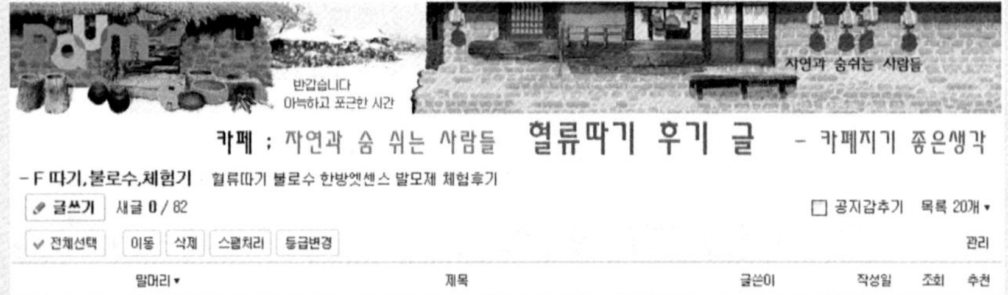

"소녀로 간단다… 내가 소녀가 된단다 ㅎㅎ" / 09.06.14 / 에밀리아

불혹을 넘긴 나이… 꺾어진 백을 바라보는 나이… 아니다. 이미 그러고도 몇 해 지난 내 나이~ 한약국을 하셨던 할아버님…. 그래서 그런지 나는 침이 좋았다. 평소에도 가끔은 손끝을 따주곤 했었는데, 우연히 이 카페를 만나 손따기를 시작하였다.

특별히 아픈 곳은 없으나 지난날 신우신염이라는 고질병을 앓았던 터라 늘 건강에는 초미의 관심을 가지고 있던 터 좋은생각님을 만나게 되었고 손따기를 알게 된 것이다. 시작이반이라고 했던가? 처음 손따기 시작할 때부터 왠지 좋을 것 같다는 강한 예감이 들었다.

나는 미국에 살고 있다..본의 아니게 미국은 보험료가 비싸고 병원 문이 높다. 특히 나같이 이민자가 아니고 기러기 가족일 경우에는 더욱더 그러하다(기러기가족15년차) 그러다 보니 자연히 병원 다니기가 힘들고 병이 중한 경우에는 차라리 한국에 나와서 치료를 받곤 했다.

그런 내게 우연히 이 카페를 권유받았고 혼자서 따기를 시작했다. 카페지기님이 내가 열심히 따다 보면 소녀가 된다 하셨다 믿거나 말거나…^^ ㅎㅎ

지금 내가 손따기를 시작한 지 거의 6개월이 지나가고 있다. 원래 조금은 동안이라 내 나이를 보지는 않지만 손따기를 시작한지 여러 달이 지난 지금의 내 모습'에 나는 아주 만족 해 한다. 가는 세월이야 어쩔 수 없지만 아프지 않고 건강하게 살다 가면 좋을 일. 아닌 내가 달라지는 게 느껴질 쯤.

결혼해서 상해에서 살고 있는 큰딸아이가 나를 만나러 미국으로 들어 왔다. 결혼한 지 4년이 넘었는데도 아이가 들어서질 않아 걱정을 했다. 난 아이의 마음이 다칠까 염려 하다 손따기가 생각이나 아이를 곁에 두고 서너 번 따주었더니 얼음장 같던 그 아이의 수족이 따스해지기 시작하였다.

아이가 너무 신기해했다. 얼마나 차가운지 같은 이불을 덮고 자면 내가 소스라치게 놀랄 정도였다. 그런 그녀석이 나를 떠나 상해로 들어가서 계속 손을 따주었던 모양이다. 물론 카페에 가입부터 시작했다. 이 카페에 손사진도 올리고 카페지기님에게 가끔은 상의도 하곤 했던 모양이다

며칠 전 아이에게서 반가운 소식이 전해졌다. 엄마… 나 임신이래… 말끝을 잇지 못하고 수화기를 통해 들려오는 흐느낌.. 그 녀석은 울고 있었다. 선생님한테 꼭 고맙다 전해주란 말과 함께…. 만감이 교차했으리라… 그동안 알게 모르게 얼마나 마음을 졸였으랴.

둘째 딸은 샌디에이고에서 사는데 보디빌더이다. 수상 경력이 화려하다. 엘에이에서 시합을 하면 내가 꼭 따라다니곤 했다. 아름다운 각선미??를 마음껏 뽐내며 ㅎㅎ 간호사 이면서 그 심한 운동을 하는 기특하고 이쁜 녀석이다. 운동이 심하다 보니 근육팽창으로 인한 혈류의 느림으로 아이가 가끔 통증을 호소했다. 그 녀석에게도 손따기를 가르쳐 주었다. 오 마이 갓. 그 녀석은 이 카페를 송두리째 공부하고 너무 열심히 따주기를 잘 한다. 우리 가족은 이렇게 이 카페로 인연을 지은 덕택에 나날이 윤택해진 삶을 살아가고 있다. 이건 축복이다. 건강은 건강할 때 지키는 거다. 참고로 선생님이 내가 소녀가 되어가고 있단다.. 얼굴형도 변했다. 각진 얼굴에서 갸름한 유자형으로ㅎㅎ 위로 치켜졌던 사나워보이던 눈꼬리가 아래로 쳐진다. 순한 양 같단다ㅎㅎ

우리 아이들과 내겐 카페지기님이 건강지킴이 선생님이시다.

우리 가족의 영원하신 샘! 고맙습니데이! 제가요, 넘 열심히 하루도 거르지 않고 손따기를 해 주고 있습니다. 손따는 것을 즐겁게 즐깁니다. 아파도 아프지 않습니다. 우리 큰딸은 손따기에 사진을 올려놓는 숨은 꽃님이다ㅎ 일본에서 공부하며 마라톤을 하고 있는 아들, 그 녀석에게 이 카페 그리고 손따기를 전수해야 할 의무가 내게 남아있다. 그동안도 작은 명현반응을 체험하고 있던 터였다. 6개월이 지난 지금은 무지 아프고 힘이 들고 있다. 멀쩡하던 오른쪽 무릎과 손가락 마디마디 등 뒤쪽 그리고 목덜미가 결리고 아파 일어설 수조차 없다. 온몸에 힘이 빠져 풍선 같다는 느낌이 들기도 한다. 호전반응 이란다. 무릎과 가슴을 따주고 있다.

그러나 소녀가 된다지 않는가. 꾸욱 참고 견뎌내어 소녀가 될지어다~! 이글을 읽어주신 모든 님들 힘내시고 건강할 때 건강을 지킵시다! 두서없는 글 양해하시기를 부탁드립니다.

선생님, 진심으로 고맙습니다^^*

"불로수 시음기 지옥과 같았던, 10년. 그리고 불로수" / 06.05.16 / 바람의락커

이 카페를 찾아내지 못했다면, 전 아마 이 세상 사람이 아니었을 겁니다. 오랫동안 원인도 모르고 시름시름 앓다가 군에서 별희한한 경험과, 생사를 넘나들고, 2년 전 쓰러지고, 손발 동상에 위장은 썩을 대로 썩어서, 숨이 붙어 있는 게 신기 하게 생각될 정도로, 몸 상태가 안 좋았죠. 평생 이렇게 살아야 되나, 아님 몇 년 안에 죽을까. 길어야 10년도 못갈 거 같다. 뭐 별에 별 생각이 다 들었죠. 아침에 일어나면, 몸이 녹는다는 느낌이랄까. 뭐 말도 못할 정도로 심하였습니다. 이렇게 살 바에야 차라리 죽는 게 낫다고, 수백 번 수천 번 생각했습니다. 차라리 미쳐서, 어디 사고라도 나서 나도 모르게 그냥 죽어 버리는 게 낫다고, 오만 별에 별 생각에 숨만 붙이고 살아가고 있었죠.

고등학교 때부터였던 거 같네요. 손발이 차고, 추위를 심하게 느꼈지요. 한의원에 같다 바친 돈만해도 에휴… 그렇다고 약을 잘 지은 것도 아니고, 또 약을 잘 못 먹어서, 위장이 거의 썩다싶이 했죠. 부자란 약을 섰는데, 예전에 사약을 만들 때 쓰던 재료였답니다. 사극에서 보면, 사약을 먹고, 피를 토하는 게, 갑자기 피가 돌아서, 머리로 피가 치고 올라와, 피를 쏟으면서, 죽는 거지요. 이야기 하자면 끝이 없습니다.

짧은 인생에 진짜 생사를 넘나들고, 했다는 게. 나이 많으신 분들에게 죄송스럽지만, 정말. 하늘이 노래지고, 눈알이 따로 돌아가질 않나, 목이 뒤로 꺾여 버리고, 거기에 간질발작에, 정말 걸어 다닐 수 없을 정도로 상태가 말이 아니었습니다.

작년겨울에는 다리가 후들후들 떨리고, 5분도 못 서 있을 정도였지요, 이 병원 저 병원 다녀도, 어찌 그리 사람들이 바보 같은지, 제가 다 답답하더군요. 그 똑똑한 사람들도 결국 아픈 사람들 이용해서 돈 버는 것같이 그렇게 밖에 보이지 안더군요. 여기저기 사람들한테 치이고,

속고, 돈은 돈대로 쓰고, 마음은 마음대로 상처받고, 몸도 마음도 완전 걸레처럼 너덜너덜 해졌죠. 뭐 어쨌든 그렇게 숨만 붙여 놓고 살다가. 작년 겨울 즘에 우연히 이 카페를 찾게 되었죠. 그땐 손발이 너무 차가워서, 수족냉증이나 어떻게 해볼까.. 그런 심상에 여기를 들어 왔는데 그렇게 여기에 들어오면서 보니, 아픈 사람들이 참 많이도 있더군요.

그러나 저만큼. 별의별 희한한 경험한 사람은 드문 거 같더군요. 희한하다기보다 여기에 나와 있는 모든 병을 다 갖고 있었지요. 종합병원이었지요. 약 먹어도 안 낫고 뭐 이제 끝난 삶이었지요. 그래서 믿거나 말거나. 그냥 뭐 손이나 따보자. 뭐 그런 심상으로 했지요.

그렇게 손을 따고, 등도 따고 하다 보니, 명현현상도 경험하고, 손을 딴 후에 잠이 많아지는건 확실했지요. 믿거나 말거나 뭐 어차피 포기했는데, 불로순가 뭔가 함 먹어보기나 하자. 뭐그렇게 먹기 시작했는데. 변도 좋아지고, 체력도 좋아지는 것 같고, 그래서 그렇게 6개월이 지났습니다. 아직 갈 길이 먼 것을 알고 있습니다. 지금 글을 쓰는 게 이르다고 생각합니다. 경거망동 하지 않으려고 노력하고, 미리 앞서가지 않으려고 노력합니다. 그러나 잠깐이나마, 정리를하고 그동안 어떻게 아팠고, 어떻게 낫아 가고 있는지 정리할 필요가 있어 이렇게 두서없이, 글을 써봅니다.

불로수. 저에겐 큰 힘이 됩니다. 좋은생각님과 샛별님 감사합니다.

샛별 님의 글을 빠짐없이 관심을 가지고 읽고 있습니다. 처음 올린 글을 다시 보았습니다. 지금도 눈물이 납니다. 이 카페에서 같이 했던 많은 시간들로 하여금 앞으로 남은 시간은 기쁨의 눈물이 되기를 빕니다. 사실은 꾸준히 치료하는 모습이 좋아서 님에게 내가 글을 쓰고싶었습니다. 사랑합니다.

좋은생각 샛별이 반짝이네요 ㅎㅎ 바람의 락커님 이제 시작이네요. 너무 무리마시고 충분하게 쉬셔야 합니다. 그리고 내년에 복학하여 못 다한 끼를 발휘하셔야죠. 잘 다스려주세요. 글 남겨 주셔서 감사드립니다. 이 글이 님의 가장 아름다운 추억이 되었으면 합니다.

ㄴ **샛별** 언제쯤이면 어떻겠다는 걸 짚고 계시는군요. 락커님의 눈물을, 하소연을 조금은 아는 저로서는 믿기지가 않네요. 오히려. 늘 안쓰러운 맘으로 지켜봤는데 이제 희망의 빛이 보이는군요. 인생에 가장 아름다운 추억~ 꿈같은 말씀이 곧 현실이 되는 날 기다립니다.

상생 짝짝~ 세상 사람들이 믿어야 할 텐데 안타깝네요~ 이제 남은 시간 꾸준히 치료하셔서 꼭 "완치"하실 그날을 위해 박수를 보내요.

물망초 님의 꼬릿글은 항상 읽어보고 있답니다. 명현현상이 너무 심하여 혹시 중도에 포기는 하지 않을까 심히 염려스러웠습니다. 기특하게도 포기하지 않고 치료를 잘 하신 덕분이라 생각됩니다. 그동안 고생 많으셨습니다. 앞으로는 좋은 일들만 있기를 기원합니다.

바람의락커 네. 완치되는 날까지 최선을 다하겠습니다. 다리가 후들후들.

ㄴ **샛별** 사진보고 나니까 재미있을 것 같다고 생각했던 게 제대로 맞네요. 성격이 무척 대범

하고 재미있어 보여요. 멋져요.

앵이 화이팅~~~~~^-^v

바람의락커 앵?

고구려 건강하세요.

샛별 락커님 가끔 이렇게 지난 시간들을 돌아봅니다. 이 카페 문을 노크했을 때의 그 차가운
반응에 난 참으로 놀라고 당황했었는데 진실은 언젠가는 밝혀진다는 사실 앞에 다시 고개
숙여집니다. 오늘도 감사한 하루를 위해 최선을 다합니다.

바람의락커 저 역시 이 길이 힘듭니다. 그러나 이것이 진실이고 그렇기 때문에 이 길을 가야
한다는 것을 알지요. 무겁고 힘든 길이지만, 오늘도 한 발자국씩 걸어갑니다.

이정민 힘내세요.~^^

희야 2006년도 5월에 올리신 글이군요. 작년과 일 년이 넘은 지금은 건강한 생활을 하고 계시
죠?

"누군가에게 힘이 되는 글이 되었으면… (간질)" / 07.09.13 / 바람의락커

제 이야기를 할까 합니다. 무슨 말을 어디서부터 해야 할지 모르겠네요. 저는 26살 청년입니
다. 지구에서 숨 쉬고 살아있는 생물체 이지요. 저는 지금 죽는다면 천국 가고 싶습니다. 정말
천국 가고 싶습니다. 몇 년 전 생지옥을 경험하고 왔는데, 사람이 갈 곳이 못 된다 싶더라구요.
난치병이라 하면, 백혈병이나 암이나 뭐 그런 걸 말하는 거 같은데, 저도 그런 거라면 차라리
좋겠다고 생각했지요. 병명은 알 수도 없고, 막상 적으려니 한숨만 나오네요.

저는 간질, 틱장애, 위하수, 사지마비, 이명, 관절염… 일단 크게 아픈 부분만 이렇게 있습니
다. 이걸로 오는 합병증은 말하자면 너무 길구요. 어떻게 사람 몸에 이렇게 많은 질병을 담을
수 있는지 참 미스테리 합니다. 간질부터 예기해볼까요….

저는 발작을 04년 9월 말에 처음 했습니다. 군대에 있을 때 제대를 얼마 남지 않은 때 내무
실에서 티브이를 보고 있었는데. 아침이였던 것 같네요. 무거운 몸을 지탱하며 티브이를 보고
있었는데. 눈을 잠깐 감은 거 같은데, 제 눈앞엔 의무실 병사가 보이더군요. 몸은 방망이로 두
드려 맞은 것처럼 아프고, 아랫입술은 어찌된 건지 팅팅 불어 터져 있더군요. (입술이 터진 이
유는 몸이 발작 후 경직된 몸에 기도를 확보하기 위해 숨을 쉬기 위해 입이 벌어지는 과정에
서 입을 열었다 다물었다. 하는 과정 중에. 입이 입술을 깨물은 것이라고 합니다. 당연히 저는
제가 입술을 깨물었는지 부르텄는지 기억에 없구요. 몸은 돌처럼 경직되었다고 합니다. 손은
두 주먹을 꽉 쥔 상태였다고 합니다.)

8시쯤 티브이를 보고 있었던 거 같은데 눈 잠깐 감았다 뜨니 9시가 되어 있더군요.. 군병원
의 무능함을 자랑하듯이 제대도 얼마 안 남았는데 밖에 가서 치료해 이러더군요. 뭐 바라지도

않았습니다. 02년도 10월에 군병원의 무능함을 너무나도 친절히도 가르쳐 준 터라 별 생각도 없었지요.

그렇게 지옥 같은 군 생활을 마치고, 제대를 했지요. 제대 후 집에서는 이 사실을 모르고, 뭐 말해도 모르고 말한다고 해결방법을 아는 것도 아니니. 아침에 tv를 보고 있는데, 역시나 눈을 감았다 뜨니 어머니가 제 뺨을 때리고, 허둥지둥 하고 계시더군요. 좀 있으니 119 사람들이 오더군요. 어마마마께서 119에 전화를 했더군요. 들것이 오고 난리더군요.

역시나 몸이 부서지는 고통을 동반하고. 머리도 깨질듯이 아프구요. 그리고 병원을 가서 백만 원 넘게 들여 mri, ct, 뇌파, 혈액검사 등등 받았습니다. 신경과, 정신과 의사님들께서 보시더니, 발작을 했으니 간질이다. 제가 궁금한 건, 왜 자꾸 내가 코피를 흘리고, 아침에 일이 왜 기억이 안 나고, 몸은 왜 이따위로 무거운지, 그게 궁금했는데, 발작을 했으니 간질이다.(의문스럽습니다. 자신의 환자 중에 도대체 몇 명이나 간질이 완치가 되었는지, 어떤 경로로 치료를 했는지, 수술? 만약 제가 간질이 완치가 되었다면, 몇 개월 먹은 양약으로 이 분은 간질이 나아서 병원을 안 오시는가 하고 생각하시는 게 아닐까… 그렇게 생각할까 봐, 걱정입니다. 양약과는 전혀 상관없이 발작이 없어졌다는 걸. 말해주고 싶으나. 그놈의 병원은 근처에도 가기 싫고, 그쪽으로 오줌도 누고 싶지 않습니다. 의사본인들이 간질 또는 틱장애. 그로 인한 합병증의 고통을 알기나 아는 건지. 도대체 이론상으로 나타나는 임상실험에서 나타나는 종이쪼가리 서류에 의지해서 또는 있어 보이는 두꺼운 책에 의지해서 결국 자신은 경험해 보지 못한 증상을 자기주관대로 판단하여 약을 준다는 말인데. 그렇게 자신이 약을 지어준 환자 중에 몇 퍼센트나 호전되었는지. 궁금하네요. 환자는 의사와 친해지고 싶어 합니다. 자신의 고통을 조금이라도 알아 줄 것 같고, 이 사람이 해결책을 갖고 있을 것이라고 착각하지요. 제 생각으론 의사보다, 투병에 성공한 환자들의 말이 더 신빙성 있지 않을까요. 직접 경험하고, 빌어먹을 알지도 못하는 병과 투병하며, 삶의 마지막까지 가본 이들에게 진짜 해답이 있을 꺼라 확신합니다.

전 의사 분들을 욕하는 게 아니라, 무능력하고, 깨달으려 하지 않는 양·한의사분들을 질책하려는 겁니다. 진정한 의사 분들은 어디에 있는지, 저는 알고 있네요. 아니 느끼고 있네요…. 인류의 발전을 위한다면, 병원 문 닫아야 합니다. 양약이 사람을 죽이고 있습니다. 현대의학. 답이 안 나옵니다.

자신들한테는 관심 밖의 일이지요. 약주고 병원비만 받으면 되는 거니까요. 3개월 정도 병원에서 주는 약을 먹어도 "당연히" 효과가 없더군요. 내과를 8년 넘게 다닌지라 양약의 무지함은 너무나도 잘 알고 있었기에(재작년에는 약을 하루에 120개 정도 먹었습니다. 내과약, 혈액순환제. 변비약. 오메가쓰리. 간질로 병원에서 주는 약. 등등. 잘 기억이 안 나는군요. 아. 가시오가피도 먹었네요. 플로리스 라고 하는 벌이 만들어 내는 항암효과가 있는 약도 먹은 거 같구요.. 약은 먹고 토하고 먹고 토하고 들어갈 공간이 없을 정도로 많이 먹었습니다. 하루에 약만 120개를 먹을 정도면, 죽을 각오를 한 거지요. 답이 없다. 현재 현대의학으론 내 병은 병명도 없고, 희귀병으로 간주될 수밖에 없는 상황. 약 먹고 죽기를 각오하지 않으면, 하루에 약을

120개까지 사람이 먹을 수 있을런지요…) 결국 간질약은 타 와서 먹지도 않고 예쁘게 전시해 놓았지요.

재작년 겨울인가요. 수족냉증으로 고생하고 있어서, 다음카페에서 수족냉증을 검색했나 봅니다. 참 사람 사는 게 희한하지요…. 어떻게 이 카페를 만나고, 샛별님을 만나고, 좋은생각님을 만나서 포기한 삶을 다시 살게 될 줄이야…. 양약과 한약. 모든 약에 지친 터라. 샛별님이 말해주신 불로수도 별 생각 없었지요.

안 먹어 본 게 없으니. 이것도 마찬가지 아닌가. 지칠 때로 지쳐 있어, 살고 싶은 맘이 없었습니다. 아침마다 녹아내리는 몸 뚱아리를 붙들고, 아침마다 세면대 위로 쏟아지는 코피와, 걷지도 못하는 후들거리는 다리로, 신을 원망했답니다. 신을 증오했습니다. 왜 하필 나냐고 묻고 또 물어도 대답이 없는 신을 원망하고 또 원망했습니다. 하지만 인간은 정말 별 볼일 없는 존재라는 걸 깨달은 게, 사람 목숨 다하면, 욕심이란 게 생겨 죽어도 천국에는 가고 싶다는 생각이 들더군요. 이건 여담입니다. 허허허.

샛별님과 우여곡절 끝에 손따기를 시작했고, 시간이 조금 지난 후, 좋은생각님께 어적혈 뽑기도 배우고 하며, 너무너무 힘든 명현현상을 견디며, 여기까지 왔습니다. 하염없이 흐르는 눈물을 샛별님이 닦아주셨고, 희생과 헌신을 배웠습니다. 그래서 이렇게 몇 글자 끌적거리고 있는 것이지요….

공짜로 받은 사랑 공짜로 나눠 줘야 하겠지요. 누구나 처음엔 자기 몸에 바늘을 찌르고 피를 빼낸다는 게 두렵지요. 저 역시 제가 제 몸에 바늘로 찔러 피를 빼낸다는 게 두려웠지요. 하지만, 급하면 쥐가 고양이를 문다고, 그런 건 전혀 문제가 안 됩디다. 어떻게든 한번 살아보겠다고, 카페에 있는 저랑 비슷한 증상을 가진 분의 사진을 보고, 바로 손에 바늘로 콕콕콕~얼 만큼 피를 짜내야 되는지도 모르고, 막무가내로 살아야겠다는 생각밖에 없었지요.

처음 손따기를 하고난 후 명현현상이란 게 왔는데, 세상에.. 이거 말로 도저히 표현이 안 됩니다. 침대에서 못 일어납니다. 그냥 그렇습니다…. 말로 설명이 안 됩니다. 그냥 죽고 싶습니다. 몸이 녹아내린다는 말이 딱 알맞다고 생각됩니다. 샛별님이 불로수 먹으면 명현현상을 조금은 줄일 수 있단 말에, 먹기 시작했는데 명현현상이 조금 덜 힘들긴 하더군요. 하지만 명현현상이 극심하게 오는 건 역시 어쩔 수 없었나 봅니다. 워낙에 몸이 갈 때까지 가 있었던 터라. 호전반응 역시 강하게 오더군요.. 불로수를 먹으면서 느낀 건 체력회복이 굉장히 빠르게 된다는 것이었습니다.

오로지 명현현상의 고통에서 벗어나고자 불로수만 먹었지요. 그렇게 일 년 반을 버텨왔네요. 제가 버스를 타는 게 너무너무 신기할 따름이네요. 하늘에 구름이 너무나 아름다워 보이고, 비가 오면, 비를 그대로 맞습니다. 몸에 팔에 떨어지는 빗방울이 그렇게 좋을 수가 없습니다. 제가 아직 지구에 살아있구나, 아직 내가 여기에 존재 하고 있구나… 느껴지니 이런 기분은 말로 다 설명을 못하겠네요….

제 이야기를 적는 게 쉬운 일이 아닙니다. 많은 고민 끝에. 한 글자 한 글자 적어 내려갑니다. 누군가, 저와 같은 사람이 있다면, 제 글이 힘이 될까 싶어 적어봅니다. 저와 같은 사람은 드물다고 생각되지만요. 죽음에 그렇게 가까이… 또 오랫동안… 있었던 적이 없네요. 긴 이야기라 쉬엄쉬엄 적겠습니다. 저의 글은 누군가에게 희망이 되고자 함입니다. 이하 생략

댓글 ....

좋은생각 네, 락커님. 인생역전 드라마를 쓰시기 시작했군요. 지나간 눈물겨운 사연들이 회원들의 심금을 울리는 이야기가 될 것 같습니다. 그간 무진 고생하셨고 그간 믿고 꾸준하게 다스려간 님에게 경의를 표합니다. 흐뭇한 시간 되세요

바람의락커 말로 설명해서 사람들에게 이해시킬 수 없다는 걸 깨달았습니다. 배부른 사람은 뭘 먹어도 맛있는 걸 모르죠. 배고픈 사람은 콩 한 쪽이라도 급하지요. 제 글은 배가 등짝에 달라붙고 피골이 상접한 사람을 위한 글이네요.

희야 더욱더 건강 찾으시길 기도합니다.

나누리 고생 많았습니다. 아름다운 것을 아름답게 바라볼 눈, 여유를 다시 찾은 것 또한 축하합니다. 앞으로 더욱 건강해져서 멋진 일들로 풍성히 열매 맺기를.

샛별 절망의 늪에 빠져 보지 않고는 참된 생의 의미를 모르겠지요? 가치 있는 삶이 어떤 건지 알게 하기 위한 신의 모진 훈련으로 생각 할 수밖에요. 인생 여정의 수많은 길에서 인연으로 만나고 헤어짐을 누가 막으리오.

튼튼이엄마 락커님의 글을 항상… 울면서 읽습니다. 저희가족도 아이의 경기 때문에 고통스런 하루하루를 보내고 있는지라 락커님의 심정을 어느 정도 알 것 같아서… 그리고 님의 노력과 눈물이 좋은 결실을 맺고 있음에 감사하여서… 이곳에 와서 님의 글을 읽고서 희망과 용기를 가지고 시작할 수가 있었습니다. 더 큰 희망을 주시는 글, 감사합니다.^^

바람의락커 찢어진 가슴에 한 맺힌 눈물은 말로 설명할 수가 없어 답답할 뿐입니다. 틱장애와. 위장. 사지마비 이야기가 더 남아있습니다. 공황장애, 기억상실증. 이야기해야 할 게 너무 많이 남아있습니다. 누군가는 나의 길을 걸으면 안 된다는 생각에. 긴 이야기를 풀어보려 합니다.

영산 사람이 살면서 만남의 축복이 가장 중요한 부분이 된다는 것은 저도 체험을 했지요. 저도 락커님과 같은 증세는 아니었지만 병명도 모르는 것으로 인해 오래 고생을 했답니다. 여름에도 마스크를 써야 할 지경이었으니까요. 재채기와 콧물, 오한 아주 달고 살았지요. 출근하노라면 바깥기온과 적응을 준비해야 하고 혹시 못하고 출근하면 그 날은 말 그대로 죽쑵니다. 그런데 우연히 이 카페를 알기 전에 세균을 전문적으로 치료하는 한의원에서 다른 한의원에서도 대체의학이라 무슨 그런 곳이 있느냐고 반문할 정도지만 전 그곳에서 파동요법으로 그런 증세가 다 없어졌습니다. 그러니까 전 찬바람이 들면 왼쪽이 굳어버리는 증세이었지요. 그러면 틱도 이어집니다. 틱도 오고 참 여러 가지 행동이 저도 모르게 자연스럽게 나온답니다. 지금은 술을 안 먹습니다만 예전에 술을 먹고 소변을 보면 기절을 하곤 했었지

요. 저도 그리 건강한 몸은 아니지만, 건강하게 사는 재미를 작년부터 보고 살고 있답니다. 제 나이 42인데 40평생을 남이 모르는 건강의 이상으로 인해 고통을 받았지요. 특히 새벽에 연필을 잡으면 잡히지 않는 증세를 안 겪어 본 사람은 무슨 말인지 이해가 안 될 것입니다. 손에 힘이 안 들어 간답니다. 지금은 괜찮지요. 제 직업이 이발을 하는 군무원인데 직장에서 콧물이 나고 재채기가 나면 마스크를 쓰고 일을 하곤 했었답니다. 에어컨은 적이 되었었지요. 창가에도 잘 앉지도 못하고 왜냐면 기온차이로 인해 왼쪽이 서서히 또 굳어지는 것입니다. 그러면 드라이기로 왼쪽을 더운 바람으로 쐬어주면 약간 풀리고 했지요. 차를 타도 창가에 왼쪽 몸이 가면 안 되니까 반대편만 골라서 타곤 했지요. 여름에도 창문을 열고 운전 하면 그 밤에는 몸살감기가 와서 으실으실하니 춥고 말입니다. 그렇다 보니 저도 대체의학에 참 많은 관심을 가지게 되었답니다. 특히 일본이 발달이 되었더군요. 숟가락으로 긁어 보기도 하고 우습지요. 물론 락커님에 비하면 조족지혈이지만 그 맘만큼은 누구보다도 이해를 한답니다. 전 운동을 하면 안 되는 체질인지 알았으니까요. 왜냐면 운동을 하면 그 다음부터는 고생을 너무 하기 때문이지요. 그러나 지금은 모든 운동에 적응이 된 몸이 되었답니다. 이 카페를 알게 된 다음부터는 손과 발이 더 따듯해져서 너무 좋답니다. 틈틈이 따기를 해주면서 회원님들의 따뜻한 맘을 전해 받고 있답니다. 좋은생각님 같으신 분이 이 땅에 더 많이 계셨으면 하는 맘 간절하답니다. 자 락커님, 힘내세요. 저보다는 젊으시니까요. 그 나이에 전 허리 디스크로 인해 죽고 싶은 맘 간절했던 시절이었답니다. 아무것도 할 수가 없었지요. 몰골이 말이 아니었답니다. 언제 정모 때 만나면 할 얘기가 많을 것 같군요. 자 오늘도 좋은 날이 밝아오고 있군요. 락커님 아니 회원님들 이 새벽에 손가락에 힘이 있어 제 맘을 전하였답니다. 지금은 왼쪽 하지 정맥류와 발바닥 발가락 무좀과의 전쟁 중입니다. 혹 특효 있으면 댓글 부탁드립니다. 또한 오른쪽 발뒤꿈치 발바닥 통증이 멈추질 않네요.

└ 🗨️ **좋은생각** 영산님도 이젠 어적혈빼기를 하셔도 됩니다. 차근차근 공부하셔서 잘 다스려 주세요. 수십 년 전부터 생기기 시작한 질병이므로 끈기 있게 다스리시면 건강을 찾아갈 수 있답니다.

└ **바람의락커** 좋은생각님 말대로, 어적혈빼기가 관건이네요. 손발의 농을 빼는 것으로 한계가 있다고 생각됩니다. 시간도 많이 걸리구요. 열발끝 삼일간격으로 한두 달 따주기만 꾸준히 해도 변화가 있을 것이구요. 시간이 흐른 뒤에는 무릎이나. 장딴지 코피혈에 어적혈을 빼주시면 또 변화가 있을 것 같네요.

└ **영산** 알겠습니다.

서경맘 울 이쁜이 님과 같은 병으로 고생하고 있습니다. 말도 못하는 어린아이라 맘이 넘 아픕니다. 빨리 경기에서 벗어나서 건강해지길 매일 빌고 빕니다.. 또 공부 많이 해서 꼭 든든한 엄마가 될려구요^^

영산 얼릉 나으시기를 기원합니다. 힘내세요. 지구력이 상당히 요구한답니다. 또 잘 먹이시구요.

바보^^* 이제사 읽어보네요. 죽을 만큼 아팠던 님도… 그 님을 지켜봐야 했던 어머님도… 얼마나 힘드시고 괴로우셨을지… 눈물이 나네요. 우리 아이도 앞으로 얼마나 힘이 들지….

　　└ **영산** 절대 포기는 하지 마세요. 뜻이 있는 곳에 항상 길이 있더군요.

나자리노 락커님 정말 뜨거운 눈시울로 락커님의 글을 읽었네요. 사람의 운명이 하늘에 달렸다고 하지만 닥쳐진 고통과 싸워 이겨 내가기는 얼마나 죽고 또 죽고를 해야 하였을까요. 차라리 내던지고도 싶었던 순간도 있었다니… 그렇지만 좋은생각님과 더불어 샛별님의 따뜻한 손길로 이런 글을 적을 수 있게 되었으니 축복받은 일이고 가슴이 너무 아프고 또 기쁘답니다. 아시죠 락커님? 지금부터의 락커님이 많은 이들, 특히 젊은이들의 희망의 등대가 되어주셔야 함을. 멋진 락커님 파이팅!

하얀그리움 가슴이 아프네요…. 이토록 아프고 고통스러워 한다는 걸 전 알지 못하지만 힘내시고 견뎌온 만큼의 보람이란 게 있을 거라 믿어요, 화이팅!

얼큰이 너무도 늦게 이 글을 읽었습니다. 아직도 무궁무진하게 나올 이야기보따리가 있다는 사실도 아는데 첨부터 눈물로 시작해서 고생 많이 하셨네요. 그리고 분명 이제는 여유와 많이 다스려졌기에 이리 많은 카페지기님들께 사연을 정리하여 쓸쑤 있다는 사실 축하해용! 위 댓글을 보니 영산님도 모두 가슴 뜨거운 사연들이… 어적혈은 정말 힘든 건가 봐요! 쭈욱 이어지는 사연계속 희망의 신금소리 읽으면서 희망의 불씨를… 좋은생각님도 아시죠? 등불! 건강 잘 챙겨서 저의 카페지기 오래 지켜주세용! 락커님 얼른 등 어적혈해 줄 좋은 사람 만나세요!

바람의락커 회원님들이 답글을 달아주시면 제가 무슨 말을 해야 될지 모르겠네요…. 쑥쓰럽네요. 같이 눈물 흘려 주신 분들 너무나 감사드립니다.. 지금은 틱장애에 대한 글을 준비 중입니다. 적었다 지웠다. 한숨 쉬고, 창 밖 한 번 보고, 그렇네요. 역시 저 같은 사람은 또 생기면 안 된다는 생각에 글을 쓰는 것이지요.

　　└ **얼큰이** 홧팅!

　　└ **튼튼이엄마** 저도 화이팅!

겨울 얼마나, 락커님의글을 기다렸는데요.. 정말 너무 힘든 길을 걸었네요. 벌써 힘이 막 솟습니다. 햇살이 이제 12살이지만 벌써 따기의 힘을 알고 있습니다. 바늘 끝이 무서워 아직도 싸우기는 하지만요.. 힘드시겠지만 다음 글 꼭 부탁합니다. 화이팅!

샛별 가슴이 따뜻한 님들이시여~ 시월에 정모 한 번 하고 싶은데요? 놀토로 한번 올려 주실래요?

영산 락커님의 모습을 정모 때 보고 싶네요.

버림 터프가이시군요...

홍길동 누구에게나 공평하게 주어진 듯한 삶이지만 얼마나 진하게 살아가는지를 알게 해주는 글입니다. 늦게야 읽어보고 그 숱한 아픔을 모두 이해하지는 못한다 해도 그저 더욱 더 건강해져서 젊은 날의 삶을 만끽하시기를 바랍니다.

단발머리 락커님을 보면 그냥 안아드리고 싶네요. 세월은 지났지만 아직 병과 싸우고 있을 거라 생각하니 가슴이 아픕니다. 그래도 선생님과 샛별님 우리 모두 락커님의 편입니다 아직 이 카페를 모르고 아프고 있을 사람들을 생각해 보셔요. 보고 싶네요. 나는 나이도 들었고 아픈 사람이지만 님의 수기를 읽으면서 만약 나에게 기가 남아 있다면 님과 나누고 싶네요. 님의 글을 읽으면서 우리 선생님, 샛별님 고맙고 감사한 맘 이루 말할 수가 없습니다. 락커 님 요즘 근황이 어떠세요? 힘내세요!

사무관 대단히 고생하셨습니다. 앞으로는 좋은 일만 함께 하세요.

다윗 님의 고난은 장차 좋은 일의 징조 고난과 고통을 누가 알리요! 창조주 여호와 하나님께 서만 아시고 치유할 수 있으며 하나님 사랑 깨달을 때 천국갈수 있습니다! 창조주 하나님을 알아보는 방법이 있습니다! 왜 나에게 고통과 고난을 주셨는지 태어나서 죽으면 어디로 가 는지? 내 안에 영혼이 있다는 사실을 아시는지? 우리 서로 자주 교제합시다. 감사합니다. 힘내세요^^

에베로(심영근) 모든 것이 뇌와 관련 있으니 뇌만 치료하면 싹~ 없어지는 병들이네요. 위장장 애만 빼고…

판도라의 상자 저두 아들하고 그 지겨운 경기와 싸우고 있지만… 이길 수 있을 거라 믿으면 살 고 있습니다. 힘내세요.

"백혈병 극복기" / 11.01.19 / 된장과 마늘

3달 전 백혈병 진단을 받았다. 도저히 받아들일 수 없었다. 의사는 충격이 크겠지만 받아들 이라고 했다. 요새는 좋은 항암제가 나와서 부작용만 없으면 평생 고혈압 약 먹듯이 하면 일상 생활에는 지장이 없다고 위로 했다. 하지만 아직은 젊은 나이에 어찌 위로가 되겠는가! 청천벽 력과 같은 암 선고….

며칠 동안 인터넷에서 이 병에 대한 정보를 뒤지고 다녔다. 희망은 없어 보였다. 오히려 힘들 기만 했다. 이제 다른 치료법을 찾고 싶었다. 뒤지고 뒤져도 잘 나오지 않았다. 잘 보이는 것은 환우회 카페 등이 대부분이었고, 나는 위안이 되지 않았다. 항암제 이외의 방법에 대해서는 모 두 부정적이었다.

그러다 백혈병에 대해 효험이 있다는 한의원을 발견했다. 지방까지 내려갔다. 가격이 좀 나 갔으나 문제가 되지 않았다. 하지만 직장생활 하면서 그 약들을 강도 있게 시간 맞춰서 먹기란 쉽지 않았다. 물론 항암제보다는 낫지만… 이때 이미 나는 항암제를 먹지 않겠다고 다짐했다. 그러나 마음 한구석에는 불안감이 있었다. 수치에 많은 변화가 있지도 않았다.

그러던 중 우연히 이 카페를 보았다. 어떻게 보게 되었는지 사실 지금 기억이 잘 나지 않는 다. 처음에는 반신반의했다. 그런데 이상하게도 카페 화면 상단에 있는 초가집 그림이 맘에 들 었다. 하나씩 하나씩 읽어 나갔다. 그런데 어라! 상당히 과학적이네, 뭔가 있어 보였다. 내 병과 관련이 있어 보였고 뭔가 확신에 찬 내용들이다. 성급하게 달려들었다. 얼른 카페지기 선생님께 따기를 배우고 따기를 받고 싶었다. 결과는 내 자신이 스스로 해야 된다는 답변이 왔다. 부끄러웠다.

그래 일단 부딪혀 보자. 차분히 서서히 해 보자. 인간이 간사한지라, 손따기가 무서웠다. 특히 혼자 하는 것이..그러나 일단 시작했다. 지금 와서 보면 자세히 보지도 않고 순서도 맞지 않게 무대포로 한 것 같다. 3차따기를 하면서 몸에서 뭔가를 느끼기 시작했다. 그리고 불로수란 것에 대해 알게 되고 신청을 하여 지금 마시고 있다.

얼마 전 병원 가서 검사를 하니 백혈구와 혈소판 수치 등이 정상으로 나왔다. 병원에서는 안정기라고 말하면서 한 달 후에 다시 오라고 했다. 물론 손따기 하기 전에 한약 먹을 때는 수치가 많이 떨어지지 않았고, 그 이후에도 천천히 떨어졌는데, 손따기를 한 후 정상수치가 빠르게 회복되었고, 놀라운 것은 카페지기 선생님은 벌써 이걸 예상하고 계셨다는 것이 나를 더욱 놀라게 한다.

원인 모를 난치병이 여기서는 제일 고치기 쉽다니,,사실 아직도 믿기지가 않는다. 이게 말이나 되는 소리인가!? 하지만 사실인데 어떡하나! 병원에서 그날 유전자 검사를 했다. 한 달 후면 그 결과가 나오겠지만, 유전자까지도 정상이라면 이건 아마 기적 이상일 것이다.

선생님 말씀대로 이제부터가 시작이다. 자만이나 방심하지 말고 선생님이 시키시는 대로 꾸준하게 해 나갈 생각이다. 현재는 내게 주어진 방에서 선생님의 주신 딸점을 따고 있습니다.

다시 한 번 선생님께 감사의 인사를 드립니다. 선생님은 너무나 훌륭한 일을 하고 계십니다. 돈을 버는 것도 아닌데 바쁘신 시간 내가시면서 카페를 운영해 나가시는 게 정말 대단하십니다. 병원을 다니면서 주변의 백혈병 환자들을 보게 됩니다. 안타깝습니다. 특히 천진난만한 아이들을 볼 때는 더욱 그렇습니다. 앞으로 내 주변의 많은 사람들에게 이 카페를 알리고 싶습니다.

마지막으로 이 카페는 정말 정보의 바다입니다. 우리가 세상을 살아가면서 얻을 수 있는 것들이 손따기 외에도 너무나 많은 것 같습니다. 선생님은 이 모든 것들을 어떻게 아셨는지 참으로 궁금합니다. 앞으로도 더 몸을 다스려 새로운 사람으로 탄생하도록 노력하겠습니다. 그리고 불로수는 마신 지 얼마 안 되서 나중에 다시 글을 올리든지 하겠습니다. 하지만 심적으로 많이 안정을 주는 것은 부인할 수 없는 사실입니다. 두서없이 글을 썼습니다. 많은 양해 바랍니다. 하지만 제 글의 진의가 무엇인지는 모두 아시리라 믿습니다!

신지라레루 넘 축하드립니다. 저도 손따기의 효험을 느끼긴 했지만… 정말 대단하다는걸 다시 한 번 새삼 느끼는 글이네요... 한 달 후의 결과가 저 또한 무척 궁금해지네요. 여튼간에 축하축하, 또 축하드립니다.

ㄴ **된장과 마늘** 고맙습니다. 한 달 후 결과에 관계없이 손따기는 훌륭한 것이며 계속할 생각입니다. 끈기가 중요한 것 같습니다. 가다보면 게을러지고, 무심해지기도 하겠지요! 이걸

가장 경계해야겠지요. 다시 한 번 고맙습니다.

 된장과 마늘님 감사합니다. 좋은 인연으로 님께서 믿음을 주셔서 생긴 결과입니다. 본 카페가 백혈구 농을 빼내는 공부방이오니 그 결과는 자연스러운 것이랍니다. 처음부터 믿음을 가지고 낫겠다는 일념으로 무서운 바늘을 마다않고 실천한 덕분입니다. 글을 남기기란 여간 힘겨운 일이 아닐 텐데 힘든 일과를 마치고 좋은 글 남겨주셔서 머리 숙여 감사드립니다. 유전자 검사는 따기를 시작한 후 최소한 6개월 정도 지나서 하시는 게 좋답니다. 이왕 하셨으니 그 결과도 그리 나쁘지 않을 것 같은데 세포가 재생될 시간이 너무 짧아 결과는 신경 쓰지 말고 다스려 주세요. 아직 농백혈이 조금씩 나오고 계신데 완전하게 다 빼내 주세요.

ㄴ **된장과 마늘** 알겠습니다. 이 기회에 급한 제 성격도 한 번 고치도록 노력하겠습니다. 서서히 라는 말이 참 괜찮게 들립니다. 당장 눈앞에 결과가 펼쳐지면 좋겠지만, 이것도 내 자신에게는 장기적으로 독이 될 수도 있겠죠~! 제 자신을 믿고 꿋꿋하게 하겠습니다. 많은 채찍질 부탁드립니다. 감사합니다!

곰쥐 축하드립니다. 그 믿음 변하지 마시고 끝까지 가세요. 믿음과 꾸준히. 제일 중요한 것 같아요. 천천히 좋은 결과 올려 주세요. 제게도 힘이 많이 되네요.

ㄴ **된장과 마늘** 감사합니다. 곰쥐님에게 힘이 되었다니 기쁩니다. 아름다운 미소를 계속 유지하시길…. 그리고 역시 믿음과 꾸준함 ~ 중요한 것 같습니다.

샛별 축하합니다. 죽음에 이르는 병은 병이 아니라 죽음에 이르는 마음이겠지요. 그 간절함이 지성이 된 것으로 생각합니다. 따기와 불로수로 꼭 좋은 결과 있으시기 기원합니다. ^^

ㄴ **된장과 마늘** 감사합니다. 마음 다스리기 쉽진 않지만 중요하다는 걸 새삼 느낍니다!

케세라 정말로 정말로 너무 잘되었네요. 축하드려요…^^세상 사람들에게 말해보았자 이상하게만 바라봅니다. 선생님 말씀대로 다 연이 닿고 뜻이 이루어지려고 이렇게 이곳까지 오셔서 좋은 결과를 내게 되었네요. 백혈병이면 정말 불치병이라 알고 있는데...정말 손따기의 위력은 대단합니다.

ㄴ **된장과 마늘** 정말 감사합니다. 자기 앞에 간절함이 나타나야 대부분의 사람들이 관심을 갖는 것 같습니다. 저 또한 마찬가진가요….그런데 간절함 앞에서도 망설이는 게 사람인 것 같습니다. 주변 지인들에게 이 카페를 조심스레(?) 알리려 합니다.

된장과 마늘 저는 사실 아직도 궁금합니다. 손따기가 어떤 원리로 이렇게 위대할 수 있는지?!

날개없는 천사 정말정말 드립니다.. 대단한 마음가짐으로 지금까지 오셨으니 아마 이젠 멋진 분으로 거듭나실 거 같아요.. 글을 읽어 내려오면서 된장과 마늘님의 기쁨을 읽게 되고 그 기쁨이 우리에게도 얼마나 아름다운 마음으로 와 닿는 것을 깨달았네요… 정말정말 좋은 결과 있으시길 바랍니다. 홧팅입니다. 세상은 아직도 살만합니다. 우리 열심히 살아요, 된장과 마늘님….

ㄴ **된장과 마늘** 감사합니다! 죽음을 생각했던 시간이 지나 이제는 다시 태어나고 있습니다.

순간의 선택이죠! 열심히 살도록 하겠습니다. 초심을 잃지 않고~!

에베로(심영근) 된마님! 손따기가 왜 그렇게 위대한가에 대한 답을 쪼까이 드릴라 치면 우리 몸은 혈액순환이라는 중요한 명제하나와 산소 호흡을 통한 에너지대사로 크게 나눌 때 혈액은 엄청난 길이의 동·정맥(약 13만 ㎞) 갔다 오게 되는데… 이때 동맥에서 말초혈관까지 갔던 피가 갈 땐 잘 갔으나 올 땐 심장이 흡입하지 않고 이완만 할뿐 빨아 당기기는 못합니다. 그러면 말초혈관계에도 밀어주는 심장이 있어야 되는데 조물주가 손발에다가 심장을 한 개씩 더 만들지는 않았다 이거죠! 그러면 어케 되느냐면요… 바로 그로오뮤무브먼트라고 하는 소위말해서 부스타펌퍼 역활을 하게끔 맹글어 놨다는 것이죠. 그래서 좌측심장은 온몸의 말초혈관계까지 혈액을 밀어 주어야 되니 좌심방좌심실 벽도 두껍고 크기도 더 크고… 우심방우심실은 폐와 뇌에만 혈액공급을 할뿐 손발에 있는 말초혈관과는 전혀 무관합니다. 아직 조물주가 맹글어놨논 우리 몸에 대해서 과학이라는 무식한 것이 밝혀낸 것이 전무한 상태입니다. 침술이나 손따기 등은 역사가 오천년이 넘었습니다. 바로 경험의학입니다. 정확하죠. 과학은 그 시대에서 조금만 더 흘러 버리면 앞에 최신과학은 구식으로 자리매김하게 되는 것이 과학입니다.

된장과 마늘 자세한 설명 감사합니다! 경험이란 모든 면에서 중요한 것 같습니다. 저 또한 경험을 통해서 손따기의 중요성을 알았으니까요!

☺좋은생각 많은 분들이 좋은 말씀 많이 남겨주셨네요. 자신을 녹여가며 싸우는 백혈구를 위해 감사를 해야겠네요. 사력을 다하고 죽은 백혈구 농을 다스리는 것이 손따기 입니다. 40년간 공부하면서 찾은 것이랍니다. 제가 한의사였더라면 아직도 그냥 침만 놓았을 텐데 돌팔이라 침을 놓을 수 없게 만든 것이 새로운 방법을 발견한 동기였을 것입니다.

된장과 마늘 40년이라 대단하십니다. 그 과정이 쉽지는 않았을 것 같은데요…! 그 귀중한 과실을 이렇게 좋은데 쓰고 계시니 전생이란 게 있다면 선생님은 분명히 훌륭한 의사가 아니었을까 싶습니다. 근데 자꾸 궁금한데요..책은 출간 안하시는지…^*^ 귀중한 것이니 만큼 세상에 빛을 보게 해야죠! 더 많은 중생들을 위해~!

　ㄴ **☺좋은생각** 이 무더운 여름에 원고와 그래픽으로 씨름하고 있습니다. 방학 동안 초고 잡을 생각으로 하고 있습니다. 관심 갖어 주셔서 감사드립니다. 90% 정리를 하였답니다. 내년에 출간할 예정으로 컴퓨터와 하루 12시간 이상 빠져 있습니다. 농백혈 더운 여름에 더 잘 빠져 나온답니다. 너무 무리마시고 잠이 오면 아무 곳에서나 잠깐 눈 붙이세요. 그리고 음료수도 제 때 챙겨 드세요.

된장과 마늘 한 여름에 컴퓨터와 12시간 이상 붙어 있다는 건 참으로 대단한 체력이십니다. 많이 기대가 됩니다. 화이팅 하십시요! 감사합니다. 음료수는 마시는 횟수를 늘려볼 생각입니다.

샛별 드디어 고대하던 손따기 책 출간이 내년으로 다가오고 있군요, 좋은 자료 많이 실은 책이 하루 빨리 탄생되기를 기대합니다.^^

불량주부 우와~ 완전 축하드려용^^ 인연이 닿았기에 가능한 일 아닐까요? 완전히 완치되시

길 진심으로 바랄께요~ㅋㅋ

  ㄴ **된장과 마늘** 감사합니다. 더불어 사는 세상이기에 기쁩니다. 믿음과 꾸준함이란 말이 더욱 생각나는 날입니다.

된장과 마늘 오랜만에 인사드립니다. 글을 쓴지 1년이 다 되어 가는군요~! 가끔 들르면서도 정작 제 공간엔 정말 오랜만입니다. 사실 선생님 말씀대로 오감표현이 없었던 건 사실입니다. 마음이 초조했던 모양입니다. 이후에도 손따기는 계속해오다가 작년 말부터 하지 않고 있습니다. 지겨운 건 아니고, 선생님의 손따기를 의심하는 것은 더더욱 아닙니다. 좋은 인연을 만나 제 병은 치유가 되었습니다. 손따기의 도움 또한 제겐 큰 부분이고, 아직도 제 병 초기 때 고마움은 잊을 수가 없습니다. 다시 한번 감사드립니다. 하지만 선생님 말씀대로 제 건강이 완전하다고 생각치 않습니다. 늦었지만 새해 복 많이 받으시고,

좋은생각 좋은 일 있으시길 기원합니다.

  ㄴ **좋은생각** 네, 답글 감사합니다. 삶의 무게가 다들 무거워 조금의 여유를 부리는 것도 사치처럼 느껴질 때가 많을 것 같습니다. 시간 나실 때 가끔 들리셔서 그간 놓쳐버린 건강을 하나 둘 챙겨 갔으면 하는 바램이랍니다. 늘 건강하시고 계사년에는 대박의 꿈이 이루어지는 뜻 깊고 행복한 일상 되시기를 빕니다. 감사합니다.

된장과 마늘 오랜만에 방문하여, 다시금 좋은생각님의 글을 읽으면서 역시 대단하시다는 생각을 하게 됩니다. 방문하시는 모든 분들이 건강하시고, 행복하시길 기원합니다.

"구안와사가 왔었어요." / 08.05.17 / 나자리노

마음의 체증을 빨리 내리고 싶었지만 생각만 가득하고 여의치 않아서 이제야 글을 올립니다. 화장실 갈 때 마음과 올 때 마음이 달라서라고는 절대로 아니랍니다. 시간이 제법 흐른 지난 1월에 있었던 일이랍니다.

오른쪽 위아래 어금니 틈이 벌어져 음식물이 자꾸 끼어서 자주 후벼낸 탓인지 오른뺨주위가 얼얼하니 좋지 않고 오른쪽 목에 가리톳까지 생겨서 여러 가지 불편하면서 양치질 할 때도 물을 입에 가득 머금고 헹구기를 할 때에 오른 입술 위쪽으로 물이 새어나가기도 하길래 일이 힘들어 피곤도하고 단지 오른 치아와 볼 등이 아파서 그런가 예사로이 생각하고 그저 목에 파스를 바르고 따뜻하게 해주는 걸로 다스리고 있었지요. 1월 18일 그날도 하루 힘들다 싶게 일을 마치고 머리를 다듬는다고 거울을 보면서 긴장 풀린 자세로 하품을 하는 중에 입술이 돌아가는걸 보고 얼마나 놀랐는지 정신이 아찔하였습니다.

그 와중에 제일먼저 생각나는 사람은 좋은생각님이었죠. 그런데 전화를 드릴려니 카페도 자주못가서 왠지 죄송스러워 전화드릴수가 없었고 그래도 염치불구 샛별님께 전화를 드렸습니다. 반갑게 맞아주시던 샛별님, 자초지종을 말씀드리니 오른쪽이 차가와서 그렇다고 급한 대로

구완와사 딸점을 알려주시면서 따주기를 하라시더군요. 그리고 내일 좋은생각님께 전화 드리라고 하셨습니다. 그때의 상황은 그냥 왼쪽 눈이 자꾸 감기고 왼쪽으로 근육이 당기면서 떨리는 걸 느낄 수 있었지요. 집에 도착하니 아이는 어머니 눈이 이상하다고 하더군요. 가족들에게 놀라지 않게 안심시키고 따기를 했답니다. 다+7/라+8/가4/가/나4/다2/라4/d+/ 힘주어 피를 짜주고 나니 놀랍게도 근육이 왼쪽으로 쏠리는 느낌이 확 줄어들고 아들 녀석도 "어머니. 이제 눈이 좀 괜찮아지셨네요." 하더군요. 감사드립니다.

샛별님, 좋은생각님, 뒷날도 출근하여 일을 하는데 피곤해지는 오후가 되니 다시 왼쪽 눈이 새콤한 음식 먹으면 감기듯이 감기고 왼쪽으로 근육이 쏠리는 걸 느낄 수가 있었습니다. 동료들이 알아챌까 봐 되도록이면 눈을 마주치지 않고 웃는 것도 입을 막으면서 조심했답니다. 제가 이런 경우가 생기리라고는 꿈에도 생각 못해 보았으니 어찌 알려지면 모두 쳐다볼까봐 신경이 쓰였던 게 사실이랍니다.

퇴근해 와서 용기를 내서 염치불구 좋은생각님께 전화를 드리니 샛별님께 연락받으셨다면서 시간 치체하면 큰일 난다고 늘어진 쪽 (오른쪽)귀앞 구렛나루 끝나는 부분에 사혈을 해주라고 하셨습니다. 저는 그때 어쩌면 이성을 잃었는 듯??? 침으로 볼때기를 사정없이 찌르고 부항기로 몇 번을 피를 뽑고 또 뽑고… 지켜보고 있던 아들 녀석이 "어머니, 정말 잔인하게 피를 뽑으시네요." 했지만 저는 "이 녀석아 지금 어머니가 그런 거는 아무것도 아니야." 아픔도 모르고 볼에 흉이 질까 생각 같은 건 해볼 겨를도 없이 오직 선생님 시킨 대로 하여 흉한 모습이 안 되어야겠다는 생각만 했습니다. 선생님께도 말씀드렸지만 꼭 다스려 주실 것이라 믿었습니다.

일주일을 간도 크게(주변사람들이)병원도 가지 않고 사혈과 따주기를 하면서 다스리고 24일에 한의원에 갔더니 몸도 찬데다 과로가 주원인이었다고 과로를 줄이고 치료 좀 받으라 하시더군요. 어찌 일을 쉴 상황도 안 되어서 한약도 좀 지어먹고 침 치료와 사혈도 좀 받으면서 저는 집에서는 계속 좋은생각님이 어적혈빼기 하라시는 대로 하였습니다. 감사드립니다.

입 모양이 제대로 돌아오기는 한 25일쯤 걸린 듯했는데 수시로 오른쪽 뺨이 얼얼하여서 하루는 또 치과에 치아 문제인가 갔더니 아니라 하더군요. 다시 한의원에 가니 입 모양이 제대로 왔어도 조심해야 할 기간이 3∼6개월 갈수도 있다고 차게 하지 말고 찬 것 먹지 말고 과로 조심하라하시더군요.

선생님 오래도록 다스려야 하나 봐요? 한의원에 처음 갔을 때 그 무렵 많이 피곤하였는데 맥이 거의 뛰지 않는다 하면서 그래도 이만할 수 있었던 것은 급히 다스려주었고 다행히 소화력이 좋아서라고 하시더군요. 그러면 저는 또 죄인이 되어 좋은생각님께 뵐 면목이 없이 감사드린다는 말씀만 드립니다. 소화력이 좋아진 얘기는 다시 올리겠습니다.

좋은생각님, 샛별님. 지금은 괜찮아서 편하게 생활하고 있습니다만 잘못되어 사회생활하기에 불편한 모습이 될까 노심초사 하였던 순간을 생각하면 정말 끔찍하답니다. 주변에 그런 이들이 일찍 대처하지 못하여 몇 년째 치료 받는 이들도 알고 있구요, 치료를 받아도 알게 모르게 그 휴유증이 좀 보여 진다고 하던데 저는 다행합니다. 구질한 긴 이야기에 말씀드리고자 요점은 위급할 때를 잘 다스릴 수 있게 해주시고 빨리 회복되게 도와주신 좋은생각님, 샛별님. 정말 너무너무 고맙고 감사드립니다.

좋은생각 네, 고생하셨네요. 끈기 있게 대동맥 지압을 해 주셔야 합니다. 그리하시면 정맥혈류가 개선되어 갑상선 기능도 좋아지고 구안와사도 더 이상 오지 않는답니다. 큰일 날 뻔 하셨습니다. 긴 글 감사드리며 피를 맑게 하는 음식 섭생하시고 잘 다스려 주세요. 시간 나시면 늘어난 얼굴 근육 귀앞 쪽 부분 몇 번 더 어적혈빼주기 하세요. 좋은 후기 감사드립니다.

ㄴ **나자리노** 선생님 감사합니다. 대동맥 지압법을 제가 바르게 하고 있는지 모르겠습니다. 회사에서 급체비방으로 동료들을 다스려주었는데 저도 해보면 재채기가 나기도 하던데 본래 그런지요? 어적혈빼기는 더 하겠습니다.

샛별 그후… 다른 분 일인가? 소식이 궁금하였지만 그렇게 시간이 많이 지난 이야기군요. 이 글을 읽는 분들께는 평소 때 건강을 잘 관리하는 체험 글이 되었으면 합니다. 불로수는 명약입니다. 한약보다 불로수가 더 좋습니다.

ㄴ **나자리노** 샛별님! 죄송합니다. 빨리 소식 드리지 못해서 너무 송구스러웠답니다. 저 그때 정말 무서웠어요. 끔찍하구요. 감사합니다.

나누리 정말 다행이군요. 정말이지 좋은생각님께서 일러주신 기본에 충실하면 건강의 기본은 충분히 지켜간다고 생각이 됩니다. 열심히 실천하지 않는 것이 문제이지…. 나자리노님의 경험을 거울삼아 미리미리 실천하며 살겠습니다. 감사합니다.

ㄴ **나자리노** 맞아요. 나누리님. 그때 한의원에서는 귀볼 뒤에를 사혈 해주시던데 그래도 저는 집에 와서 구렛나루 끝 얼굴앞쪽으로 어적혈빼기하라시는 선생님 말씀에 충실했답니다.

단발머리 광혜엄마 나 윤서엄마야~ 닉네임 단발머리~ 너무 바르고 성실한 사람아 사는 것도 힘든데 너무 과로하는 것 같다. 나는 살면서 자네처럼 바르고 성실한 사람은 잘 보지 못했어. 사느라고 잘 만나지는 못하지만 마음은 언제나 잊지 않고 있다네 그리고 무엇보다 선생님을 소개해 주어서 공부하고 있다네. 얼마나 고마운지 몰라 선생님 덕분으로 우리 둘 다 건강이 조금씩 나아가고 있으니 자네가 시간 날 때 회포한번 풀어보자~

뽀로롱뽀롱 정말 열심이 사시는 분 같은데 큰일날뻔 하셨군요. 정말 다행입니다. 몸 조리 잘하셔요. 하루빨리 완쾌되시길….

"병원소독약 냄새 같던 입냄새가 말끔히" / 07.04.07 / 들꽃향기

먼저 좋은생각님께 감사 인사드립니다. 우연히 카페를 알게 되어 가입은 하였으나 손따기 한다는 것이 엄두도 안 나고 솔직히 겁도 나고 그런 이유로 가입한지 두 달 만에 2월 1일에야 손따기를 했습니다.

우리딸아이 12살 그런데 입 냄새가 정말 지독했답니다. 처음엔 아이라서 양치가 잘못 된 줄 알고 야단도하고 다시 닦아 주기도하고 그런데 그것이 입안이 아닌 몸속 위장안의 이상으로 나는 냄새란 걸 알았습니다. 병원도 다녔지만 뾰족한 수가 없더군요. 그런데 손따기 한 지 이제 두 달째 되네요.

따기하면서 입 냄새가 안 나니까 생각도 못하다가 어느 날 문득 생각이 나더군요.

그래~ 입 냄새가 사라졌어요. 깨끗이~ 넘넘 신기해요. 몸 안에 독성이 축적되는 양약도 아니고 부작용 없이 시나브로~~ 또한 신경질적이고 예민하던(외동딸이라서 더하네요) 아이의 성격도 편안해지고 여유도 생긴듯해요. 정말정말 감사드립니다. 또한 저희가족의 손따기는 쭈욱~ 될 것입니다. 차차로 좋아지는 모습들 여러분들께 올리겠습니다.

댓글

좋은생각 네, 글 올리는 게 여간 성의가 아닙니다. 감사합니다. 입냄새는 사라져도 아직 위장을 위시한 소화기관이 아직 정상적인 연동작용이 잘 되지 않을 것으로 생각됩니다. 지속적으로 다스려 주세요.

영산 콩그레츄레이션입니다. 우리 아들은 지레 겁을 먹고 근처도 안 옵니다. 애기 때 한의원에서 많이 따기를 해주었는데, 이제는 컸다고 저렇게 말을 안 들어요.

샛별 손따기의 신비로움이 전 가족, 주변의 많은 사람들이 할 수 있어서 건강해지면 좋겠습니다. 들꽃향기님의 성실함으로 가족이 건강을 찾아가고 있으니 축하를 드립니다.

나누리 열심히 노력한 만큼 건강해지는 것 같습니다. 들꽃향기님 본받아 더 열심히 건강관리 합시데~이

활력 따기란 것이 생각보다 쉬운 것이 아니지만~ 하려는 의지와 인내가 필요한 것 같더이다.

"어지럼증이 없어지고 살결이 너무 좋아졌어요." / 13.11.06 / 푸른칠

어지럼증이 없어지고 살결이 너무 좋아졌어요. 저는 10여전부터 수족냉증과 메니에르(난청.이명.어지럼증)이 있어 고생을 많이 했고 이 병원 저 병원 이 약, 저 약 한약 등 많이 처방을 받았지만 처방(복약) 받을 때만 조금 좋다가 다시 재발하고 하였습니다.

여름에도 양말을 싣고 이불을 덥고 자고. 어지럼증이 심할 때는 구토와 오한과 오열 등으로 수시간을 고통과 싸워야 했고 몇 일간 녹초가 되곤 하여 다음카페 "메니에르 이명난청" 등 여러 카페에 가입하고 환우들의 경험담을 바탕으로 이병은 당료나 고혈압 같이 평생 자기관리가 필요하며 본인과의 싸움이며 식이요법과 적절한 운동을 하면서 수년간 관리를 해야만 된다는 경험담을 바탕으로 저도 식이요법(저염식, 채식)등으로 관리를 해왔으나 피로 과로 스트레스

가 많을 때는 가끔씩 증상이 나타나고 했으며 특히 올 6월에 수족 냉증 또한 너무 심하여 여기저기 자료를 찾다가 우연히 "자연과 숨 쉬는 사람들"이란 카페를 접하게 되었습니다. 처음에는 그냥 다른 카페나 다를 것 있겠어 하고 그냥 가입도 안하고 건성으로 보았고 또 다른 정보를 찾다보니 또 "자연과 숨쉬는 사람들"이란 카페가 또 뜨더군요. 그래서 대충 읽어보니 혈류따기, 어적혈빼기, 명현현상, 조금 어렵고 생소했지만 무료사이트라 일단 가입을 했습니다.

가입 후에도 며칠간 상세히 여기저기를 읽어보니 너무나 내가 생각했던 것을 이카페에서 찾게 되었고 믿음과 신뢰가 갔으며 바로 이거야 하는 신념이 들어서 그날 혈류따기 바늘을 인터넷상에서 구매를 하였습니다.

의문사항이나 궁금한 점을 글로 남기면 상세하게 정성껏 댓글을 달아주시는 카페지기(좋은생각) 선생님의 감동에 또 한 번 믿음이 가더군요. 수족냉증 코너에서 여러 번 탐독 후 기대 반 두려움 반 드디어 7월 23일날 수족냉증 1차 따기를 하였습니다.

처음이라 딸점 찾는 데도 어려웠고 잘못 딴 곳도 있었으며 아직 요령이 없어 정확한 딸점에도 따기도 쉽지 않았고 따고 짜고 닦는데 시간도 1시간 이상 소요가 되더군요. 그러나 처음으로 따기를 했다는 자부심도 생기고 앞으로 건강이 좋아질 거란 기대도 되고 마음이 아주 편안했습니다.

1차 따기 후 손발이 조금 저리고. 아침에는 전과 다른 약간의 어지럼증도 있었으나 생활에는 별 불편을 못 느꼈습니다. 따기 후 카페지기 선생님의 자상한 설명과 다음에 유의점등 아주 친절한 조언 깊은 감사를 드립니다. 7월 29일부터 발끝 십기단 따기를 선생님의 조언으로 일주일에 2번씩 따기도 겸하였습니다. 발끝 따기에서 느끼지 못했던 분사현상도 처음으로 느끼게 되었으며 선생님 말씀으로 뇌압이 높아서 일어나는 현상이라 앞으로 잘 다스리면 뇌압도 낮아지고 어지럼증도 없어 질 거라고 조언을 해주시더군요.

7월 30일에는 수족냉증 2차 따기를 하였으며 처음보다 조금 요령이 생겨 조금 많은 피를 뺄 수도 있었고 시간도 단축이 되더군요. 다음날 얼굴 볼 쪽으로 땀이 주루룩 흐르는 현상이 있었으나 기분은 엄청 상쾌하더군요.

8월 1일경쯤 머리 위 열도 많았는데 열이 많이 내려가고 따기 이후부터 메니에르병인 어지럼증이 나타나지를 않고 몸도 조금씩 따듯해지기 시작했습니다.

8월 6일에는 수족냉증 3차 따기를 마쳤습니다. 아침에 조금 피곤함을 느꼈으나 며칠 후부터는 사무실에서 슬리퍼를 싣고 있어도 발시림을 느끼지 못할 정도로 발이 따듯해지고 있고 가장 괴롭고 힘들던 어지럼증이 나타나지 않아 생활하는 데 활기를 얻었습니다.

또한 저가 안경을 끼면 멀리 것은 잘 보이고 가까이 것이 잘 보이지 않고 벗으면 가까이 것은 잘 보이나 먼 곳이 잘 안 보이는 현상도 있고 안구건조증도 조금 있는 것 같아 안구건조증 3차 따기와 눈썹따기 겸하여 따기를 하면서 8월 17일에 제 손사진과 건강상태 및 증상을 올렸습니다. 그 후 안구건조증 3차따기 무렵 2013년 8월 28일에 드디어 저의 딸점을 받았습니다. 저 예상으로는 수족냉증1차에서 3차까지를 3회정도 안구건조증 따기도 2~3회 정도 후 딸점이 생기지 않을까 했는데 아주 빨리 저희 딸점을 주신 점 카페지기(좋은생각) 선생님께 다시 한 번 감사의 말씀을 드립니다.

9월 4일에 저의 푸른칠 혈류따기를 1차로 땄고요 이 딸점도 처음이라 딸점 찾기와 따는데 시간이 조금 소요되더군요. 그리고 원활하게 피가 나오는 딸점도 있었고 약간만 맺히는 정도의 피가 나오는 딸점도 있더군요. 이때까지도 어지럼증이 전혀 나타나지 않으나 횟수를 거듭하면서부터 9월 9일경에 명현현상인 팔등에 좁쌀 같은 붉은 반점이 몇 개가 생기고 손등에 사마귀 같은 것이 다수 생기려고 했으며 매일 밤 악몽의 꿈을 꾸기도 했으나 선생님께서는 체내 오래된 노폐물이 몸 밖으로 배출되는 따기의 효과가 나타나고 있고 모든 것을 즐기시라고 하여 마음에 안도를 하고 편안한 마음으로 따기를 계속했습니다.

그리고 저의 혈류따기(푸른칠 혈류따기) 2차따기를 9월 11일경에 했고요 이때에는 피가 적혈고농에 가까울 정도 였으며 다음날 아침에 발목부위에서 아토피와 같은 반점과 가려움증상의 명현현상도 있었으나 선생님께서 발목 관절 깊숙하게 자리 잡고 있던 농백혈이 혈류가 살아나면서 피부로 빠져 나오는 현상이라 하더군요. 가려움증도 서서히 사라지고 팔. 손등에 났던 반점들도 서서히 엷어지더니 이제 거의 보이지 않더군요. 밤에 꾸던 꿈도 주기가 길어지고 스토리 또한 희미해지고 꿈을 꾸었는지 안 꾸었는지 모를 정도로 잠도 숙면을 취하고 있습니다. 9월 24일경 푸른칠 혈류따기 4번째 따기후 다음날 아침 출근 시간대에 왼쪽 발등과 손등에서 약간의 물 흐르듯(맥박이 뛰는 듯) 진동이 있었고

10월 9일경 푸른칠 혈류따기 6번째 따기 나4/점 따기 후 피를 짤 때 가슴 명치 약간 우측에서 약간의 찌릿한 느낌도 있었고 그 후 우측 발목부위에 가려움증이 또 나타나기도 했으나 곧 완화되더군요

10월 11일경 발끝 십기단 따기 후 머리 뒤통수 중앙부분에서 시작 위쪽으로 스마트폰 진동(피가 흐르는 느낌)과 같은 느낌을 약 15~25초간 있었고 그다음날도 3~4차례 머리 쪽과 볼 쪽에서 야간에 살 떨림 현상이 있어 선생님께서 명현현상이니 따기를 조금 늦추라고 하여 일주일 정도의 시간을 늦추어 지금까지 저는 혈류따기 9번을 했습니다.

지금까지 따기를 하면서 중간 중간에 선생님의 조언. 어떤 딸점을 추가로 따주세요, 식사 후 등 위 쪽 아픈 부위를 두들겨주세요, 식사는 소식으로 꼭꼭 씹어서 드세요, 채식위주로 해보세요, 손 어디부분을 마사지해주세요 등… 돈으로 따질 수 없는 많은 조언, 감사하고 고마웠습니다.

현재 저는 손 시림은 전혀 없고요. 발 시림 또한 거의 호전이 되었으며 가장 호전된 것은 메니에르병중 어리럼증이 따기 후 지금까지 발생하지 않고 있고요. 이명현상도 실생활에서는 거의 불편함이 없을 정도이며. 손등. 발등. 살결이 너무 곱고 부드러우며 어린아이 손 같은 색으로 변하고 있답니다. 아직 시작 단계라고 봅니다.

지금까지 많은 조언을 해주시고 좋은 정보를 주신 "자연과 숨 쉬는 사람들" 카페지기(좋은생각) 선생님께 감사의 말씀을 드립니다. 앞으로도 계속 따기를 하면서 많은 조안을 더 얻고자

합니다.

　두서없이 쓰다 보니 뒤죽 빡죽이 된 것 같아 송구하오며 양해해 주시고요 앞으로도 많은 지도편달 바라오며 카페지기 선생님과 모든 회원님의 건강과 가정의 평안을 기원합니다.

댓글

푸른칠 13.09.14. 14:35 엊그저께는 발가락 십기단 따기를 하였고 분사 없이 적혈고농에 근접한 피를 나왔습니다. 어제 저녁에는 안구건조증 눈썹 따기를 하였고 횟수를 거듭할수록 피가 수월하게 나오네요. 눈썹따기도 일주일 한번 정도 꾸준히 딸까 하는데 괜찮은지요? 그리고 가끔 따기를 할 때 바늘 끝이 속뼈에 약간 닿는 느낌이 있는데 뼈에 조금 닿아도 별문제는 없겠지요? 메니에르병중에 가장 괴로운 것이 어지럼증인데 요즘 어지럼증이 나타나지 않아 진짜 살 것 같습니다. 선생님 수고 하시고 좋은 주말 보내시기 바랍니다.

ㄴ **[좋은생각]** 네, 수고하셨습니다. 눈썹따기는 꾸준하게 할수록 좋습니다. 수십 년 안구 안쪽에 적체된 것들이 다 빠져 나오려면 제법 긴 시간 동안 따주시는 것이 좋답니다. 그리고 따기할 때 뼈에 닿는 느낌은 사혈침의 압통에 의한 기분이 많답니다. 편하게 다스려주시면 됩니다. 어지럼증은 피가 머리로 솟구쳐 생기는 증세이므로 따기를 하면 쉽게 고쳐 낼 수 있답니다. 축하합니다. 뇌압이 어느 정도 낮아진 것 같습니다. 한가위 연휴 건강하고 흐뭇한 시간 되세요.

[좋은생각] 축하합니다. 푸른칠님. 긴 따기 치료기 글 남겨 주셔서 감사합니다. 댓글을 달고 후기를 남기는 일은 참으로 힘들고 애정이 가득해야만 남길 수 있는데 세심한 글 고맙습니다. 피부가 좋아진다는 것은 내 몸 안에 내가 만든 질병들이 서서히 사라지고 피부세포가 제대로 재생이 된다는 것이랍니다. 이 모든 결과가 님께서 카페를 믿고 따르신 결과이기에 더욱 찬사와 고운 성품에 머리가 숙여집니다. 카페 회원들에 대한 배려와 함께 소통하며 살아가시고자 하는 생각에 박수를 거듭 보냅니다. 이제 시작이라 생각하시고 천천히 더 다스려 가시면 내 몸의 자연치유력을 최대로 끌어 올릴 수 있답니다. 늘 신나고 감동 가득한 일상 되세요.

ㄴ **푸른칠** 안녕하세요, 선생님. 저는 저 혼자이지만 선생님은 모든 회원의 댓글을 그것도 상세하게 자상하게 달아 주시는 것에 비하면 아무것도 아니지요. 선생님 한 분의 노력으로 많은 사람들의 고통을 덜어주시고 삶을 더 좋게 해주시고 계신데 대해 찬사를 보냅니다. 선생님 앞으로 내내 건강하시고요. 저 또한 앞으로도 "자연과 숨 쉬는 사람들"과 함께 하면서 건강을 다스려 나가겠습니다. 그동안 베풀어 주신 은혜 다시 한 번 감사드리오며 다음에 또 글로 찾아뵙겠습니다.

※ 윗글의 좋은생각은 카페지기인 저자입니다.